现代影像诊断学

胡正君等◎主编

吉林科学技术出版社

图书在版编目（CIP）数据

现代影像诊断学 / 胡正君等主编. -- 长春：吉林
科学技术出版社，2017.8
ISBN 978-7-5578-2774-8

Ⅰ. ①现… Ⅱ. ①胡… Ⅲ. ①影象诊断 Ⅳ.
①R445

中国版本图书馆CIP数据核字(2017)第164038号

现代影像诊断学
XIANDAI YINGXIANG ZHENDUAN XUE

主　　编　胡正君等
出 版 人　李　梁
责任编辑　孟　波　万田继　朱　萌
封面设计　长春创意广告图文制作有限责任公司
制　　版　长春创意广告图文制作有限责任公司
开　　本　889mm×1194mm　1/16
字　　数　300千字
印　　张　27
印　　数　1—1000册
版　　次　2017年8月第1版
印　　次　2018年3月第1版第2次印刷

出　　版　吉林科学技术出版社
发　　行　吉林科学技术出版社
地　　址　长春市人民大街4646号
邮　　编　130021
发行部电话/传真　0431-85635177　85651759　85651628
　　　　　　　　　　　　　　85652585　85635176
储运部电话　0431-86059116
编辑部电话　0431-86037565
网　　址　www.jlstp.net
印　　刷　永清县晔盛亚胶印有限公司

书　　号　ISBN 978-7-5578-2774-8
定　　价　98.00元
如有印装质量问题　可寄出版社调换
因本书作者较多，联系未果，如作者看到此声明，请尽快来电或来函与编辑
部联系，以便商洽相应稿酬支付事宜。

现代影像诊断学
编委会

前　言

医学影像学可以作为一种医疗辅助手段用于诊断和治疗，也可作为一种科研手段用于生命科学的研究中。影像诊断主要包括透视、放射线片、CT、MRI、超声、数字减影、血管造影等。治疗主要应用为介入治疗、放疗等方面。近30年来，CT、MRI、超声和核素显像设备在不断地改进和完善，检查技术和方法也在不断地创新，影像诊断已从单一依靠形态变化进行诊断发展成为集形态、功能、代谢改变为一体的综合诊断体系。与此同时，一些新的技术如心脏和脑的磁源成像和新的学科分支如分子影像学在不断涌现，影像诊断学的范畴仍在不断发展和扩大之中。

本书分为内容包括超声、放射等影像诊断学内容，超声诊断部分内容主要包括超声检查技术在胸腹部超声诊断、心脏超声诊断以及妇产科等多个科室的应用。放射部分内容包括 X 线、CT 检查、MIR 诊断技术以及在疾病诊断中的应用。其次还介绍核素显像技术在不同科室的应用，及对疾病诊断的意义。本书系统性介绍了影像诊断在现今临床各学科疾病的检查、诊断方法，内容简明扼要，实用性强。在医学、教学、科研、培养专业人材和学术交流等方面发挥了积极的作用，对影像学专业学者提供帮助。

由于本书编写时间紧迫，可能存在一些不足之处，请广大读者批评指正，谢谢！

本书具体内容由以下作者编写：

胡正君：第一主编，编写第二篇第四章，第三篇第 3 - 5 章内容，共 10 万字；

彭　瑾：第一副主编，编写第一篇第二章第 4 - 7 节，第三章及第四章第 1 节内容，共 6 万字；

汤　科：第二副主编，编写第一篇第一章第 3 - 6 节，第四章第 2、3 节，第三篇第一章 3 - 7 节及第二章内容，共 6 万字；

熊春来：副主编，编写第二篇第一章 1、2 节，第二、三章，第三篇第一章 1、2 节内容，共 5 万字；

张丽蕊：副主编，编写第一篇第四章 4、8 节，第二篇第一章第 3 节及第四篇内容，共 6 万字；

郝　奕：副主编，编写第一篇第一章 1、2 节，第二章第 1 - 3 节及第六章内容，共 5 万字；

续雪红：编委，编写第一篇第四章 7 节，第五章，第七章第 1 节内容，共 2 万字；

谷　娜：编委，编写第一篇第四章 5、6、9 节，第七章第 2 - 4 节内容，共 2 万字。

目　　录

第一篇 超声诊断学

第一章 超声诊断的物理学基础

第一节 超声波的基本概念

一、超声波的定义

波动是具有激发波动的波源在弹性介质中的传播过程。波动分为机械波和电磁波两大类。其中，物体在平衡位置附近来回往近观的运动即机械振动，其在介质中的传播即形成机械波。机械波中，质点的振动方向如与波的传播方向相垂直称为横波，与波的传播方向相平则称为纵波。波动的实质是一种能量的传递过程。

声波是一种能够引起听觉器官有声音感觉的机械波。当振动源产生频率在 20 ~ 20 000Hz 之间的振动，在弹性介质中激起纵波（疏密波）而传播至人的听觉器官（耳）时，可以引起声音的感觉。这种可以听到的频率范围内的振动称为声振动，由声震动激起的疏密波即为声波。人类能感觉到的声波频率范围在 20 ~ 200 000Hz、频率高于 20 000Hz 的声波称为超声波。

超声波与声波的物理性能相似，亦为纵波（疏密波）。传播时使弹性介质的质点产生稀疏和密集的交替变化，从而传播声能。不同之处在于频率极高，在 20 000Hz 以上，超过人的听觉感受范围，故称超声波（ultrasonic wave）。目前超声诊断常用的频率一般为 1 ~ 30MHz。浅表器官与外周血管探头常用 7 ~ 10MHz，而冠脉内超声的探头频率可高达 20 ~ 30MHz。

（一）压电晶体与压电效应

自然界有一类晶体具有特殊的压电性能，当在它的一定方向上施加压力或拉力时，晶体的两侧表面上即出现异性电荷；反之，如将些晶体置于交变电场之中，并使电场方向与晶体压电轴的方向一致。则可发现晶体厚度有所改变，出现强烈的压缩或扩张。这种压力与电荷互相转换的物理现象称压电效应（piezoelectric effect），这一现象由法国物理学家比埃尔·居里等于 1880 年发现。压电效应中，由压力（机械能）而产生电荷（电能）为正压电效应，而由电荷（电能）产生压力（机械能）为逆压电效应。具有此种物理性能的晶体即为压电晶体（piezoelectric crystal），一些天然晶体，如石英、电气石等经人工烧结的压电陶瓷，如钛酸钡、锆钛酸铅等都具有压电性能。

（二）逆压电效应与超声波的发生

诊断用超声波的发生，系将仪器产生的高频脉冲，即高频交流电压信号加在压电晶体上，利用逆压电效应，使晶体片发生机械性的体积胀缩，推动周围介质使之振动，形成疏密波。如输入之电振荡频率在 1～15MHz 之间，则产生 1～15MHz 之超声波。

（三）正压电效应与超声波的接收

当超声波在介质中传播时，遇有声阻不同之界面即发生反射，这些反射回来的反射波是一种疏密相间的有规律之机械振动。当其作用于压电晶体时，由于正压电效应使晶体片两侧产生异性电荷，通常把这个高频变化的微弱电信号经仪器接收线路放大后，显示在示波屏上，形成代表界面反射强弱的光点与波幅。

二、有关声波的几个物理量

（一）频率

频率（f）为单位时间内通过介质中某点的完整疏密波的数目，通常以赫［兹］（Hertz，Hz）表示，1Hz 即每秒振动 1 周（c/s）。

（二）声速

声速（c）指声波（包括超声波）介质中单位时间内传播的距离，其快慢与介质之密度及弹性有关、并与介质的温度、压强以及存在的杂质有关，而与声波之频率无关。一般来说，声波的传播速度在气体中较小，液体中较大，固体中最大。例如：空气中声速为360m/s 左右，水中为 1 500m/s 左右，而在金属中则为 4 500m/s 左右。人体软组织中之声速与水中相近，亦为 1 500m/s 左右，其中血液、脑、脂肪、肾脏、肝脏和肌肉等的声速约在 1476～1570m/s 范围内，可以认为体内软组织的声速近似相等。

目前积满种类型的超声诊断装置都使用同一长度标准测量不同的脏器或病变组织，其前提是假设它们的声速都是 1540m/s。实际上不同的软组织脏器和体液的声速略有差异，大约为 5% 左右。因此，声像图上显示的目标，无论是脏器或病变，其位置和大小与实际结构相比，都可有相当的误差，只是误差不大，一般可以忽略，不致影响诊断结论。

（三）波长

声波在传播中，两个相邻的周相相同的质点之间的长度，即声波在一完整周期内所通过之距离，称为波长（λ）。亦即在一振动周期内，波动传播的距离，用 λ 表示，单位为米。频率相同的超声波在不同密度中的介质中传播，由于声速不同，波长也有差别。在同一介质或组织中，波长与频率成反比，频率越高，波长越短。

波长、声速与频率之间有密切的关系，可用公式表示如下：

$$波长 = 声速/频率（\lambda = \frac{c}{f}）$$

（四）周期

声波在传播中两个相邻的周相相同的质点（即一完整波长）之间所经历的时间即为周期（T），即自平衡位置往返振动一次所需的时间，单位为秒。频率愈高者周期愈短。以公式表示：

$$周期 = 1/频率（T = 1/f）$$

（五）声能与声压、声强

声能与声压、声强均为衡量声波能量的指标。当声波传播至介质中某处时，此处原来静止的质点受到激发开始振动，因而具有动能。同时，质点又离开它的平衡位置，故还具有势能。动能与势能之和构成声波质点的总能量。声波传播时，介质由近而远传递性振动，声波的能量也随之向前传播。

介质单位体积中声波总能量，称为声波的能量密度（ω），能量密度也随振动周期而变化，其与介质密度（p）成正比，与振幅（A）的平方和角频率（ω）的平方成正比。

声压系介质中有声波传播时的压强与无声波传播时的静压强之间的差值，相当于与超声波传播方向垂直的平面上，每单位面积所承受的压力。声压与介质密度、质点振动速度以及该介质的声速成正比。

声强则为单位时间内通过垂直于波动传播方向的单位面积的平均能量。声强与声压的平方成正比，与介质密度和声速成反比。声强可以理解为单位时间内在介质中传递的超声能量，或称为超声功率。

（六）声特性阻抗

声特性阻抗可以理解为声波在介质中传播时所受到的阻力，不同的介质有不同的声特性阻抗，反映该介质的声学特性。声特性阻抗的定义为介质密度（p）与该介质声速（c）的乘积。

$$Z_c = p \cdot c$$

（郝奕）

第二节　超声诊断仪的原理和基本结构

超声波通过人体组织内不同声学特性、不同大小或不同运动状态的界面时，会产生不同的超声反射、后向散射或频移。超声诊断仪的工作原理即是向被检人体组织发射超声波，并将被人体组织界面反射或后散射的回波加以接收，检出其物理参量的变化，然后以合理的方式在显示器上显示、记录，供医生诊断分析，超声诊断仪最基本的结构由探头、基本电路、显示系统和记示系统组成。

一、探头

超声诊断仪中，同时具有超声发射和接收作用的部件，称为探头。将电振荡变成超声，穿透人体组织，是探头的发射作用；将从人体组织返回的超声回波变成电信号，馈送至接收电路，是探头的接收作用。仪器的性能，如灵敏度、分辨力，伪像的大小与探头有关，探头是超声诊断仪的关键部件，其基本结构包括换能器、壳体、电缆及其他部分。

1. 换能器

换能器是探头的功能件，具有发射和接收超声波的功能。完成电声能量之间的相互转换，所以称为换能器。换能器由聚焦件、匹配层、压电振子和背衬块所组成，其中压电振子是其核心部件。超声换能器的结构和形式很多，从晶片的形状来分有圆形、矩形和球面形或聚焦形等。从晶片的个数来分，有单晶片快速机械扫描、双晶片或三晶片旋转扫描、多晶片电子扫描等。目前使用较多的是多晶片电子扫描，包括线阵型探头（由多个晶片排列成线性阵列，在电子开关的控制下按一定的时序受到激励，发射超声束，同时又按一定的时序接收回声）和相控阵式探头（每一晶片在电子延迟线路的控制下，受到等级差时序延迟激励信号的激发，使叠加声束的方向按一定的角度偏移，而按收回波信号要以相反的时序工作）。

2. 壳体

壳体的功能是支撑、屏蔽、封闭和保护换能器。探头种类不同，壳体的形态和性能也不同。多元阵探头一般由上、下壳体两部分组成；穿刺两部分组成；穿刺探头的壳体则要求能耐受消毒液的浸泡。

3. 电缆

电缆主要起联接作用，前端连换能器，末端是接插件。它的可靠性直接影响探头的使用。

4. 其他部分

这些部分因探头类型而异，如机械探头包括有动力部分、位置信号检测部分和传动机械部分。

二、基本电路

超声诊断仪有采用连续波的，也有采用脉冲波的。由于脉冲检测技术不仅能对回声界面进行定位，还能消除很强的发射信号对反射信号的影响，具有较高的灵敏度，所以，临床上用的超声诊断仪，除了连续波多普勒技术外，都是采用脉冲式的。脉冲式回声诊断仪的基本结构见图 1-1。

三、显示器

超声回声信号的信息最终是由显示器来显示的，常用的显示器是采用阴极射线管（CRT）。它的基本工作原理是：用电声（示波管）或磁场（显像管）把阴极发射的聚焦电子束按照某种关系控制其运动方向（偏转），依次轰击不同部位的荧光粉使之发光，由

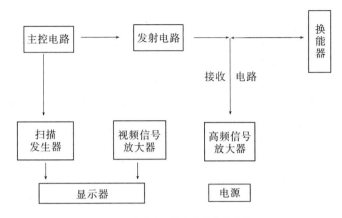

图 1-1 脉冲式回声诊断仪基本结构图

这些光点组成一幅图像。荧光屏上的发光点是组成图像的基本单元，称为像素。光点的明暗对比的表现力用灰阶表示。因此，像素、灰阶和线性（扫描）是显示器表达图像质量的三要素。此外，电子束轰击荧光屏产生光点的维持时间取决于荧光粉的余辉时间。对于扫描慢的成像方式要用长余辉荧光粉的 CRT 才能保持图像显示的连续性。对于中短余辉的CRT，要采用够快的重复扫描，才能维持无闪烁的图像。每秒 25 帧以上的扫描速度成像，称为实时图像。

显示器要求显示图像清晰、层次分明、优美逼真。常用亮度、对比度和灰度、分辨力来评估图像质量。

亮度是指垂直于光束传播方向上单位面积的发光强度。一般显示的图像应有 $70cd/m^2$ 的亮度。人眼可视的最低亮度约为 $0.034cd/m^2$，而可忍受的最亮度为 $1\,390cd/m^2$。

对比度和灰度：对比度是指画面上最大亮度与最小亮度之比，显示器的最大对比度约为 30：1。灰度是画面上亮度的等级差，等级差越多，即灰度越多，图像层次越丰富，感觉越柔和。

分辨力是图像清晰程度的标志。对于电子束显示器件，常用一定显示面积上的扫描线数来表示。也可用单位面积的像素数目（即像素密度）来衡量。例如，显像管在垂直方向的扫描线数为 625 行，水平分辨力为 834 个（625×4/3）像素（因为显像管显示图像的高与宽之比为 3：4），而整个画面有 52 万多个像素（625×834）。在一定的扫描面积上，光点越小，扫描线数越多，分辨力越好。高分辨力显示器的扫描线数可达 5 000 行左右，光点直径小于 $20\mu m$ 左右，比头发丝还细。一般显像管的光点直径为 0.5～0.8mm。

四、记录器

超声诊断除直接观察 CRT 荧光屏上显示的图像外，还需要把荧光屏上显示的图像、信号和资料记示下来，以供进一步分析研究、会诊、追踪对比，以及日后参考总结用。记录方法有照相记录、光线扫描记录器（光纤记录器）、视频图像记录、录像机和电脑图像存储等。

五、超声成像新技术

近 10 年来，随着压电陶瓷、电子技术、计算机技术、信息技术等高科技的迅速发展，超声诊断仪成像水平不断改善，使现代超声不仅操作方便，性能可靠，更重要的是图像质量大大提高，新技术、新方法的涌现，已大大扩充了超声诊断范围和信息量。在具体措施上除了采用许多新型集成元和多层印刷线路板外，还应用了下面的新技术。

（一）动态频率扫描

超声诊断仪所用频率越高，则纵向分辨力越高，超声波也易在体内衰减，对于深部脏器或病灶的诊断就变得困难。动态频率扫描使用一种以某一频率（例如 3.5MHz 或 7.5MHz）为主的宽频带探头，实现所谓的多频同时发射，当发射的多频率超声波反射回探时，接收器从多频率反射波中只选择性地接收某个频率。自动转换选择器的选择频率使其在近场用高频率、远场用低频率，这种可以改变选择频率的选择器实际上是一种可变常通滤波器。

（二）实时动态聚焦

数字扫描变换器的应用实现了动态聚焦，但以往的动态聚焦降低了帧频，焦点数越多，帧频越低。故不同的焦点数有一个极限，一般不大于 4 个。时实动态聚焦在发射时焦点是固定的，而在接受时变换焦点，亦即一面接收，一面根据深度逐步地将焦点移向远声。经这种方式聚焦，超声波射束从近距离到远距离都能变得十分纤细，横向分辨力大大提高。

（三）高密度多晶体探头

应用多晶体探头是实现电子聚焦的基础。改变施加于晶体阵元的激励脉冲的延迟量就可容易地改变焦点位置，也可实现动态聚焦。然而，其波阵面并非理想形状，实际上是一条弧形的直角锯齿曲线，导致了图像的一些失真。超高密度探头大幅增加晶体分割数，使波阵面的平滑度接近凹面晶体，使失真控制在极小范围，从而提高了聚焦效果。

（四）全数字化技术

全数字化技术是当今超声诊断系统最先进的平台。其关键是用计算机控制的高性能的数字声束形成及控制系统，这种系统再与工作在射频下的高采样率 A/D 变换器及高速数字信号处理技术结合起来形成全数字化的核心。它包括有三个重要技术：

①数字化声束形成技术

从根本上改变模拟延迟声束稳定性差、精度低、阻抗失配、噪音大等缺陷，从而可实现先进的聚焦方法，改善全程声场的时空特性；

②前端数字化或射频信号模数变换技术

可将回声信号经前置放大后即进行模数变换，然后再通过数字延迟器，从而使系统有可能获得较真实完整的回声信息；

③宽频探头和宽频技术

信息量异常丰富，有可能获取完整的组织结构反射的宽带信号，提高组织的鉴别力。

（五）组织谐波显像

组织谐波显像系利用人体回声信号的二次谐波成分构成人体器官的图像。基本原理是利用超宽频探头接收组织通过非线性产生的高频信号及组织细胞的谐波信号，对多频移信号进行实时平均处理，使消除基频率范围内引起噪音的低频成分，从而改善图像质量，提高信噪比，增强细微病变的显现力。

（六）彩色多普勒能量图

彩色多普勒能量图系以多普勒频移的强度（幅度）为信息来源的彩色血流显示方法。它以强度的平方值表示其能量而得到能量曲线，频率高于某一滤波值而且能量值又高于仪器所定的能量值，即可显示为彩色血流。这种彩色血流成像方法的强度取决于多普勒能量谱积分，与红细胞的数目有关，而与取样角度无关，有较高的空间分辨力，尤其对小血管的低速血流非常敏感。

（郝奕）

第三节　超声诊断仪的种类

一、超声探头

超声探头又称换能器，是超声诊断仪的主要部件。它能向人体发射超声波，并将经组织界面的回波信号接收转换成电信号。其性能在很大程度上决定了回声图像的质量。近年来超宽频带探头的应用，大大提高了图像质量。

（一）压电效应

压电材料加以电激励，就能产生声振动（发射状态），反之，压电材料接受声振动，就能产生电振荡（接收状态）。这种特性称之为压电效应。

探头的主体是换能器，但为了提高发射、接收的效果，还必须有吸声层、匹配层、声透镜等，另外再加上插件，电缆和外壳，则构成一具完整实用的超声探头（图1-2）。

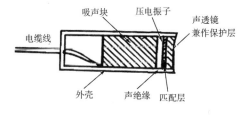

图1-2　探头构造示意图

（二）探头种类

1. 线阵型

线性扫描行成的图像，近场和远场视野对称一致，呈长方形，较适合于探查浅表器官和血管的检查（图1-3）。

2. 凸阵型

凸阵扫描,扫描远程视野扩大,而超声束线密度降低。图像形状介于线阵和扇形之间。此类探头操作方便,扫查角度大,较适合于腹部及妇产科的检查(图1-4)。

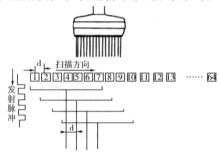

图1-3 线阵探头示意图

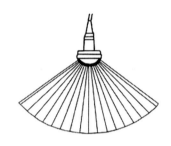

图1-4 凸阵探头示意图

3. 扇形

电子扇形扫描是利用雷达天线的相控阵扫描原理,采用较小的换能器得到广阔的视野,图像为扇形,近似于三角形,投射时仅需一个很小的声窗。适合于肋间扫查,多用于心脏的检查。

根据不同用途,又可分为体表探头和腔内探头。

用时间控制激励而获得超声波束方向的扫描方法,叫"相控阵扫描"。

二、超声诊断仪类型

不同类型的超声仪以不同的方式显示返回的超声波。

（一）A 型

A 型又称示波法,该类仪器是以波形的形式显示。回波信号强,则波密,波幅高;回波信号弱,则波疏,波幅低（图1-5）。这种仪器现已少用,多被二维图像代替。但有些超声仪器还保留着这项功能,用以测量径线长度,如眼轴长等。

附:A 型超声仪的工作原理:

A 型单向超声诊断仪由以下部分组成:

①主控电路;

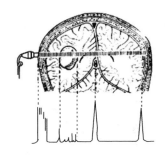

图 1 - 5　A 型超声诊断仪

②发射电路；

③高频信号放大器；

④补偿电路；

⑤检波器；

⑥视频信号放大器；

⑦时基电路；

⑧示波管；

⑨换能器。

其各部分主要作用如下：主控电路产生触发反射电路和时基扫描电路的同步脉冲信号。增加同步信号的重复频率，可提高荧光屏的亮度。但重复频率过高，探测深度就受到限制。目前所采用的多为 400～1 000Hz 的重复频率，最低者为 50Hz。

发射电路受同步信号触发时，产生一个持续时间为 1.5～5μs 的高频电振荡。输出脉冲的幅度和持续时间可通过并联在输出端的电位器来调节。接收电路包括高频放大器、检波器和视频放大器三部分，有的仪器加入补偿电路。

接收电路中，设有增益和抑制两个调节旋钮。增益旋钮用来调节输出的放大倍数，抑制旋钮用来调节门限电平，以除去门限以下的无用小波，而不影响门限以上的信号。

回声信号最后由视频放大器放大到足够的幅度，送到示波管的 Y 轴偏转板，产生 Y 向偏移。偏移的幅度基本和信号大小成正比。时基电路产生锯齿波电压，经后级放大至足够的幅度，送至示波管的 X 轴偏转板，产生扫描线。

锯齿波的重复频率由主控电路决定。一般在 400～1 000Hz 范围。锯齿波电压变化的快慢（斜坡速度）和探测深度相关。变化越慢，最大探测深度越深。仪器的深度调节或比率调节，就是调节锯齿波电压的斜率。

（二）B 型

B 型又称辉度调制式，这种图像显示所经过的所有组织，得到的图像是二维的，即通常所说的 B 型显像或 B 型切面（图 1 - 6）。常以灰阶显示，如果多帧图像能快速连续显示，则构成实时成像。

附：B 型超声检查的优缺点和注意事项：

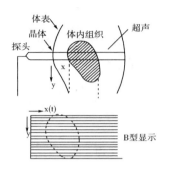

图 1 - 6　B 型超声诊断仪

1. 优点

B 超检查可获得要检脏器的切面图像，可直接进行直观的形态观察，可以清晰地显示胆囊和胆管的结构，甚至可以看到管径只有 1～2mm 的肝内胆管，根据自动测量数据字符显示，可以提供胆囊和胆管口径的大小、管壁的厚度，以及病变部位的大小等客观数据。

因此，B 超检查在胆道疾病中具有较高的诊断价值，B 超已成为临床上检查胆道疾病最常用的方法。

应用 B 超确诊胆囊结石、胆囊炎症、肿瘤、寄生虫等，而且对黄疸患者的鉴别诊断也有较高的诊断正确率。

2. 缺点

B 超也有其难以克服的局限性。首先是它的穿透力弱，对骨骼、空气等很难达到深部，所以对含气性器官，如肺、胃肠等难以探测，对成人颅脑的诊断也较 X 线、CT 逊色。对 1cm 左右的肿瘤组织不易检出，故超声检查阴性，并不能排除 1cm 左右的肿瘤病灶的存在。

其次，由于反射法中发生多次重复反射以及旁辨干扰出现假反射现象，因此有时易造成误诊。

3. 注意事项

B 超对受检者无痛苦、无损伤、无放射性，不用担心，但须注意以下事项：

（1）检查心脏时，应休息片刻后脱鞋平卧于检查床上，解开上衣钮扣，暴露胸部，让医生检查。

（2）探测易受消化道气体干扰的深部器官时，需空腹检查或作严格的肠道准备。

如腹腔的肝、胆、胰的探测前 3 日最好禁食牛奶、豆制品、糖类等易于发酵产气食物，检查前 1 天晚吃清淡饮食，当天需空腹禁食、禁水。

（3）患者如同时要作胃肠、胆道 X 线造影时，超声波检查应在 X 线造影前进行，或在上述造影 3 天后进行。

（4）如检查盆腔的子宫及其附件、膀胱、前列腺等脏器时，检查前需保留膀胱尿液，可在检查前 2h 饮开水 1 000ml 左右，检查前 2～4h 不要小便。

（三）M 型

M 型是另一种显示活动的超声类型，呈波动线显示。探测时，显示屏垂直方向代表软组织或器官自浅至深的空间位置，而水平方向代表时间，由此得出一条"运动－时间"曲线（图1－7）。M型进行精确的室壁厚度、运动幅度、速度、房室大小的测定和有关心功能的检查和测算，常与二维超声配合使用。它常用于心脏超声。

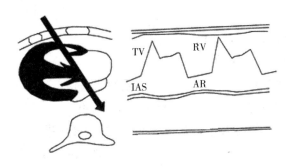

图1－7　M型超声诊断仪

附：心脏各部分检查方法

1. 4区（心底部）检查法

4区～2b区均以胸骨左缘左室长轴断面图为基础。

（1）4区的取样线通过主动脉、左房，解剖结构自前至后（示波屏为自上而下）为胸壁及右室前壁（无运动之回声），右室流出道、主动脉根部（前壁、后壁两条平行运动回声，收缩期向前，舒张期向后，主动脉腔内有主动脉瓣回声，收缩期开放，舒张期关闭），左房腔及左房后壁。

（2）测量法及观察内容：有主动脉瓣回声为主动脉根部标准部位。

①测主动脉根部舒张末期（指同步显示之心电Q波开始处，下同）的内径，即从主动脉根部前壁回声上缘到后壁回声上缘。主动脉壁增厚或夹层动脉瘤应分别测量外径及内径；

②测主动脉瓣开放幅度，即右冠状动脉瓣（上瓣）回声下缘到无冠状动脉瓣（下瓣）回声上缘之垂直距离；

③分别测左房收缩及舒张末期内径，即在心电T波与R波对应点主动脉根部向前运动达顶点处，从主动脉后壁回声下缘至左房后壁回声上缘之垂直距离；

④观察主动脉瓣回声有无增强、多重反射、绒毛状附着物，运动形态，左房腔有无异常回声团，回声团形态、大小、活动性与左房壁的关系及各种测量数据。

2. 3区（二尖瓣）检查法

（1）取样线通过二尖瓣前瓣瓣尖，探及呈"M"形快速运动之二尖瓣前叶回声。从前到后的解剖结构为胸壁及右室前壁、右室腔、室间隔、左室流出道、二尖瓣前叶、左房后壁（或过渡区）。

（2）测量法及观察内容：

①二尖瓣前叶运动幅度：二尖瓣曲线最低点（C点）之上缘到最高点（E点）之上缘之垂直距离（以下测幅度均同此法）；

②二尖瓣前叶舒张早期关闭速度（EF 速度）沿 E 至 F 段画一向下延长线，沿 E 点向右画一水平线，取相当 1s 之一段长度，在 1s 线末段画一向下垂直线，与 EF 延线相交于一点，测量此点以上之垂直线长度，即为 EF 速度（mm/s）。以下凡测回声速度，方法同此；

③二尖瓣最大开放速度，即 DE 速度；

④二尖瓣关闭速度，即 AC 段速度；

⑤二尖瓣前叶 A 峰速度，即 A 点至 C 点之垂直距离；

⑥二尖瓣前叶 A 峰/E 峰比值，即 A 峰幅度/CE 幅度；

⑦左室流出道宽，二尖瓣前叶 C 点到室间隔左室面之距离；

⑧观察二尖瓣回声（内容同主动脉瓣）。注意前叶后有无回声团，左室流出道内有无绒毛状回声。

3. 2a 区（二尖瓣前后叶）检查法

①取样线通过二尖瓣前后瓣的瓣尖，从前到后之解剖结构为：胸壁及右室前壁、右室腔、室间隔、左室腔，左室腔内有二尖瓣前后叶、左室后壁；

②测量法及观察内容：二尖瓣前叶 E 峰到后叶 E 峰的距离，即二尖瓣前后叶间最大开放幅度；A 峰到 A 峰的距离，即二尖瓣在舒张末期的开放幅度，如 CD 段向左房方向运动，测量 CD 段运动的幅度。观察二尖瓣前后叶有无异常运动。如收缩期、舒张期有无震动运动，后叶与前叶同向运动等。

4. 2b 区（右室、室间隔、左室）检查法

（1）取样线通过显示有二尖瓣腱索的左室，从前到后之解剖结构为：胸壁及右室前壁、右室腔、室间隔、左室腔（左室腔内有二尖瓣腱索或二尖瓣前叶片断回声）、左室后壁。

（2）测量法及观察内容

①右室内径

测舒张末期右室前壁内膜回声下缘至室间隔右室面回声下缘之垂直距离。如室隔肥厚，应测右室前壁与室隔右室面间的距离；

②室间隔的测量

厚径：包括舒张末期厚径和收缩末期（室间隔收缩期向下运动达顶峰处）之厚径，均为右室面回声上沿至左室面回声上沿之垂直距离。可用下述公式计算收缩期厚径增加率：（收缩期厚径－舒张期厚径）×100/舒张期厚径。收缩运动幅度：舒张期至收缩期室间隔向下运动之幅度。收缩速度：室间隔收缩期向下运动回声之速度；

③左室

舒张末期内径：即舒张末期，室间隔左室面回声上缘至左室后壁心内膜回声上缘的垂直距离。收缩末期内径，即左室后壁收缩期向前运动达顶峰处心内膜回声上缘至室间隔左室面回声下缘之垂直距离；

④左室后壁

收缩期运动幅度，即心内膜回声于收缩期开始向前运动至达顶点之垂直距离。收缩期最大运动速度，即心内膜回声于收缩期向前运动的速度。舒张期最大运动速度，即心内膜于舒张期从向前运动顶点转向后运动至最低点的速度。

厚径，即测舒张末期时后壁心内膜回声上缘至心外膜回声上缘之距离。观察内容为室间隔，左室后壁运动形态，前、后心包区有无无回声区，左室内于舒张期有无异常云絮状回声团，各种测量数据。探及心尖部时，可见左室腔小，其内仅有乳头肌回声，无二尖瓣及腱索者为 1 区，以观察左室有无扩大。

5. 5 区（三尖瓣）检查法：

①以胸骨旁右室流入道长轴图、主动脉短轴图、胸骨旁或心尖四心腔图为基础，取样线通过三尖瓣前瓣，从前向后之解剖结构为：胸壁及右室壁、右室腔、三尖瓣前叶、右房；

②测量法及观察内容：与二尖瓣前叶所测部位及观察内容相同。

6. 6 区（肺动脉瓣）检查法

①以胸骨旁右室流出道长轴图、肺动脉分叉长轴图为基础，取样线通过肺动脉瓣，从前到后的解剖结构为：胸壁及右室前壁、右室流出道、肺动脉瓣；

②测量法：舒张期 e~f 速度，右房收缩引起之 a 波深（幅度），肺动脉瓣开放速度（b~c 速度），开放幅度（b~c 幅度）。

（四）D 型

D 型是利用多普勒效应检测动态器官和血流状态的超声类型。包括：

1. 脉冲多普勒超声（PW）

超声以脉冲波的方式发射进入人体，深度分辨力好，具有距离选择功能，可进行定点测量，直接测量某一特定血管的血流速。其缺点是不能测量深部血管的高速血流，高速血流可错误地显示为低速血流（倒错现象）（图 1-8）。

2. 连续多普勒超声（CW）

设置为双晶片，超声连续发射，连续接收。仪器能准确检测高速血流，但无距离选择功能，所以沿超声束上的所有运动都一起显示出来（图 1-9）。

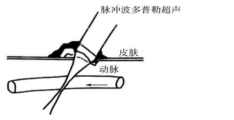
图 1-8　脉冲多普勒原理及频谱

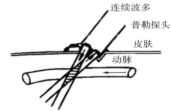
图 1-9　连续多普勒原理及频谱

3. 彩色多普勒超声（CDFI）

血流的分布和方向呈二维显示，不同的速度以不同的颜色加以区别。

（1）血流方向显示

一般以红色表示血流朝向探头，蓝色表示血流背离探头，即"迎红离蓝"。

（2）血流速度

以颜色的亮度表示。流速越高，色彩越亮；反之，流速越低，色彩越暗。

（3）湍流显示

当血流速度范围超过仪器所规定的限度或血流方向紊乱不规则时，血流图像中出现红、蓝、黄、白色点及附加的绿色斑点，即五彩镶嵌图形，表示湍流。

以上介绍了四大类超声诊断类型，一般中高档彩色多普勒超声仪同时具备几种超声功能，实际应用时，可根据需要和不同目的选取。

附：彩色多普勒超声的临床诊断应用

1. 血管疾病

运用10MHz高频探头可发现血管内小于1mm的钙化点，对于颈动脉硬化性闭塞病有较好的诊断价值，还可利用血流探查局部放大判断管腔狭窄程度，栓子是否有脱落可能，是否产生了溃疡，预防脑栓塞的发生。彩超对于各类动静脉瘘可谓最佳诊断方法，当探查到五彩镶嵌的环状彩谱即可确诊。

对于颈动脉体瘤，腹主动脉瘤，血管闭塞性脉管炎，慢性下肢静脉疾病（包括下肢静脉曲张，原发性下肢深静脉瓣功能不全，下肢深静脉回流障碍，血栓性静脉炎和静脉血栓形成）运用彩超的高清晰度，局部放大及血流频谱探查均可作出较正确的诊断。

彩色多普勒超声有助于诊断颅脑动脉疾病（硬化、供血不足、狭窄痉挛、典型颅脑血管畸形等）。

2. 心脏疾病

心律失常、心瓣膜病、心肌病、高心或肺心或冠心病心脏表现、先天性心脏病、心脏肿瘤、心功能异常、心包积液。

3. 腹腔脏器

主要运用于肝脏与肾脏，但对于腹腔内良恶性病变鉴别，胆囊癌与大的息肉，慢性较重的炎症鉴别，胆总管、肝动脉的区别等疾病有一定的辅助诊断价值。

（1）肝硬化对于肝硬化，彩超可从肝内各种血管管腔大小，内流速快慢，方向及侧支循环的建立作出较佳的判断。对于黑白超难区分的结节性硬化，弥漫性肝癌，可利于高频探查，血流频谱探查作出鉴别诊断。

（2）肝内良恶性占位病变的鉴别，囊肿及各种动静脉瘤的鉴别诊断对于肝内良恶性占位病变的鉴别，囊肿及各种动静脉瘤的鉴别诊断有较佳诊断价值，原发性肝癌与继发性肝癌也可通过内部血供情况对探查作出区分。

（3）胆道疾病胆囊炎、胆息肉、腺肌增生症、胆固醇沉着症、胆囊及肝内外胆管结石、胆道梗阻、胆囊及胆管癌等。

（4）肾血管病变彩超运用于肾脏主要用于肾血管病变，如前所述肾动静脉瘘，当临床表现为间隔性、无痛性血尿，查不出病因者有较强适应证。对于继发性高血压的常用病因之一为肾动脉狭窄，彩超基本可明确诊断，当探及狭窄处血流速大于150cm/s时，诊断准确性达98.6%，而敏感性则为100%。

（5）对肾癌、肾盂移行癌及良性肿瘤可进行鉴别诊断。

（6）脾脏疾病先天性脾缺如、副脾、游走脾、脾肿大、脾低位、脾良恶性肿瘤、多囊脾、脾血肿、脾脓肿、脾机能亢进、脾萎缩、脾梗塞。

（7）膀胱及尿道疾病炎症、结石、异物、血块、憩室、肿瘤、残余尿测定、尿潴留等。

4. 甲状腺

从某方面来说10MHz探头不打彩流多普勒已较普通黑白超5MHz探头清晰很多，对甲状腺病变主要根据甲状腺内部血供情况作出诊断及鉴别诊断，其中甲亢图像最为典型，具有特异性，为一"火海征"。而单纯性甲状腺肿则与正常甲状腺血运相比无明显变化，亚急性甲状腺炎，桥本氏甲状腺炎介于两者之间，可借此区别，而通过结节及周围血流情况又可很好地区分结节性甲状腺肿、甲状腺腺瘤及甲状腺癌。所以建议甲状腺诊断不太明确，患者有一定经济承受能力者可做彩超进一步明确诊断。

5. 乳腺

乳腺彩超主要用于诊断乳腺增生、良恶性肿瘤、炎症等疾病。例如乳腺纤维瘤及乳腺癌的鉴别诊断。

6. 眼球

主要用于诊断眼部及眼部血管疾病（眼轴、白内障、玻璃体混浊、玻璃体后脱离、眼球肿瘤、异物、视网膜中央动静脉及眼动脉供血情况）。

7. 颌面部疾病

腮腺炎、腮腺肿瘤、软组织肿瘤等。

8. 前列腺及精囊

正因为直肠探查为目前诊断前列腺最佳方法，所以在此特地提出。此种方法探查时把前列腺分为移行区、中央区、周围区等。移行区包括尿道周围括约肌的两侧及腹部，为100%的良性前列腺增生发源地，而正常人移行区只占前列腺大小的5%。中央区为射精管周围，尖端指向精阜，周围区则包括前列腺后部，两侧尖部，为70%～80%的癌发源地，而尖部包膜薄甚至消失，形成解剖薄弱区，为癌症的常见转移通道，为前列腺活检的重点区域。通过直肠探查对各种前列腺精囊腺疾病有很好的诊断价值，当配合前列腺活检，则基本可明确诊断。而前列腺疾病，特别是前列腺癌在我国发病率均呈上升趋势，前列腺癌在欧美国家发病率甚至排在肺癌后面，为第二高发癌症。而腹部探查前列腺基本无法做出诊断，所以建议临床上多运用直肠探查来诊断前列腺疾病，能用直肠探查就不用腹部探查。

9. 妇产科

彩超对妇产科主要优点在于良恶性肿瘤鉴别及脐带疾病，胎儿先心病及胎盘功能的评估，对于滋养细胞疾病有较佳的辅助诊断价值，对不孕症、盆腔静脉曲张通过血流频谱观察，也可作出黑白超难下的诊断。运用阴道探头较腹部探查又具有一定的优势，它的优越性主要体现在：

（1）子宫动脉、卵巢血流敏感，显示率高。

（2）缩短检查时间，获得准确的多普勒频谱。

（3）无需充盈膀胱。

（4）不受体型肥胖、腹部疤痕、肠腔充气等干扰。

（5）借助探头顶端的活动寻找盆腔脏器触痛部位判断盆腔有无粘连。

（汤科）

第四节　超声诊断操作程序与检查方法

超声诊断时应按一定的程序进行，根据检查目的不同，患者应做必要的准备。

一、患者准备

通常检查前无需特殊准备，但下列几种情况应该预先准备。

1. 上腹部检查

胆囊、胆道、胰腺等检查，需空腹，前一天晚餐后禁食，必要时检查前饮水或用胃助显剂 400～500ml，充盈胃，便于显示胃黏膜及胃腔，或将胃作为声窗，使胃后方胰腺，腹部血管等充分显示。

2. 盆腔检查

如早孕、妇科肿块及盆腔深部病变均应适度充盈膀胱。充盈的膀胱可将肠管推向上方，同时膀胱内液体可作为声窗，便于显示深部结构。

二、检查者准备

1. 探头的选择

根据检查目的、部位，选定频率范围。成人腹部脏器检查使用 3.0～3.5MHz 探头，心脏用 2.5MHz，浅表器官 7.5～10MHz 频率。婴幼儿心脏及腹部检查用 5.0～10MHz 频率。颅脑及肥胖者可选用 2.0～2.5MHz。

2. 扫描方式的选择

仪器有多种扫描方式，通常检查心脏、肋缘下、胸部、小病变、颅脑等选用扇形扫描，探头小，操作灵活，声窗小，深部显示范围大，但近区显示范围小。亦可选用凸阵探头。腹部可选用线阵或凸阵探头，视野大，但探头较大，被骨遮住的部位无显示。

3. 探测深度的选择

仪器的深度选择有 4～20cm，根据探测部位的深度，适当选择，原则是将检查目标包括在显示深度内。

4. 患者体位

根据所查脏器及部位而异，需几种不同的体位共同完成。

（1）仰卧位　常用于检查肝、胆、膀胱、子宫等脏器。

（2）侧卧位　右侧卧位常用于检查脾、左肾及左肾上腺。左侧卧位常用于检查肝右后叶、右肾上腺、少量腹水，心脏检查常用左侧45°或90°卧位。

（3）俯卧位　常用于检查双肾的矢状（前后）断面及冠状（左右）断面。

（4）坐位或半坐位　常用于空腹饮水后检查胃、胰腺和胸腔积液。

（5）站立位　与卧位对比，常用于检查内脏下垂，也可进行腹股沟疝及精索静脉曲张、下肢静脉曲张的检查。

（6）膝胸卧位　用于检查极少量腹水或疑有胆总管下段结石。

三、探测方法

超声诊断中探测方法十分重要，目的是根据人体解剖特点，避开各种影响超声传播的因素（如骨骼、气体等），将所需观察的目标脏器或病变内部及其周围结构的相互关系，显示于图像上，并根据探头位置判断图像的空间方位，形成三维概念，提供诊断分析的依据。

1. 顺序连续平行法

即在选定某一成像平面后，依次将探头沿该平面平行移动作多个平行的声像图，可观察分析脏器内部结构及病灶的整体情况。

2. 立体扇形断面法

在选定某一成像平面后，探头位置不动，而是顺序改变探头与体表之间的角度，在一个立体的扇形范围内，观察分析脏器及病灶的整体情况。

3. 十字交叉法

对某一脏器作纵横交叉切面的一种扫查方式。可用于鉴别是圆球形还是管状形的圆形图像，也可作穿刺的定位法。

四、图像分析的内容

1. 位置

检查脏器或病变时，需确定其空间位置。通常以体表标志或体内重要脏器或独特的解剖特征为标志，确定脏器或病变的方位。

2. 测量径线、面积、容积及深度

（1）脏器及病变的大小　通常测量三个径线的最大值，即上下径（长径）、左右径（横径）及前后径（厚度），亦可测面积、周径或计算容积，根据需要而定。

（2）深度　测脏器或病变与体表间的距离，有助于诊断和治疗。

3. 形态

应熟悉正常脏器的形态，根据形态变化判断病变特征。

4. 边缘轮廓

正常脏器边缘整齐、轮廓清楚，常有细线状包膜回声。良性肿瘤常边界整齐、清楚，有包膜。恶性肿瘤多为边缘不整齐，呈伪足样向周围组织浸润或呈结节状高低不平，伴有边界不清。

5. 图像回声分析

（1）实质性病变观察与内部回声分析

①回声形态：常用点状（细小圆点、直径2～3mm），斑片状（强度较一致的点状回声相对集中的区域，大小<5mm），团状（强度基本一致的回声点密集成团块，大小>5mm），线、条状（相似的回声点排列成细线状或较粗的条）；

②回声强弱：通常分为强（高）、中等、弱（低）及无回声。正常人体软组织与骨骼交界处产生极强回声；其次为纤维组织，肝、胰、脾、子宫等为中等回声；肾锥体、淋巴结、神经组织等为弱回声；血液及尿液、正常胆汁、脑脊液等液体均为无回声；

③分布：分布为均匀与不均匀；

④粗细：回声粗细与脏器的组织结构有关，细结构的回声细而强度均匀，如甲状腺、子宫、肝、脾、胰等。结构不均匀的组织回声强弱不均，如乳房、肝硬化的肝实质回声等；

⑤内部结构：灰阶超声可显示脏器内部的结构。如血管、肾盂、肾锥体等。

（2）液性病变的观察内容

①壁是否光滑、厚薄是否一致，内壁有无乳头状突起等；

②腔内有无分隔及分隔多少、粗细，腔内有无实质部分；

③腔内液体无回声是否清晰，有无低回声沉积出现液－液平面，有无强回声伴声影。

（3）气体异位：正常肺及胃肠可有气体多次反射。正常不该出现气体回声的部位出现气体多次反射时应仔细分析。

6. 后方回声

不同组织的衰减特性不同，则有后方回声强弱不一，有助于对组织进行鉴别。

（1）增强　含液性的脏器或病变，其后方回声增强。

（2）衰减　回声强的组织衰减大，通过该组织后，后方回声明显减弱，如结缔组织、瘢痕后方回声明显衰减。

（3）声影　超声传播过程中遇到骨骼、钙化组织、结石等，其后方的无回声区称声影。

7. 与周围组织的关系

病变与周围组织或器官的关系，可提供病变的程度，有无转移，可否手术切除等信息。

（1）压迫　压迫周围管道引起管道狭窄或阻塞。

（2）移位　肝内肿瘤常使门静脉局部受压移位。

（3）粘连或积液。

（4）侵入　肿瘤组织常可浸润性侵入周围脏器。

（5）转移　肝癌常可见门静脉内癌栓。

8. 活动规律

（1）呼吸运动　肝、肾受呼吸运动影响而上下移动，腹膜处包块若压于肝表面则其不随呼吸移动，有助于鉴别诊断。

（2）胃肠蠕动　为胃肠气体的多次反射回声不断闪烁或变更，多为胃肠蠕动所致。

（3）心脏运动　二维、M 型、多普勒超声均能反映心脏运动规律。

9. 功能计测

（1）胆囊收缩功能　指餐前、后胆囊内径（或）容量变化。

（2）胃蠕动及排空功能。

（3）心脏收缩及舒张功能。

五、超声诊断报告的要求及内容

（一）诊断报告的要求

（1）超声诊断报告是医疗文件的重要组成部分。字迹清楚，不得随意涂改，内容力求准确、完整、科学、客观、全面。

（2）注意识别各种伪差，防止因伪差而做出错误的判断。

（3）注意图像随病情的动态变化，进行超声随访来复核最初的诊断，并结合临床资料。

（4）用超声术语作简明扼要、准确的客观描述，不应用疾病名称或组织器官名称代替声像术语。应按一定的顺序进行描述，力求全面完整。

（5）根据上述描述作出结论。一部分是超声可以肯定的部分，另一部分是根据推论或结合病史得出的。

（6）超声诊断能为临床提供重要诊断依据，但有一定的局限性。

（7）报告书写完毕，要审阅一遍，对下级医师或进修医师的报告，上级医师要认真审阅与修改，甚至重新报告，经签名后方能发出。

（二）内容

1. 一般项目　患者姓名、性别、年龄、住院（门诊号）、超声编号、临床诊断、检查日期等。

2. 超声检查所见

（1）包括脏器或病变的形态、大小、边界、内部回声、边界是否清楚、边缘是否规则、后方回声有无增强或衰减、血管分布、有无异常的局限性回声区、活动情况及功能状态如何、邻近脏器关系、有无受压变形等相关的改变。

（2）对于占位性病灶需做更精确的定位，如肝内占位在哪一叶或哪一段；同时做定量分析，如估测孕龄、预产期，预报胎儿出生体重等。必要时附以有代表性的超声切面图像示意图，图中应注明扫查切面的位置、图题及图注。

3. 超声诊断描述

（1）物理性质　根据被扫查区域内部回声类型，考虑为混合性肿块、囊性和实质性病变。

（2）病理性质　根据疾病后各种组织声学特性的改变，可作出良恶性肿瘤、炎症、积液、纤维化、结石、钙化、金属异物及气体等的诊断。

4. 超声诊断印象

（1）诊断

①肯定性诊断：有典型图像，如胆结石、囊肿、多囊肝或多囊肾、妊娠等；

②提示性诊断：有明显异常，如肝占位性病变（提示肝癌）等；

③描述性诊断：有异常所见，如盆腔实质性占位等。

（2）提示

①某种原因，脏器显示不清；

②暂时不能明确诊断，建议随访；

③超声诊断困难者，建议其他检查。

（汤科）

第五节　影响超声检查分辨性能的几个因素

一、显现力与波长

声波在介质中传播时，超声波束遇到大于波长的、声阴不同的组织界面时，超声波反射回探头形成回声，仪器接收反射波经滤波、检波等处理后转变为视频信号，显示图像。超声波束遇到小于波长且声阻不同的界面时会产生散射，不易探及回声。能探及回声而发现的特体的最小直径即为超声的显现力（discoverable ability）。从理论上看，最大的显现力是波长的 1/2。频率愈高，波长愈短，能探及的物体愈小，其显现力亦愈高；反之则显现力较低。兹将常用的超声频率与波长的关系列于表 1-1。

表 1-1　人体软组织中超声波频率与波长的关系

频率（MHz）	1	2.5	5	10	15
波长（mm）	1.5	0.6	0.3	0.15	0.1

二、纵深分辨力与脉冲宽度

分辨力与显现力不同，是指超声波检查时能在荧光屏上被分别显示为两点的最小间距。依方向不同可分为纵深分辨力与横向分辨力（depth resolution and lateral resolution），两者均属空间分辨力。

纵深分辨力是指声束穿过之介质中能被分辨为前后两点的最小间距。此种分辨力之高低与发射脉冲宽度（即持续时间）有关。当发射脉冲宽度超过两点的间距2倍时（因为反射式超声检查之声波往返一次为双程），由于第一点与第二点回波相重叠，故在荧光屏上相混成一长形光点。只有当脉冲宽度小于两点的间距时，两点回波之间有一间隔，才能在示波屏上形成两个独立之光点。

由于人体软组织中声速为1 500m/s，即1.5mm/μs，所以脉冲宽度与纵深分辨力有以下关系（表1-2）。

此外，因频率高者脉冲较窄，频率低者脉冲较宽，故频率高低间接影响纵深分辨力。如用2MHz者，其分辨力可达1mm左右。

表1-2　脉冲深度与纵深分辨力的关系

脉冲持续时间（μs）	10	5	2	1	0.5	0.2
脉冲宽度（mm）	15	7.5	3	1.5	0.75	0.3
纵深分辨力（mm）	8	4	2	1	0.4	0.2

三、横向分辨力与声束直径

横向分辨力乃指与声束相垂直之直线上，能在荧光屏上被分别显示之左右两点的距离。此距离大小与声束之宽窄以及发射声束的数量有密切关系，发射声束的数量越多，横向分辨力越好，反之则较差。当声束直径小于两点的间距时，此两点即可分别显示；声速直径大于两点的间距时，则两个物体在荧光屏上变为一点。在超声检查时，横向分辨力差者，可将不在同一条线上之周围结构同时显示出来，致使单层结构变为多层结构，使图像观察增加一些困难。另外，在横向上直径较小的缺损可因孔径小于声束，图像上两则缘的回声相互连接，合二为一，不能发现，常可导致误诊。

由于超声频率高低影响声束之扩散角，故提高超声频率，减小扩散角，可使声束变窄，改善分辨力。

除提高声频外，利用焦点区域声束狭窄之特点，对仪器进行改进，现在很多仪器生产厂家会用多点聚焦、全程聚焦和连续聚焦等技术显示超声图像，使不同深度和层次之解剖结构，显示更加清晰。这样可以在观察某一深度之结构时，避开周围组织之杂乱反射，获得清晰之图像，便于临床诊断。

此外，自从出现电子聚焦的相控阵探头、线阵探头和凸弧形探头以后，声束的截面成为矩形，就有了侧向分辨力。一般把探头长轴方向的分辨力称为侧向分辨力，短轴方向的分辨力称为横向分辨力。侧向分辨力是指既与声束垂直，又与短轴方向垂直的直线上能被分别显示的两个目标的最小距离。

四、透入深度与频率

由以上所述，似乎频率愈高，其显示现力与分辨力亦愈佳。显示组织结构之图像亦愈清晰。然而，随着频率的提高，超声波在介质中衰减亦愈显著，故透入深度亦大为减小。因此，在选择频率时应根据情况而定。一般对部位表浅、范围较小之病变（如眼球、乳腺、周围血管等）不需透入太深者，为清楚显示其形态及结构，可用高频率之超声波，如$7 \sim 10$MHz。而冠脉内的超声探头，因冠状动脉细小，而且需要显示冠脉内的斑块，只有非常高的频率才能使结构显示清晰，因此其探头频率通常为$20 \sim 30$MHz。而对范围较大，前后径较长之病变（如肝脏、妊娠子宫、腹部肿瘤等），欲观察其轮廓、性质及其与周围脏器之关系者，需用较低之频率如$2 \sim 3.5$MHz。成人心脏形体较大，前后径15cm左右，故多用2.25与3.5MHz之频率。幼婴及儿童心脏形体较小，胸壁较薄，故使用频率可较高，如$5 \sim 8$MHz。

随着超声探头的不断改进，超声探头从原来的单频、多频、多频变频探头，发展到现在的超宽频带探头，结合影像融合技术和扩展信号处理技术等，使超声图像的质量得到不断提高。超宽频带探头的频率范围通常在$1.8 \sim 12$MHz，它能同时发射频率带范围内不同频率的声波，并且能同时接收频带范围内的所有频率的信号，通过影像融合技术，将低频信号的远场图像和高频信号的近场图像选择性接收和融合成一幅图像，使二维图像列加清晰。同时，由于一个探头能覆盖多个探头的频率，因此无需更换探头，只需调节融合频率和选择不同的融合方式，即使检查不同的患者，也可获得高质量和高分辨力的图像。

五、脉冲重复频率

脉冲重复频率（pulsed repeated frequency，PRF 或 f_{PR}），是指每秒钟超声脉冲群发射的次数，它不同于超声发射频率，后者是指每秒钏内超声振荡的次数，即探头的频率。在超声仪器中，超声发射频率一般为数 MHz，而脉冲重复频率只有数 kHz。超声换能器在发出一组超声脉冲波之后，需经过时间延迟（T_d）后才发出下一组超声脉冲。因此，超声的脉冲重复频率为：$f_{PR} = 1/T_d$。

在多普勒检查时，根据取样定理，脉冲重复频率必须大于多普勒频移的两倍，才能准确地显示频移的方向和大小，即：$f_D < (1/2)f_{PR}$。

脉冲重复频率的1/2称为尼奎斯特频率极限（Niquist frequency limit）。如果多普勒频移超过这一极限，脉冲多普勒所检出的频率改变就会出现大小和方向的伪差，称为频率倒错（frequency aliasing）。如果$f_{PR} > f_D > (1/2)f_{PR}$，频谱可表现为正负方向上的多次折叠，称为复合性频谱倒错。在复合性频谱倒错时，频谱的大小和方向都发生倒错，此时，依靠脉冲多普勒技术已无法确定真实的多普勒频移。

六、时间分辨力

时间分辨力是指获得图像信息的时间间隔的长短。对于超声成像时间分辨力的要求，往往取决于生理变化的速度。要求成像速度应快于生理变化速度，以达到对生理现象进行实时观察的目的。

时间分辨力在声学理论上是极限的，可用公式表示如下：

$$nrf \leqslant c/2$$

式中：n 为扫描线数；r 为探测深度；f 为帧频；c 为声速。

（汤科）

第六节　超声诊断的新进展

超声医学影像学作为医学影像学的一个重要分支，随着高新技术的发展，不仅在医学诊断应用方面有了新的提高，而且扩展到介入性治疗领域并取得了令人瞩目的成绩。

一、二维超声和彩色多普勒的新进展

二维和彩色多普勒技术有了很大的改进和提高。如：

①sonoCT 实时合成图像技术可以从不同角度对目标进行多向扫描，声影减少，使图像对比和分辨力提高，界面和边缘显示更加清晰；

②"融合"影像技术和组织谐波成像等技术的应用，极大地提高了二维超声图像的清晰度；

③高频超声在浅表器官病变中对砂粒状微钙化的检出、对淋巴结皮髓质结构显示、对良恶性病灶及良恶性淋巴结肿大的判断具有鉴别意义；

④腔内超声中导管式的微型探头利用高频技术，对消化道、泌尿生殖道、血管内病变达到良好显示；多种术中探头的应用，为超声引导下介入及手术治疗提供了可靠的保证；

⑤高灵敏度的彩色多普勒超声、带有方向性的能量图、e-flow 技术以及各种组织多普勒模式，如应变（Strain）及应变率（Strain rate）等都对诊断提供了极大的帮助。

二、超声造影的研究和应用

超声造影继实时二维超声成像和彩色多普勒成像之后，将在超声医学领域产生第三次革命性变化。心肌声学造影的研究已取得很好效果，主要用于确定心肌灌注状态，评价"危险区"面积及"梗死区"范围，了解冠脉血流状态及其储备力，判定心肌梗死后的存活心肌，了解侧枝循环情况，评价 PTCA、冠脉搭桥术及急性心肌梗死再灌注治疗的效果等。在肝、肾等实质器官超声造影的研究也广泛开展，对观察血流灌注状态和增加对微小病灶的显示能力均有很大作用，特别通过对时相的分析，对肝内各种局限性占位病变的鉴

别诊断有重要意义。可与 CT 动态增强效果相媲美。以超声造影剂作为载体，将某种药物或基因植入其内，待超声局部辐照，微泡破裂，释放出药物，从而取得良好的治疗效果。

三、超声引导下的介入治疗

超声引导下肝癌介入治疗作为一种局部原位灭活的方法有了很大的进展。其中以射频、微波消融治疗以及激光凝固治疗最为活跃。高强度聚焦超声（HIFU）更是一项具有我国独立知识产权的研究成果。

四、三维超声成像

近时实时三维超声的技术在心脏病变中已开展应用，取得了良好的效果。三维超声在腹部肝、胆等其他疾病应用方面的研究亦已相继开展。在生殖医学和围产期应用中也发挥着越来越重要的作用。

此外，还有其他的一些新技术也正在逐渐应用于临床。

（汤科）

第二章 常用超声检查方法及诊断基础

本章主要介绍目前常用的二维超声成像和多普勒血流成像方法。二维超声诊断法是超声诊断的主要与基本的方法，通过获得探察对象的不同二维切面图，直观显示组织与病变的声学特征变化，是超声诊断的重要渠道。彩色多普勒血流图须叠加在二维图像上，才具有结构和方位信息，而多普勒频谱法亦须在二维图像上取样，才能更好地了解血流回声来源。

第一节 二维（B超）超声显像法

一、工作原理与诊断基础

B 型超声诊断法的作原理是，发射脉冲超声进入人体，然后接收各层组织界面的回声作为诊断的依据，亦即人超声波与生物组织相互作用后的声信息中提取所需要的医学信息。当利用超声诊断仪向人体组织中发射超声波，遇到各种不同的特理界面时，便产生不同的反射、散射、折射和吸收衰减的信号差异，将这些信号差异加以接收、放大和信息处理，应用辉度调制显示法（即将回声脉冲电信号放大后送到显示器的阴极，使显示的亮度随着回声信号的大小而变化）显示各种可供分析的二维图像，从而进行医学诊断。

B 型超声的诊断基础在于人体组织的不同声学特性。如前所述，超声在介质中传播时遇有界面即发生反射，反射率之大小与界面前后两种介质声阻之差异多少有密切关系。人体有各种不同的组织，结构复杂，其声学特征有很大不同。现将超声检查时经常探及的组织、器官和有关物质的密度、声速与声阻抗值等列表于下（表 1 - 3）。

表 1 - 3 医学超声常用介质的密度、声速和声阻抗

介质名称	密度（g/cm^3）	超声纵波速度（m/s）	声特性阻抗 [×10^{5}Pa · s/m（瑞利）]
空气（22℃）	0.00118	344	0.000407
水（37℃）	0.9934	1523	1.513
生理盐水（37℃）	1.002	1534	1.537
石蜡油（33.5℃）	0.835	1420	1.186
血液	1.055	1570	1.656
脑脊液	1.000	1522	1.522

介质名称	密度（g/cm³）	超声纵波速度（m/s）	声特性阻抗 [×10⁵ Pa·s/m（瑞利）]
羊水	1.013	1474	1.493
肝脏	1.050	1570	1.648
肾脏	-	1560	-
肌肉	1.047	1568	1.684
软组织（平均值）	1.016	1500	1.524
脂肪	0.955	1476	1.410
颅骨	1.658	3360	5.570
大脑	1.038	1540	1.599
晶状体	1.136	1650	1.874

根据声阻相差大小与组织结构内部的均匀程度等，试将人体组织、器官等的声学类型分为以下四种。

（一）无反射型

所有液性物质（包括血液、脓液、胆汁、腹水、尿液等）质地均匀，内无声阻相差异之界面，即使人为地假设一界面，因其前后为同一物质，声阻值相同，代入上述公式后，其反射系数为0，故超声经过时，在相应区域无波反射。用低灵敏度检查时呈现暗区，提高灵敏度（加大增益）时仍如此。这处反射类型是液体的特点，故称无回声区或液性暗区。由于反射少，且吸收亦少，声能能很好地透射与传导，故在其后壁处反射有增强现象。如心腔内血液、胆囊内胆汁等均属无反射型。

（二）少反射型

在比较均匀的实质块中，超声经过时，反射较少，且幅度较低，故用通常灵敏度检查时，在相应区域回声较少或为暗区。但提高灵敏度时，原被抑制之反射显示出来，呈现密集的光点，此即少反射型或低回声区。如心肌组织、肝脾实质等均属少反射型。

（三）多反射型

在结构杂乱的实质物体中，超声经过时，反射较多且强，低灵敏度检查时已有多个光点。当提高灵敏度时，光点更为密集，回声强度亦大，此称多反射型或谓高回声区。两种组织或结构交界处，因界面前后声阻差异较大，亦属此型，如心瓣膜、肝脾包膜及其实质内管系结构等均属多反射型。

（四）全反射型

在软组织与含气组织（如肺、肠腔等）交界处，界面前后声阻分别为 1.524×10^5 Pa·s/m（瑞利）与 $0.000\,407 \times 10^5$ Pa·s/m（瑞利），两者相差 3000 多倍，代入上述公式后，反射系数为 99.9%，即近于全部反射，不能透入第二介质。此时声波在此界面与探头反射面间往返振荡，可形成有一定间距的多次反射，或为杂乱的强反射，界面后的组织则无法显示，故称全么射型。如肺气、肠气等均属全反射型。

二、与成像有关的物理因素

（一）镜面反射与轮廓显示

任何大于声束宽与波长的解剖界面均呈镜面反射模式。人体中各脏器的表现是、大血管、胆囊管壁、骨皮质等均属大界面。反射回声的振幅不仅与界面两侧声阻抗差别大小有关，而且与入射角关系更大。在同样条件下，入射角越大，反射回声振幅越小。当入射角大于12°时，回声轴偏离入射声轴24°，常不能返回声源而造成"失接收"现象，可使界面轮廓显示不清。

（二）后向散射与内部结构的显示

各种脏器或组织内部的细小结构形成的小界面呈散射模式。血管中 $10 \sim 100$ 个红细胞的聚合体（即 $50 \sim 500 \mu m$）即可产生散射。散射亦即将入射超声的平面波转变为向四周空间散射波中仅有一小部分返回声源，这一部分即所谓后散射回声。这些后向返回的信号太微弱，以致无法构成回声而被个别地观察到。但若其中有部分的排列位置使返回的"微小回声"产生集合，即将产生一个可被探测的信号，这便是实质组织图像中见到的低度和中度灰阶回声显示的机制。值得注意的是，光点并不能代表在组织内的一个解剖学上明确的结构，图像和组织两者之间虽有关系，但这是间接关系，散射回声并不决定于这些小结构与超声声束在方位上的关系。

软组织有灰阶回声基本上是由于组织的非连续性而发生声学特性改变所引起。这种特性可看作组织的僵直性或坚硬性，除了组织与气体或骨骼之间由于在硬度上有明显差别而产生极强的回声外，在诊断上具有重要性的组织是含液组织和结缔组织，其表面均产生强回声，如血管和囊性病变周围的界面。由于从软组织到筋膜面的结缔组织存在硬度上改变，故能显示出各种器官的包膜、肌肉层、血管壁等。各种器官内纤细的结缔组织的实质性结构是形成散射的基础，从而产生典型的软组织类型的灰阶回声。

同一组织可有完全不同的灰阶显示，如脂肪组织可表现为强回声，也可表现为低回声。如在肠系膜上动脉周围或肾周脂肪组织中纤维组织的量和结构状态。大体上说，具有结构的脂肪要比贮存脂肪的灰阶回声为强，细胞内的脂肪滴、球和囊也属强回声。再如纤维组织也可见到相似现象，通常呈强回声。如显示筋膜面呈强回声。然而，在某些情况下，甚至非常密集层次的结缔组织可以表现为相对低回声，如腹膜后纤维化病变时，见到的增厚纤维组织则为低回声，这可能与声束的衰减和结构的各向异性有关。

（三）组织的衰减特性和后方回声

超声在组织内的衰减是由于多种因素造成的，除声束的远场扩散、界面反射和散射使其声能衰减外，介质的吸收起主要作用。介质的吸收包括介质的黏滞性、导热性和弛豫性。介质的黏滞性构成内摩擦力，相当于使超声能量转换成热能而衰减；导热性是由于热传导，即压缩区温度高，稀疏区温度低，产生温度梯度而损耗超声能量；弛豫性即由于弛豫过程，超声传至某一过程发生能量变化，是由于位移能量的转换而产生的。新近大量实验研究证明，生物组织吸收几乎全是由于大分子引起，其中主要是蛋白质，含量高则吸收也高，蛋白质中又以胶原蛋白吸收最为显著，凡胶原蛋白含量高的韧带、肌腱、纤维组织等吸收更多的声能，人体组织中以水的吸收系数最小，骨骼和气体吸收系数为最大。故吸收系数从大到小可依次排列为：体液、血浆、血液、稠厚脓液、脂肪、肝、肾、肌肉、纤维组织、钙化或结石、骨骼、气体等。

近来研究证明，超声图像上的后方回声的形成与前方组织的衰减值大小有密切关系。如在实质性脏器内出现圆球性病灶时，由于其病灶与周围组织间构成不同的衰减比，则表现为不同的后方回声。即当折射率（$n = v_1/v_2$）为一定值时，则其衰减比（$m = a_1/a_2$）的大小可出现下列几种情况，表现为三种不同的典型后方回声：

①当 $m > 1$ 时，即病灶内的衰减小于周围组织的衰减则出现病灶后方回声增强效应；

②当 $m = 1$ 时，即病灶内衰减与周围组织衰减为等值，则病灶后方回声无增强效应；

③若 $m < 1$ 时，即病灶内衰减大于周围组织的衰减，显著时则可出现后方声影。

此外，实验也表明，圆球形病灶周围组织有无散射体的存在是出现后方回声增强效应的必备条件。故在腹腔内肠道周围的病灶，由于缺乏散射体，往往难以判断其后方回声。至于病灶内组织与其周围组织的声速差别与后方回声的形成无密切关系，主要是与病灶侧边声影有关。

综上所述，声像图中病灶后方回声的状态，在一定程度上反映了病灶内相对的衰减特性。故在声像图的分析中，除应注意其形态学特征外，后方回声所反映的组织声学特性也是一项不可忽视的重要指标。

（四）组织界面两侧的声速差别与侧边声影

超声在人体组织内传播，当遇到界面两侧声速不等时声束经过界面而产生折射，根据折射定律，即 $\sin\theta_1/\sin\theta_2 = v_1/v_2$（式中 v_1 和 v_2 分别为两种介质的声速，θ_1 为入射角，θ_2 为折射角）。折射角随界面两侧声速之比而定。当 $v_1 > v_2$ 时，则 $\theta_1 > \theta_2$ 时，声束远端会聚；反之，当 $v_1 < v_2$ 时，则 $\theta_1 < \theta_2$，声束在远端扩散。前者如在实质性脏器中出现的液性病灶的侧边声影形成内收状。此外，在折射角大于临界角的情况下，所造成的全反射，形成两界面间平行状的侧边声影，典型情况见于胎头两侧所形成的平行状的侧边声影。

因此，了解以上超声图像形成有关的物理和组织声学因素是正确地识别和分析图像必要的基础知识。

三、仪器使用

（一）仪器的安装

B 型超声诊断仪均有内装专用微机，对安装环境有一定要求。室温要求在 5～35℃ 或 10～40℃ 环境下工作。相对湿度要求在 35%～85% 或 30%～90%。要求避开电磁信号的干扰，远离理疗仪器。机房要求清洁防灰尘，禁忌在机房内使用煤炉或煤气灶具。开机前或仪器工作中，禁忌扫地，最好使用吸尘器清扫地面。机房设在闹市区者，应创造封闭式环境，机房要有遮光设备，光线宜暗，工作时灯光不要直射屏幕。

（二）电源

接通电源之前，要检查仪器的电源电压是否与供电电压相符。电源电压不稳定者，必须配用交流稳压器。仪器要有良好接触，以保障用电安全。电源接通后，如指示灯不亮，应检查插头、插座有无接触不良，保险丝是否完姨。调换保险丝严格使用同一规格。仪器可连续工作4h以上，切铁频繁开机和关机。

（三）仪器的调节

1. 显示器亮度　调节对比度和亮度钮，使灰标的各级灰阶层次丰富，又使最低灰阶呈黑色和最高灰阶呈白色。

2. 灵敏度　仪器的灵敏度由总增益和近程抑制、远程补偿组成。灵敏度的调节原则是在使图像清晰、亮度匀称的前提下尽量调低，因为过高灵敏度会影响仪器的分辨力。各组织的衰减不同，在诊断时应常常调节近程抑制补偿，满足上述要求。

3. 图像后处理　主要是组成声像图各个像素的灰阶窗口变换，这种变换按一定的预设模式进行，或按线性，或按对数曲线，或按S形曲线模式进行，同时窗口的宽狭按需要调整，使得到的图像达到重点突出或杂信号消失的目的。后处理的使用，各人有自己的爱好，不要求一律。

4. 其他　仪器尚有其他许多功能可供应用，如局部放大、正负变换、深度调节、扫查方式（扫描形式）选择、体位标志、图像冻结、字符显示、探头频率选用、图像数目和预处理等，均可按不同仪器操作手册进行。

（四）图像的存贮、检索、复阅和电影回放

高档仪器具有图像存贮、检索、复阅和（或）电影回放功能。存贮量多少不一，少者仅4幅，多者达数十幅。存贮的图像在关机后全部消失，近来由于电脑的应用，存贮的图像可以存贮在仪器的硬盘中，也可以存贮在软盘中保存。存贮的目的是在诊断过程中，把图像暂时保存，以备在诊断终了前，对存贮的图像进行检索，供医生挑选有用的图像加以拍照、复制或登记到工作站，作为出报告的依据，并可长期保存。在诊断进行中，一旦停帧，仪器会自动暂存最后的10余幅图像到几十幅图像，可以逐一往前检索，寻找一闪而逝的感兴趣图像，加以记录或登记到工作站，如有电影回放功能，可作动态的电影回放，仔细观察其动态变化。

（五）耦合剂的选用

超声探测需在探头与皮肤之间、探头与水囊之间、水囊与皮肤之间涂耦合剂，其目的首先是充填接触面之间的微小空隙，不使这些空隙的微量空气影响超声的穿透；其次是通过耦合剂的"过度"作用，使探头与皮肤之间的声阻抗差减小，从而减少超声能量在此界面的反射损失。

理想的耦合剂应具备以下特点：

①声衰减系数小，透声良好；

②声阻抗介于探头的面料与皮肤之间，匹配良好；

③粘附力低，容易擦掉；

④不污染衣服，干燥后不留痕迹；

⑤黏滞性适中，使用时不会流淌，又容易挤出；

⑥保湿性适中，不容易干燥；

⑦外观上色泽鲜明，透明度高，不含气泡；

⑧均匀性好，不含颗粒或杂质，使用时不堵塞管口；

⑨稳定性好，不变色，不改变稠度，不分层、不析出，不变质，不腐败；

⑩不腐蚀或损坏探头，不刺激皮肤。

四、检查方法

（一）探测方法与体位

1. 探测方法

超声成像法的探测方法有两种，即直接探测法和间接探测法。

（1）直接探测法：探头与受检者皮肤或黏膜等直接接触，是最常采用探测方法。

（2）间接探测法：在探测时，探头与人体之间灌入液体或插入水囊、Proxon 耦合（延迟）块等使超声从发射到进入人体有一个时间上的延迟。

2. 体位　因探测部位需要不同，可采取各种体位，如仰卧位、左右侧卧、俯卧位、坐位等，无一定限制。具体探测体位与方法将在各论中描述。

（二）B 超图像的标识方法

在骨骼肌肉系统 B 超诊断中，为了描述和记录病灶在体表投影的方位与距离，需要利用身体的某些解剖标志作为基准，如脐、腹股沟韧带、肋缘、肩峰、髂嵴、髂前上棘、股骨大转子、髌骨、股骨髁、胫骨结节、坐骨结节、肱骨内外髁、尽骨鹰嘴等。B 超检查常用的扫查平面有：

（1）纵向扫查 - 纵切面（矢状切面），即扫查面与人体的长轴平行。

（2）横向扫查 - 横切面（水平切面），即扫查面与人体的长轴相垂直。

（3）冠状面扫查 - 冠状切面（额状切面），即扫查面与人体的额状面平行。

（4）斜向扫查 - 斜切面，即扫查面与人体的长轴成一定角度。

（三）图像的记录方汉和诊断报告的书写要求

1. 超声图像的记录方法　在实际工作中，超声图像表现仅靠文字描述和记录往往难以反映真实情况。为了细致地观察分析所得结果，以便会诊和动态比较，对于有意义的图像进行拍摄照片、录像记录或图像存盘，以作为资料保存是十分必要的。超声图像的记录设备较多，常用的有 35mm 照相机是、快速即印相机、录像机、视频图像打印机及磁盘记录等。普通照相机拍摄 B 超图像资料可以长期保存，但冲洗比较麻烦，拍摄条件：光圈为 2.8~4，爆光时间为 1/4~1/2s。视频图像打印机是一种较为理想的记录装置，可以即印图像，价格比较低。磁盘记录是目前较先进行方法，图像可以存贮在 B 超诊断仪的硬盘中，也可以存贮在软盘中。

2. B 超诊断报告的书写要求

（1）从检查获得的全部图像信息中，力求比较全面客观地描述检查所见，包括有意义的阳性和阴性结果，但要重点突出、言简意明，必要时附图说明。

（2）用明确的术语写出臆断或结论。

3. 诊断报告的主要内容

（1）一般项目：病人姓名、性别、年龄、住院号、超声编号、临床诊断、检查日期。

（2）超声扫查所见：包括脏器或组织切面形态、大小、边界、内部回声、血管分布、有无异常的局限性回声区及其与周围脏器或组织的关系。

（3）臆断和结论应包括定位和定性诊断（病变物理性质或病理性质）。

五、图像分析与伪像识别

（一）回声的描述和命名

人体被测脏器与病灶的切面声像图是由各种不同界面的回声所构成。对其回声的命名主要包括以下几个方面：

1. 回声强弱的命名　根据图像中不同灰阶将回声信号分为强回声（高回声）、等回声（中等回声）、低回声（弱回声）和无回声。而回声强弱或高低的标准一般以该脏器正常回声为标准或将病变部位回声与周围正常脏器回声强度作比较来确定。也有人主张以人体内某些固定部位出现的回声强度作为比较的标准。如肠系膜上动脉周围腹膜后脂肪的回声强度为强回声标准，正常肾皮质的回声为低回声标准，正常肝脏实质的回声为等回声的标准，正常充盈的胆囊回声为无回声的标准。

2. 回声分布的描述　回声分布按图像中光点的分布情况分为均匀或不均匀、密集或稀疏。在病灶部的回声分布可用"均质"或"非均质"表述。

3. 回声形态的命名

（1）光团：回声光点聚焦呈明亮的结团伙，有一定的边界。

（2）光斑：回声光点聚焦呈明亮的小片状，其大小在 0.5cm 以下，边界清楚。

（3）光点：回声呈细小点状

（4）光环：回声光点排列呈圆环形。

（5）光带：回声光点排列呈带状或线状。

4. 病灶后方回声的描述　在某些圆球性病灶声像图后方出现的回声，即回声增强效应、侧边声影、中心声影等。

5. 某些特殊征象的描述　即将某些病变声像图形象化地命名为某征，用以强调这些征象。常用的有"靶环"征或"牛眼"征，即在某些病灶中心为强回声区的周围形成圆环状低回声，形似靶环。周围的低回声也定名为晕圈征或声晕。肝脓瘤自肝脏表面隆起时，可称为"驼峰"征；肝管扩张后在声像图上形成与门静脉平行的直径相近或更粗的管道影像，称为"平行管"征、"双筒枪"征。宫内节育环回声方出现的狭长的带状强回声称为"蝌蚪尾"征或"彗星尾"征。

（二）图像分析的内容

1. 形态轮廓　包括脏器的轮廓有无形态异常，如局部边缘的膨出或明显隆凸。如系肿块，则其外形为圆形、椭圆形或不规则形，边界或边缘回声清晰或模糊，有无包膜显示，包膜光滑或粗糙、完整或有中断。如系结状或团块状，周围有无"声晕"。仔细地观察病变的形态和边缘，在病变性质的鉴别上有重要意义。

2. 内部回声　器官和肿块的内部回声由其内部结构的反射和微细结构的散射而来。

（1）强度：正常人体组织的内部回声强弱不一。由强到弱排列如下：肾窦、胎盘、胰腺、肝脏、脾脏、肾皮质、皮下脂肪、肾髓质、脑、静脉血、胆液和尿液。病理回声以钙化或结石形成最强，纤维组织和血管平滑肌脂肪瘤次之，淋巴瘤、淋巴肉瘤、神经鞘膜瘤的内部回声在实质性肿瘤中最低，接近液性。

（2）光点粗细和多少：器官和肿块的内部微细结构的散射回声产生随机分布的光点，光点的粗细和多少大致可相对地反映微细结构（散射体）的情况。肝硬化时肝脏内纤维组织增多，散射界面复杂，肝内光点增多增粗。

（3）光点分布的均匀性：内部回声的均匀程度随器官和组织不同有很大差别。睾丸、脾脏、甲状腺等内部回声分布均匀，前列腺则较差。在病理性组织中，肉瘤回声的均匀性甚好；胚胎性肿瘤的回声分布常不均匀。肿瘤发生局部出血、液化、变性、纤维化和钙化等改变时，也产生不均匀声像图。

（4）内部结构：多数正常器官内部可见正常结构，有病理改变时，正常结构的受压、移位、扩大、缩小、增多、减少或消失和官腔的扩张或瘪陷。均对诊断有帮助。

3. 后壁及后方回声　由于人体各种正常组织和病变组织对声能吸收衰减不同，则表现后壁与后方回声"增强"效应或减弱乃至形成后方"声影"。如衰减系数低的含液性的囊肿或脓肿，则出现后方回声"增强"；而衰弱系数高的纤维组织、钙化、结石、气体等，则其后方形成"声影"。另外，某些质地均匀，衰减较大的实质性病灶，内部可完全表现为低回声，在声像图上酷似液性病灶，但无后壁和后方回声的增强效应则可区别。

4. 周围回声强度　当实质性脏器内有占位病变时，可致病灶的周围回声的改变。如系膨胀性生长的病变，则其周围回声呈现较均匀性增强或有血管挤压移位；如系浸润性生长的病变，则其周围回声强弱不均或有血管走向中断。

5. 血客分布及血流参数　脏器内或肿块内、外血管的分布、走向、多少、粗细、形态以及血流的多项参数，均可有助于对脏器或肿块的性质鉴别。对血管的显示和测量，除用二维超声和脉冲多普勒外，彩色多普勒血流显示和彩色多普勒能量图的发展，不仅可以显示高速血流，对每秒几毫米的低速血流也能用彩色显示，从而使对血流的观察成为许多脏器的重要诊断基础之一。

6. 毗邻关系　在体内，正常器官所处位置基本固定，其周围的脏器，血管和其他组织均基本衡定。例如：根据周围血管可以辨识胰腺；反之，根据胰腺可以识别其周围血管。病理改变时，可依据毗邻脏器或组织的位置鉴别肿块来源，或根据毗邻脏器或组织的受压、被推移等情况鉴别肿块的来源。

7. 活动度和活动规律　正常脏器、器官和组织均有一破格的活动规律。例如：肝脏、肾脏随呼吸有较大幅度的上下活动；腰大肌与后腹壁固定不会滑动，但在伸屈大腿时，内部回声会有变动；腹主动脉和其分支有搏动；胃肠道和输尿管有蠕动等。这些生理现象能帮助识别人体正常形态结构。病理改变时，脏器的活动受限，往往提示炎性粘连、癌性浸润或外伤；内部回声的流动和漂浮表示为液性；滚动的强回声是结石存在的证据。

（三）伪像的识别和利用

在超声成像中，会出现多种伪像。超声成像过程中所致的图像伪差（或伪回声）主要是由三种因素所形成：一是与超声传播中某些物理因素有关；二是与仪器的质量和调节因素有关；三是由人体组织内某些正常结构与生理因素所形成。这些伪像的形成，易导致误诊，因此，超声诊断者和阅读声像图的临床医生不仅要识别伪像，避免误诊，而且要利用伪像帮助诊断。常见的伪像如下：

1. 混响　超声垂直照射到平整的界面而形成声束在探头与界面之间来回反射，出现等距离的多条回声，其回声强度逐渐减少，称多次反射。由多次反射。由多次反射和（或）散射而使回声延续出现的现象称为混响（reverberation）伪像。如肝左叶与胃内薄层气体之间有时产生多重反射，似腹内肿块。另一种情况是，由于多重反射所形成的伪回声，当声束遇到镜面型大界面，双侧声阻抗差较大，且在其界面下方为液性无回声暗区时，即产生混响效应，而使大界面上方各层回声成为倒影映入液性无回声暗区之中，似为其内的实质结构。

2. 多次内部混响　超声在靶内来回反射，造成多次内部混响（multiple internal reverberations）形成彗尾征（comet tail sign）。利用彗尾征可以识别宫内金属节育环。

3. 切片厚度伪像　切片厚度伪像（slice artifact）或称部分容积效应（partial volume effect），因声束宽度较窄（即超声切面图的切片厚度较厚）引起。这种伪像出现在胆囊内形成胆泥样图像，称为假胆泥。与胆泥鉴别的方法是让病人改变体位，假胆泥不会向重力方向移动。

4. 旁瓣伪像　旁瓣伪像（side lobe artifact）是由旁瓣的反射造成。在结石和肠气等强回声两侧呈现"够耳"样或称"披纱"样图像。

5. 声影　在单次扫查成像中，由于前方有强反射或声衰减很大的物质存在，以致在其后方出现超声不能达到的区域称为声影区。在该区内检测不到回声，紧随强回声的后方出现纵向打状无回声区，称为声影（acorstic shadow）。利用声影可识别结石、钙化灶和骨骼的存在。

6. 后方回声增强　在单次扫查成像中，当前方的病灶或器官的声衰减甚小时，其后方回声强于同深度的周围组织，称为后方回声增强（enhancement lr behind echo）。出现本伪像需要一个前提，即在其后方必须有足够的散射体存在。囊肿和胆囊等液性结构的后方回声增强，而且内收，呈"蝌蚪"征（tadpole tail shadow）。利用后方回声增强鉴别液性与实质性病变。

7. 折射声影　在单次扫查中，超声从低声速介入高声速介质，在入射角超过临界角时，产生全反射，以致其后方出现声影。见于球形结构的两侧后方或器官的两侧边缘，呈细狭纵向条状无回声区。应与小结石声影区别。结石声影紧随强光点的后方，折射声影（refractive shadow）出现在球形结构或器官的两侧。折射声影又称折射效应、边界效应或边缘声影等。

8. 镜面伪像　要横膈回声的两侧出现对称的两个肿块回声，其中表浅的一个是来自肿块的直接回声，是实像；另一个较深的肿块回声，是由横膈把超声反射到肿块，肿块回声沿原路经过横膈再次反射回探头，才由探头接收到，是虚像。虚像在时间上落后于实像。落后的值恰巧等于肿块到横膈间的超声传播时间，因此声像图出现横膈两侧对称的两个肿块回声。类似的像称为镜面伪像（mirror artifact）。

9. 棱镜伪像　上腹部横切面声像图皮下脂肪和腹膜外脂肪呈棱形，在超声传播中，有可能产生棱镜效应，出现棱镜伪像（prism artifact）使肠系膜上动脉、腹主动脉等出现重复图像。

10. 声速失真　通过低声速结构的回声接收到得晚，而通过高声速结构的回声接收到得早，结果使深部的图像失真，平整的表面变得不平整，甚或使小结构不能显示。

六、常见的病理性声像图特征

（一）囊性与实质性病变

由于超声对液性与实质组织有着显著的超声图像差别，因而超声对囊性和实质性病变具有良好的鉴别能力，两者的差别见表1-4。

表1-4　囊肿与实质性肿块的块像图特征

	囊性病变	实质性病变
肿块形态	圆形或椭圆形	规则或不规则
边缘回声	光滑、整齐	光滑或不规整
内部回声	无回声或散在细小光点	低回声、强回声或复杂混合回声
后壁回声	增强光带	清晰或模糊
后方回声	增强	无、轻度增强或减弱
侧边声影	有、内收状	有、平行、外散或无
周围组织	液压	反应性

（二）均质性与非均质性病变

在实质性病变中根据其内部结构均匀或不均匀，表现为均质性与非均质性性图像。均质性病变呈现为均匀一致的低回声、等回声或强回声，边界也可清晰完整。透声性良好者后方亦有"增强"效应。非均质性病变则呈现复杂的回声结构，强回声、低回声和无回声可混合存在。

（三）钙化性与含气性病变

由于钙化物的声速及密度均显著增大，故与周围软组织形成的界面反射显著增强，如结石、钙化病灶等表现为极亮的强回声和浮雕状的前缘，后方伴清晰的声影等特征。

气体的声速及密度软组织明显降低，其界面反射亦最强，同样表现为强回声，其后则具有混浑"声影"，又由于气体最富流通变化，故在静止观察时可发现强反射随脏器的蠕动、呼吸活动或体位变化而迅速活跃变化。胃肠道有肿块常呈含气性肿块的特征。

（四）炎性与纤维性病变

根据组织病理变化的特点，急性炎症早期以水肿为主，则局部回声减低，透声性增强，脏器肿胀，径线值增大，血管新生进入炎症区及其他的渗出，小区坏死等变化使界面数增多而回声增多与增强。慢性炎症组织修复过程使纤维组织增加，回声增多、增粗或呈带状且分布不均。急性胰腺炎与阑尾炎之声像图变化往往呈现以上典型表现。

纤维化病变多呈强回声，按其病变程度不同可表现为光点增粗与分布不均，线状回声增强、网状回声增强、斑片状回声增强等，如血吸虫病肝纤维化则呈现为典型的网状回声增强。

（五）良性与恶性病变

目前所有超声仪虽不能达到细胞水平的诊断，但可通过病变后组织结构变化所致的界面反射和吸收衰减特性不同，判断组织内部大体病理变化。一般来说，良性病变质地均匀，界面单一，故回声均匀、规则。恶性病变因生长快，伴出血、变性，肿瘤内组织界面复杂不均匀，表现为不规则的回声结构（表1-5）

表1-5　良性与恶性病变的声像图特征

	良性病变	恶性病变
肿块形态	较规则	常不规则
边缘回声	光滑完整	不光滑或断续
内部回声	中等回声强度，均匀或不均匀	回声低弱，部分可增强，不均匀，分布常不规则
后方回声	轻度衰减或无衰减或有增强效应	通常衰减很大
周围组织	反应性改变	浸润性改变

值得提出的是，超声对病变性质的诊断只是根据物理界面特性的规律做出诊断，并无病源学上的特异性。另一方面，任何脏器或组织的病变过程具有复杂性，反映在声像图上

则呈现多变性。因此，必须结合临床和其他影像学诊断方法，方可达到正确诊断的目的。

在分析图像时还要注意以下几个方面的影响因素：

（1）超声特性方面：包括所用仪器的频率、脉冲宽度、焦点区与扫描方式。

（2）电子学方面：包括对信号的压缩和各种后处理技术。

（3）组织学方面：包括覆盖组织的影响，正常组织的变异和病理学上的变化。另外，还必须强调对伪像及假性病灶的区别。

（郝奕）

第二节　多普勒血流现像

一、工作原理与诊断基础

（一）工作原理

用于临床诊断的超声多普勒血流仪大致可分为三类：彩色多普勒血流成像仪、脉冲多普勒血流仪与连续多普勒血流仪。连续多普勒血流仪主要用于心脏及大血管疾病诊断，骨关节疾病中主要使用彩色及脉冲血流成像仪。三者工作原理类似，均基于多数普勒效应，只是在对多普勒信号的提取、处理和显示方法上有所不同。彩色多普勒血流成像仪系在 B 型成像基础上，获取位于某切面上各点的血流频移信号，通过自相关处理技术，经彩色处理器编码并在彩色显示器上显示为不同的颜色及明暗度。通常使用红色表示朝向探头的血流，蓝色表示背离探头的血流。色彩越明亮，表示血流速度越高；反之，色彩越暗淡，表示血流速度越低。脉冲多普勒血流仪和连续多普勒血流仪均属频谱多普勒血流仪。它们分别获取某一点上和某一条线上的血流频移信号，通过快速傅立叶变换分析处理，以单频和频谱的方式进行显示。其中，脉冲多普勒血流仪发射的是脉冲波，发射和接收信号由同一块晶体完成，并使用距离选通接收器控制取样深度（部位），由于取样定理的限制，脉冲多普勒所探测的血流信号频率必须低于尼奎斯特频率（即 1/2 脉冲重复频率），所以，该方法限制了高速血流的探测。而连续多普勒换能器发射信号连续不间断，发射与接收使用不同的晶体，因此，所反映的是整个声束通道上所有血流信号的总和。但因其能准确显示人体内和种高速血流的方向、速度与性质，所以广泛用于心血管疾病诊断中。

（二）诊断基础

多普勒成像方法的诊断基础在于人体内血流的不同状态。

1. 层流　血流在一相对封闭的、内径相似的管道中前进时，其速度剖面上有如下特征：中心处血流最快，边缘处血流最慢，中心与边缘之间血流速度依次递减。如以流线代表管腔内各处在某一瞬间的血流速度时，可见横向上相邻流线的速度相差很少，互相平行，各行其道，无干扰回旋现象，在速度分布剖面上为一中心处靠前，两侧在后的抛物线状，故称层流。层流说明血流途径上无明显阻碍，能顺利通过。多普勒频谱表现为频移幅度不同，但离散度小、光带窄细，且与零线之间有一空窗的曲线，单频单一、悦耳。彩色多普勒表现为颜色单纯、中心鲜亮、旁侧依次变暗的清晰图像。

2. 湍流　当血流通道内有严重狭窄时，其流线将发生改变。狭窄处流线集中，当进入宽大的管腔时流线将会放散了。有的流线继续向前，速度较快；有的流线偏向旁侧，速度减慢；在角落处，有的流线甚至出现回旋现象。但总的看来，血流速度虽然相差较大，但其方向大致相似、单一，这种紊乱的血流即谓湍流。多普勒频谱表现为离散度大、光带变宽、光点弥散、空窗消失实填的曲线，单频复杂、粗糙。彩色多普勒表现为色彩明亮、正向血流红中带黄、负向血流蓝中带青的图像。

3. 涡流　当血流通道有严重狭窄，血流通过后进入大的空腔，其流线将发生显著变异，形成许多小的旋涡，部分流线向前，部分流线向后，速度剖面上有快有慢，有正有负，方向非常杂乱，故称涡流。多普勒频谱上离散度极大，不仅与零线之间空窗消失，而且在零线上下方均有实填的光点，双向对称分布，幅度较高。血流声嘈杂、刺耳，响度亦大。彩色多普勒上表现为红蓝黄绿杂乱分布、五彩镶嵌的特异图像。

4. 旋流　当血流进入一大的空腔时，其主流方向朝前，到达空腔顶壁后，发生折返，在主流旁侧形成一相反方向的血流。此时腔内血流有正有负，各有一定范围，总的看来在空腔内有一形似巨大旋涡的血流，故称旋流。旋流在彩色多普勒上易于识别，在空腔内一侧呈红色，另侧呈蓝色，其间界线明确互不渗透。多普勒频谱上一侧为正向血流，另侧为负向血流，方向相反，但各自离散度不大。

二、检查注意事项

（一）探测部位

应在 B 型扫查清晰明了后进行。强调扫描线及取样容积放置部位尽量接近血流的中心，并尽量减小声束与血流方向间的夹角。为减小误差，可从不同方向进行扫查。必要时，适当进行角度较正，但不主张进行角度大于 60 度时的较正。

（二）仪器调节

1. 血流增益　检查时应将血流增益调节至适中的程度，因为增益过高图像上会出现黄色或青色噪音成分，如过低则丢失血流信息。通常主张将增益旋钮增大至噪音出现后适当回调，使噪音刚刚消失而血流信息又最为丰满时为宜。

2. 血流速度范围　血流速度范围主要用于调节脉冲重复频率，减低速度范围可以显示提示慢速血流，提高速度范围则能消除色彩或频谱倒错，准确显示速度更快的血流。但提高速度范围（即脉冲重复频率）必然缩短脉冲的间期，减小探查的深度，应流意两者兼顾。此外，探查低速血流时速度范围应尽量降低，否则会丢失血流信息。

3. 彩色抑制与血流滤波　两者功能相似，均用于消除彩色血流成像中的低速成分，可以减少血管壁、室壁活动及噪音的干扰，提高彩色多普勒图像的清晰度。但如抑制过大或滤波过度，将丢失血流信息，影响正常血流的显示。

三、观察内容与伪像识别

（一）观测内容

1. 血流时相　目前临床使用的多普勒血流成像仪大部分附有同步显示的心电图曲线。根据心电图上的位置，采用实时观察或冻结、单帧步进、电影回放等方式可明确了解所观察血流出现的时间、起止点、持续时间等。

2. 血流方向　彩色多普勒上一般以正红色负蓝编码方式显示血流方向。频谱多普勒上零线为基准，零线以上者为正向血流，零线以下者为负向血流。

3. 血流速度　彩色多普勒上以色彩的辉度明暗程度大致表示速度快慢。而频谱多普勒上则以频谱的高低可准确定量测定血流速度。

4. 血流范围　可直观（彩色血流成像）或间接（频谱多普勒的连续扫查）了解血流的范围，如从何处起始、何处终止、路径如何、宽度如何、有无改向、有无速度的突然改变等。

（二）伪像识别

1. 色彩倒错或频谱倒错　在快速血流检查时，多普勒成像常出现倒错伪像。在频谱多普勒上表现为正向（或负向）血流的峰值处方向错乱，出现于零线相反的方向。在彩色多普勒上表现为快速血流峰值处由红色变为蓝色或由蓝色变为红色，造成混乱。出现倒错伪像的原因是由于血流速度过快，频移过高，当最大频移超过脉冲重复频率（PRF）的二分之一时，超过阈限部分的频移即显示为相反方向的频谱或色彩。识别伪像的方向是改用较低的发射频率或尽可能提高脉冲重复频率，此时倒错的部分可显示到正常方向或正常颜色中，而表示出真正代表血流方向的单一色彩或频谱。

2. 壁幻影　由于心室壁或血管壁等的生理性波动可产生一些类似血流的低频移信息，在多普勒成像中可产生壁幻影。其特点是：信号频移值较低，色彩暗淡且闪烁不定；信号的颜色及辉度与邻的室壁或血管壁活动的方向和速度有关；信号出现的范围弥散，分布于心脏或血管腔的内外侧。上述特点可兹与正常的血流信号做出鉴别。消除壁幻影的主要措施包括：启用较高的彩色抑制和壁滤波水平，提高血流信号滤波的阈限，削去室壁或血管壁的低速活动信号；用彩色边缘增强的机能，限制覆盖在实质器官区的彩色信号。

3. 镜像反射　当心腔内或血管内出现较强的多普勒信号时，在其后方或侧方可能出现与腔内血流色彩相反的多普勒信号，引种现象的产生与超声的二次反射有关。临床检查时可通过改变探头在体表上放置的位置、转换声束方向、减小声束与管壁之间的夹角等而消除或减弱镜像反射。

四、血流动力学的定量分析

多普勒血流成像是一项重要的无创性血流动力学分析工具，可简便、可靠、重复提供血流动力学的丰富信息。定量分析主要包括：

1. 血流容积的测量

血流容积是指单位时间里流经心脏瓣口或血管某一截面的血流量。测量原理建立在理想流体基础上，即假设血流以均匀的流速 v 流经横截面积为 A 的圆形管道，那么在时间 t 内，轿流在管道中流过的距离为 $v \times t$，而通过管道的血流量 Q 可看作一圆柱体，其容积为：

$$Q = A \times v \times t$$

该公式要求横截面积固定，对每一瞬时的流速对时间加以积分，并要求多普勒声束与血流方向的夹角为零。

2. 压力阶差的测量

基本原理建立在简化的 Bernouli 方程上。假设 $\triangle P$ 为压差，v 为同一瞬间狭窄病变下游最大射流速度，则：

$$\triangle P \approx 4v^2$$

（郝奕）

第三节　超声检查在临床诊治中的地位与作用

现代医学是由经验医学发展而来，逐步走向以数据信息为基础的实验医学，但这一过程尚未完成。包括超声检查仪在内的各种检查仪器和检查手段都只是为临床医师提供某些方面的诊断参考信息。人体的结构和功能异常复杂。人与人之间的个体差异普遍存在，不可能单纯依据某种方法的检查结果，对所有病人都能作出精确的临床诊断。

超声检查属于影像学范围，利用人体组织产生回声形成的间接图像，判断病变的物理性质，并非显微镜下的病理组织学检查。声学原理决定了超声图像可能存在某些伪差与假象。包括医师、病人及仪器条件在内的各种主客观因素，都可能导致超声检查结果与真实病变之间的差异。超声检查医师的责任是，在规范操作的前提下，尽可能为临床医师的诊断提供准确的超声检查结果。

超声检查所发现的图像与病变之间不完全存在互相对应的关系，不能机械地"按图索骥"，因为经常有"同图异病"、"同病异图"现象。目前，根据我国超声诊断医师队伍的技术水平和医院所装备的超声仪器的设备条件，对超声诊断的一般要求可定为：

①对于某些常见病，检查方法与分析手段已较为成熟，可结合病史及其他临床资料，作出明确的病因诊断，例如心血管疾病、胆囊结石、早孕等。

②对于多数病变，主要对超声检查的发现作出描述性的报告，其中器官与组织异常的区域，对其物理性质进行判断，例如实质性、含液性、含气性等。至于病因性诊断，则仅为分析性或推断性意见。

③对于比较复杂或疑难诊断的病变，以现象描述为主，仅供临床医师作为诊断参考。

（郝奕）

第四节　超声检查的质量控制

超声仪器和超声诊断技术发展迅速，设备性能存在差异。超声诊断工作者业务素质有待于整顿规范。临床医师对超声诊断应用的适应证亦须统一。仪器调节、操作手法、观察记录及报告随访等方面，应规范化并进行具体质量控制。与其他医学影像技术相比，进行超声普查是较为特殊的问题，更须规范并行严格控制。

一、超声质量控制的范围

1. 专业人员的业务素质。
2. 仪器设备性能及调节水平。
3. 操作手法及观察分析。
4. 记录与报告。
5. 随访。
6. 质量控制管理制度。

二、超声质量控制的起点与提高

1. 在立足于中等医院（二级医院）的基础上，带动基层（一级）医院。
2. 参照国内外新技术的开拓、进展和应用情况，不断提高质量控制要求，修订内容，逐步提高质量控制水平。
3. 本次制定的质量控制标准是现阶段行业内的基本质量标准，而绝非最高标准。

三、超声质量控制原则

1. 质量控制的内容必须对多数医院具可操作性；而且必须考虑到超声检查的病人数量与占用时间。应删繁就简，又不遗漏要点。
2. 质量控制应经权威部门授权组织检查，普查与抽查互相结合。普查由各医院超声诊断部门自查填单，获得面上数据，抽查则可获得多种实际情况，并核实上报内容及数据的真实性。抽查不应事前通知。
3. 超声质量检查的具体内容主要包括：操作手法、记录报告与随访制度等方面。
4. 在检查过程中，应同时核查该单位对《超声医学临床技术操作规范》的学习计划和学习记录；并对其不规范术语进行纠正，使术语科学化、标准化，并与国际术语接轨。

四、质量控制的具体内容

1. 人员专业素质
（1）接受医学教育情况、临床专业工作期限。

（2）具有超声物理基础、超声解剖基础，熟悉超声设备并经过正规培训；操作者须有上岗的资格证书（上岗证需待卫生部及地方卫生厅、局或其他卫生管理部门统一颁发）。

（3）对超声诊断专业的继续教育积分记录或考试分数。

2. 仪器设备性能及应用中具体调节

（1）主机要掌握调节深度增益补偿（DGC）、放大器动态范围、前处理、后处理、总增益、帧平均、或机内已设置的不同脏器专用软件，使图像的细微分辨力、对比分辨力与图像均匀度达到最佳状态。在启用超声彩色血流成像之前，应预选彩标量程、彩色灵敏度、滤波等参数。在使用频谱多普勒流速曲线显示时，应适当调节流速量程及滤波器。在检查眼球或胚胎时，应注意声功率的输出（mw/cm^2 或 TI、MI 数）不超过规定范围。只会使用电源开关、总增益等几个简单调节钮者，不符合专业人员的标准。

（2）超声探头

①原有性能指标；

②电缆断线或图形黑条情况；

③探头表面开裂或磨损情况；

④仿体（标准模块）测试。

凡性能降至原指标参数 75% 以下者；或者②～④条中具 1 条明显不合格者，定为不合格探头，由计量监测部门开具鉴定不合格证，即行报废，不得作诊断使用。

（3）图形打印、记录设备

①检查多头热敏原件有否失效？（1 点失效者限期在两个月内修复或换新；2 点失效者限一个月内换新，3 点及 3 点以上失效者限两周内换新。）

②对诊断有关的阳性或阴性切面，应作图形打印或其他图形记录提供临床资料并存档。

3. 操作手法、图像记录与观察分析

①操作手法随不同脏器及检查途径而异。通常用平行滑移、原位侧角、原位旋动或上述几种组合性手法；以及各种操作手法的标准化程度；

②必须观察标准切面及特写切面。

前者主要查询脏器整体结构，依靠超声解剖学作病灶的定位；后者则针对病灶放大、细察，分析其物理性能等。如做超声血流成像，则进一步分析其血流动力学的改变。在观察过程中，必须经常调节仪器面板上有关功能钮，使之呈现最佳显示。

4. 图像记录 对疾病有关的声像图表现或对临床拟诊不符的图像表现。检查者应给予记录。记录媒体可采用热敏打印，计算机打印，CD 盘存储，工作站存储，光盘刻录等。描图、录像、光学胶卷等虽亦可用，但较陈旧，且易失真（特别对彩色失真）。

（1）观察分析后特征认定。

（2）图像中病变（要点）加注释。

（3）写出重要观察记录结果，重点指出图像特征。

5. 报告单的要求　详见本章第五节。

6. 随访

（1）常规、重点或专题。

（2）随访问期分为单次、不定期、定期。

（3）随访内容。

7. 质量控制管理制度

科主任负责、重视，根据全国超声质量控制要求统一规定，结合本单位业务特点制定具体项目及要求，加强学习，分工负责，严格自查，专业质控中心或卫生领导部门抽查、讨论、打分、评比。

（彭瑾）

第五节　超声检查报告单的书写

通常，超声检查时就诊病人较多，无法追询病史并进行体检。故要求临床填写超声检查申请单应逐项认真填写。特别对简要病情、体检发现、其他医学影像报告与有关检验结果填写完整，并写清楚检查目的、要求和部位。超声复查病人，必须填写原超声号。超声检查报告单（以下简称"报告单"）为一次检查的结论。临床上作为诊断的客观依据；也是将实际情况用文字（或图像）告诉受检者的凭据。

报告单上分上项、中项及下项：

1. 上项为一般项目。填写病人姓名、性别、年龄等。必要时，需加填仪器型号、探头类型与频率，检查方法与途径（如经直肠法），记录媒体的编号。

2. 中项记述检查时的发现，应细致、客观、文字简练，描述全面，不需加入任何主观判断。一般描述为外形、轮廓、支持结构、管道及脏器实质回声，以及必要的测量数据。病变描述首先叙述为弥漫性或局灶性，以及各种脏器中各类声像图的不同表现。局灶性病变应作定位、测量及其他重点描述。

3. 下项为超声检查后提示的诊断意见，包括有无病变以及病变的性质。

（1）病变部位或脏器。

（2）病变在超声声像图上所表现的物理性质（液性、实质性、混合性、气体、纤维化、钙化等）。

（3）能从图形资料作出疾病确定诊断者，可提示病名诊断（或可能诊断）。

（4）如不能从图形资料作出疾病确定诊断者，不提示病名诊断。

（5）考虑可能为多种疾病者，按可能性大小依次提示。

（6）必要的建议如：超声随访和建议进行的其他检查。

4. 超声检查报告必须以计算机打印方式生成，并由获得超声诊断上岗证的注册医师签名。应注意避免涂改及错别字。

5. 任何情况下不得出具虚假超声报告。

（彭瑾）

第六节　提高超声诊断质量的一些措施和注意事项

1. 检查人员要经过正规培训，严把考试关，重视扫查方法并经考核。评价其对声像图的逻辑分析水平。操作手法要规范化，并应掌握个别情况、个别脏器的特殊检查要求。科学地统计、规范各脏器及常见疾病的检查时间范围与平均检查时间（包括记录、报告）。

2. 逐项认真填写申请单，提供临床资料；掌握超声检查适应证；提出检查要求。申请单填写不详，要求不明确，常可使需要检查的脏器和病变部位遗漏，影响超声诊断的质量和及时的临床治疗。

3. 超声彩色血流成像法属于高一档次的检查，且必须同时做常规二维法与频谱多普勒法检查。在病情需要时开出申请单。腔内超声探头有其特殊构造，具专用性，针对某一腔道、某几个脏器，检查时应注意选择。该探头与人体体液或黏膜直接接触，故必须严格防止交叉感染；使用者也应为受过严格训练的专科医师。介入超声是利用二维超声所显示的体内结构声像图，了解病变所在，在此种图像引导与监视下进行穿刺或插入导管。作进一步诊断或引入直接治疗的手段。穿刺等同于一次小手术，操作人员应经过专业训练，严格遵守无菌原则，做好必要的急救准备。

4. 某些患者需要进行腔内超声（如经食管超声心动图、血管内超声检查、胃十二指肠超声检查等）与介入超声检查和监护时，检查者应向患者说明检查的必要性，解释检查的过程，说明可能出现的不适和反应以及并发症，取得患者和家属的同意与合作，并请患者和家属在谈话记录书上签署意见。

5. 超声工作者应热情接待患者，认真负责，过细检查。检查床边放置屏风，尊重患者的人格和隐私。检查手法应轻柔，尽量减少病人的痛苦。发现异常时要仔细观察，并注意有无相关的表现和并发症。检查结束后可向患者说明检查结果（包括病情和诊断）。必要时，可提出进一步检查的建议。

6. 确立随访制度，规范随访标准，并可举行读图会与疑难病例讨论会，及时总结经验，不断改进超声医师的诊断技能。

7. 积极开展国内和国际间的学术交流，探讨超声诊断质量控制问题，进一步提高我国超声工作者的技术水平。

8. 脏器常规超声检查时切面观的选择是提高超声诊断质量的一个重要方面。
肝脏、胆道、胆囊、脾胰、心脏和肾等常规检查切面观见表1-6至表1-9。
肝脏的观察应注意下列问题：
（1）肝脏在腹腔中的位置、形态、大小、包膜平整程度、左右叶比例；观察肝左外叶

（LLL）、肝左内叶（LML）、肝右前叶（RAL）、肝右后叶（RPL）及肝尾状叶（CL）5个肝叶。

（2）肝内各管道观察，包括肝静脉、门静脉、肝内胆管、胆总管等口径及走行。观察管腔内情况。

（3）肝实质回声分布情况观察包括，粗细、均匀、纤维化程度、有无弥漫性及局灶性病变。需显示观察膈顶部。肝脏超声检查常规切面见表1-6。

表1-6 肝脏超声常规切面

探头位置	标准切面	观察重点
右季肋下	横切	第一肝门
剑突下	横切	第二肝门
右肋间	斜切	右叶间裂
右肋缘下	矢状切	左叶间裂
		正中裂
		膈顶部
		外侧角
		肝下缘

表1-7 胆囊、胆管、脾胰常规切面

脏器	探头位置	标准切面	观察重点
胆囊	右肋下	纵切	同时观察胆总管中下段
		横切	
		放大	
	右肋间	斜切	
胆道	右肋间	斜切	观察小胆管，寻找胆总管
	右肋下	横切	中下段
胰	剑突下（上腹部）	横切	胰头、胰体、胰尾、胰管均
		纵切	需观察
		斜切	
脾	左肋间	斜切	
	左肋下	斜切	

表1-8 心脏超声常规检查切面

探头位置	标准切面	观察重点
胸骨旁位	左心长轴观	RVAW、RVOT、AOR、AOV、IVS、LVOT、LV、Apex、AM、PM、T、M（p）、LVPW、LA、CS

探头位置	标准切面	观察重点
	乳头肌水平左室短轴观	RV、IVS、LVW、M（p）、LV
	二尖瓣水平左室短轴观	RV、IVS、LVW、AM、PM、MVO、LV
	主动脉根部短轴观	RVOT、TV、AOR、AOV、LCA、RCA、IAS、RA、LA、LAA、PA、PAV
心尖位	四腔心观	Apex、LVLW、RVRW、IVS、LAW、RAW、IAS、LV、MV、LA、PV、RV、TV、RA
	五脏心观	同"四腔心观"，另加：LVOT、RAV、LAV
	左心长轴观	与"胸骨旁位左心长轴观"相同
	左心二腔观	Apex、LVAW、LVPW、LV、MV、LA、PV

注：AM；二尖瓣前叶，Apex：心尖，AOR：主动脉根部，AOV：主动脉瓣，Cs：冠状窦，LAA：左心耳，lAS：房间隔，IVS：室间隔，LA：左房，LAV：主动脉左瓣，LAW：左房壁，LCA：左冠状动脉，LV：左室，LVAW：左室前壁，LVOT：左室流出道，IVLV：左室左侧壁，LVpw：左室后壁，LvW：左室壁，M（p）：乳头肌，MV：二尖瓣，MVO：二尖瓣口，PA：肺动脉，PAW：肺动脉瓣，PM：二尖瓣后叶，PV：肺静脉，RA：右房，RAV：主动脉右瓣，RcA：右冠状动脉，RV：右室，RVAW：右室前壁，RVOT：右室流出道，RAW：右房壁，RvRw：右室右侧壁，T：腱索，Tv：三尖瓣

表1-9　心脏超声检查中可能需要加做的切面

探头位置	加做切面	观察重点
胸骨上凹	主动脉长轴观	AOR、AOV、AscA、AoArc、DesA、InoA、LCCA、LSub-CA、SVC、RPA、LVOT、LA、MV、RA
	主动脉短轴观	AoArc、RPA、LPA
肋下位（剑突下位）婴幼儿适用	四腔心观	HV、IVC、RA、RV、IAS、IVS、Apex、LA、LV
胸骨旁位	左心长轴观	M型超声心功能
心尖位	四腔心观	二维超声心功能
	左心二腔心观	同上

注：Apex：心尖，AoArc：主动脉弓，AOR：主动脉根部，AOV：主动脉瓣，AscA：升主动脉，DesA：降主动脉，HV：肝静脉，IAS：房间隔，InoA：无名动脉，IVC：下腔静脉，IVS：室间隔，LA：左房，LCCA：左颈总动脉，LPA：左肺动脉，LSub-CA：左锁骨下动脉，Lv：左室，LVOT：左室流出道，MV：二尖瓣，PDA：动脉导管未闭，RA：右房，RPA：右肺动脉，RV：右室，SVC：上腔静脉

（彭瑾）

第七节　超声检查技术

超声检查是根据声像图特征对疾病作出诊断。超声波与光相似，呈直线传播，有反射、散射、衰减及多普勒效应等特理特性，通过各种类型的超声诊断仪，将超声发射到人体内，在人体内传播的超声波遇到不同组织或器官的界面时，将发生反射或散射形成回

声，这些携带信息的回声信号经过接收、放大和处理后，以不同形式的图像显示于荧光屏上，这些图像统称为声像图，观察分析声像图并结合临床表现可对疾病做出诊断。

超声检查具有如下特点：

①无放射性损伤，属无创性检查技术；

②信息量丰富，其灰阶断面图像层次清楚，对某些软组织成像接近真实解剖结构；

③对活动的界面能作出实时显示，便于动态观察；

④对体内的含液性器官在不需要任何对比剂的情况下便能显示管腔结构，如体内有血流的务类血管、含胆汁的胆囊、含尿液的膀胱等；

⑤对小病灶有良好的显示能力，实质性脏器内 2～3mm 的囊性呀实质性病灶能清晰显示；

⑥能取得各种方位的断面图像，并可根据声像图特点对病灶精确定位和测量大小；

⑦能及时取得结果，并可反复多次重复观察；

⑧设务轻便、易操作，危重病人可行床边检查。

超声检查在现代医学影像检查中占有重要地位。其主要用途有：

①检测实质性脏器的大小、形状及特理特性；

②检测囊性器官的大小、形状、走向及某些功能状态；

③检测心脏、大血管及外周血管的结构、功能与血流动力学状态；

④鉴别脏器内占位性病变的特理性质，部分可鉴别良、恶性；

⑤检测有无积液，并对积液量作出初步估计；

⑥随访经药物或手术等各种治疗后病变的动态变化；

⑦超声引导下穿刺、活检或置入导管，进行辅助诊断或某些治疗。

一、普通超声检查

常规超声检查应包括二维超声检查、频谱型多普勒超声检查和彩色多普勒血流显像检查。

（一）二维超声检查

二维超声检查能清晰地、直观地实时显示各脏器的形态结构、空间位置、连续关系等，为超声检查的基础。

（二）频谱型多普勒超声检查

包括脉冲波多普勒超声和连续波多普勒超声两种检查技术。前者能显示声束上某一掌深度的血流速度、方向胖性质，有定位好、可鉴别正常血流和异常血注分界等优点。但所测定的血流速度即多普勒频移大小受脉冲重复频率的制约。当频移值超过脉冲重复频率（PRF）的一半（称为 Nypuist 频率极限）时，高速推动力流的峰尖部分不能正显示，而呈现于基线的对侧，有时甚至多次反折，影响血流主向的辨问供与速度的测量，这种现象称频谱倒错或混叠。连续波多普勒血流检查能对心血管内声束一条线上的血流方向、速度及性质进行细致的定量分析。其优点是对高速流敏感，尤其对高速血液的定量具有独特意义。该技术的不足之处仍是不能分辨距离，无法了解异常血流的产生准确部队。

（三）彩色多普勒血流显像

彩色多普勒血流显像可反映心血管内某一断面图上宏观血流分布状态，并以不同颜色反映出血流的方向、速度、范围、性质。优点是直观、节省时间、诊断及时准确。缺点是设备价格昂贵。另外在测量流速和压差时需转换成脉冲式或连续式多普勒。

彩色多普勒的显示特点：

①以红色代表朝向探头的血流，为正向；以蓝色代表背离探头的血流，为负向。带有倾斜角的血流要看主线轴，若倾斜朝向探头方向显示红色，倾斜背离探头则显示为蓝色；

②流速以明暗不同的亮度来表示，流速越快，越鲜亮，反之则色彩超暗淡；

③当紊乱血流出现时则呈现多色镶嵌血流。正向紊乱血流时以红黄绿色为主色，负向紊乱备耕充时以蓝绿色为主色。紊乱血流越重颜色越鲜艳，反之则较暗淡。从而可以根据血流的颜色、亮度来判断紊乱血流的血流方向和程度。

在时行超声显像检查时，为了取得清晰的图像，从而达到满意的诊断效果，必须作好检查前准备工作。一般腹部的检查应在空腹时时行，经腹妇产科和盆腔部位的检查应适度充盈膀胱，以避免气干扰。超声探测时常规采取仰卧位，也可根据需要取侧卧位或俯卧位、半卧位或站立位。露出皮肤，涂布耦合剂，探头紧贴皮肤进行扫查。

二、超声检查新技术

（一）组织多普勒成像

心脏大血管腔内的红细胞运动速度较快，由于其产生的多普勒频移较高且振幅较低，而心壁、瓣膜和大血管壁的运动速度查对较慢，因此其产生的多普勒频移较低而振幅较高。传统的多普勒显像技术能通过高通滤过器，把室壁等结构运动产生的低频移高振幅多普勒频移信号滤除，仅显示心腔内红细胞运动产生的高频移低振幅多普勒频移信号。因此传统的多普勒用于观察心腔内大血管内的血流情况，称为多普勒血流成像。组织多普勒成像（tissue Doppler imaging）则恰好相反，此种技术采用低通滤过器，把来自心腔内红细胞运动的高频移振幅多普勒频移信号去除，仅提取来自运动心壁的低频高振幅多普勒频移信号，把其输送到自相关系统和速度计算单元进行彩色编码，通过数横转移器以二维和 M 型显示。此种方法主要用于定量观察和分析心肌局部运动情况。

（二）彩色多普勒能量图

此技术是根据血管腔内红细胞等运动散射体的多普勒频移信号的强度或能量为成像参数进行二维彩色成像的一种检查方法。与普通彩色多普勒血流显像不同，彩色多普勒能量图的色彩亮度不代表速度，而代表多普勒频移信号的能量大小，与产生多普勒频移信号的红细胞数有关。此技术可单独使用，也常和声学造影技术合用，主要用于观察脏器的血流灌注情况。

（三）腔内超声检查

包括经食管超声心动图、心腔内超声、血管内超声、经胃十二指肠超声、经直肠超声和经阴道超声。前三者主要用于诊断心血管疾病。经胃十二指肠超声和经直肠超声分别用于胃、十二指肠和直肠及周围毗邻脏器疾病的观察和诊断。经阴道超声主要用于诊断妇产科疾病。

（四）声学造影检查

该检查是将含有微小气泡的对比剂经血管注入体内，使相应的心腔大血管和靶器官显影，为临床疾病诊断提供重要依据。包括右心系统声学造影、左心系统声学造影和心肌及实质脏器灌注声学造影。前两种方法主要用于观察心内有无左向左和左向右分流，以诊断先天性房、室间隔缺损。心肌及实质脏器灌注声造影目前正处于研究阶段，随着新型对比剂的开发，各种新的成像方式（如二次谐波成像技术、间歇成像技术）的应用，该检查将成为一种无创性观察心肌供血状况、诊断心肌缺血、判断其他实质性脏器病变的方法。

（五）三维超声成像

随着计算机技术的进步，三维超声成像逐渐由三维超声重建向实时三维超声成像发展。新的实时三维超声成像能实时三维显示脏器的活动情况、心脏瓣膜开放等，对疾病的诊断将发挥重要的作用。

三、颅脑超声检查技术

颅脑超声最早见于 A 超测定战伤，其次为二维超声应用于颅内肿瘤的诊断。但由于颅骨对超声波的强烈反射，其应用均受到一定限制。近年来，经颅多普勒（TCD）和双功彩色多普勒血流显像的应用的发展，为脑血管疾病的诊断提供了有价值的依据。术中硬脑膜外超声探测，能清楚显示脑内结构和占位性病变。为手术成功提供了重要帮助。

2 岁以内的婴幼儿，由于颅骨薄、钙化轻以及囟门区缺乏颅骨遮盖，可用高频探头探查，图像显示清晰，为脑颅影像检查的首选方法。

婴幼儿颅顶务骨之间有颅囟、包括前囟、后囟、蝶囟和乳突囟。可作为超声检查的窗口。成人颅骨无颅囟和颅缝，一般只能通过颞骨及枕骨大孔进行探测。

颅底内面分前、中、后三个颅窝。位置最高，容纳额叶；颅中窝较颅前窝为低，容纳颞叶及脑垂体；颅后窝最低最大，容纳小脑、脑桥和延髓，窝的中央最低处有枕骨大孔。

脑的表面有三层被膜，由外向内依次为硬脑膜、蛛网膜和软脑膜。

脑室系统：侧脑室位于大脑半球内，分前角、体部、下角和后角，其中体部、下角和侧脑室三角区有脉络丝丛。侧脑室借室间孔与第三脑室相通。第三脑室内有中间块与丘脑两侧相连，其顶部有脉络丛。中脑的导水管上通第三脑室，下接出小脑、桥脑、延髓围成的第四脑室。第四脑室后半顶部有脉络丛。脑脊液由脉络丛产生，流入蛛网膜下腔。

脑的动脉来源于两侧的颈内动脉和椎动脉。颈内动脉分出后交通动脉、大脑前动脉和大脑中动脉。椎动脉起自锁骨下动脉。分支为左、右大脑后动脉。大脑动脉环使两侧的颈内动脉系和椎－基底动脉系得以沟通，以保证脑的动脉血液供应。

（一）检查前准备

宜在婴幼儿安静的条件下进行，可以喂食或给适量的水合氯醛区物使患儿安睡，适当固定患儿头部。

（二）仪器

一般可选用实时二维超声诊断仪，采用彩色多普勒超声诊断仪更佳。探头以用扇扫和小凸阵探头为宜。婴幼儿经前囟及颞都检查选用 3.5～5.0MHz 频率的探头，成人及儿童经颞部检查选用 2.5～3.5MHz 频率探头，术中超声选用扇扫和专用手术探头，频率 5～10MHz。

（三）扫查方法

1. 成人声窗扫查法　探头在两侧对应的声窗部位行横切扫查、纵切扫查、斜切扫查，以时一步证实病变的存在。

2. 新生儿前囟声窗扫查法

（1）前囟冠状扫查：探头在前囟从前向后进行系列的冠状（横切）扫查。

（2）前囟矢状扫查：探头置前囟进行矢状正中、矢状两旁系列纵切扫查。

四、眼部超声检查技术

（一）适应证

1. 眼球探查

（1）眼球、前房、晶状体等径线测量。

（2）玻璃体混浊、积血、纤维机化膜、后脱离等。

（3）视网膜、脉络膜脱离。

（4）眼球内良、恶性肿瘤。

（5）小儿白瞳症的鉴别诊断。

2. 眼球后软组织探查

（1）球后间隙径线测量。

（2）球后占位性病变检测。

（3）了解眼球突出的原因。

3. 泪囊　泪囊囊肿、泪囊炎、泪囊积脓、泪囊结石等。

4. 眼外伤　确定有无异物及异物的定位，了解有无眼球壁损伤、断裂、球内出血、晶状体脱位等。

5. 眼动脉血流测定。

（二）检查技术

1. 仪器条件　采用眼科专用超声诊断仪或彩色多普勒超声仪，探头频率 7.5～10NHz。高频小型探头用于眼球表浅结构显示，较低频的探头（5～7.5MHz）用于眼球后方结构显示。

普通类型超声诊断仪亦可代替,如 B 型线阵型或扇型探头,频率 3.5~5MHz。必要时探头前方加置水囊。

2. 检查方法

(1) 常规检查法:超声检查多用直接实时检查法,患者可以仰卧位或坐位。令其轻闭双眼,将探头上涂以耦合剂,入置在检查上眼睑上,再令非检查眼睁开,直视前方,这样很容易检查到眼球轴位像。

(2) 特殊检查方法

1) 彩色多普勒血流显像:检查眼动、静脉及球内、眼眶内肿瘤血流,或眼眶内血管性病变。由于眼眶内血管细小,血流速度缓慢,扫查时需用小取样容积及低脉冲重复频率,低滤波设置。

2) 眼球后运动试验:探测球内异常回声时,探头固定不动,嘱眼球上下左右转动,眼球活动停止后仍有飘动即为后运动试验阳性。该实验用于球内异常回声的鉴别。

3) 磁性试验:观察眼内异物是否有磁性。首先确定异物的位置,然后用电磁铁放于患眼一侧自远而近,观察异物有无移动或颤动,有移动,并感眼球疼痛为阳性。

4) 压迫试验:用探头轻轻压迫眼球,使压力传递至病变区,观察眶内肿块有无变形。

五、甲状腺、甲状旁腺疾病超声检查技术

甲状腺分左、右两叶,位于甲状腺软骨下方、气管两旁,中间以峡部相连。有时峡部有向上伸出的锥体叶。甲状腺由 2 层被膜包裹:内层甲状腺固有被膜和外层甲状腺外科被膜。甲状腺靠外科被膜固定在气管和环状软骨上,左右两叶上极内侧的悬韧带使甲状腺悬吊于环状软骨上,因此在吞咽动作时,腺体随之上下移动。甲状腺两叶的背面,在两层被膜之间的间隙内,附有 4 个甲状旁腺。成人甲状腺重约 30g,正常情况下不能清楚地见到或摸到。

甲状腺血液供应非常丰富,主要由甲状腺上动脉(颈外动脉的分支)和甲状腺下动脉(锁骨下动脉的分支)供应。甲状原有 3 条主要静脉:上、中、下静脉。甲状腺上、中静脉血液汇入颈内静脉;甲状腺下静脉血液直接注入无名静脉。

在气管和食管之间的沟内有喉返神经通过,它起血迷起神经,并多在甲状腺动脉的分要间穿过,支配声带运动。喉上神经也来自迷走神经,分内支和外支;内支(感觉支)分布在喉黏膜上;外支(运动支)与甲状腺上动脉贴近,支配环甲肌,使声带紧张。

甲状腺的静脉分上、中、下三条,管径比动脉稍粗。甲状腺上静脉与同名动脉伴行。CDFI 显示血流方向相反。甲状腺中静脉,自甲状腺侧叶外侧缘穿出,管径较粗,上述两条静脉均汇入颈内静脉。甲状腺下静脉自甲状腺下极穿出,汇入头臂静脉。

甲状旁腺有上下两对,通常贴附在甲状腺左、右叶面的被膜上或埋在甲状腺组织内,呈扁卵园形,如麦粒大。

（一）适应证

甲状腺和甲状旁腺超声检查技术适用于颈前区不适、疼痛、肿大、触及结节和肿块。

（二）检查技术

1. 体位　取仰卧位，颈及肩部稍垫高，呈头低颈高位，充分暴露颈前部，便于超声检查。

2. 仪器　应用实时显像仪，探头频率适用5MHz或更高频率。

3. 检查方法

（1）直接检查法：应用高频探头时采用直接探查法，探头置于颈前部，在甲状腺部位行横切扫查及两侧叶的纵切扫查。

（2）间接检查法：应用MHz探头时可用间接探查法，于颈前部置一水囊，探头放于水囊上进行甲状腺的扫查。

（3）彩色多普勒检查法：做甲状腺的彩色多普勒显像检查时，应嘱患者尽可能浅呼吸和不作吞咽动作，检查者保持探头稳定。在检查时，除发现有动静脉瘘外，一般不使用壁滤波器。

六、乳腺超声检查技术

成年女性乳腺，位于胸前第2～6肋软骨之间，胸大肌的浅面。外起自腋前线，内至胸骨缘。乳头位于乳腺的中心，周围由乳晕包绕。每侧乳腺含有15～20个腺叶，每一个腺叶又分成许多小叶，每一小叶由10～15个腺泡组成。腺叶之间由脂肪及结缔组织分隔，每个腺叶有一根单独的腺管，呈放射状，汇合后开口于乳头。乳腺由浅入深依次为皮肤、浅筋膜浅层、皮下脂肪、乳腺腺体、浅筋膜深层、胸大肌及肋骨。

乳腺的生长发育与性激素分泌有关，了解妇女各个阶段内分泌的情况，有助于掌握正常乳腺的超声图像。

（一）适应证

乳腺超声检查技术适用于乳腺疾病的普查、乳腺肿痛、乳房非生理性增大、乳房触及肿块。

（二）检查技术

1. 仪器条件　选用7.5～12MHz的高频线阵探头，直接探查。若肿块位置很表浅，近场伪像多，难以鉴别囊性或实性时，需提高探头频率或使用水囊衬垫；而5MHz的探头对于深部较大的占位、硅胶充填物等显示较好。

2. 检查方法

（1）查前准备：乳腺超声检查病人无须特殊准备。为避免行经期对乳腺的影响，应在月经终了一周后检查为宜。

（2）体位

1）仰卧位：为常规采用的体位，充分暴露乳房，仰卧于检查床上。

2）侧卧位：当病变靠外侧，仰卧位时，不能全部包括乳腺病变，可改用侧卧位。

（3）方法

1）直接扫查法：将探头直接放在病变部位，进行探测。此法简便易行，但近场图像质量差。

2）间接扫查法：用水囊或水槽置于乳房病区域，间隔水囊进行探查。探头在相应部位进行纵、横、斜向扫查，并要与健侧对比观察。

3. 标准断面及测量

（1）经乳腺腺体最厚处的纵、横断面：通常于乳腺外上象限处取得。在此断面上测量乳腺最大前后径即厚度。

（2）乳头下方主导管长轴断面：测量乳头下方主导管宽度。

4. 注意事项

（1）探查乳腺时探头应轻放于皮肤上，不宜加压，以免改变肿块形态、位置等，特别是探查肿块内血流时，加压会使小血管不显示。

（2）探查乳腺腺体组织的同时，应观察前后脂肪层、库柏氏韧带等是否有病变，特别是周围脂肪伸入腺体层内，会造成类似肿块的假象，应仔细加以鉴别。

七、浅淋巴结超声检查技术

（一）浅淋巴超声检查技术

适用于观察头颈部、腋窝、腹股沟等处的浅淋巴结有无肿大。

（二）检查技术

1. 检查前准备　无需特殊准备。

2. 检查仪器　与检查涎腺相同。

3. 受检者体位　通常采取仰卧位，必要时采用其他体位。

4. 扫查技术与数据测量　置探头于检查部位做滑行扫查，观察皮下有夫结节状低回声区。探查一侧颈部时，患者头偏向对侧；探查颌下或颏下时，将头后仰；探查腋窝时，手臂上举，充分暴露腋窝。发现肿大的淋巴结时应测量其纵径及横径，同时用 CDFI 观察血流情况，必要时测量淋巴结内的血流参数。

八、心脏超声检查技术

心脏是位于胸腔偏左侧的一个中空脏器，是整个循环系统的动力器官，由左心房和心室 4 个腔及左、右房室瓣和半月瓣 4 个瓣组成。按组织结构可将心脏分为心包、心肌和心内膜三层组织。

（一）仪器调节及检查时注意事项

探头频率成人 2.5 ~ 3.5MHz，儿童可选用 5MHz。

进行 M 型超声心动图检查，特别是在 M 型曲线上测量腔室大小，须注意 M 型取样线的偏离可造成测量误差。

进行二维超声心动图检查时，须多切面、多部位探查，以发现异常病变。

进行多普勒超声心动图检查时，须注意以下几点。

1. 探头发射频率　探头发射频率越低，可探测的血流速度范围越高；探头的发射频率越高，可探测的血流速度范围越低。故探测高速血流时应使用低发射频率的探头。

2. 彩色多普勒血流成像彩色增益　应选择刚好不出现彩色血流信号噪音时的增益。

3. 多普勒滤波　应根据所测血流速度的增加而相应地增加。

4. 脉冲重复频率　观察高速血流信号时，应提高脉冲重复频率。

5. 帧频率　应注意彩色取样框大小、观察部位浓度与帧频率的关系。

（二）患者体位

通常取仰卧位，必要时向左侧倾斜30°或45°，甚至90°。作胸骨上窝探察，可取坐位或仰卧，同时将肩部垫高，让颈部裸露。

（三）扫查部位

心前区：上起左锁骨，下至心尖，内以胸骨左缘，外以心脏左缘所包括的区域。探头紧贴胸骨左缘2~4肋间。

心尖区：探头置于心尖搏动处。

剑下区：病人取平卧位探头置于剑突下与腹壁呈15°~30°向上探查。胸骨上窝区：探头置于胸骨上窝向下探查。

（四）M型超声心动图

M型超声心动图是60年代发展起来的超声诊断技术，主要用于心脏及血管内径的测量，观察各瓣膜及室壁的运动情况，对诊断二尖瓣狭窄、心包积液、心脏病、室壁节段性运动不良及心功能测定有一定临床价值。

1. 标准检查区波形（胸骨左缘区）　受检者取仰卧位，头部抬高15°~30°，对老年或有肺气肿者，有时需左斜位、甚至左侧卧位进行探测。探测点通常在胸骨左缘第2~4肋间。

（1）Ⅰ区：可观察到胸壁及后方的右室前壁、右室壁、室间隔、左室腔及后壁，并可显示乳头肌的回波。

（2）Ⅱ区：根据轴线通过水平不同，又分为Ⅱa区及Ⅱb区。

1）Ⅱa区：为声束通过腱索水平轴线的曲线波形。

2）Ⅱb区：为声束通过二尖瓣前后尖端轴线时的曲线波形。二尖瓣前后叶于收缩期合拢成C-D段，舒张期呈现的镜象移动成双菱形的双峰镜向波形，前叶波幅大于后叶。

Ⅱ区通常作为测定右室及左室内径和室间隔及左室后壁厚度的部位。

（3）Ⅲ区：为声束通过二尖瓣前叶但不通过后叶时轴线的曲线波形。二尖瓣前叶曲线呈双峰形，是波幅最高而最活跃的，曲线，为观察二尖瓣病变理想的探测区。

（4）Ⅳ区：为声束通过主动脉根部时轴线波形。主动脉瓣的有露瓣及无冠瓣，在舒张期呈现一条自上而下的斜行线，而在收缩期呈六角盒形镜象移动。

（5）Ⅴ区：为声束在Ⅳ区轴线内下方倾斜30°~45°时，出现类似二尖瓣前叶区线的波形而上方又无室间隔回声时的方位，该曲线为三尖瓣前叶曲线。

（6）Ⅵ区：即肺动脉瓣区，于该区显示肺动脉瓣波形。临床用来观察肺动脉瓣病变及肺动脉高压。

2. 其他检查区波形

（1）剑突下区：当遇到肺气肿或胸骨畸形致使心前区探查有困难时，探头置于剑夹下探查该区，可获得右室壁、室间隔、左室后壁及二、三尖瓣的信息或图形。

（2）胸骨上区：将探头置于胸骨上窝内，声束向下，自上而下可记录到主动脉弓，右肺动脉，左房。对肺气肿者，可于呼气后屏气探查。

3. M型波形测量方法

（1）深度测量即测量各结构的厚度、活动幅度及各腔径大小，由 y 轴测得，以 mm 为单位计算。方法：以心动曲线上各自的上缘作垂直成直角的水平线，两个水平线之间的距离即为深度距离，代表心脏及大血管内径、心壁厚度、备曲线活动幅度。

（2）间期测量：即测量曲线上两点间的时间。同 X 轴测得，以秒为单位计算。

（3）斜率：即速度测量，测量曲线两点间在单位时间内活动的距离，通常以 mm/秒计算，以二尖瓣前叶曲线 E 峰后下降速度为例，测量时由 E 峰到 F 点作一连线，再在 E 峰处作一水平线，由此点开始在水平线上 1 秒处作一垂线，测量垂线与 EF 延长线交叉处的实际 mm/秒，即为 EF 速度。EF 速度减慢，见于二尖瓣狭窄，肥厚性心肌病或冠心病引起的舒张功能减退，EF 速度增快是由于舒张早期左室充盈量增多引起，因此多见于二尖瓣返流、室间隔缺损及动脉导管未闭等。

（五）切面超声心动图

切面超声心动图与 M 型超声心动图相似，亦用辉度调制法显示回波信号，即将介质中由不同声阴所形成的界面反射，以光点形式排列在时基扫描线上，接收到的回波信号带有幅度与深度的信息。亮点的灰度（即灰阶）与回声波幅之间存在一定的函数关系。反射强，光点亮；反射弱，光点淡；如无反射，则扫描线上相应处为暗区。代表不同回波幅度的灰阶点，按其回波的空间位置，显示在与超声扫描线位置相对应的显示器扫描线上。切面超声的时基深度扫描线一秀加在显示器的垂直方向上，并且声束必须进行重复扫查，与在显示器水平方向上的位移扫描相对应，当图像达到或超过每秒 16 帧图像时，则形成一幅实时的切面（即二维）超声图像。

（六）多普勒超声心动图

简称 D 型超声诊断法。超声多普勒技术近几年有了很大发展，已形成了多普勒超声心动图学，超声多普勒血流仪基本类型有三种，即连续波多普勒血流仪、脉冲波多普勒血流仪和多普勒彩色血流显像仪。目前在临床应用最普遍的还是脉冲多普勒血流仪。

（七）三维超声心动图

三维超声心动图包括三维重建超声心动图和实时三维超声心动图两类。前者是先获取一系列的二维超声心动图切面并输入计算机系统，然后应用计算机软件进行三维重建，以获取三维超声心动图。该方法操作复杂，检查费时。实时三维超声心动图是近年来发展起来的一项新技术，为实时显示心脏三维的形态结构提供了一新方法，已逐步应用于临床。三维超声心动图的临床用途为观察心脏形态结构、确定瓣膜病变性质、探查间隔缺损、观察室壁活动、确诊心腔肿物、夹层动脉瘤等。

（八）心脏声学造影

心脏声学造影又称心脏超声造影超声心动图。是一种经心导管或外周静脉注入声学造影剂，超声心动图显示造影剂显影部位、时间、顺序、流动方向、时相，判断心腔内有无分流与返流的检查技术。近年来这一技术的进一步引深产生了心肌声学造影技术。将声学造影剂注入冠状动脉进入心肌，通过分析心肌显示密度差及显影缺损，判断冠状动脉狭窄或阻塞部位、程度等，协助冠心病定量诊断。同时也进一步发展了腹部脏器声学造影及血管声学造影检查。

（九）经食管超声心动图

经食管超声心动图检查探头位于食管或胃底，从心脏后方向前扫查心脏，克服了经胸壁超声检查的局限性，不受肺气肿、肥胖、胸廓畸形等因素的影响，能获得满意的图像，为心脏超声诊断开辟一个新窗口，使心脏疾患诊断的敏感性和特异性均有提高。多平面经食管超声心动图除有单平面和双平面经食管超声探测的优点外，能观察到360°方位的所有切面，能更为准确的显示心血管病变的全貌。

各种心血管疾病在经体表超声心动图检查图像不清晰、深部结构不易观察因而诊断不能明确者，均可考虑进行经食管超声心动图检查。

九、胸部超声检查技术

（一）适应证

主要适应证有：胸壁肿瘤、脓肿、外周型肺占位性病变、肺实变、肺不张、胸腔积液等。探查纵隔有无占位性病变及其性质。

了解胸部 X 线大片阴影的性质。

（二）检查技术

1. 检查仪器　各类超声成像仪均适用。

2. 受检者体位　根据病情可采用坐位（最佳体位）、半卧位或卧位（只用于病重、体弱者）。

3. 扫查技术与数据测量

（1）胸膜腔扫查：病人通常取坐位或骑坐于椅子上，双臂放于椅背。检查时分别于肩胛线、腋中线、腋前线、锁骨中线由上而下逐一肋间扫查。

（2）肺部扫查：检查体位根据病变位置而定，病变靠近前胸壁或侧胸壁者多取卧位，探头置于病变处体表，做纵断、横断扫查。若病变靠近后胸壁，则取俯卧位或坐位，于背部检查。

（3）纵隔扫查：常规取仰卧位检查，以凸形和扇形探头较为适宜。检查时病人仰卧，先在两侧胸骨旁时行纵断扫查，了解病变部位，然后沿患侧肋间逐一扫查，并两侧对比观察。后纵隔病变也可取坐位或侧位，于背部脊柱两旁肋间隙扫查。

十、肝脏超声检查技术

（一）适应证

（1）了解肝脏大小、形态和位置以及肝脏生理性变异。

（2）肝脏局限性疾病：如良性与恶性肿瘤、囊肿、多囊肝、肝棘球蚴病、肝脓肿等。

（3）肝脏弥漫性疾病：如肝炎、肝硬化、脂肪肝、淤血肝、肝血吸虫病、肝纤维化等。

（4）肝脏外伤

（5）其他：如门静脉高压、门静脉与肝静脉血栓或栓塞、肝移值术后的监护等。

（二）检查技术

肝脏超声扫查是目前首选的肝脏影像检查法，是腹部最常见的诊断技术之一，也适用于肝脏的毗邻器官、胆系、胰腺和右肾等。肝脏扫查时，要注意其与周围脏器的关系和图像改变。

为保证清晰显示，患者于检查当日应禁早餐。当日如同时检查胃肠钡餐透视，则应先行超声检查。若腹内积便或积气较多，宜于前夜服用泻药以促使排出粪便和消化道内积气，仍需空腹候检并禁吸烟。

1. 体位

（1）平卧位：为最常用的体位，它适合于显示左、右各叶大部区域，但对可后叶、右后上段、右隔顶区等处显示不满意。

（2）左侧卧位：是一个必要的补充体位。用以详细观察右最外区、后区、右肝－肾区、右隔顶部、右肝静脉长支等重要部位。寻找门静脉主干、右支、右前支及其小分支，或后支及其小分支等。因体位变动后肝脏与肋骨间位置改变，可显示肋骨所盖的浅部。

（3）右侧卧位：在显示左外叶（尤其在胃充气时）特别有用。

（4）坐位或半卧位：在显示肝左、右膈顶部小病灶，以及移开被肋骨所遮盖的肝脏浅表部使之显示时可能有较大帮助。

2. 扫查方法

（1）顺序平行扫查：用于肋下肝左叶矢状切或肝肿大时右叶矢状切及各种横、斜方向滑移平行扫查，搜索病灶。

（2）顺序偏角扫查：肝脏检查中使用较多。当肝脏下缘在肋缘以下（或深吸气时达肋缘以下）时适用，在右肋间扫查肝右叶时亦多用此法。

（3）分叶定位扫查：根据肝内有关管道分布、圆韧带、门脉分支、肝静脉、门脉矢状段、静脉韧带、胆囊床及下腔静脉等结构作正确分叶。

（4）彩色多普勒超声扫查法

1）右侧第六肋间至第八肋间斜向扫查：均可显示门静脉纵断、横断面，肝静脉横断面彩色血流。右侧第七肋间可显示门静脉右支，主干纵断面全貌，肝右动脉或肝固有动脉纵断面血流，进行血流参数的测定。

2）肋缘下斜断扫查：右侧肋缘下，侧动探头显示右肝静脉及中肝静脉纵断面及分支血流及两支肝大静脉汇入下腔静脉的彩色血流。左侧肋缘下侧动探头扫查，显示左肝大静脉或中肝静脉血流，门静脉左支及肝左动脉血流。

（5）彩色多普勒能量图：探头在肝脏各断面扫查均可选择彩色多普勒能量图模式，以显示更低血流速度，更小管径的肝内血管。扫查感兴趣区域时，嘱病人深呼吸后屏气，探头减少侧动，提高彩色多普勒增益。

十一、胆道超声检查技术

（一）适应证

主要适应证有：胆道结石症、胆道系统炎症、胆道系统肿瘤、胆囊增生性病变、先天性胆道系统异常、胆囊及胆管其他病变、黄疸的鉴别诊断、胆道系统介入性超声、胆道系统功能的判断。

（二）检查技术

1. 仪器条件　选择线阵式和凸阵式超声探头，频率一般 3.0～3.5MHz，肥胖者 2.25MHz，儿童宜用 5.0MHz。根据所观察病变深度不同，可选用近、中、远程等不同深度的聚焦，调节好增益、深度增益、补偿及图像后处理功能，使肝脏呈均匀一致的中低回声，肝静脉和下腔静脉基本为无回声。

2. 检查前准备

（1）病人准备：检查前禁食 8 小时以上，以保证胆囊、胆管内充盈胆汁，并减少胃肠内容物及气体的干扰。超声检查应安排在胃肠及胆道 X 线造影之前或钡餐检查三天之后，胆道造影两天之后，以避免残存的钡剂和造影影响超声检查。横结肠内气体干扰较重者可服泻药或灌肠排便后检查，小儿不合作者可给安眠药后睡眠状态下进行检查。

3. 检查的体位

（1）仰卧位：是超声检查腹部最常用的体位，检查方便，效果较好。缺点是有时胃肠气体影响对后方胆系的观察。

（2）右前斜位：可使肝脏的胆囊向左下移位，扩大了肝脏、胆囊的超声窗作用，减少胃肠气体的干扰，并使胆管从门脉或前位旋转至门脉正前方，提高了肝外胆管的显示率，有利于发现胆囊颈部结石以及追踪肝外胆管中下段病变，是胆系检查的重要体位。

（3）胸膝位：腹壁抬高离开床面，仍自腹壁扫查。这是观察胆囊颈部结石移动的最佳体位。上身低下身高可以观察肝外胆管结石移动。

（4）坐位或站位：肝脏、胆囊位置较高的患者可试用，并可观察结石移动。

4. 扫查方法

（1）胆囊扫查方法：于右肋缘下腹直肌外侧缘作纵向及横向扫查，右 7～8 肋间斜向扫查及右肋缘下向上斜向扫查，均可获得胆囊的一系列长轴及短轴切面。

（2）胆管扫查方法

1）肝内胆管扫查方法：右肋缘下、剑突下作斜向及横向扫查，可获得与同名门静脉伴行的肝内段、叶间及左右肝管。

2）肝外胆管扫查方法：于上腹正中旁时行斜 - 纵向扫查，可获得肝总管及胆总管上、下段纵断面。从肝门部至胰腺平面作一系列横断面扫查，可显示肝外各段胆管的横断面图像。

十二、脾脏超声检查技术

（一）适应证

1. 脾脏先天性异常　无脾综合征、多脾综合征、副脾、脾脏分叶畸形、游走脾、脾下垂、脾转位等。

2. 脾脏大小异常　脾肿大、萎缩。

3. 脾脏感染性病变　脾结核、脾脓肿、血吸虫病、脾棘球蚴病。

4. 脾脏良、恶性肿瘤　如血管瘤、原发性和转移性肿瘤。

5. 脾囊肿　真性囊肿、假性囊肿、淋巴囊肿、表皮样囊肿、多囊脾。

6. 脾血管病变　脾动脉瘤、脾梗死、脾静脉阻塞综合征。

7. 脾脏外伤。

8. 自体移值脾术后观察。

9. 脾脏介入性超声　脾脏占位性病变超声引导下穿刺细胞学检查或组织学活检，经皮脾内或脾周脓肿、囊肿、积液等穿刺抽吸诊断与治疗。

（二）检查技术

1. 检查前准备　检查前应让病人禁食，以空腹检查为宜。因为进食后充盈状态的胃可使脾脏向后上推移，从而可影响脾脏的显示。

2. 体位及扫查方法

（1）右侧卧位：常规采用的一种体位。患者向右侧卧、左手举起放于头部，使肋间隙增宽，便于从左侧腋前线至腋后线间的相应肋间逐一进行探测。扫查过程中，应上、下侧动探头，改变声束方向，以便多切面观察脾脏，了解期其态、边缘、内部回声及脾门结构。

（2）仰卧位：也是经常采用的一种体位。将探头置于左腋中线至腋后线间的相应肋间进行探测，探头角度应尽量偏向腹侧偏向正中线。先将脾、肾切面显示，然后声束向腹侧及头端倾斜，且来回摆动探头，即可观察到脾脏较完整的轮廓；以及实质和脾门区的回声，同时可显示脾脏相邻的左肾、膈肌、胃、胰胃的声像。

（3）俯卧位扫查：不常用。探查时，将探头上端宜稍倾向患者头部。常在脾脏较小、右侧卧位或仰卧位显示不满意或找不到脾脏图像时应用。

十三、胰腺超声检查技术

（一）适应证

1. 胰腺炎症　急性与慢性胰腺炎、胰腺脓肿。

2. 胰腺真、假性囊肿。

3. 胰腺良、恶性肿瘤　良性肿瘤如胰腺囊腺瘤及胰岛细胞瘤等；恶性肿瘤如胰腺癌、胰腺囊腺癌、胰岛细胞癌及转移胰腺肿瘤等。

4. 胰管结石。

5. 先天性胰腺异常：如环状胰腺、右位胰腺等。

（二）检查技术

1. 检查前的准备　检查前病人应禁食 8 小时以上，前一天晚吃清淡饮食，以减少胃内食物引起过多气体，干扰超声的传入。对腹腔胀气或便秘的病人，睡前服用缓泻莉，晨起排便或灌肠后进行超声检查。如通过上述方法胃内仍有较多气体，胰腺显示不满意时，可饮水 500~800mL，让胃内充满液体作为透声窗，以便显示胰腺。

2. 仪器　一般采用腹部凸阵式或线阵式超声探头，成人常用探头的频率为 3.5MHz，肥胖者可选用 2.5MHz，体瘦者或少年儿童，可选用 5MHz。适当调节总增益和深度增益补偿系统（DGC）及动态聚集，以胰腺轮廓清楚、周邻形态结构可见为标准。

3. 体位

（1）仰卧位　为常用和首选的检查体位。病人深吸气，使横膈向下，通过尽可能下移的左肝作为声窗检查胰腺。

（2）坐位或半坐位　当胃和结肠内气体较多时，取坐位或半卧位，使肝脏下移，覆盖胰腺，以肝脏作声窗，并推移充气的胃和结肠，避免胃肠气体干扰，常能改改善对胰腺的显示效果。特别是饮水后坐位，使胃体部下降，能为扫查胰腺提供良好的声窗。

（3）侧卧位　当胃和结肠内气体较多，胰尾部显示不清时，饮水后取左侧卧位，使气体向胃幽门或十二指肠及肝曲移动，便于显示胰尾。同样，向右侧卧位使气体向胃底及脾曲移动，便于显示胰头、胰体。

（4）俯卧位　采用此体位经背侧或经左侧腹部以脾脏和左肾作为声窗显示胰尾，可克服仰卧位检查胰尾受胃肠气体的干扰。

4. 扫查技术　首先在第 1~2 腰椎水平作横切扫查腹部显示胰腺长轴切面，然后上下移动，亦可作右低左高位斜切扫查，以利全面观察胰腺形态。横切扫查后，用纵切扫查显示胰腺短轴切面。根据需要采取仰卧、坐位或俯卧位。

十四、胃肠超声检查技术

（一）适应证

1. 胃肠良恶性肿瘤　良性肿瘤如平滑肌瘤、胃腺瘤、血管瘤等；恶性肿瘤包括食管下端和贲门癌、胃癌、胃恶性淋巴瘤、胃平滑肌肉瘤、胃转移癌、肠癌等。

2. 胃壁及黏膜病变　胃黏膜巨大肥厚症、胃黏膜脱垂、胃溃疡、胃肠炎性病变等。

3. 胃肠异物　胃石症、蛔虫症、其他异物。

4. 胃肠其他病变　急性胃肠穿孔、急性胃扩张、幽门梗阻、贲门失迟缓症、肠梗阻、肠套叠、急性阑尾周围脓肿、肛门闭锁、肠管狭窄、巨结肠等。

5. 介入性超声　超声引导下穿刺细胞学检查与活检，内镜超声检查。

（二）检查技术

1. 检查前准备

①禁食 8～2 小时。X 线胃肠造影需超声检查之后进行。急腹症患者不必受以上限制；

②胃充盈检查，空腹饮水 500～800mL，或服用胃肠声学造影剂 400～600mL。临床怀疑胃肠梗阻、穿孔、胰腺炎者除外；

③结肠检查前准备，检查前排便，乙状结肠和直肠检查需充盈膀胱。需保留灌肠者，查前一日晚餐进流食，睡前服轻泻剂。晨起排便，清洁灌肠。

2. 检查步骤和方法

（1）空腹检查：初步确定胃肠病变的部位和范围。

（2）胃肠充盈检查：属患者一次饮水或服用充填剂 400～600mL。然后依次采用左侧卧位、仰卧位、坐位、右前斜位、右侧卧位，对贲门胃底、胃体、胃窦、幽门和十二指肠做系统观察。根据其特征作出定位，嘱患者吸气鼓腹并适当加压可获得更佳声像图效果。如继续作小肠观察时，应每隔 10～15 分钟检查一次，直至检查到回盲区。

（3）结肠生理盐水灌肠检查：清洁灌肠后，患者取右侧卧位，经肛门置管，然后患者取仰卧位，灌注生理盐水。沿直肠、乙状结肠向上直至盲肠按逆行顺序作经腹超声检查。

（4）超声内窥镜检查方法：超声内窥镜是超声诊断仪和内窥镜组合一体的检查仪器。采用高频率（5.0～10.0MHz）探头，检查方法与一般的消化内镜相同，通过食管可直接插入胃和十二指肠内腔，观察胃壁的结构，判断病变的大小和浸润深度及邻近脏器受侵情况。

（5）经直肠超声检查：采用直肠探头插入直肠进行扫查，可观察直肠黏膜下病变及周围组织侵犯情况。

（6）三维超声检查方法：三维超声是大容量快速运算的计算机系统和获得连续完整的系列超声图像信息的一种探测装置。通过在 X、Y、Z 三种轴向的旋转及任意切割，可动态连续地多角度、多层次观察充盈胃腔的立体形态及发现细微结构。

十五、腹壁、腹腔、腹膜及腹膜后超声检查技术

（一）适应证

1. 腹壁病变　腹壁不适、疼痛、触及结节及肿块者。

2. 腹腔、腹膜及腹膜后病变　腹痛、腹部膨隆、临床疑有腹腔积液、淋巴结肿大及肿块者。

（二）检查技术

1. 检查前准备

（1）腹壁：无需特殊准备。

（2）腹腔、腹膜及腹膜后：患者空胜利，排便，必要时饮水或清洁灌肠。探查盆腔时需充盈膀胱。

2. 检查仪器　与检查肝脏相同。检查腹壁选用频率 5~10MHz 的线阵探头。

3. 受检者体位　病人体位视情况选仰卧位、侧卧主及俯卧位。

4. 扫查技术

（1）腹壁：根据病变位置、大小行纵断面等多方位扫查，注意左右对比探查；如有肿块，应通过改变体位及呼吸运动等方法，鉴别其是否与腹内脏器有关。

（2）腹腔

1）定位探查：对临床已发现的靶目标进行重点探查，观察肿块大小、形态、回声特点及其与周围脏器和血管的关系。

2）扇形扫查：以探头为中心，作上下左右方向的摆动扫查，以观察肿块全貌。

3）十字交叉扫查：为将探头由横向转至纵向的连续性扫查，有助于鉴别真假性肿块及建立肿块的立体观。

4）加压探查：观察回声有无变化，可鉴别囊实性肿块及真假性肿块。

5）对比探查：发现可疑病变，置探头于腹部两侧做对称性扫查。

（3）腹膜后

1）纵断扫查：以腹主动脉及下腔静脉的纵断面为基本扫查面，左右侧移动探头进行扫查，观察有无异常回声。

2）横断扫查：行腹部的横断面扫查，上起膈肌，下至盆腔。

十六、泌尿系统超声检查技术

（一）肾脏超声检查技术

肾脏是成对的脏器、左右各一，位于腹膜后脊柱两旁的肾窝中。约长 10~12cm，宽 5~6cm，厚 3~4cm。左肾较右肾略高，高约 1~2cm。肾外形呈蚕豆状，外侧缘为凸面，内侧缘为凹面，凹面中部切迹称为肾门，肾动脉、静脉、神经、淋巴由此通过。

肾由外向内分为皮质和髓质两部分，皮质厚约 0.5~0.7cm，并有一部分伸展到髓质

锥体之间，形成肾柱。髓质内部由 10~12 个肾锥体组成，锥体底部宽约 0.6~1.0cm，高约 0.5~0.8cm，锥体的尖端为肾乳头，与肾小盏相连。

肾盂由输尿管上端扩大部分组成，并自肾进入肾窦。肾盂在肾窦内向肾实质展开，形成 2~3 个大盏和 8~12 个小盏，肾盂的大部分位于肾窦外者称为肾外肾盂，肾盂的容量为 5~10ml。

肾的血液供应来源于肾动脉，肾动脉在肾内分支进入髓骨和皮质，在肾小球内形成毛细血管丛，汇成静脉出肾脏。

肾的包膜分为两层，内层为真包膜，外层称肾周筋膜，肾周筋膜与肾包膜之间有丰富的脂肪组织，厚约 2cm 左右。

肾脏的主排泄器官，对调节和维持人体内环境中体液容量和成分起重要作用。引起肾脏异常的原因很多，如：感染、变态反应、代谢异常、遗传因素、药物、毒素及严重循环衰竭等。

1. 适应证　肾区疼痛、血尿、肾脏肿瘤、肾积水、肾脏先天性异常（如游走肾）、多囊肾、肾功能衰竭、肾血管疾病（如左肾静脉受压、肾动脉狭窄）、肾外伤、移植肾、肾脏介入性超声等。

2. 检查技术

1）冠状切面：仰卧位或左、右侧卧位，在腋后线肾区作冠状切面，分别以肝脏和脾脏作声窗以显示两侧肾脏，调整声束角度和增益显示肾门外冻结，测量肾脏长、宽径和集合系统宽度。

2）纵切面：俯卧位时可在腰部垫枕，腰背部放松经背部扫查。

3）横切面：与纵切垂直，经肾门部横切面作肾厚径，宽径和集合系统测量。

4）斜切面：仰卧位或左侧卧位，肋缘下斜断扫查。无论采取哪种体位，都要同时进行纵向和横向扫查肾脏，进行多个切面的双侧对比检查，肾脏的大小、形态和内部回声的变化可提示异常。

（二）输尿管超声检查技术

输尿管位于腹膜后，为一肌肉和黏膜所组成的管状结构，上起至肾盂，下终止膀胱。分为上、中、下三段，上段自肾盂输尿管连接部跨越髂动脉处；中段自髂动脉到膀胱壁；下段自膀胱壁到输尿管出口。正常位置在腰大肌前，沿腰椎横突外侧向下，跨越髂动脉前方进入盆腔，在腹膜和髂内动脉之间向下到达膀胱底部。在进入膀胱时，输尿管膀胱段和膀胱呈一钝角，然后斜行向下，向内，通过膀胱肌层，开口于膀胱三角区的输尿管间嵴外侧端。

1. 适应证　输尿管结石、肿瘤、积水和先天性异常等。

2. 检查技术

（1）输尿管的超声探测法：探测输尿管应作肠道准备，减少粪便，适度充盈膀胱，然后分段探查。

1）仰卧位腰部冠状扫查　找到积水的肾盂，沿肾盂内下追踪，显示积水的输尿管上端，到肾下极水平的输尿管。

2）俯卧位或侧位纵向扫查　获肾纵切后，在肾门寻找与输尿管连接部，观察输尿管第一狭窄部有夫梗阻，然后对输尿管扩张者向下追踪。

3）仰卧位经腹部探查　先找到髂总动脉，在髂总动脉旁寻找积水的输尿管横断面，以显示输尿管第二狭窄部，该处为输尿管腹、盆腔交界点，在此变换探头角度找到输尿管长轴，沿输尿管向下追踪扫查膀胱侧角。

4）仰卧位下腹部经膀胱扫查　适度充盈膀胱，显示输尿管第三狭窄和两侧开口。

（2）输尿管正常声像图及超声测量：输尿管在正常无梗阻情况下不易显示，一般认为内径测值大于7mm为扩张。

（三）膀胱超声检查技术

膀胱是一贮尿器官，位于骨盆内，膀胱自外向内由浆膜层、肌肉层、黏膜下层和黏膜层组成。

膀胱分前壁、后壁、左侧壁、右侧壁、三角区、膀胱颈和顶部。三角区位于膀胱后下部，三角的尖端为二侧输尿管出口和尿道内口。正常膀胱壁排空后厚约3mm，充盈时仅1mm。正常膀胱容量为400ml左右。膀胱位置可受挤压或牵拉而偏位和不对称。

1. 适应证　膀胱结石、肿瘤、憩室、异物和外伤等。

2. 检查技术

（1）耻骨上经腹探测：探测前饮水使膀胱充盈，取仰卧位，自正中线纵向搜查，使探头左右和侧移动，务必顺次检查，不能遗漏每一个角落。横向扫查时，注意对膀胱颈的观察。适当调节增益，识别混响伪像。对膀胱肿瘤的定位采取一帧纵图和一帧横切图判定，即"十字定位法"。

（2）经尿道途径：从略。

（3）经直肠途径：膀胱内少量尿液。取左侧卧位，截石位均可，探头套橡胶套插入肛门即可检查，具体探查法从略。

（四）肾上腺超声检查技术

肾上腺是左右成像的扁平器官，位于腹膜后，脊柱两旁，相当于第11胸椎平面。右肾上腺呈三角形，位于右肾上极的内上方，略偏前面。左肾上腺呈月芽形，在组织学上分三层，由外向内为球状带、束状带、网状带。球状带分泌调节电解质和水代谢的皮质激素；网状带分泌性激素。肾上腺髓质分泌肾上腺素和去甲肾上腺素，在机体的神经体液中起重要作用。

1. 适应证　肾上腺良性与恶性肿瘤、囊肿、增生等。

2. 检查技术

（1）仪器：用B型超声成像仪，小儿及消瘦者用高频探头（频率≥5MHz），成人肥胖者用低频探头（频率≤3.5MHz）。

（2）病人准备：宜在晨间空腹时探测，对胃肠道胀气者要用消胀药后再查。

（3）超声检查方法

1）沿肋间切面：以腋前线为中点，沿肋间第7、8、9肋间作斜行扫查，先找到肾上极，嘱患者暂停呼吸，以显示肾上腺。

2）经腰部冠状切面：取仰卧位在腋中线和腋后线作冠状扫查，显示肾长轴，然后将探头内前方侧动，显示肾上腺。

3）经背部纵切面：取仰卧位显示肾脏长轴，声束指向内侧，在右侧探及下腔静脉时，在下腔静脉后方，右肾上极前方毁找肾上腺。在左侧探及腹主动脉时，声束稍向外偏移，在左肾上极前方寻找肾上腺。

4）经腹部横切面：仰卧位，空腹饮水后胃作透声窗，探测左侧肾上腺，位于腹主动脉外侧，左肾上极内前方，胰尾及脾静脉后方。

（五）前列腺、精衰超声检查

前列腺位于膀胱颈部下方，形似一尖部向下的板栗，并包绕尿道的前列腺部。底部横径约4cm，前后径约2cm，上下径约3cm，解剖上常将其分为前叶、中叶、后叶及左、右侧叶、共五叶。

精囊位于前列腺后上，左右各一，长约5cm，宽约1.5cm，为一对梭形囊体。精囊管与输精管汇合形成射精管，穿入前列腺并开口于精阜。

1. 适应证 前列腺增生、炎症、结石、肿瘤、精囊炎、精囊肿瘤囊肿等。

2. 检查技术

（1）经腹壁探测法：与膀胱探测法相同，但不要求过分充盈膀胱。膀胱内有半量或更少一些尿液已足够。充盈太多风而使探测不便。

（2）经会阴探测法：患者可取膝胸卧位或膀胱截石位，于肛门前缘部加压探测。最好应用高频扇扫探头。可用市售薄塑料带包裹探头，一次性使用，以防交叉感染。

（3）经直肠探测法：取截石位、左侧卧位、膝胸位或坐位。探头套一橡胶套，并向套内注水排净空气。套外可涂少量润滑剂，以利探头插入。径向扫查仪得到前列腺和精囊横切面图。纵向扫查得到前列腺和精囊纵切面图。

（4）经尿道探测法：同膀胱挠探测法，应用较少。

十七、妇科超声检查技术

骨盆与盆底之间的空腔称盆腔。骨盆为不规则的圆筒状骨性结构，由骶骨、尾骨及左右两块髋骨组成，每块髋骨又由髂骨、坐骨及耻骨联合而成。两耻骨有纤维软骨形成耻骨联合。以耻骨联合上缘、髂耻缘及骶胛上缘的连线为界，将骨盆分为大骨盆和小骨盆。大骨盆内主要为肠道，后方有骶髂腰肌。小骨盆腔前部主要为膀胱，中部正中为子宫、宫颈、阴道，两侧为输卵管和卵巢，后部为子宫直肠凹陷和直肠及乙状结肠。

女性内生殖器为小骨盆内主要器官，包括阴道，子宫、输卵管及卵巢，输卵管、卵巢合称子宫附件。

小骨盆内有闭孔内肌和提肛肌，还有深部的梨状肌及尾骨肌，盆腔内的主要血管为髂内、外静脉及分支。髂内动脉行经卵巢及子宫的外后侧。卵巢动、静脉行经卵巢的外侧。

（一）适应证

1. 生殖道先天性发育异常

（1）先天性处女膜、阴道发育异常：处女膜闭锁、阴道下段闭锁、阴道纵隔等。

（2）子宫发育异常：先天性无子宫、始基子宫、幼稚子宫以及各种类型的子宫畸形（纵隔、残角、双角子宫）等。

2. 子宫疾病

（1）子宫良、恶性肿瘤：子宫肌瘤、子宫内膜癌、子宫颈癌、子宫肉瘤等。

（2）子宫腺肌症。

（3）宫腔内病变：子宫内膜息肉、子宫内膜增殖症、宫腔内钙化、宫腔内积液等。

（4）子宫颈病变：子宫颈肥大、宫颈腺体囊肿、宫颈息肉等。

3. 卵巢疾病

（1）卵巢非赘生性囊肿：卵泡囊肿、黄体囊肿、黄素囊肿、多囊卵巢综合征等。

（2）卵巢赘生性肿瘤：浆液囊性腺瘤及囊腺癌、黏液性囊腺瘤及囊腺癌、畸胎瘤、转移癌、卵巢内膜样囊肿等。

4. 输卵管疾病

（1）输卵管积水、积脓。

（2）输卵管肿瘤。

5. 计划生育　宫内节育器（IUD）定位。

6. 介入性超声　主要用于超声监测取卵、超声引导穿刺囊肿硬化治疗，输卵管声造影等。

7. 卵泡生长监测。

（二）检查技术

1. 仪器　常用线阵实时超声显像仪及扇形实时超声显像仪。线除显像能动态观察器官、病变的图像变化。由于盆腔内器官位置深在，复合扫描 B 型超声仪能显示记录较大范围的切面图像。旋转型阴道探头，扫描角度240°，直接贴近生殖器管，图像更加清晰。多普勒超声仪用于胎儿心脏的监护。

探头攘率多用 3.5MHz，对新生儿扫描采用 5MHz。

2. 检查方法　检查前适当充盈膀胱，排空大便，形成盆腔探测区"透声窗"。将肠管推开，排除气体干扰，受检者常规取平卧位，在经下腹部直接扫查时，根据局部解剖结构及病变特点，探头作纵向、横向、斜向和多种角度的扫查。

（1）经腹直接探测

1）充盈膀胱法：检查前 4 小时停止排尿或检查前 1 小时饮水 500~800ml，使膀胱充盈，能清晰显示宫底。

2）直肠充液法

①水囊法：在导尿管前端套入阴茎套，用线扎紧，排气后，插入肛内深约 25～30cm，注入液体 250～300ml，使水囊充液，能清晰显示子宫；

②用 37℃温水 50～100ml 灌肠代替水囊充液。

（2）阴道内探头直接探测：不需充盈膀胱，将套有阴茎套的探头自阴道直接贴近子宫颈向宫体底及卵巢作放射状的扫查，查接观察子宫及卵巢。

（3）子宫输卵管声学造影：用 1.5％ 双氧水 10ml，缓缓注入子宫、输卵管产生微气泡，显示强回声，了解输卵管的通畅与否。

扫查时探头应沿腹壁滑动作连续扫查，判明器官、方位及与子宫及周围脏器的关系，注意作两则对比观察，必要时变换患者体位明确诊断，或触诊了解肿声的活动度及性质以及与子宫附件的关系。适当充盈的膀胱作透声窗可清晰显示子宫及附件的图像，以及肿块的形态、轮廓、内部回声、大小、位置及与周邻的关系。

（4）解剖声像图：膀胱充盈时，在耻骨联合上方进行不同方向的扫查时可显示不同部位的骨盆结构。

1）正中纵切：由浅到深依次显示腹壁、膀胱、子宫、宫颈和阴道。

2）耻骨止横切：由上到下扫查可在膀胱下方、子宫或阴道两侧显示卵巢、闭孔内肌和提肛肌及髂血管。

3）旁正中纵切：距腹正中线约 3cm 纵向扫查，可显示髂内动、静脉、输尿管及其前内侧的卵巢。

十八、产科超声检查技术

（一）适应证

1. 正常妊娠

（1）早期妊娠：超声可显示妊娠囊、卵黄囊、胚芽及原始心管搏动、胚胎及羊膜囊、胎盘等。此外，超声还可显示双胎或多胎妊娠。

（2）中晚期妊娠：超声可观测胎儿生长指标（如双顶径、头围、腹围、股骨长度等），评估胎儿生长发育、推算孕龄和胎儿体重。同时可通过观察胎头与胎心的位置关系判断胎位，还可观察胎儿附属物胎盘成熟度分级与位置、胎膜、脐带、羊水的声像图表现。

2. 异常妊娠

（1）早期妊娠

1）流产与死胎。

2）异位妊娠（宫外孕）。

3）妊娠滋养层细胞疾病：葡萄胎、黄素囊肿。

4）妊娠是否合并子宫肌瘤、子宫畸形、卵巢肿瘤、盆腔肿瘤等。

5）超声监视下人工流产清宫术。

（2）中晚期妊娠

1）各种胎儿畸形。

2）胎儿缺氧及宫内发育迟缓（intrauterine growth retardation，IUGR）

3）双胎妊娠异常：可观察双胎之一是否消失、双胎是否畸形、单绒毛膜囊、双胎输血综合征、双胎宫内发育迟缓、联体双胎等。

4）胎盘、胎膜、脐带及羊水异常：超声能发现前置胎盘、盈盘早剥、植入性胎盘、胎盘肿瘤、脐带绕颈、单脐动脉、羊水过多和羊水过少等。

（二）检查技术

1. 仪器　产科检查时，主要应用实时 B 型超声诊断仪，2.5～3.0MHz 线阵式或扇形探头。彩色多普勒血流显像可监测子宫、胎儿心血管、胎盘、脐带等的血流动力学表现。静态的三维图像，可清晰显示出胎儿的骨骼等。动态的三维立体图像，对胎儿的畸形特别是胎儿的唇裂、腭裂、脊柱的畸形等显示优于二维图像。

2. 检查方法

（1）检查前的准备：一般孕 12 周以后至分娩前的胎儿检查可不必充盈膀胱，但以下情况者需适度充盈膀胱。

1）观察子宫的大小及位置。

2）诊断早期妊娠，特别是诊断有否与早孕有关的疾病或异位妊娠。

3）晚期妊娠阴道出血，了解有无前置胎盘或胎盘早剥并判断其类型。

（2）体位与扫查技术　常规取仰卧位，对某些晚期妊娠，如观察胎头位置的变换或鉴别腹内异常无回声区有无移动性时可采取侧卧位。

一般经腹壁扫查，包括中下腹部及耻骨联合上缘区域，探头接触皮肤时的压力应适度均匀。注意子宫壁的回声、胎儿数目、胎位以及胎儿发育状况和内脏解剖结构等，同时观察胎盘、脐带、羊水的超声表现。继之对宫外双侧附件区并更广泛区域进行扫查，注意除外妊娠合并附件等部位肿瘤或其他病变。

（彭瑾）

第三章　胸腹部超声诊断

第一节　肝脓肿

【适应证】

1. 恶寒、高热、肝脏肿大、压痛及叩击痛。

2. 原有胆囊、胆道结石及胆道蛔虫症病史，出现恶寒、高热、黄疸者。

（1）脓肿前期（早期）；局限性不均匀低回声，边界不清。

（2）胆道感染的肝脓肿；沿着胆道分布多发性粗大的点状或团状强回声，颇似多发性胆道结石的回声，极易误为胆道疾病。

（3）脓肿形成期；发病10天～1个月左右，脓腔呈无回声液性暗区，多为圆形、椭圆形，脓腔壁回声较强，厚度2～5mm，后壁及脓肿深部肝组织回声增强。

（4）肝脏多发粟粒样小脓肿；呈弥漫性或散在多发点状或斑片状回声，多无明确无回声区，应在短时间内多次超声随访。多个小脓肿液化、融合形成不规则的低回声或无回声区后，经超声定位刺可抽出粘稠脓液。

（5）脓肿恢复期；刺排脓后，无回声区变小，散在的中小点状或斑片回声，残腔内少量液体；最后残腔消失，遗留增强的中小光点或纤维条索。

3. 彩色多普勒检查脓肿病灶，其周围肝血管显示彩色血流信号，脓液内则无此征象。

4. 急性肝脓肿病灶回声较模糊，呈中小光点，分界不清楚。脓肿形成时，腔壁回声增强与周围肝组织易分辨。巨大肝脓肿，肝内血管可受压移位，周围脏器右肾、胆囊等可随肝脏肿大而移位。

5. 慢性肝脓肿的脓腔壁回声强，厚可达3～8mm，内膜面高低不等，可能有少许彩色血流；脓腔内回声与内容物有关，稀薄脓汁呈无回声，含有坏死组织时，液性暗区内有杂乱斑点、絮状条索与团块、粘稠脓液者近似低回声。

6. 肝脓肿伴右胸积液，右后叶或巨大肝脓肿可伴有右胸腔渗出性积液，小量积液在右肋膈角，大量积液右胸腔见液性无回声。

【注意事项】

1. 右前叶肝脓肿应与肝内异位胆囊伴泥沙样结石鉴别。

2. 右叶顶部肝脓肿应与膈下脓肿、肺下积液及小量胸腔积液相鉴别。

3. 左叶肝脓肿应与胰腺假性囊肿鉴别。

（彭瑾）

第二节 肝 硬 化

【适应证】

1. 曾有患肝炎、血吸虫性、酒精性肝病、脂肪肝病史者。

2. 肝大、肝功能减退、黄疸、腹水。

3. 脾大、脾功能亢进、食管胃底静脉曲张、呕血、便血及腹水。

4. 门静脉高压分流术、TIPS 内引流后疗效观察。

【检查方法】

1. 肝、胆、脾腹部常规二维超声检查。

2. 有条件者可用彩色血流图检查肝内外门静脉系统、肝动脉、肝静脉与门静脉高压侧支循环形成相关血管。

3. 分流术后二维彩超检查吻合口、TIPS 通畅情况。

【检查内容】

1. 中晚期肝硬化

（1）肝脏体积缩小，上、下径变短．厚度变薄，移向后上；左叶可代偿性增大，

（2）肝包膜回声增强、厚薄不均，肝表面凹凸不平，呈锯齿状、小结节状或粗结节状，边缘角变钝或不规则。

（3）肝区回声呈弥漫性、粗颗粒样增强，伴纤维条索与结节，鹅卵石或地图样回声，深部回声降低。门静脉主干增粗，肝静脉变细或形态失常。

（4）脾增大程度常与肝硬化严重程度一致。

（5）胆囊囊壁增厚．或呈双层，其间为低回声或强回声，此为肝性胆囊病变所致。

（6）腹水少量者，液性暗区多在肝脏周围；大量者充盈全腹。

2. 门静脉高压门静脉血流相对或绝对阻塞而淤滞致门静脉压力升高。出现脾大、脾功能亢进、食管胃底静脉曲张，呕血、便血、腹水，需使用彩色多普勒血流图观察肝内外血管与侧支循环的状况。

（1）具有肝硬化声像图表现，脾大显著，腹水明显。

（2）注意检查有无门静脉、脾静脉血栓或癌栓。

（3）肝静脉变细不均匀，纹理紊乱，扭曲，甚至闭塞。门静脉血流淤滞，肝内、外门静脉系统血管增粗。进肝血流减少，肝动脉代偿性增粗。门静脉高压可见门静脉增粗，有双向血流；脐静脉重新开放，肝内静脉局部扩张；腹、胸壁曲张静脉；肝门区门静脉侧支开放及胃左、右、肠系膜上静脉增粗等。

（4）脾增大脾静脉扩张，由脾门伸入脾实质，呈树枝状分布，血流呈蓝色，增粗的脾动脉呈橘红色．与静脉伴行。

（5）腹水液性暗区在缩小的肝脏周围，衬托出肝表面高低不平的各种结节。大量膜水

者，肠管似海藻样飘荡其中。

【注意事项】

1. 声像图对弥漫性结节性肝硬化与弥漫性肝癌，肝硬化再生结节与肝癌多发性小结节等不易区分。

2. 侧支循环出现的多少与病情轻重有一定关系。

3. 门静脉高压的病因较多，如疑有心源性或其他原因者应进一步进行相应检查。

（彭瑾）

第三节 脂 肪 肝

【适应证】

1. 肥胖。

2. 高血脂。

3. 嗜酒。

4. 药物中毒。

5. 肝区不适。

6. 糖尿病。

7. 代谢障碍。

8. 化疗患者。

【检查方法】

1. 超声用凸阵或线阵探头，频率 2.5~5.0MHz。

2. 取仰卧位或左侧卧位。

3. 探头置右肋间、右肋下及剑突下，声束由前向后显示第一肝门和第二肝门等断面。

4. 具彩色多普勒血流成像功能者，应显示肝脏主要血管的分布及走向。

【检查内容】

1. 测量肝脏径线了解有无明显肝肿大征象。

2. 观察肝实质回声散射情况及肝内管道清晰度。

3. 肝内回声弥漫性增强，增密，呈散射状，深部回声减低，管道显示模糊甚至消失，应为脂肪肝的表现。

4. 肝内散射增强局限于某叶或局部，而其他肝组织回声正常应考虑局限性脂肪肝，包括局灶型、段叶型及不均匀型。

5. 如用彩色多普勒血流成像，则可显示肝内血管内彩色血流信号减少甚至显示不清。

【注意事项】

1. 由于脂肪肝衰减，可致后方结构显示不清，必要时应提示哪些部位不清以免病灶遗漏。

2. 有无合并其他疾病如肝硬化、肝内占位病变，一旦发现，应及早予以提示。

3. 局限性脂肪肝有时与肝内占位病变较难鉴别，可建议行其他检查或密切随访。

（彭瑾）

第四节　肝脏良性肿瘤

【适应证】

1. 上腹不适。

2. 发现有腹部肿块者。

3. 其他医学影像检查中发现肝脏实质占位者。

4. 血生化等检查中怀疑肝脏实质占位者。

【检查方法】

1. 仪器：用线阵探头、凸阵探头或相控阵扇扫探头，频率 2.5～5.0MHz，观察肿瘤血供情况应选彩色多普勒血流成像。

2. 受检者取平卧位、左侧卧位，必要时可采取右侧卧位或俯卧位。

3. 应在右肋间、肋下、剑突下从不同角度进行矢状切面、横切面、斜切面系列扫查。务必使声束扫查经过肝脏各区，尽力避免遗漏。

4. 深呼气后屏气时右肋间扫查及深吸气后屏气于肋下横切向头端扫查，以显示肝脏膈顶区及右后区。

5. 细调深度增益补偿（DGC）曲线对比度及聚集点，以显示位于靠近肝脏包膜下 1～2mm 区的稍高或稍低回声的实质性小占位，必要时可选用高频线阵探头。

6. 病情需要时应使用彩色多普勒血流成像检查，观察瘤周及瘤内有无血管分布并测量血流参数。

【检查内容】

1. 肝内良性占位病变可显示，高回声或低回声团块，边界清晰，内部回声分布均匀，周围肝组织多正常。

2. 肝血管瘤，高回声者边界清晰，内部回声分布均匀，可呈筛孔征，具边缘裂缝征；低回声或混合回声者，叮具较厚较高回声的外缘，内部可见圆形、椭圆形或管状暗区，亦可呈网络状结构。若再行彩色多普勒血流成像检查，则病灶常无彩色血流信号或仅有少许点、线状血流信号。

3. 肝腺瘤，边界清晰，内部回声稍增强但均匀，可出现 0.8～l.5cm 左右的圆形或不规则高回声区。

4. 肝血管平滑肌脂肪瘤，包膜清晰，圆球形，内部可呈致密的高回声或高低回声与无回声相杂，边界可清晰，后方可具衰减现象。如具钙化斑点则呈强反射且伴有后方声影。

5. 肝局灶性结节样增生，多呈低回声，分布可不均匀，边界清晰且可见浅淡暗环。如用彩色多普勒血流成像可见星状或轮辐状彩色血流信号。

【注意事项】

1. 肝内占位病变检查，应首先明确有无占位，而后应尽可能定性，主要为良性或恶性，对较典型的病变应根据临床要求提出具体的疾病诊断。

2. 对常规二维超声不明确定性的肝内占位病变，可建议进行彩超、超声造影及穿刺活检等检查。

（彭瑾）

第五节　肝脏恶性肿瘤

【适应证】

1. 多年乙肝史，反复肝功能异常。

2. 生活在肝癌高发区。

3. 近期肝肿大伴显著乏力及体重减轻。

4. 血清甲胎球蛋白明显增高。

5. CT、MRI 检出肝内占位难以确认者。

6. 其他脏器内发现恶性肿瘤者。

7. 肝硬化。

8. 肝肿大。

9. 上腹不适者。

10. 上腹扪及肿块者。

【检查方法】

除按肝良性肿瘤的检查方法外，还应根据临床需要观察。

1. 门静脉近肿瘤支及门静脉主干内有无癌栓。如发现，应追踪至脾静脉及肠系膜上静脉。

2. 肝静脉及下腔静脉内有无癌栓。如有，应追踪至右心房。

3. 肝总管、胆总管内有无癌栓。如有，应观察左、右肝管及肝内胆管有无扩张。

4. 第一肝门附近有无淋巴结肿大。

5. 腹主动脉、下腔静脉、胰周及其他腹膜后区有无淋巴结肿大。

6. 膀胱直肠窝内有无肿块或淋巴结肿大及腹水等。

【检查内容】

1. 肝恶性肿瘤以低回声或高低回声混杂为主，内部回声不均或结节状，边界不规则，可见声晕，如用彩色多普勒血流成像技术检测则多可测及彩色血流信号及动脉血流频谱曲线。

2. 原发性肝癌，低回声小结节伴细薄包膜；高回声小结节周围暗环或声晕，内部回声呈镶嵌状或结节中结节，易伴发门静脉内癌栓，亦可伴肝静脉或下腔静脉内癌栓，第一肝门区或腹膜后可出现淋巴结肿大。其余肝区常呈肝硬化表现。

3. 来自不同脏器、不同病理组织的转移性肝肿瘤其声像图各异，可具高回声、低回声、混合回声、牛眼状、钙化斑或中心坏死等。亦有呈多个小片无回声区（腺瘤肝转移、具分泌功能耐）。转移性肝肿瘤很少在门静脉或肝静脉中出现癌栓。转移性肝肿瘤常在短期内迅速恶化。

【注意事项】

1. 对超声不能明确但又不能除外肝癌的占位性病变，应密切定期随访。

2. 对不能明确肝恶性肿瘤为原发或继发者，应根据临床要求对其他脏器进行扫查。

3. 彩色多普勒血流成像检查时，可显示肝肿瘤内部及其周围血管的彩色血流信号，包括动脉或静脉。如用脉冲多普勒还可测及动脉血流信号，阻力指数通常多较高。这有助于判明肝肿瘤的良恶性。

（彭瑾）

第六节　胆囊、胆道炎症

一、急性胆囊炎

【检查内容】

1. 胆囊各径线是否增大。

2. 胆囊壁是否增厚，呈双层。

3. 胆囊内有无结石、蛔虫，有无絮状物漂浮，细点状沉淀物是否随体位变化。

4. 探头在胆囊区扫查时有无加压痛反应。

5. 囊有无穿孔征象如：囊壁是否缺损；胆囊周围积液。

【注意事项】

1. 胆囊壁增厚呈双层，不是急性胆囊炎特有的表现，肝硬化合并低蛋白血症和腹水、急性重症肝炎时都可出现。

2. 初期单纯性胆囊炎超声表现不典型。胆囊稍增大，囊壁轻度增厚。

3. 化脓性胆管炎合并胆囊炎时，胆囊不大，仅显示囊壁增厚、模糊，内有沉积物。

4. 胆囊壁外肝组织有低回声带可能为严重胆囊炎的炎性渗出。

5. 糖尿病患者可发生胆囊气性坏疽，胆囊增大，囊壁显著增厚，囊内含有气体，后方显示不清。

6. 长期禁食或胃切除术后，常见胆囊增大伴沉积物回声，但囊壁不增厚无压痛，有助于鉴别。

二、慢性胆囊炎

【检查内容】

1. 胆囊增大或缩小的程度。

2. 胆囊壁增厚、回声增高。

3. 囊内有无结石、蛔虫等；是否随体位变化。

4. 胆囊收缩功能是否降低或消失。

【注意事项】

1. 轻度的慢性胆囊炎声像图无特异性，超声诊断困难。

2. 慢性胆囊炎急性发作时，胆囊增大，壁厚，胆汁透声差，可伴结石。

3. 慢性胆囊炎胆囊萎缩常显示不清。

三、化脓性胆管炎

【检查内容】

1. 观察胆管腔内径的变化，有无轻度扩张、粗细不等。

2. 胆管壁回声是否增强，管壁增厚的程度。

3. 重视观察管腔内有无结石；胆汁内有无回声及其透声情况。

【注意事项】

1. 观察肝脏有无增大，肝内胆管有无轻度扩张。

2. 观察胆囊有无炎症表现。

（彭瑾）

第七节　胆囊癌

【检查内容】

胆囊癌声像图可分为五型：小结节型、蕈伞型、壁厚型、混合型及实块型。

1. 小结节型，其病灶一般为 1~2.5cm，基底较窄，形态规整的息肉状或表面不平整、基底较宽的乳头状等回声团向腔内隆起，合并多发结石易漏诊，应变换体位使结石移动以观察颈部囊壁的改变。

2. 蕈伞型为基底宽而边缘不整齐的蕈伞状肿块突入胆囊腔，呈弱回声或等回声。单发时基底不宽、边缘不整，多发时可连成片。肿瘤周围的胆泥，可呈点状回声。

3. 壁厚型，胆囊某一部位的囊壁局限性增厚，尤其内壁层不均匀增厚隆起，呈等回声，为癌肿对囊壁的浸润表现。

4. 混合型，乳头状、蕈伞状与壁厚型混合存在。

5. 实块型，胆囊肿大，正常液性胆囊腔消失，显示为弱回声或回声粗而不均的实性肿块；或在胆囊腔内充满不均质的斑块状回声，有时可伴结石及声影；此型往往浸润肝实质与肝脏分界不清。

【注意事项】

胆囊结石合并胆囊癌的发病率高，较多结石高回声团及声影掩盖肿瘤是漏诊的主要原因。

（彭瑾）

第八节　胆道肿瘤

【检查内容】

1. 胆管是否扩张；扩张程度、长度。

2. 扩张的胆管远端有无狭窄和截断或乳头状、团块状占位性病变，并注意其大小与范围。

3. 肝脏是否弥漫性肿大、肝内胆管扩张程度、肝内有无转移、肝门有无淋巴结肿大。

【注意事项】

1. 与肝外胆管不典型结石鉴别。

2. 注意高位胆管癌与肝癌的鉴别。

3. 下段胆管癌与壶腹癌、胰头癌不容易鉴别，尤其胆管癌侵入胰头或壶腹部时鉴别更困难。

4. 肝癌浸润肝胆管管壁，在胆管内形成癌栓，胆管扩张不显著时则易漏诊。

5. 胆管的炎性狭窄与狭窄型和截断型胆管癌鉴别困难。

6. 中下段肝外胆管癌常因胃肠道气体干扰显示不清。

（彭瑾）

第九节　胆道梗阻

【检查内容】

1. 肝内外胆管有无扩张；扩张的部位、范围、程度。

2. 仔细寻找病因，有无胆道结石、蛔虫或其残体、胆管或胰头、壶腹的肿瘤、术后胆管狭窄、先天性畸形等。

3. 观察造成梗阻病灶的大小，形态及回声特征。

4. 依据张胆管的范围及病灶的具体部位，判断梗阻水平。

5. 黄疸严重但肝内外胆管均无扩张，胆囊充盈不佳，壁增厚者可能为肝细胞损害或毛细胆管病变所致，需进行肝功能及其他检查。

【注意事项】

1. 肝内外胆管扩张程度不能作为鉴别良恶性梗阻的依据。

2. 肝外胆管扩张是超声检查梗阻性黄疸的灵敏指标。胆管的扩张先于临床黄疸出现。

3. 梗阻水平判定

（1）胆总管扩张是下端梗阻的可靠依据；

（2）肝外胆管正常或不显示而肝内胆管或左右肝管仅一侧扩张提示上段肝门部阻塞。

（3）多数情况下胆囊与胆总管的张力状态是一致的，即胆囊增大提示下段阻塞，胆囊不大符合上段阻塞。

（4）有时胆囊与胆总管处于矛盾的张力状态，提示胆囊颈部阻塞或胆囊本身存在病变。胆囊是否增大不能作为判断梗阻水平的标志。

（彭瑾）

第十节 脾 破 裂

【适应证】

1. 左季肋部或左上腹锐器、钝器挤压伤后。

2. 脾脏穿刺后。

3. 凝血机制障碍患者。

【检查方法】

1. 用 2.0 ~ 5.0MHz 凸阵探头。

2. 采用右侧卧位或伸卧位。

3. 用肋间及肋下斜切面观察包膜连续性，注意脾包膜下及脾实质内有无出血性暗区等。

4. 必要时，应检查左膈下、膀胱直肠窝、侧腹部等有无游离的积液征象，并粗略估计出血多少。

5. 条件许可或临床需要时，应检查腹部其他脏器的情况。

【检查内容】

1. 脾包膜下血肿，脾外形失常，体积增大，内部回声密集增强，脾包膜光滑、完整，但可隆起，包膜与脾实质之间为无回声或低回声区所占据，呈"月牙"形。严重者，可呈梭形压迫脾实质，使其表面呈凹陷状。

2. 脾实质内（中央型）血肿时，脾实质内部呈现一个或多个不规则液性无回声区或低回声区，内部回声可不均匀，但未到达脾脏的表面、膈面或底面。有时可发现无回声区内有团块状高回声。

3. 真性脾破裂，高回声的脾包膜线常出现局部中断或不完整。该缺损呈无回声线状结构伸入脾实质内，并可出现不规则形的回声增强或低回声、无回声区。同时，在脾周围可出现无回声区包绕脾脏，严重者可在盆腹腔内出现游离的无回声区。

【注意事项】

1. 脾外伤超声检查，在能清晰显示脾脏的情况下，应尽量减少病人的翻动。

2. 病情危重但需进行超声检查时，应提醒临床医师先进行抗休克等治疗，待病情稳定或配备抢救措施后再进行检查，以免超声检查过程中出现意外。

3. 脾外伤超声检查存在假阴性。如超声未能明确显示脾破裂的直接征象，但腹腔内出现游离液体时，应结合临床，不能完全除外脾破裂的可能。

4. 部分脾外伤病人可出现延迟性脾破裂，常在外伤后数天至两周同出现，而在外伤后的当时超声检查常无异常发现，因此必要时应重复检查。

（彭瑾）

第十一节　脾脏含液性病变

【适应证】

1. 左上腹不适或包块。

2. 肝囊肿或肝棘球蚴病患者。

3. 脾区重度化脓性感染。

4. 脾动脉栓塞术后。

5. 某些手术后突发脾区剧烈疼痛者。

6. 脾肿瘤（皮样囊肿、淋巴管瘤）。

【检查方法】

1. 用 2.0~5.0MHz 凸阵探头，线阵探头亦可。

2. 多采用右侧卧位。

3. 在左侧第 9~11 肋间及肋下逐一扫查，观察全部脾区。

4. 应用彩色多普勒血流成像可显示病变区的血流情况。

【检查内容】

1. 脾囊肿，常为单个或多个，薄壁，后壁回声增高，后方回芦增强，液性暗区内部无杂乱回声。

2. 多囊脾为大量大小不等囊肿。常占脾实质总体积 1/3 以上，常伴发多囊肾、多囊肝。

3. 脾脓肿，其壁厚，壁周围因实质炎症反应致回声增强，液性暗区内部有细小回声或伴坏死组织条块状沉淀。

4. 脾包虫无回声区呈圆形，囊壁光滑但较厚，典型者可有囊中囊等表现。有单囊型、多囊型（多子囊型）、囊实混合型等不同类型。

5. 脾动脉栓塞，其二维声像图显示脾内出血、水肿、坏死等无回声区，彩色血流成像可确认脾动脉内流道中断部位，栓塞部栓子应为低回声小团块。

6. 脾淋巴管瘤，为低回声至无回声性肿物，常呈多房囊性，内部有细线样分隔，彩色多普勒血流成像瘤内未能显示血流。

7. 脾动脉瘤常在脾门处出现圆形或类圆形的无回声区，有时酷似囊肿，二维超声图像较难鉴别。彩色多普勒血流成像检查可见该无回声区内充满彩色血流信号。脉冲多普勒可测及动脉血流。

【注意事项】

（1）一旦确定脾脓肿，可在超声引导下行脓肿穿刺引流。

（2）皮样囊肿常酷似脾囊肿。但其囊壁较厚，可呈多房性，边缘欠规则。

（3）某些脾脏液性占位性病变超声检查较难明确其具体性质，但应明确其为囊性或实质性肿块，并可建议其他检查。

（彭瑾）

第十二节　脾脏实质病变

【适应证】

1. 脾肿大。

2. 脾肿瘤。

3. 上腹部肿块需与脾脏鉴别。

4. 体检。

5. 有淋巴瘤或其他脏器恶性肿瘤，怀疑累及脾脏的患者。

【检查方法】

1. 用 2.0～5.0MHz 凸阵探头，线阵探头亦可。

2. 多采用右侧卧位，亦可用仰卧位。

3. 通过左侧肋间的逐个扫查，以获取脾脏不同断面的声像图，并通过呼吸动作来观察脾脏肿瘤与其他脏器的关系。

4. 有条件者可加用彩色多普勒血流成像技术，以显示支配该占位病变的血供情况。

【检查内容】

1. 血管瘤多数呈均匀的高回声病灶，边界清晰，外形多较规则；内部小蜂窝状暗区或见管道结构。常为单个，偶见 2～3 个。如用彩色多普勒血流成像术检测常无丰富动脉血流进入瘤内，个别在瘤体周边测及点状或短线状血流。

2. 血管平滑肌脂肪瘤（也称"错构瘤"）呈不均匀混合性回声病灶，可显示包膜。内部多数呈强回声或强弱不等的回声错杂分布，可伴强回声斑及后方衰减。彩色多普勒血流成像可显示肿瘤内彩色血流信号。

3. 转移性肿瘤呈脾内一个或多个圆形局灶性病变，常具清晰包膜，周边可有低回声晕圈，内部回声随不同癌肿而呈多样表现，但回声分布常不均匀。彩色多普勒血流成像见肿瘤外及内部有彩色血流信号。

4. 脾淋巴瘤在脾内出现多个低或弱回声的圆形实质性肿块，内部回声分布均匀或不均，边界清晰但无明显的肿瘤包膜；随着肿瘤增大，低回声团块可相互融合或呈分叶状。个别呈蜂窝状低回声，内有条状分隔的强回声。彩色多普勒可显示瘤体内及周边彩色血流，并可测及动脉血流。

5. 脾血管肉瘤较少见，生长迅速。声像图表现脾实性肿块，体积较大，内部为不规则高回声，亦可有细弱回声。加用彩色多普勒血流成像可显示肉瘤实质部分的肿瘤血供。

【注意事项】

1. 脾脏肿瘤常缺乏特异性超声表现。超声检查可明确有无实性占位性病变，但不一定能准确判断其良性或恶性。

2. 对怀疑为转移性脾肿瘤者应根据临床需要进一步检查其他脏器以寻找原发病灶。

3. 尽管彩色多普勒血流成像能反映脾脏肿瘤的血供情况，但目前对脾脏肿瘤的诊断仍然多依赖于常规二维超声的声像图特点，如采用超声引导下穿刺活检则能对肿瘤性质做出确切的诊断。

（彭瑾）

第十三节　急性胰腺炎

【适应证】

1. 胰腺肿大程度判断。

2. 胰腺实质回声变化。

3. 胰腺周围炎性渗出。

4. 腹部和胸膜腔积液。

【检查方法】

需同时注意对全腹和双侧胸腔的检查。

【检查内容】

1. 胰腺弥漫性肿大的程度。

2. 回声变化，回声等级和均匀程度。

3. 胆道结石和炎症的有无。

4. 胰腺周围有无积液。

5. 脾静脉清晰程度、血栓有无。

6. 腹水和胸水有无。

【注意事项】

1. 急性胰腺炎时不宜做胃饮水充盈下超声检查。

2. 急性胰腺炎病情发展较快，必要时须以小时为单位进行超声监测。

3. 早期急性胰腺炎的肿大程度和回声变化不明显。

4. 胰腺炎时周围肠管积气将影响胰腺的超声显示。

5. 患者剧烈腹痛、腹肌紧张等不适及探头加压检查，也会影响胰腺的显像。

（彭瑾）

第十四节　胰腺实性肿瘤

【适应症】

1. 胰腺癌。

2. 壶腹周围癌。

3. 胰腺转移癌。

4. 胰岛素瘤。

5. 胰岛细胞瘤。

6. 胰岛细胞癌。

7. 恶性肿瘤周围和远位转移。

【检查方法】

1. 胰腺超声检查。

2. 检查肝脏实质和胆道系。

3. 检查第一肝门周围、胰腺周围和腹主动脉周围。

4. 怀疑恶性病变者根据临床需要和患者症状适当扩大检查范围。

【检查内容】

1. 胰腺局限性或弥漫性肿大。

2. 胰腺局灶性异常回声，注意回声的等级和均匀程度。

3. 肿块大小．形态、边界和边缘。

4. 肿瘤周围组织和血管是否清楚。

5. 胰管和胆道系有无张及其程度。

6. 肝脏回声状况和有无占位性病变。

7. 肝门区和胰腺周围有无淋巴结肿大。

【注意事项】

1. 肿瘤边缘不整，界限不清，出现蟹足样浸润；内部低回声，夹杂散在不均质高回声常为恶性肿瘤表现；图像表现不典型者的良恶性判断的特异性不高。

2. 注意胰头部有占位性病变的患者胆道系统、胰管受压狭窄闭塞或张的范围、程度。

3. 注意周围有无肿大淋巴结。

4. 严重黄疸伴胆囊与胆道全程张，而胰头未发现明确病灶者，应考虑十二指肠壶腹部病变。

5. 超声对胰尾部和较小胰腺肿瘤的敏感性较差。

6. 胰腺和周围肿瘤之间分界不清楚时超声定位不容易。

7. 超声提示注意参考既往和近期检查资料。

（彭瑾）

第十五节　胃肠道肿瘤

【适应症】

1. 中晚期胃癌。

2. 恶性淋巴瘤。

3. 黏膜下实性肿瘤。

4. 胃壁囊肿。

5. 了解肿瘤位置、大小和形态。

6. 肿瘤周围淋巴结转移。

7. 腹部转移。

【检查方法】

1. 空腹扫查全腹部一般情况，重点观察腹膜后大血管、肝、脾脏、胰腺。

2. 服用胃充盈超声检查剂 400～600ml（成人），在胃充盈后依次检查胃各个区域。

3. 检查时，先使受检者呈仰卧位。在左肋弓下和左第 8～10 肋间沿胃体表投影，检查胃底、胃体。

4. 再使受检者改坐立位，从左肋弓下沿胃体表投影，检查胃体、胃窦、幽门区和十二指肠球部。

5. 检查小肠者，再嘱受检者饮胃充盈超声检查剂 400～600ml，每间隔 15～20min 检查一次，重点为充盈各段肠管．直到回盲部。

6. 需要灌肠超声检查者在一般准备（排大便清洗灌肠）后，使受检者仰卧位，插肛管，在超声观察下，徐徐灌入常温水。

7. 直肠腔内超声检查，在一般准备（排大便、清洗灌肠）后．左侧卧位；在直肠探头前端涂适量耦台剂、套以橡皮套（一次性使用）然后缓慢送入肛门，依次对直肠各个部位及其周围进行检查。

8. 条件具备时，用彩色多普勒检查肿瘤内部和周围血流分布特点，用频谱多普勒了解血流性质、计测血流速度等。

【检查内容】

1. 空腹检查腹部有无包块。

2. 腹膜后大血管旁有无肿大淋巴结、腹水等。

3. 胃肠道腔内有无内容淤积。

4. 肝脏、脾脏、胰腺有无转移。

5. 胃肠道管腔充盈、通过情况、管壁蠕动等。

6. 胃肠道充盈后的肿块形态、位置、大小、内部回声，边界等。

7. 观察胃肠壁彩色多普勒血供情况。

【注意事项】

1. 胃肠道肿瘤超声检出率和肿瘤的大小、形态、生长位置等有关。

2. 体积较小、管壁增厚不明显、位置深的肿物，因受胃肠道腔内气体、食物遮挡，超声检查时容易诊。

3. 不容易和非特异性胃肠道壁增厚性病变鉴别。

4. 诊断时应重点参考内镜活检结果，消化道造影及其临床资料。

5. 超声首先发现的病变.应建议内镜活检，对于较大肿块也可在超声引导下刺活检确诊。

（彭瑾）

第十六节　胃肠道非肿瘤性壁增厚性病变

【适应症】

1. 先天性肥厚性幽门狭窄。

2. 胃黏膜巨大肥厚症。

3. 急性胃肠炎。

4. 胃肉芽肿病。

5. 克罗恩病。

6. 结肠炎。

【检查方法】

与本章"胃肠道肿瘤"相同。

【检查内容】

1. 空腹检查胃肠道区有无管壁增厚。

2. 病变周围、腹膜后大血管旁有无肿大淋巴结、腹水等。

3. 胃肠道内有无内容淤积。

4. 胃肠道管腔充盈、通过情况，管壁蠕动等。

5. 胃肠管壁增厚的范围、位置、厚度、回声等。

6. 胃粘膜及肌层等结构变化。

7. 彩色多普勒了解增厚管壁和周围有无血流。

【注意事项】

1. 胃肠道充盈下的超声检查有利于鉴别管壁增厚的性质和增厚程度。

2. 超声在各种非特异性炎症的管壁增厚和肿瘤鉴别上仍有一定困难。

3. 彩色多普勒对辨认管壁真性增厚或肠襻，了解病变的血流变化方面有一定帮助。

4. 超声检查对于管壁增厚的发现和壁增厚的程度、范围相关。轻微局限的增厚不容易整理，故超声对慢性胃肠道炎症无诊断价值。

5. 病变的显示还受其所在位置、胃肠道腔内容物的影响，位于气体、食物、钡剂后方的病变不能显示。

（彭瑾）

第十七节　急性阑尾炎和阑尾周围脓肿

【适应证】

1. 急性坏疽性阑尾炎。

2. 阑尾和阑尾周围脓肿。

【检查方法】

1. 首先使用普通腹部探头，对全腹行常规超声检查。

2. 在压痛明显区域行重点检查。

3. 再选频率为 5.0～10.0MHz 的探头在压痛明显区详查。

4. 发现肿大阑尾或病变。根据其具体形态行长轴的长度测量；在典型短轴图像上测量最大横径和厚径；测量管壁增厚的程度。

【检查内容】

1. 有无阑尾肿大。

2. 阑尾壁厚度及其回声异常。

3. 阑尾腔的充盈和扩张。

4. 阑尾腔内有无粪石等异常回声。

5. 阑尾周围有无积液。

6. 有无周围肠管扩张。

【注意事项】

1. 超声显示病变的能力同阑尾的肿大程度、局部有无回声干扰等因素有关，

2. 仪器的质量、探头分辨力和检查医师的技术也影响诊断准确率。

3. 对于阑尾肿大、囊腔扩张积液，阑尾结石、阑尾周围炎性渗出甚至脓肿形成，超声检查时，探头在有阳性征象的部位出现压痛和反跳痛，有助于确诊。

4. 在患者可以接受的情况下，探头适当加压，能提高阑尾的显示率。

5. 阑尾异位、位置较深、形体较小的病变，超声柱查可呈假阴性。

（彭瑾）

第十八节 肠 套 叠

【适应证】

1. 肠套叠位置判断。

2. 肠套叠病因检查。

3. 肠套叠并发症：肠梗阻。

【检查方法】

1. 探头频率为 3.5～10.0MHz。

2. 首先使用普通腹部探头行全腹常规超声检查。

3. 在包块出现区域应仔细检查。

4. 沿套叠长轴和短轴两方向记录图像并测量长径、前后径和横径。

5. 了解套叠近端有无肠管扩张。

6. 套叠远端有无异常回声等。

【检查内容】

1. 观察长轴下的套入肠管的回声，测量其长度和壁厚。

2. 在短轴下测量其横径和前后径。

3. 有条件时，用彩色多普勒了解套入的肠系膜血管的血流情况。

4. 确认套叠远端，寻找有无异常回声和包块。

5. 记录包块的形态、回声，测量其体积大小。

6. 有无肠梗阻和腹水。

【注意事项】

1. 注意普通腹部探头和高频率探头的结合应用，以提高对图像的辨认能力。

2. 彩色多普勒判断病变的血液循环有一定参考价值。

（彭瑾）

第十九节 胃肠道管壁外压性病变

【适应证】

1. 胃肠周围脏器挤压。

2. 胃肠旁肿瘤。

【检查方法】

1. 空腹常规腹部检查。

2. 病变区胃肠道管腔充盈下检查。

3. 必要时使用普通和较高频率（8.0～10.0MHz）探头对照观察。

【检查内容】

1. 空腹有无脏器肿大。

2. 有无腹部包块，了解包块形态结构、回声，测量包块大小。

3. 胃肠遭充盈下观察病变处胃肠壁的层次结构、蠕动有无异常。

4. 仔细观察对胃肠道管腔造成的程度等特点。

【注意事项】

如病变与胃肠壁粘连等，容易出现超声判断错误。

（彭瑾）

第二十节　腹腔和腹膜后间隙液性占位病变

【适应证】

1. 对腹部肿块行物理定性诊断。如液性、实性或囊实性等。

2. 探寻腹部隐匿性液性占位病变，如脓肿、血肿、积液等。

3. 判断液性占位病变的大小或累及范围。了解病变与相邻脏器或腹部大血管（如腹主动脉、下腔静脉）之间的关系。进行定位诊断分析。

4. 对部分液性占位病变进行定位或实时引导穿刺。

5. 液性占位病变治疗后的疗效观察。

【检查方法】

1. 受检者应空腹，即检查前禁食 8~12h。并禁止吸烟。检查中可适量饮水或口服声学造影剂以充盈胃腔。对位于下腹腔的病变，必要时充盈膀胱后再检查。钡剂 X 线检查应安排在超声检查之后进行。

2. 常规选用凸阵、线阵（或扇形）腹部探头。对位于表浅部位的病变．可选用高频超声探头。

3. 受检者一般取仰卧位，根据需要，也可采用侧卧位、俯卧位、站立位或胸膝卧位。

4. 检查步骤

（1）一般先进行腹部自上而下的横断扫查，寻找病灶，必要时结合触诊进行检查。

（2）结合呼吸运动和体位改变，对检出的或可疑病变区进行多切面超声检查和观察。

（3）扫查与病灶关系密切的邻近脏器或器官。

【检查内容】

1. 液性占位病灶的具体部位、范围、大小、形态及移动度。

2. 液性占位病灶的内部回声持点（如有无分隔，有无回声等）。

3. 囊性占位病变的囊壁回声特点（如厚度，光整度、有无乳头状突起、囊壁钙化灶等）。

4. 观察病灶与相邻重要脏器和大血管的位置关系。

5. 有条件时可用彩色多普勒检查血流信号的变化。

【注意事项】

腹部肿块超声检查的范围通常较大，检查也较费时，诊断难度甚大，需注意下列事项：

1. 超声检查以显示病变的形态为主，应尽可能给出定位诊断。

2. 对临床已能触及肿物者，超声检查重点可集中在临床申请检查的范围内，但应视检查需要扩大扫查范围。对临床未触及肿物者，需对整个腹、盆腔进行系统筛选检查。

3. 对于体积较大和位于盆腔的病灶，应注意不要轻易作出病灶位于腹腔或腹膜后间隙的定位诊断。

4. 体积较小的病灶可受腹部胃肠气体或其他结构遮盖而不能获得显示。

（彭瑾）

第二十一节　腹腔和腹膜后间隙实性占位病变

【适应证】

1. 对腹部肿块要给出物理定性诊断，如实性、非均质性、囊实性等。

2. 探寻腹部隐匿性实性占位病变，如转移癌、肿大淋巴结等。

3. 判断实性占位病变大小或累及范围；了解病变与相邻脏器或腹部大血管（如下腔静脉、腹主动脉）之间的关系．进行定位分析。

4. 对实性病变进行穿刺定位或实时引导穿刺。

5. 实性占位病变治疗后的疗效观察。

【检查方法】

同本章"腹腔和腹膜后间隙液性占位病变"。

【检查内容】

1. 实性占位病变的具体部位、大小、形态及移动度。

2. 实性占位病变的内部回声特点（如回声强度、均匀性等）。

3. 实性占位病变的包膜回声特点（如有无包膜及包膜的完整性如何）。

4. 观察病灶与相邻脏器和大血管的位置关系等。

5. 彩色多普勒血流图检查病灶内血供情况、血管分布与走行的特点。

【注意事项】

除参阅上节中所述注意事项外，尚应注意。超声对腹膜后占位病灶物理性质的判断常有困难，其原因与病灶内部组织结构或位置太深，或由于周围组织干扰等因索有关。

（彭瑾）

第二十二节　腹主动脉疾病

【适应证】

1. 腹主动脉瘤（真性、假性）诊断与鉴别诊断。

2. 腹主动脉夹层。

3. 检测腹主动脉粥样斑块与血栓。

4. 多发性大动脉炎。

5. 腹主动脉旁肿物的诊断与鉴别诊断。

【检查方法】

1. 受检者宜空腹或禁食 4～8h 后检查，必要时可适量饮水充盈胃腔。

2. 有条件者应使用彩色多普勒超声显像仪进行二维超声、彩色血流显像和频谱多普勒检查。

（1）探头频率，宜选用 2.5～5.0MHz。

（2）血流与声束夹角 θ 愈小愈好，诊断时 θ 角宜在 <60 度时取值。

（3）壁滤波，根据需要设置。

（4）取样容积，置于血流束的中心部位或异常血流区。

（5）一般将彩色血流显像的色标定为红色指示血流迎向探头，蓝色指示血流背离探头。

3. 受检者通常取仰卧位，必要时可辅之以左侧或右侧卧位检查。

4. 检查方法

（1）二维超声显像

①探头置于剑突下，行横切面扫查以确定腹主动脉位置；

②探头声束对准腹主动脉行自上而下或自下而上连续横切面扫查。横切面观察起点于膈肌下，达左、右髂总动脉分叉水平，必要时增加项目，将髂总动脉纳入扫查范围；

③探头声束对准腹主动脉后，旋转 90 度改为腹主动脉纵切面扫查，扫查起止点同横切面；

④对病变区血管段行多方向、多切面扫查；

⑤腹主动脉常规扫查重点应观察近膈肌处，肠系膜上动脉起始部和左、右髂总动脉分叉处。

（2）彩色血流成像

①在二维横切面或纵切面上清晰显示腹主动脉声像图时，进行彩色血流成像检查。

②调整彩色显示阈值、彩色增益等，以期获取最大彩色灵敏度又无彩色背景噪声产生。

（3）频谱多普勒检查

①在二维腹主动脉或彩色流道中，加入频谱多普勒取样线及取样门；

②调节血流曲线坐标值，使之能略大于被测血管的流速峰值；

③仔细调整取样门的上、下、左、右位置，获取最大峰值流速，并使频谱曲线较清楚显示。

【检查内容】

1. 二维超声显像

（1）腹主动脉管径变化，有无局限性膨大、狭窄和局部受压等，并进行测量。

（2）腹主动脉病变区管壁厚度、内膜回声和光滑度、管壁连续性及有无分层。

（3）腹主动脉管腔内有无异常回声（如斑块、钙化回声、血栓形成等）。

（4）腹主动脉的走行情况。

2. 彩色血流成像

（1）腹主动脉彩色血流信号充盈度、流层特点和流向变化。

（2）腹主动脉彩色血流信号有无高速喷流（湍流）形成的彩色混叠或中断。

（3）腹主动脉彩色血流信号有无异常侧支开通。

3. 频谱多普勒可根据需要选择以下若干项目进行多普勒血流测定

（1）腹主动脉收缩期峰值流速测定。

（2）腹主动脉舒张期末流速测定。

（3）腹主动脉阻力指数测定。

（4）腹主动脉搏动指数测定。

（5）腹主动脉蟑值加速度和峰值减速度测定。

【注意事项】

1. 检查腹主动脉上段时，应嘱患者做深吸气后屏气动作，以尽可能利用下移的肝脏作为检查声窗。

2. 检查腹主动脉下段时，探头适当施压以驱赶胃肠气体。这个操作也适用于肥胖病人的检查。

3. 对经前腹壁观察腹主动脉不满意的患者，还可采用侧卧位经脾肾或经肝肾声窗行冠状面扫查以显示腹主动脉及其主要分支。

4. 不宜仅凭横切面所见作出疾病诊断，应注意全面分析纵、横切面声像图后再给出诊断意见。

5. 对腹主动脉旁其他腹膜后肿物特别如囊性肿物，应注意采用彩色血流成像技术进行诊断与鉴别诊断。

6. 目前，由于大多数彩色血流超声成像仪较难获取真实的血管内流速剖面及与心动周期有关的连续变化信息，因此，动脉血流量定量测定不列入常规检测项目。

（彭瑾）

第二十三节　下腔静脉疾病

【适应证】

1. 检测下腔静脉血栓或癌栓。

2. 布 – 加综合征（Budd – Chiari syndrome）的诊断与鉴别诊断。

3. 了解腹部肿块、腹膜后淋巴结等是否对下腔静脉形成压迫。

4. 评价右心功能不全。

【检查方法】

1. 受检者空腹或禁食 4 ~ 8h。

2. 仪器条件同本章"腹主动脉疾病"，但在血流检查时应置静脉检测条件。

3. 受检者常取仰卧位或采用辅助左侧卧位。

4. 检查方法

（1）二维超声显像

①探头置于剑突下，行横切面扫查以确定下腔静脉的位置；

②探头声束对准下腔静脉进行自上而下和自下而上连续横切面扫查。横切面观察起点于膈肌下，止点于左、右髂总静脉汇合水平；

③探头声束对准下腔静脉后，旋转 90 度改为下腔静脉纵切面扫查，扫查起止点同横切面；

④对病变区血管段应更仔细地做横向、纵向和斜向等多方向、多切面观察；

⑤下腔静脉的常规检测重点为横膈水平（下腔静脉至右心入口处）、肾静脉水平和左、右髂总静脉汇合水平。

（2）彩色血流显像

①在二维横切面或纵切面上显示下腔静脉后，进行彩色血流成像检查；

②调整彩色血流显示阈值、彩色增益、壁滤波器等，及以获取最大彩色灵敏度，且无彩色背景噪声产生。

（3）频谱多普勒检查

①在下腔静脉二维图像和彩色血流信号中，放置频谱多普勒取样线及取样门；

②调节血流曲线坐标值，使之能略大于被测血管的流速峰值；

③仔细调整取样门的上、下、左、右位置使之能显示全曲线最大能量与最大峰值流速；

④在平静呼吸和深吸气状态或让患者做 ValsalVa 动作时，观察下腔静脉多普勒血流曲线变化。

【检查内容】

1. 二维超声

（1）下腔静脉管径变化，有无狭窄或局部受压、扩张改变等。

（2）下腔静脉管壁回声、光滑度。

（3）下腔静脉管腔内有无异常团块回声。

（4）下腔静脉搏动特点及其管径变化与呼吸动作、心动周期之间的关系。

（5）下腔静脉走行情况。

2. 彩色多普勒

（1）下腔静脉彩色血流信号充盈情况、流层特点和流向变化，以及与呼吸动作、心动周期之间的关系。

（2）下腔静脉血流信号有无高速喷流（湍流）形成的彩色混叠或血流信号中断。

3. 频谱多普勒

（1）下腔静脉峰值流速测定。

（2）下腔静脉血流曲线变化特点以及与呼吸动作或心动周期之间的关系。

【注意事项】

1. 下腔静脉肝下段由于受探测条件的限制，往往显示不清或难以显示。下腔静脉肝后段一般显示较清楚，但遇体型肥胖、大量腹水等超声图像显示质量差，诊断下腔静脉阻塞性病变时应慎重。

2. 检查时，综合采用下列措施可提高下腔静脉图像显示质量，如探头适当施压。做 valsalva 动作，取坐位或立位检查等，但对下腔静脉血拴或瘤栓患者，进行 Valsalva 动作需特别慎重。

（彭瑾）

第四章　心脏超声诊断

第一节　正常超声心动图

心脏的解剖与生理

一、心脏位置及外形

心脏位于胸腔中纵隔，2/3 位于正中线左侧，1/3 在正中线右侧。两侧和前方大部分被胸膜及肺覆盖，仅前面一小部分邻近胸骨中下 1/3 和第 3~6 肋软骨，称为心脏裸区。

心脏外形近似圆锥体形，大小大致与本人拳头相似。我国成年人心脏的长径为 12.0~14.0cm，横径 9.0~11.0cm，前后径 6.0~7.0cm。心脏重量，男性（284±50）g，女性（258±49）g。

心的前面：大部分被肺和胸膜遮盖，只有一小部分借心包与胸骨体和肋软骨直接相邻。

心的两侧：与肺和胸膜腔相邻。

心的后方：食管、迷走神经和主动脉胸部。

心的下方：膈。

心的上方：连着心的大血管。

心脏外形可分为：

（一）心底

朝向右后上方，大部分由左心房构成，少部分由右心房构成。上、下腔静脉分别由上、下方注入右心房。左、右肺静脉分别由两侧注入左心房。肺动脉干起源于右心室行走于左上方，升主动脉起源于左心室行走在肺动脉干的右后上方，两者互相交叉。

（二）心尖

朝向左前下方，圆钝，由左心室构成。投影位置平对左侧第 5 肋间锁骨中线内侧 1~2cm 处。在活体上此处可触及或看到心尖搏动。心脏有四个面，即前面、膈面、左侧面和右侧面；有四个缘，即右缘、左缘、上缘和下缘。

（三）心的表面有三条沟

1. 冠状沟：心脏表面靠近心底处，有横位的冠状沟几乎环绕心脏一周，仅在前面被主动脉及肺动脉的起始部所中断。冠状沟是心房和心室的分界线。

2. 前室间沟：在胸肋面有从冠状沟向下到心尖右侧的浅沟，称为前室间沟。

3. 后室间沟：在膈面也有从冠状沟向前下到心尖右侧的浅沟，称为后室间沟。

前、后室间沟是左、右心室在心表面的分界线。

二、心包

（一）心包的结构

心包为一纤维浆膜囊，包裹于心脏和大血管根部的表面，其底部附着在膈肌的中央部分。心包分为浆膜性心包和纤维性心包两部分。浆膜性心包又分为脏层和壁层。脏层与壁层之间呈一个潜在性腔隙，称为心包腔。在正常状态下，内有约20ml左右淡黄色液体，起着保护和润滑心脏的作用。

（1）浆膜心包：可分为脏层和壁层。脏层覆于心肌的外面，又称为心外膜，壁层在脏层的外围。脏层与壁层在出入心的大血管根部相移行，两层之间的腔隙称为心包腔，内含有少量浆液，起润滑作用，可减少心在搏动时的摩擦。

（2）纤维心包：又称心包纤维层，是一纤维结缔组织囊，贴于浆膜心包壁层的外心包心包面，向上与出入心的大血管外膜相移行，向下与膈的中心腱紧密相连。纤维心包伸缩性小，较坚韧。

（二）心包的常见疾病

心包疾病谱包括先天性心包缺如、心包炎（干性、渗出性、渗出-缩窄性与缩窄性）、肿瘤性与囊肿。病因学分类包括：感染性、全身自身免疫疾病伴心包炎、2型自身免疫疾病、邻近器官疾病伴心包炎、代谢疾病伴心包炎、妊娠合并原因不明心包积液（少见）、外伤性心包炎、肿瘤性心包疾病（原发性、继发性）等。

1. 心包炎　心包炎（pericarditis）是最常见的心包病变，可由多种致病因素引起，常是全身疾病的一部分，或由邻近组织病变蔓延而来。心包炎可与心脏的其他结构如心肌或心内膜等的炎症同时存在，亦可单独存在。心包炎可分为急性和慢性两种，前者常伴有心包渗液。后者常引起心包缩窄，急性心包炎（acute pericarditis）是心包膜的脏层和壁层的急性炎症，可以同时合并心肌炎和心内膜炎，也可以作为唯一的心脏病损而出现。

2. 心包囊肿　在胚胎时期原始腔隙未能和其他腔隙隔合成心包，而单独形成一个空腔，以后就可发展成为心包囊肿。囊肿壁多菲薄透明，外壁为疏松结缔组织，内壁为单层的间皮细胞，其上有血管分布，类似心包组织，囊内含有澄清或淡黄色液体，偶见血性液体。心包囊肿比较少见，约占纵隔肿瘤与囊肿的8.9%，纵隔囊肿的17%。其发病率较低的原因，除本病少见外，尚因多数无症状，有的囊肿小又与纵隔阴影互相重叠，不易被发现，发病年龄多为青壮年。多数患者无自觉症状，多为其他原因胸部透视偶然发现，有症状者为心悸、气短、咳嗽及心前区不适，也有患者可查见心电图异常，可能与肿物压迫有一定关系。少数病例因囊肿压迫膈神经而使患侧季肋部痛，并向肩部放射，疑似慢性胆囊炎；有的病例可因过劳或体位改变而使疼痛加剧；如果囊肿发生破裂可并发炎症表现。胸部 X 线检查在心膈角处有明显阴影，深呼吸和体位改变可见阴影形态和大小都有明显改变。

3. 心包填塞　外伤性心脏破裂或心包内血管损伤造成心包腔内血液积存称为血心包或心包填塞，是心脏创伤的急速致死原因。由于心包的弹力有限，急性心包积血达 150ml 即可限制血液回心和心脏跳动，引起急性循环衰竭，进而导致心跳骤停。因此血心包一旦出现必须争分夺秒地进行抢救治疗。当锐器伤的胸壁伤心包填塞心包填塞口在心前区或胸部挤压伤病人，有进行性血压下降、面色苍面、心率增快，心音遥远、颈静脉怒张、神志烦躁不安时，应首先考虑到血心包的存在，应紧急作心包穿刺，排血减压、缓解填塞，暂时改善血液动力学，争取抢救时间，并输盐水及血液纠正失血性休克同时准备紧急开胸手术探查，严格麻醉管理，严防心脏骤停，补充足够的血液，术中清除心包腔积血，恢复心脏正常收缩和舒张功能，精细准确地修补心脏破损处。术后严密监测心功能并合理应用心血管活性药物。

4. 心包积液　心包积液是一种较常见的临床表现尤其是在超声心动图成为心血管疾病的常规检查方式之后，心包积液在病人中的检出率明显上升，可高达 8.4% 大部分心包积液由于量少而不出现临床征象。少数病人则由于大量积液而以心包积液成为突出的临床表现。当心包积液持续数月以上时便构成慢性心包积液。导致慢性心包积液的病因有多种，大多与可累及心包的疾病有关。

心包积液分析对心包疾病的诊断与治疗有重要的指导意义。同时，心包积液分析结果应结合临床症状及其他检查指标如血清学肿瘤标记物、自身抗体标记物与结核标记物进行综合评价。

三、各心腔的结构和形态

（一）右心房

1. 概述　右心房位于左心房的右前方，右心室的后上方，右心房前半部分邻近主动脉根部和左室流出道间隔的膜样部。房壁厚度约 2mm，表面光滑。后部上方有上腔静脉入口，下端有下腔静脉入口，下腔静脉人口前缘有下腔静脉瓣，其内侧端延伸至卵圆窝前缘，在胎儿时期有引导下腔静脉血流经卵圆孔流向左心房的作用。右房的前下方为右房室口即三尖瓣口，与右心室相通。下腔静脉与右房室口之间有冠状静脉窦开口，成人冠状静脉窦口内径为 10.0 ~ 13.0mm。右心房腔分为窦部和体部。间隔下 1/3 偏后有卵圆窝，为房间隔最薄处。卵圆窝的前上缘可有裂隙状未闭合的开口与左心房相通，称卵圆孔未闭。右心房接收上、下腔静脉及冠状静脉窦回心的血流。舒张晚期心房收缩时，心房容积变小，内压升高，使心房内的血流经三尖瓣流入右心室。心房收缩为－主动充盈过程，其心室充盈量约占正常人回心血量的 30%。

2. 右心房的功能　右心房通过上、下腔静脉口，接纳全身静脉血液的回流，还有一小的冠状窦口，是心脏本身静脉血的回流口。右心房内的血液经右房室口流入右心室，在右房室口生有三尖瓣（右房室瓣），瓣尖伸向右心室，尖瓣藉腱索与右心室壁上的乳头肌相连。当心室收缩时，瓣膜合拢封闭房室口以防止血液向心房内逆流。心脏一次收缩和舒张，称为一个心动周期。它包括心房收缩，心房舒张、心室收缩和心室舒张四个过程。血液在心脏中是按单方向流动，经心房流向心室，由心室射入动脉。在心脏的射血过程中，心室舒缩活动所引起的心室内压力的变化是促进血液流动的动力，而瓣膜的开放和关闭则决定着血流的方向。心房开始收缩之前，整个心脏处于舒张状态，心房、心室内压力均都比较低，这时半月瓣（动脉瓣）关闭。由于静脉血不断流入心房，心房内压力相对高于心室，房室瓣处于开的状态，血液由心房流入心室，使心室充盈。当心房收缩时，心房容积减小，内压升高，再将其中的血液挤入心室，使心室充盈血量进一步增加。心房收缩持续时间约为 00.1s，随后进入舒张期。心房进入舒张期后不久，心室开始收缩，心室内压逐渐升高，首先心室内血液推动房室瓣关闭，进一步则推开半月瓣而射入动脉，当心室舒张，心室内压下降，主动脉内血液向心室方向返流，推动半月瓣，使之关闭，当心室内压继续下降到低于心房内压时，心房中血液推开房室瓣，快速流入心室，心室容积迅速增加，此后，进入下一个心动周期，心房又开始收缩，再把其中少量血液挤入心室。可见在一般情况下，血液进入心室主要不是靠心房收缩所产生的挤压作用，而是靠心室舒张时心室内压下降所形成的"抽吸"作用。

3. 右心房的常见病变

（1）三尖瓣闭锁：三尖瓣闭锁是一种紫绀型先天性心脏病，发病率约占先天性心脏病的 1%～5%。在紫绀型先天性心脏病中继法乐四联症和大动脉错位后居第三位。主要病理改变是三尖瓣闭锁或三尖瓣口缺失，卵圆孔未闭或房间隔缺损。

（2）三尖瓣关闭不全：三尖瓣关闭不全（tricuspidin sufficiency）罕见于瓣叶本身受累，而多由肺动脉高压及三尖瓣扩张引起。由于先天性或后天性因素致三尖瓣病变或三尖瓣环扩张，导致三尖瓣在收缩期不能完全关闭时称三尖瓣关闭不全。该病有功能性和器质性两种，前者多继发于导致右心室扩张的病变，发病率相当高，如原发性肺动脉高压、二尖瓣病变、肺动脉瓣或漏斗部狭窄、右心室心肌梗塞等。后者可为先天性异常如 Ebstein 畸形及共同房室通道，也可为后天性病变如风湿性炎症、冠状动脉病变致三尖瓣乳头肌功能不全、外伤及感染性心内膜炎等。该病预后视原发病因的性质和心力衰竭的严重度而定，原发性肺动脉高压症和慢性肺源性心脏病所致者预后常较二尖瓣病变或房间隔缺损所致者更差。内科治疗可缓解症状，外科手术可治愈。

（3）三尖瓣下移畸形：三尖瓣下移畸形是一种罕见的先天性心脏畸形。1866 年 Ebstein 首先报道一例，故亦称为 Ebstein 畸形。其发病率在先天性心脏病中占 0.5～1%。三尖瓣下移畸形系指三尖瓣畸形，其后瓣及隔瓣位置低于正常，不在房室环水平而下移至右心室壁近心尖处，其前瓣位置正常，致使右心房较正常大，而右心室较正常小，可有三尖瓣关闭不全。此类畸形常合并卵圆孔开放或房间隔缺损以及肺动脉狭窄。由于右心房内血量较多，压力增高，其所含血液部分经房间隔缺损或卵圆孔流入左心房，部分仍经三尖瓣入右心室，因肺动脉狭窄，进入肺循环的血量减少，故回入左心房的动脉血量也少，此时再与自右心房分流来的静脉血混合，经二尖瓣而入左心室及体循环。

（4）心脏粘液瘤：心脏粘液瘤是临床上最常见的心脏原发性肿瘤，多属良性，恶性者少见。粘液瘤可发生于所有心脏的心内膜面，95%发生于心房，约75%位于左心房，20%位于右心房，左、右心室各占2.5%。左心房粘液肿瘤常发生于卵园窝附近，临床上常因瘤体堵塞二尖瓣口，导致二尖瓣口狭窄或关闭不全，粘液瘤可发生于任一年龄，但最常见于中年，以女性多见。

（二）右心室

1. 概述 右心室位于右心房左前下方，覆盖于左心室右前方，略呈三角锥体状。室壁厚度4~5mm。右心室主要由右室流入道和流出道两部分组成。右室流入道室壁不光滑，入口为右房室口即三尖瓣，与右心房相通。右室流出道为右心室腔向左上延伸的部分，出口为肺动脉口。漏斗部下缘室上嵴是右室流入道和流出道的分界。右心室下部有调节束，悬于右心室前壁前乳头肌根部与室间隔之间。右心室腔下部内壁不光滑，布满纵横交错、粗细不一的肌小梁和乳头肌，此为区别于左心室的特点之一。三尖瓣呈三角形，分前瓣、隔瓣和后瓣，前瓣最大，隔瓣次之，后瓣较小。正常瓣口面积约5.0cm^2；周长平均为女性94.8mm（70.5~110.5mm），男性98.3mm（61.6~118.5mm）。右心室内有腱索及三组乳头肌，即前组乳头肌、后组乳头肌、圆锥乳头肌。三个瓣交界方向分别为前内、后内和外侧。肺动脉瓣分为左前瓣、后瓣和右前瓣三个瓣。当心室收缩时，心室内压及心肌张力升高，一旦超过肺动脉压时，肺动脉瓣开放，使右心室的血流经肺动脉口流入肺动脉；心室舒张时，肺动脉瓣关闭，阻止血液逆流入心室。

2. 右心室的主要病变

（1）心肌病：新陈代谢或荷尔蒙异常的心肌变化等，有时酗酒，药物亦导致心肌变化。

（2）肺性心脏病：因慢性支气管炎，肺气肿等导致肺动脉高血压症，使得右心室肥大或衰竭。

（3）三尖瓣闭锁：三尖瓣闭锁三尖瓣闭锁是一种紫绀型先天性心脏病，发病率约占先天性心脏病的1~5%。在紫绀型先天性心脏病中继法乐四联症和大动脉错位后居第三位。主要病理改变是三尖瓣闭锁或三尖瓣口缺失，卵圆孔未闭或房间隔缺损。

（4）三尖瓣关闭不全：罕见于瓣叶本身受累，而多由肺动脉高压及三尖瓣扩张引起。由于先天性或后天性因素致三尖瓣病变或三尖瓣环扩张，导致三尖瓣在收缩期不能完全关闭时称三尖瓣关闭不全。该病有功能性和器质性两种，前者多继发于导致右心室扩张的病变，发病率相当高，如原发性肺动脉高压、二尖瓣病变、肺动脉瓣或漏斗部狭窄、右心室心肌梗塞等。后者可为先天性异常如Ebstein畸形及共同房室通道，也可为后天性病变如风湿性炎症、冠状动脉病变致三尖瓣乳头肌功能不全、外伤及感染性心内膜炎等。该病预后视原发病因的性质和心力衰竭的严重度而定，原发性肺动脉高压症和慢性肺源性心脏病所致者预后常较二尖瓣病变或房间隔缺损所致者更差。内科治疗可缓解症状，外科手术可治愈。

（5）三尖瓣下移畸形：三尖瓣下移畸形是一种罕见的先天性心脏畸形。1866 年Ebstein 首先报道一例，故亦称为 Ebstein 畸形。其发病率在先天性心脏病中占 0.5～1%。三尖瓣下移畸形系指三尖瓣畸形，其后瓣及隔瓣位置低于正常，不在房室环水平而下移至右心室壁近心尖处，其前瓣位置正常，致使右心房较正常大，而右心室较正常小，可有三尖瓣关闭不全。此类畸形常合并卵圆孔开放或房间隔缺损以及肺动脉狭窄。由于右心房内血量较多，压力增高，其所含血液部分经房间隔缺损或卵圆孔流入左心房，部分仍经三尖瓣入右心室，因肺动脉狭窄，进入肺循环的血量减少，故回入左心房的动脉血量也少，此时再与自右心房分流来的静脉血混合，经二尖瓣而入左心室及体循环。

（6）肺动脉瓣关闭不全：肺动脉瓣关闭不全，最常见病，因为继发于肺动脉高压所致肺动脉干的根部扩张引起瓣环扩大，如风湿性二尖瓣损害、艾生曼格综合征等；少见为特发性或马凡综合征的肺动脉扩张。肺动脉瓣关闭不全，常伴发于其他心血管疾病，尤其是肺动脉高压者更易发生，单独的先天性肺动脉瓣关闭不全很少见，由于关闭不全的程度往往较轻，常无症状。属于心血管内科疾病。详细见肺动脉瓣关闭不全。

（三）左心房

1. 左心房的结构　左心房位于右心房的左后方，左心室的后上方，是心脏最靠后的部分。房壁厚度约 3.0mm。左心房后部较大，壁光滑。左心房分为左心耳部和体部。左心房入口为左、右两侧的四条肺静脉口；出口为前下部的左房室口，即二尖瓣口与左心室相通。

2. 左心房的功能　左心房通过四个肺静脉口收纳由肺回流的血液，由肺进行气体交换后的新鲜血液，经肺静脉流入左心房，然后经左房室口流入左心室，在左房室口处生有二尖瓣（左房室瓣）血液由左心房经此口流入左心室。二尖瓣如同一个"单向活门"，保证血液循环由左心房一定向左心室方向流动和通过一定流量。

心脏一次收缩和舒张，称为一个心动周期。它包括心房收缩，心房舒张、心室收缩和心室舒张四个过程。

血液在心脏中是按单方向流动，经心房流向心室，由心室射入动脉。在心脏的射血过程中，心室舒缩活动所引起的心室内压力的变化是促进血液流动的动力，而瓣膜的开放和关闭则决定着血流的方向。心房开始收缩之前，整个心脏处于舒张状态，心房、心室内压力均都比较低，这时半月瓣（动脉瓣）关闭。由于静脉血不断流入心房，心房内压力相对高于心室，房室瓣处于开的状态，血液由心房流入心室，使心室充盈。当心房收缩时，心房容积减小，内压升高，再将其中的血液挤入心室，使心室充盈血量进一步增加。

心房收缩持续时间约为 0.1s，随后进入舒张期。心房进入舒张期后不久，心室开始收缩，心室内压逐渐升高，首先心室内血液推动房室瓣关闭，进一步则推开半月瓣而射入动脉，当心室舒张，心室内压下降，主动脉内血液向心室方向返流，推动半月瓣，使之关闭，当心室内压继续下降到低于心房内压时，心房中血液推开房室瓣，快速流入心室，心室容积迅速增加，此后，进入下一个心动周期，心房又开始收缩，再把其中少量血液挤入心室。可见在一般情况下，血液进入心室主要不是靠心房收缩所产生的挤压作用，而是靠心室舒张时心室内压下降所形成的"抽吸"作用。

3. 左心房的主要病变

（1）二尖瓣狭窄：二尖瓣狭窄（mitral stenosis）是风湿热的后遗症。极少数为先天性狭窄或老年性二尖瓣环或环下钙化。二尖瓣狭窄患者中2/3为女性。约40%的风湿性心脏病（风心病）患者为单纯性二尖瓣狭窄；凡面容是面色晦暗，双颊紫红，口唇轻度发绀。多见于风湿性心瓣膜病二尖瓣狭窄的患者。二尖瓣狭窄二尖瓣狭窄是指风湿性心脏病的一种，叫做二尖瓣狭窄，属于一种自身免疫性疾病。患者面部特征为两颧及口唇紫红，像运动完一样，是医生视诊的重要内容。

（2）二尖瓣闭锁不全：风湿性二尖瓣关闭不全风湿性心脏病二尖瓣闭锁不全是由于反复风湿性炎症后所遗留的二尖瓣瓣膜损害，使瓣膜发生僵硬、变形、瓣缘卷缩，瓣口连接处发生融合及缩短，同时伴腱索、乳头肌的缩短、融合或断裂，造成二尖瓣的闭合不全，从而引起血流动力学的一系列改变。详细见：风湿性二尖瓣关闭不全。心肌梗塞病变累及乳头肌可产生程度不等的二尖瓣关闭不全。冠状动脉粥样硬化性心脏病人经心导管检查约3%有二尖瓣关闭不全。冠心病引致的二尖瓣关闭不全可由急性或慢性乳头肌缺血所引起。心肌梗塞时，乳头肌可因急性缺血性坏死而在数小时内完全断裂。虽然腱索和瓣叶无异常病变，但相应部位的二尖瓣瓣叶丧失启闭功能，在发生梗塞后早期即呈现严重的二尖瓣关闭不全。在急性心肌梗塞病例中，因乳头肌断裂而死于突然发生的重度二尖瓣关闭不全者约占 0.4~5%。一部分病人心肌梗塞虽引起乳头肌缺血坏死，但未立即完全断裂，或因长期缺血，坏死的心肌组织逐渐被纤维组织所替代，乳头肌变薄、伸长，收缩功能减弱或丧失，在心肌栓塞后 2 个月以上才呈现二尖瓣关闭不全。

（3）二尖瓣脱垂综合征：二尖瓣脱垂综合征又名 Barlow 综合征、二尖瓣喀喇音—杂音综合征，系指二尖瓣在左心室收缩时向左心房脱垂，伴有或不伴有二尖瓣关闭不全，临床上可出现一系列的症状和体征。

（4）乳头肌功能不全：乳头肌功能不全指房室瓣腱索所附着的乳头肌由于缺血、坏死、纤维化或其他原因，引起收缩功能障碍，导致二尖瓣关闭不全，产生二尖瓣返流。

（5）二尖瓣环钙化：属于一种老年性退行性变，在二尖瓣的纤维肌环有钙质沉着，严重者可导致二尖瓣关闭不全出现返流。

（6）心脏粘液瘤：心脏粘液瘤是临床上最常见的心脏原发性肿瘤，多属良性，恶性者少见。粘液瘤可发生于所有心脏的心内膜面，95%发生于心房，约75%位于左心房，20%位于右心房，左、右心室各占2.5%。左心房粘液肿瘤常发生于卵园窝附近，临床上常因瘤体堵塞二尖瓣口，导致二尖瓣口狭窄或关闭不全，粘液瘤可发生于任一年龄，但最常见于中年，以女性多见。

（四）左心室

1. 左心室的结构　左心室位于右心室的左后下方，左心房的左前下方。左心室心腔近似圆锥形，横断面呈圆形，尖端向左下方。左室肌壁为心脏最厚部分，室壁厚度 9.0～12.0mm。心尖肌壁较其他部分薄。左、右室之间为略向右膨凸的室间隔，厚度 8.0～12.0mm。主动脉右瓣及无瓣环交界下方与肌部室间隔上方之间为纤维组织形成薄膜状，称膜部间隔。膜部间隔右侧由于有三尖瓣隔瓣环横跨将其分为两部分，即前部的膜部室间隔和后部的膜部房室间隔。左心室由二尖瓣前瓣基底部与主动脉半月瓣之间纤维组织连接划分为左室流入道和流出道两部分。左室流入道的入口为左房室口，朝向左心室的左后方，瓣口周围的纤维环上附有二尖瓣，分为前瓣和后瓣。正常瓣口面积约 $4.0cm^2$，周长 8.0～12.0cm。二尖瓣前、后叶有前外和后内两个交界。左心室内有多数腱索及前外、后内两组乳头肌。两组乳头肌均发出数量大致相等的腱索到两瓣的前后两角，其尖端发出的腱索经多次分支后呈扇形与瓣叶相连。左室流出道出口为主动脉口，位于左心室的右前方。主动脉口有三个呈半月形的瓣叶，根据有无冠状动脉开口将瓣叶称为右冠状动脉瓣、左冠状动脉瓣及无冠状动脉瓣。主动脉瓣口呈三角形，正常瓣口面积为 3.0～$4.0cm^2$。主动脉后瓣和左瓣与二尖瓣前瓣为纤维连续，称为主动脉心室膜。当心室收缩，心室内压超过心房内压时，房室瓣关闭，主动脉瓣开放，使血液经主动脉口流入主动脉。心室舒张时，主动脉瓣关闭，阻止血液逆流入左室；此时，二尖瓣开放，使左心房的血液经二尖瓣口流入左心室。左、右侧心房及心室的收缩与舒张是同步的。

2. 左心室的功能　一个正常的心脏，其左心室的肌肉一定可以：

（1）在每一次收缩后瞬速放松以让来自肺静脉的含氧血快速地填充，此即心脏舒张期的放松与填充。

（2）瞬速的激烈收缩以推动大量的血液进入大动脉，克服非常高的大动脉压力及提供额外的压力以延伸大动脉和其他的主要动脉且为突然上升的血量提供足够的空间，此即心脏收缩期的收缩和外排。

（3）在中枢系统控制下，瞬速地增加或降低其抽泵能力。

3. 左心室主要病变

左心室肥大：本身并非一种疾病，但往往是心脏病的先兆。左心室肥大可以是一种心肌对有氧运动和力量训练的自然反应，也会是对心血管疾病和高血压的病理反应，不过更可以由增加心脏后负荷或心肌的疾病引起。当然，无论如何这种扩大并非永久。在一些个案中，这种增生会随着血压的下降而回复。左心室所连接的血管是主动脉，其功能是把血液输送到身体各部。因此，左心室的肌肉和心壁的厚度都比其他心房和心室的要大，因为它所要承担的是整个身体的血液供给，需要有很大的动力来推动血液进行运动。

四、房间隔与室间隔

（一）房间隔

房间隔较薄，位于左、右心房之间，其位置与人体正中矢状面约呈45°角。房间隔厚度为 3.0~4.0mm；卵圆窝处最薄，中央部厚度约 1.0mm。房间隔是不同类型房间隔缺损的好发部位。

在右心房的房间隔下部有一卵圆形的浅窝，称卵圆窝。胎儿时期此处为卵圆孔，左、右心房借此孔相通。出生以后此孔逐渐封闭，遗留的凹陷称卵圆窝。如果出生后 1 年左右此孔仍未封闭，就形成一种先天性脏病 – 房间隔缺损（卵圆孔闭锁不全），占先天性心血管疾病的 51%。房间隔缺损是先天性心脏病中最常见的一种病变。但因临床表现多不明显，常被忽视，因而临床发病数较上述数字为低。1982 年，黄铭新等统计上海地区 4043例先天性心脏病，其中房间隔缺损 1054 例，占 26.1%，为先天性心脏病的首位。上海第二医科大学附属仁济医院 7745 例心脏直视手术中，共有房间隔缺损 693 例，占 8.9%。

（二）室间隔

室间隔较厚，位于左、右心室之间，亦呈 45°斜位。室间隔分为室间隔肌部和室间隔膜部。室间隔膜部是由胚胎时期的室间孔闭合而形成，非常薄，是室间隔缺损的好发部位。

室间隔缺损指室间隔在胚胎时期发育不全，形成异常交通，在心室水平产生左向右分流。室间隔缺损是最常见的先天性心脏病，约占先心病的 20%，可单独存在，也可与其他畸形并存。缺损常在 0.1~3cm，位于膜部者则较大，肌部者则较小，后者又称 Roger 病。缺损若 <0.5cm 则分流量较小，多无临床症状。

五、主动脉与肺动脉

（一）主动脉

主动脉起自左心室，分为主动脉根部、升主动脉、主动脉弓及其分支，降主动脉及胸主动脉。升主动脉长度约 5.0cm，其左侧为肺动脉主干，右侧为上腔静脉。主动脉弓下方有右肺动脉、动脉导管韧带，上方有头臂干、左颈总动脉、左锁骨下动脉及头臂静脉。

（二）肺动脉

肺动脉起自右心室，长约 5.0cm，直径约 2.5cm。肺动脉主干位于主动脉的左前方，其根部的左侧为左心耳，在主动脉弓下分出左、右肺动脉，左肺动脉较短，右肺动脉较长。

六、心壁的结构

心壁从内向外由心内膜、心肌层和心外膜三层构成。

（一）心内膜

心内膜是衬贴在心壁内面的一层光滑薄膜。瓣膜是由心内膜突向心腔的双层内皮皱襞构成，中间夹有一层致密结缔组织。心室内的腱索、乳头肌及心房内的梳状肌等表面亦覆盖心内膜。主动脉口和肺动脉口处的心内膜最厚，心室及心耳的心内膜最薄。

（二）心肌层

心肌层是由心肌纤维聚集成束，心房与心室的肌层彼此不连续，分别附着于心脏的纤维支架上。心肌层各部位厚薄不同，心房壁最薄，左心室壁最厚。心室肌结构较复杂，可分为深层肌、中层肌及浅层肌三层。由于部分心肌纤维呈螺旋形走行，当心肌收缩时，其合力可使心尖做顺时钟方向旋转，使心尖向前产生顶击的作用，故心尖的搏动可在体表摸到。

（三）心外膜

心外膜是紧贴心肌及大血管根部外表面的一层光滑的浆膜，即浆膜性心包的脏层。其组织结构分为五层，由最浅层向内依次为间皮、基底膜、浅胶原纤维、弹力纤维和深胶原纤维。血管网、神经纤维和淋巴管网位于基底膜和胶原、弹力纤维层中。

七、心脏的冠状循环

心脏的自身血液循环有动脉和静脉两个系统，冠状动脉将动脉血运送至心脏的各部，而冠状静脉则送静脉血返回至右心房。

（一）冠状动脉

为升主动脉第一对分支，从主动脉环上约 7mm 处发出，分为左冠状动脉和右冠状动脉。冠状动脉主干及其主要的分支位于心外膜下，较细小的分支穿入心肌内再逐级分支供应心肌细胞等组织。

1. 左冠状动脉　左冠状动脉约 92.0% 主干起自于主动脉左窦内，较右冠状动脉粗，开口处直径为 0.5 ~ 0.7cm，主干内径为 0.3 ~ 0.4cm；左主干较短，儿童长 0.1 ~ 1.0cm，成人长 1.5 ~ 3.0cm，经左心耳及肺动脉起始部之间沿冠状沟左前方走行，随即分为前降支和旋支。在二支间分出对角支，对角支有 2 ~ 3 支，有时在角内发出较大的正中支至左室。约 1.6% 的人无左主干，此时前室间支和旋支直接起自主动脉左窦内。

（1）左前降支（前室间支）：是左冠状动脉主干的直接延续。左前降支发出的分支分布于左、右心室前壁的一部分及室间隔前上 2/3。分支有：前室间隔支（穿透支）、左心室前支、右心室前支。

（2）左旋支（旋支）：常与左冠状动脉呈直角发出，开口处直径为 0.25 ~ 0.45cm，平均约为 0.35cm。沿途发出分支，主要分布于左室侧壁及部分后壁。分支有：左室前支、左室后支、钝缘支、左房支（窦房结支）。

2. 右冠状动脉　起自于主动脉右窦内中 1/3 处，开口处直径为 0.31 ~ 0.50cm，主干内径为 0.2 ~ 0.3cm。多数右冠状动脉口径较左冠状动脉小。供应右心房、右心室大部分、左室膈面或后壁一部分、部分左室乳头肌。分支有：后降支（后室间支）、右室前支、右缘支、右室后支、动脉圆锥支、左室后支、右房支、房室结支及右旋支。

3. 冠状动脉的分布类型　左、右冠状动脉在心胸肋面的分布范围变异不大，而在心膈面的分布范围变异较大。根据左、右冠状动脉在膈面的分布不同分为右优势型、左优势型、均衡型。

人左冠状动脉主干阻塞后，左室各壁及室间隔会发生大面积心肌梗死，同时会影响传导系统的大部分血供，导致严重的心律失常。

（二）冠状静脉

根据向心腔回流的途径，分三个系统。

1. 心最小静脉　心最小静脉为起源于心肌内毛细血管丛的无数小静脉，直接开口于心腔内，主要在右心房和右心室。

2. 心前壁静脉　心前壁静脉有 2~3 支，起源于右心室前壁，向上跨过冠状沟，直接开口于右心房，常与心大静脉相吻合。主要引流右冠状动脉血液。

3. 冠状静脉窦及其属支　冠状静脉窦长度为 3.0~5.0cm，位于左心房与左心室之间的冠状沟后部，开口于下腔静脉口和右房室口之间，主要引流左冠状动脉血液。冠状窦属支有：心大静脉、心中静脉、心小静脉、左室后静脉及左房后静脉。

二维超声心动图检查常规

心脏和大血管检查的基本部位有：

①心前区：系指由内侧胸骨左缘（胸骨右缘－右位心）至外侧心脏左缘（右缘），上自左（右）锁骨下缘第 2 肋间，下至第 5 肋间心尖部；

②心尖部：是指左侧（右侧）心尖搏动处；

③剑下（肋下）区：从剑突下区由下向上观察心脏及大血管的各结构及相互关系；

④胸骨上凹或锁骨上凹区：由上向下观察大血管、心房等心底部结构及相互关系。

一、检查体位

超声心动图检查时，可根据受检者心脏的位置及体型选择不同的检查体位，以增大透声窗获得清晰图像。检查体位有仰卧位、左侧卧位、右侧卧位及半卧位或坐位。

二、常用切面图及其用途

（一）胸骨旁左心室长轴切面图

探头置于胸骨左缘第 3、4 肋间，声束垂直向后，探测平面与患者右肩左腹连接线平行或与解剖矢状面呈角度 30° 左右。扇面由主动脉根部至心尖部展开，显示心脏的长轴断面。

用途：

（1）观察主动脉前壁与室间隔的连续是否正常、室间隔有无连续性中断、主动脉有无骑跨及骑跨程度的计算；判断室间隔缺损大小及与主动脉右冠状动脉瓣的距离，以决定能否进行室间隔缺损封堵术的治疗。

（2）观察主动脉后壁与二尖瓣之间是否为纤维或肌性连续，主动脉瓣的回声强度、瓣叶大小、厚度、运动幅度；瓣叶有无脱垂、赘生物、关闭不全及其程度；二尖瓣装置有无异常，瓣叶厚度、弹性、回声强度和运动状态；瓣叶有无连枷现象及赘生物形成；腱索有无增粗、钙化、粘连及缩短。

（3）观测主动脉根部内径、壁厚度、壁回声强度和运动状态，评价有无主动脉根部扩张及内膜剥离，判断有无峡部狭窄及升主动脉发育不良；判断右冠状动脉主干近端有无扩张及走行异常。

（4）判断右心室、左心房及左心室大小，观察心腔形态及心脏的排血功能；心腔内有无异常回声，如三房心的心房内的隔膜、左心室内异位腱索、心腔内肿瘤或血栓等；心外有无异常回声，如心包积液、纵隔肿瘤等。

（5）观察左室流出道有无异常隔膜及肌性突出所致的左室流出道狭窄。

（6）评价右心室前壁、前间隔和左室后壁厚度，回声强度及运动有无异常。

（7）观测左房室交界处冠状静脉窦有无扩大及其程度。

（二）胸骨旁心底部短轴切面图（主动脉根部短轴切面）

探头置于胸骨左缘第2、3肋间，声束垂直向后稍偏左与左肩右肋连线平行或由左心室长轴切面的主动脉根部平面探头顺时针旋转约90°，可显示心底部短轴切面。

（三）胸骨旁非标准心底部短轴切面图

探头由心底部短轴切面基础上略向左移1.0cm左右，并顺时针旋转探头，使声束接近平行于左冠状动脉主干，此时相当于2:30～3:30点位置，主动脉左外侧壁可显示左冠状动脉开口及主干，部分可显示前降支及旋支。探头在心底部短轴切面基础上向右上移动或略向右上倾斜可显示右冠状动脉开口及主干，略向左上移可显示左心耳结构。

用途：

（1）观察室间隔有无连续性中断，确定室间隔缺损类型；判断及测量缺损大小、残端与瓣膜之间的距离、膜部型缺损的右室面形态及缺损口数目；确定有无房间隔缺损；判断主动脉根部与肺动脉主干近端及降主动脉与肺动脉主干远端之间有无异常通道，确定有无未闭动脉导管、主－肺间隔缺损、主动脉窦瘤及其破口位置。

（2）观测房室瓣及半月瓣的数目、大小、位置、形态、厚度、活动度，确定有无瓣膜狭窄、关闭不全及其程度。

（3）判断主动脉的位置，有无内径增宽，内膜有无剥离及程度；判断主动脉与肺动脉之间的关系，确定有无大血管转位。

（4）评价右室流出道及肺动脉有无狭窄、增宽及其程度，室上嵴及右室壁有无增厚。

（5）判断左、右冠状动脉主干有无狭窄、扩张、走行迂曲、斑块或血栓形成。

（6）观测左心耳大小及有无血栓形成。

（四）胸骨旁肺动脉长轴切面图

探头置于胸骨左缘第2肋或第3肋间，声束与左心室长轴切面近似垂直，亦可由心底部短轴切面（大血管根部短轴切面）基础上略向左向上移动探头，可获得肺动脉长轴切面图。

用途：

（1）评价右室流出道有无局限性扩张、异常肥厚肌束或隔膜，判断肺动脉环部、肺动脉主干及其分支近端有无病变及其程度。

（2）观察肺动脉瓣有无狭窄、脱垂、闭合不良及其程度等。

（3）判断降主动脉或主动脉根部与肺动脉之间有无异常通道，即未闭动脉导管或主 – 肺动脉间隔缺损。

（五）胸骨旁右室流出道长轴切面图

探头置于胸骨第 3 肋或第 4 肋间，声束朝向头侧，扫查方向与矢状面近似平行或由左心室长轴切面基础上，探头顺时针旋转 30°～40°，可获得右室流出道长轴切面图。

用途：

（1）观察室间隔连续性有无中断，确定室缺类型、缺口大小及与肺动脉瓣之间的距离。

（2）观察右室流出道内有无异常隔膜、肥厚肌束，内径大小，右室壁厚度及肺动脉瓣的发育情况，评价右室漏斗部、肺动脉瓣及肺动脉的狭窄程度。

（六）右室流入道长轴切面图

探头置于胸骨左缘第 3 肋或第 4 肋间，声束朝向三尖瓣方向，扫查方向自右肩斜向左腹，可显示右室流入道长轴切面图。

用途：

（1）评价三尖瓣前后叶附着位置、瓣叶大小，判断瓣叶有无狭窄、脱垂、腱索断裂、三尖瓣下移畸形及赘生物等。

（2）判定右心房下部及下腔静脉入口处有无病变，如血栓、肿瘤等。

（七）胸骨旁四腔切面图

探头置于胸骨旁左缘第 4 肋或第 5 肋间，声束指向右后上方与胸壁方向近似平行，可显示胸骨旁四腔切面图。

用途：

（1）评价左、右心房及左、右心室的大小、形态及位置，房室瓣大小、形态、瓣叶附着位置及运动状态。

（2）观察房、室间隔的连续性，判定间隔与房室瓣之间的相互连接关系及位置；确定间隔缺损的大小、类型。

（3）确定肺静脉位置、开口、数目、形态及与心房的连接关系。

（4）观察心包腔形态，心包壁厚度，确定有无心包积液、心包增厚及其他心包病变。

（八）胸骨旁五腔切面图

探头在胸骨旁四腔切面基础上略向前倾斜，可获得该切面。

用途：

（1）确定室间隔缺损类型、大小，左室流入道及流出道有无梗阻及其程度。

（2）判断主动脉根部有无增宽、狭窄及内膜剥脱；评价主动脉瓣叶有无增厚、钙化、瓣叶运动情况，确定有无瓣叶狭窄。

（九）胸骨旁二尖瓣口水平至心尖部系列短轴切面图

探头置于胸骨旁左缘第3肋或第4肋间，声束垂直向后或稍偏左，与左心室长轴平面接近垂直，或由左心室长轴切面基础上，探头顺时针旋转约90°，可获得二尖瓣口水平短轴切面。由此切面探头略向下逐渐移动，可依次获得胸骨旁腱索水平、高位乳头肌水平、低位乳头肌水平及心尖部短轴系列切面图。

用途：

（1）评价二尖瓣口数目、瓣叶大小、开放与关闭状态，瓣叶交界处有无粘连、钙化及瓣叶发育畸形，如瓣叶裂、短小或缺如等；判定二尖瓣口狭窄及关闭不全程度；观察腱索与瓣膜之间的连续关系及腱索有无发育畸形；了解乳头肌大小、位置、数目、回声强度和运动状态。

（2）判断有无肌部室间隔缺损、缺损口大小及形态。

（3）评价左、右心室大小、比例及左心室收缩状态。

（4）观察室间隔及左心室各壁的厚度、回声和运动有无异常。

（十）心尖部四腔切面图

探头置于心尖搏动点内侧1cm左右处，声束朝向右后上并指向右肩胛方向，使扫查方向由左下向右后上方展开，与左心室长轴切面接近垂直，可获得心尖部四腔切面图。

用途：

（1）确定房、室间隔有无缺损、缺损类型，测定缺损口大小及残留间隔的距离。

（2）评价房室瓣附着位置、腱索与瓣叶的连续关系及附着位置、瓣叶的大小和数目，右室前侧壁、后间隔和左室后侧壁室壁厚度，回声强度及运动有无异常。

（3）了解左、右房室之间的比例、形态、位置；测定房、室大小和心室容积；观察肺静脉、腔静脉开口与心房之间的关系，确定心房方位；判断心房内有无异常回声及其来源等。观察左心室腔内有无异常肌束，判定有无左心室双腔心。

（4）观察右冠状动脉中、远段管腔大小、管壁厚度及走行有无异常。

（十一）心尖部五腔切面图

探头放置部位与心尖部四腔切面图相似，顺时针旋转探头15°左右，并略向前方倾斜，此时可在心尖部四腔切面图像的十字交叉处出现主动脉根部近端，即为第五个心血管管腔。

用途：

（1）判定室间隔缺损类型，观察缺损口大小及缺损残端与主动脉瓣之间的关系。

（2）评价左室流出道近端病变及其程度，如主动脉瓣下隔膜型及肌型狭窄；观察左心室腔有无异常膨出，判定有无心室憩室、室壁瘤等。

（3）观察主动脉瓣及二尖瓣有无异常，如瓣膜脱垂、狭窄及赘生物等。

（十二）心尖部左心室长轴切面图

探头置于心尖搏动处，声束方向指向右肩扫查，方向自右前向左后，可显示心尖部左心室长轴切面图。

（十三）心尖部左心两腔切面图

探头由心尖部左心室长轴切面图的基础上顺时针方向旋转约90°，或由心尖四腔切面图的基础上逆时针方向旋转约45°，可获得心尖部左心两腔切面图。

用途：

（1）观察二尖瓣叶有无异常，如瓣叶大小、形态、运动状态等；判断乳头肌大小、数目、形态及功能情况。

（2）评价室间隔、下壁、左室前壁和后壁室壁厚度、结构、回声强度，有无室壁节段性运动异常，确定有无室壁瘤和（或）血栓形成及其大小。

（十四）心尖冠状静脉窦长轴切面图

探头于心尖四腔切面的基础上，向右后方倾斜，可显示冠状静脉窦长轴切面图。

用途：

观测冠状静脉窦大小、窦壁连续性和开口部位，判断有无左上腔静脉或心内冠状窦型肺静脉畸形引流及其引流部位。

（十五）剑突下四腔切面图

探头置于剑突下，与皮肤约呈15°，声束指向上方偏向左肩部；扫描平面与人体冠状切面近似平行，与胸骨旁左心室长轴切面方向近似垂直，可获得剑突下四腔切面图。剑突下四腔切面图超声声束与房间隔和室间隔呈近似垂直位，有利于房、室间隔结构的观察。

用途：

（1）观察房、室间隔的连续性及空间位置；确定房、室间隔缺损的数目和类型，与瓣叶之间的关系；测定缺损口大小，判断有无间隔瘤及其大小。

（2）评价房室瓣的位置、形态、瓣口大小及活动状态。

（3）观察左、右心房及左、右心室的空间位置、比例、大小、形态及心腔内结构，左、右心室侧壁、室间隔的运动状态。

（十六）剑突下心房两腔切面图（剑突下双心房切面图）

探头置于剑突下，由四腔切面图基础上，顺时针方向旋转探头使超声扫查方向与人体右肩左腰部连线近似平行，可显示心房两腔切面图。

用途：

此切面是观察房间隔缺损、卵圆孔未闭的必选切面，可明确缺损类型、大小及数目。

（十七）剑突下上腔静脉长轴切面图

于心房两腔切面图的基础上旋转探头，可获得上腔静脉长轴切面图。轻微摆动探头，可显示房间隔与上腔静脉结合部。

用途：

（1）判断有无上腔型房间隔缺损，测量缺损口大小、缺损残缘与上腔静脉之间的距离。

（2）判断有无肺静脉异位引流及其数目、引流部位。

（十八）剑突下上、下腔静脉长轴切面图

探头置于剑突下靠近右肋缘，扫查方向与人体的冠状面近似平行，可显示上、下腔静脉长轴切面图。

用途：

（1）判断上、下腔静脉入口与右心房的关系，确定房间隔缺损的类型、大小、数目，缺损残端与腔静脉之间的距离。

（2）观察上、下腔静脉和右心房内有无异常回声及其来源，如肿瘤、血栓等。

（3）测定上、下腔静脉内径，判断腔静脉有无异常隔膜、管腔狭窄及扩张。

（十九）剑突下下腔静脉长轴切面图

探头置于剑突下偏右侧，接近右肋缘下，使声束方向与下腔静脉及人体的矢状面近似平行。

用途：

（1）观察肝静脉及下腔静脉的开口位置、内径大小、腔内有无异常回声及其来源，判断肝静脉及下腔静脉有无扩张、狭窄或缺如等。

（2）判断右心房、右心室的位置及之间的连接关系。

（二十）剑突下右室流出道长轴切面图

探头置于剑突下，探头方向朝向左侧，声束方向朝向左侧锁骨方向，可获得此切面。

用途：

（1）判断肺动脉的起源，肺动脉及瓣叶有无狭窄，狭窄的部位及其程度；确定有无肺动脉闭锁及其分型。

（2）观测右室流出道内径及结构情况，确定有无狭窄，狭窄的部位及其程度。

（二十一）剑突下左心室长轴切面图

探头置于剑突下，声束方向略向上倾斜，扫查平面与心尖部左心室长轴切面图约成同一方向，可显示类似胸骨旁左缘的左心室长轴切面图的结构。

（二十二）剑突下大血管短轴切面图

于剑突下左心室长轴切面图的基础上，顺时针旋转探头，与受检者腹部呈70°左右夹角，可显示类似于胸骨旁的大血管短轴切面图结构。

用途：

（1）上述切面常用于胸骨旁的检查窗显示不清楚的患者。

（2）判断右心室流出道、肺动脉、肺动脉瓣发育情况，如右室双腔心狭窄部位及其程度，法洛四联症患者有无肺动脉闭锁及部位，肺动脉有无扩张等；判断主动脉的起源，主动脉瓣、左心室流出道有无病变及其程度。

（3）观察左心室后侧壁、室间隔的运动状态。

（二十三）剑突下腹主动脉长轴切面图

探头置于剑突下偏左侧，并略向左上倾斜，可显示胸主动脉至腹主动脉的长轴切面图。

用途：

测量主动脉不同平面的内径；判断主动脉腔内有无内膜剥离及其程度和破口的位置、数目；计算 McGoon 比值：法洛四联症患者，可测定膈肌平面的腹主动脉内径，用左、右肺动脉直径之和除以该处内径，用于判断肺动脉分支的发育情况。

（二十四）剑突下五腔切面图（主动脉－左心室切面图）

于剑突下四腔切面图的基础上，探头稍向上倾斜，可显示剑突下五腔切面图。

用途：

判断主动脉的起源及内径大小，评价左心室流出道和主动脉瓣有无狭窄及其程度。

（二十五）胸骨上凹主动脉弓长轴切面图

探头置于胸骨上凹，声束方向朝向下方，使超声扫查平面介于人体的冠状面与矢状面之间，与主动脉弓长轴方向基本平行。

用途：

（1）观察升主动脉、主动脉弓及降主动脉之间的连接关系、位置、内径、腔内结构及主动脉弓的分支数目和走行位置有无异常；判断有无主动脉夹层，主动脉弓缩窄、离断，并进行分型。

（2）确定主动脉与肺动脉之间有无异常交通、体肺侧支、异常分支及其相互间的关系。

（3）判断有无异常肺静脉走行、连接关系及开口位置，如心上型肺静脉异位引流。

（二十六）胸骨上凹主动脉弓短轴切面

探头置于胸骨上凹，由主动脉弓长轴切面图的基础上探头旋转约90°，扫查平面与主动脉弓长轴垂直。

用途：

（1）观察主肺动脉远端和左、右肺动脉近端的内径、位置、形态、腔内结构，有无管壁增厚或管腔闭锁，有无左上腔静脉及其内径和走行。

（2）判断有无主动脉与肺动脉之间的异常交通。

（3）判断有无异常肺静脉走行、连接关系及开口位置，如心上型肺静脉异位引流。

（二十七）胸骨上凹上腔静脉长轴切面图

探头置于胸骨上凹，由主动脉弓长轴切面图的基础上，顺时针方向旋转探头40°～50°，可清楚显示左、右头臂静脉汇合处及上腔静脉长轴结构。

用途：

观察上腔静脉的位置、内径及连接关系，判断有无上腔静脉扩张、狭窄及其程度，确定上腔静脉周围有无异常肿块及其来源。

三、室壁节段划分方法

（一）九节段划分法

将左室长轴分三个横断面，以二尖瓣口及乳头肌为标准，每个短轴切面分为四个节段，心尖短轴切面为一个节段，划分法为：

前壁－1、5区；

侧壁－2、6区；

后壁－3、7区；

间隔－4、8区；

心尖部－9区。

此节段划分法最为简捷。

（二）十三节段划分法

沿左室长轴等分为四个短轴断面，即二尖瓣口，乳头肌上缘、下缘及心尖部。上三个短轴各分为四节段，心尖短轴切面为一个节段，划分法为：

前壁－1、5、9区；

前侧壁－2、6、10区；

后侧壁－3、7、11区；

室间隔－4、8、12区；

心尖部－13区。

（三）十六节段划分法

为美国超声心动图学会推荐的节段划分法，详见冠心病相关章节。

四、测量方法、部位及正常值

（一）测量方法及部位

二维心动图测定时相为收缩末期及舒张末期，以心电图 T 波终末及 R 波顶点为标准。常规各心腔及大血管测量的心动周期时相为：

1. 收缩末期 主动脉内径及管壁厚度、肺动脉及其分支、左心房、右心房。

2. 舒张末期 右室流出道、右心室。

3. 收缩末期及舒张末期 左心室、室间隔及左室后壁厚度。

（二）正常值

心腔及大血管内径与年龄、性别、体表面积有一定的关系，因此，在判断正常值时应考虑上述因素的影响。

1. 下腔静脉 内径 12.0 ~ 25.0mm。

2. 右心房（收缩末期）

心尖四腔：横径（35.8 ± 5.7）mm。

长径（46.4 ± 4.8）mm。

面积 8.3 ~ 19.5cm^2。

3. 右心室（舒张末期）

右心室长轴：前后径 男性（21.2 ± 3.8）mm，女性（18.8 ± 2.2）mm。

心尖四腔：横径　男性（27.9±5.4）mm，女性（21.6±6.1）mm。

长径　男性（66.2±10.4）mm，女性（62.9±3.3）mm。

面积　10.3~35.5cm²。

4. 右室流出道（舒张末期）　成人内径　18.0~30.0mm。

5. 肺动脉（收缩末期）　瓣环　12.0~22.0mm；

主干　14.0~27.0mm。

6. 左心房（收缩末期）

左室长轴：前后径　男性（28.9±4.3）mm，女性（28.1±3.9）mm。

心尖四腔：横径　男性（31.7±3.6）mm，女性（30.5±5.1）mm。

长径　男性（44.0±9.1）mm，女性（43.0±6.3）mm。

7. 二尖瓣　二尖瓣瓣口面积：4.0~6.0cm²。

二尖瓣环直径：19.0~34.0mm。

8. 左心室（收缩末期/舒张末期）

左室长轴：前后径（34.0±3.5）mm/（57.0±3.9）mm。

心尖四腔：横径（31.0±4.0）mm/（43.0±6.0）mm；

长径（56.0±5.0）mm/（76.0±4.0）mm。

心尖两腔：长径（56.1±9.3）mm/（81.2±7.5）mm。

左室短轴：前后径男性（34.7±3.9）mm/（52.1±2.0）mm。

女性（32.7±4.1）mm/（49.6±1.6）mm。

面积（8.0~21.2）cm2/（21.3~40.4）cm²。

9. 主动脉（收缩末期）　窦部28.0~36.0mm；

升主动脉23.0~36.0mm；

主动脉弓20.0~32.0mm；

降主动脉18.0~22.0mm。

10. 室壁厚度（舒张末期）　右室前壁3.0~5.0mm；

室间隔8.0~11.0mm；

左室后壁8.0~12.0mm

M 型超声心动图检查常规

M 型超声心动图检查的部位分为：胸骨旁左缘、剑突下和胸骨上区（锁骨上区）。

一、检查原理、方法、分区和命名

（一）原理

辉度调制型中加入慢扫描锯齿波，使光点自左向右缓慢扫描，形成心脏各层组织收缩及舒张的活动曲线。心脏是一个大器官，超声一个切面观察的波群不可能反应整个心脏情况，因此常把超声检查分为若干个波群来观察。常见的波群有：

（1）心底波群（即四区）：主要观察主动脉及左心房。

（2）二尖瓣波群（包括三区及二区）：主要观察二尖瓣及左右室的活动情况。

（3）心室波群（一区）。

（4）三尖瓣波群。

（5）胸骨上窝心底血管波群。

（二）胸骨旁左缘区

于胸骨旁左心室长轴、大血管短轴、右心室流入道长轴及四腔等切面图的基础上，M型取样线分别通过主动脉根部至心尖部、肺动脉瓣及三尖瓣水平，可获得 M 型超声心动图的 1~6 区图像，记录各部位的运动曲线，并可测量运动幅度和速度，二尖瓣前、后叶水平波群。

各分区显示的结构由前至后依次为：

1 区，心尖水平左心室波群；

2a 区，二尖瓣腱索水平心室波群；

2b 区，二尖瓣前、后叶水平波群；

3 区，二尖瓣前瓣的房室交界区；

4 区，心底大血管波群；

5 区，三尖瓣波群；

6 区，肺动脉瓣波群。

（三）剑突下区

于剑突下，M 型取样线分别通过心房两腔或四腔切面的结构，可显示右心波群的运动曲线。依次显示：剑突下心房两腔切面，腹壁、肝脏左叶、右心房壁、右心房、房间隔、左心房和左心房壁；剑突下四腔切面，显示腹壁、肝脏左叶、右心室壁、右心室、三尖瓣前叶、室间隔、左心室、二尖瓣和左心室壁。

（四）胸骨上区

M 型取样线通过主动脉弓长轴切面的结构，可显示大血管波群的运动曲线。

二、M 型波形的主要用途

（一）观察室壁运动情况

观察左、右心室室壁及室间隔的运动曲线形态，测量其厚度、幅度、上升及下降速度，计算收缩期增厚率。

（二）观察瓣膜开放及关闭状况

观察二尖瓣、三尖瓣、主动脉瓣及肺动脉瓣开放与关闭的曲线形态；测量二尖瓣、肺动脉瓣、主动脉瓣的 CE、EC、DE、a 波、bC、V'幅度、开放间距、射血期（ET）和射血前期时间（LVPEP 或 RVPEP）；计算 EF、AC 及主动脉瓣和肺动脉瓣开放与关闭的速度等。

三、M 型心动图正常值

（一）主动脉根部及主动脉瓣

（1）主波幅度

男性（10. 17 ± 2. 83）mm；

女性（10. 61 ± 5. 63）mm；

重搏波（5. 2 ± 0. 9）mm。

（2）上升速度 30. 3 N 56. 8mm/s；

下降速度 32. 0 N 79. 2mm/s。

（3）开放距离 16. 0 N 26. 0mm；

开放幅度（10. 3 ± 1. 5）mm；

开放速度（369. 0 ± 83. 6）mm/s。

（4）关闭幅度（7. 2 ± 1. 4）mm；

关闭速度（293. 0 ± 71. 6）mm/s

偏心指数 < 1. 5。

（二）室间隔

搏动幅度 5. 0 ~ 11. 0mm；

收缩运动速度 34. 0 ~ 70. 0mm/s。

（三）二尖瓣前叶

（1）E － E′：25. 0 ~ 35. 0mm；A － A′：15. 0 ~ 25. 0mm。

（2）DE 幅度：17. 0 ~ 28. 0mm；DE 速度：256. 0 ~ 500. 0mm/s。

（3）CE 幅度：20. 0 ~ 30. 0mm；EC 幅度：20. 0 ~ 35. 0mm。

（4）EF 斜率：70. 0 ~ 190. 0mm/s；AC 速度：100. 0 ~ 280. 0mm/s。

（5）A/E 峰比值：0. 5 ~ 0. 7。

（四）左心室后壁

搏动幅度 9. 0 ~ 14. 0mm；

上升速度（40. 0 ± 8. 0）mm/s；

下降速度（66. 0 ± 14. 0）mm/s；

室间隔与左心室后壁比值：1. 1 ~ 1. 3。

（五）肺动脉瓣

a 波深度 2. 0 ~ 6. 0mm；

bc 幅度 12. 0 N 15. 0mm；

bc 速度（211. 0 ± 12. 7）mm/s；

ef 速度（36. 9 ± 25. 4）mm/s

超声多普勒检查常规

一、彩色多普勒超声心动图

它是在二维超声心动图定位情况下，利用多普勒原理，采用一系列电子技术，实时显示心脏或大血管内某一点一定容积（SV）血流的频谱图。是一种无创伤性能检查出心内分流和返流的技术。连续式多普勒可连续发射冲波，因此具有测量高速血流的能力，对于定量分析心血管系统中的狭窄、返流和分流性病变，有其明显的优点。

（一）检查方法

1. 各瓣口血流检测　彩色多普勒超声心动图，能否获得最佳的房室瓣及半月瓣血流图像与切面选择有一定关系，各瓣口的血流显示切面、显像部位、时相及血流特点，见表1-10。

表1-10　各瓣口血流显像

检测部位	常用切面	显像部位	时相	血流特点
二尖瓣口	心尖两腔、四腔、左心室长轴	左室流入道二尖瓣口	舒张期	红色血流中心黄色或蓝色
主动脉瓣口	五腔、左心室长轴	左室流出道主动脉瓣口	收缩期	蓝色血流中心明亮或红黄色
三尖瓣口	右室流入道长轴、四腔、大血管短轴	右室流入道三尖瓣口	舒张期	红色血流
肺动脉瓣口	右室流出道长轴、主动脉根部、肺动脉分叉短轴	左室流出道肺动脉瓣口	收缩期	蓝色血流中心红色或明亮蓝色

2. 彩色多普勒观察分析参数

（1）观察各瓣口、房室腔、大血管及心内间隔有无出现异常血流，异常血流束出现的部位、数目、形状、走行方向。

（2）判断血流束出现的时相、持续时间、速度状态、血流类型（层流、湍流和涡流），分析异常血流束与二维心动图解剖结构之间的关系。

（3）测定异常反流或分流血流束的面积、周径、长度、宽度、流量大小等，进行半定量评价。

（二）正常人彩色多普勒超声心动图

正常人各个心腔及大血管的彩色多普勒血流随心动周期的变化，呈均匀的、有顺序的流动，在血流速度过低区域则显示为无色彩区。应用彩色多普勒心动图观察房室腔、大血管的血流特点，切面选择与心动周期关系见表1-11。

表 1 - 11　正常心脏彩色多普勒显像

观察部位	常用切面	显色部位	时相	血流特点
上腔静脉	胸骨上凹上腔静脉长轴、剑下心房两腔或四腔	上腔静脉、右心房	收缩期、舒张期	红黄色或蓝色血流
下腔静脉	剑下四腔及两腔、下腔静脉长轴	下腔静脉、右心房	收缩期、舒张期	蓝色血流
右心房	右室流入道长轴、四腔切面	右心房	收缩期、舒张期	红色或蓝色血流
肺动脉及其分支	大血管短轴、肺动脉分叉短轴	肺动脉瓣口肺动脉主干及分支	收缩期	蓝色血流中心明亮或红色
肺静脉	胸骨旁及心尖四腔	左右肺静脉	收缩期	红色或蓝色血流
左心房	两腔、左室长轴	左心房	舒张期	红色血流
升主动脉	胸骨上凹主动脉弓长轴、心尖左室长轴	升主动脉	收缩期	红色血流及蓝色血流
主动脉弓、降部	胸骨上凹主动脉弓长轴	降主动脉	收缩期	蓝色血流中心红黄色
冠状动脉	胸骨旁大血管短轴、左心室长轴	左、右冠状动脉主干近心端	舒张期	红色或蓝色血流

（三）常见心脏疾病的彩色多普勒检查方法

常见心脏疾病的彩色多普勒心动图的观察切面、显像部位、时相各有不同，见表 1 - 12。

表 1 - 12　常见心脏疾病的彩色血流显像部位及切面

疾病	切面	显像部位	时相
二尖瓣狭窄	四腔心、心尖两腔或左心室长轴	二尖瓣口	舒张期
二尖瓣关闭不全	四腔心、心尖两腔或左心室长轴	左房	收缩期
主动脉瓣狭窄	左心室长轴、五腔、胸骨上凹主动脉弓长轴	主动脉瓣口	收缩期
主动脉瓣关闭不全	左心室长轴、心尖五腔	左室流出道	舒张期
肺动脉瓣狭窄	右室流出道长轴、大血管短轴	肺动脉瓣口	收缩期
肺动脉瓣关闭不全	右室流出道长轴、大血管短轴	右室流出道	舒张期
房间隔缺损	主动脉根部短轴、四腔、剑下两腔	缺口处	舒张期为主
室间隔缺损	左心室长轴、主动脉根部短轴、右室流出道长轴、四腔、五腔	缺口处	收缩期
动脉导管未闭	大血管短轴、胸骨上凹近似主动脉弓长轴	降主动脉与肺动脉缺口处	连续性

二、脉冲多普勒

（一）脉冲多普勒检测方法

1. 切面选择及取样部位　脉冲多普勒超声心动图检查，通常是在彩色多普勒超声心动图显像的基础上进行取样。正常心脏取样部位见表 1 - 13。

表 1 - 13　正常心脏取样部位及切面选择

测量部位	二维切面	取样部位
上腔静脉	胸骨上凹上腔静脉长轴、剑下心房两腔或四腔	上腔静脉内距入口 1cm 处
下腔静脉	胸骨旁右室流入道长轴、剑下四腔或下腔静脉长轴	下腔静脉内距入口 1cm 处
右心房	心尖四腔或五腔、右室流入道长轴	三尖瓣环
三尖瓣	心尖四腔或五腔、右室流入道长轴	三尖瓣下
右室流出道	大血管短轴、右室流出道长轴	肺动脉环
肺动脉	大血管短轴、右室流出道长轴	肺动脉瓣上
肺静脉	四腔、左心室长轴、大血管短轴	肺静脉内距入口 1cm 处
左心房	心尖四腔或两腔、左室长轴	二尖瓣环
二尖瓣	心尖四腔或两腔、左室长轴	二尖瓣下
左室流出道	心尖左室长轴或五腔	主动脉环
主动脉瓣	心尖五腔或左室长轴、胸骨上凹升主动脉长轴	主动脉瓣上
降主动脉	胸骨上凹主动脉弓长轴	左锁骨下动脉远端

2. 频谱特点　正常心脏各部位频谱特点及时相不同，见表 1 - 14。

表 1 - 14　正常脉冲多普勒频谱特点

测量部位	频谱形态	频移方向	频移时相
上腔静脉	三峰窄带	负向或正向	收缩期和舒张期
下腔静脉	三峰窄带	正向或负向	收缩期和舒张期
右心房	双峰窄带	正向	舒张期
三尖瓣	双峰窄带	正向	舒张期
右室流出道	单峰窄带	负向	收缩期
肺动脉	单峰窄带	负向	收缩期
肺静脉	三峰窄带	正向或负向	收缩期和舒张期
左心房	双峰窄带	正向	舒张期
二尖瓣	双峰窄带	正向	舒张期
左室流出道	单峰窄带	负向	收缩期
主动脉	单峰窄带	负向或正向	收缩期
降主动脉	单峰窄带	负向	收缩期

（二）频谱分析及观测参数

1. 频谱分析

（1）频移时相：以频谱的横坐标（X 轴）数值代表时间，单位为秒（s）。

（2）频移幅值：以纵坐标（Y 轴）的数值表示，代表血流速度的大小。单位以速度的单位厘米/秒（cm/s）或米/秒（m/s）表示。

（3）频移方向：以频谱图中的零位基线为准，基线上方频移为正值（正向），表示血流方向朝向探头；基线下方为负值（负向），表示血流方向背离探头。基线位置可上下移动，以增大流速测量范围。

（4）频谱辉度：以频谱的亮度表示，反映取样容积内相同速度的红细胞数目量的多少。速度相同的红细胞数目越多，该速度处的散射回声越强，灰度越亮（大）；反之灰度弱（暗）。

（5）频谱的离散度：以频谱在垂直方向上的宽度表示，指某一瞬间取样容积内红细胞速度分布范围的大小，如速度分布范围大，频带增宽；反之，速度分布范围小，则频带变窄。在层流状态时，取样容积内红细胞速度分布基本一致，频谱呈窄带；湍流状态时，取样容积内红细胞速度快慢不一，频带增宽。

2. 观测参数

（1）血流时相异常：瓣膜、心腔及大血管内异常血流出现的时相，如收缩期、舒张期或全心动周期。

（2）血流性质异常：是指血流由正常的层流状态变为湍流和涡流，频谱由空窗窄带变为宽带充填。

（3）血流方向：根据血流的方向表现为正向、负向或双向。

（4）血流速度的测定：最大流速、平均流速、加速度及减速度。

（5）血流持续时间测定：加速度及减速度时间，射血前期及射血时间，压力降半时间，分流及反流时间。

（6）定量分析：计算血流量，指单位时间内流经心脏瓣口或大血管某一截面的流量。测定血流速度时间积分及截面积，进行心搏量、心输出量、反流量和分流量等多项血流动力学指标的分析。计算跨瓣压差，并根据测定的压力阶差大小，估算肺动脉压力等。

3. 血流频谱的影响因素　影响血流频谱的因素较多，主要介绍以下几种：

（1）仪器调节：多普勒发射、增益、滤波、压缩及抑制需相互配合调节适当，滤波、抑制过大，会使低速血流信号丧失；增益过大，频谱上会出现"串音"现象。

（2）奈奎斯特频率极限：当最大频移超过超声发射的脉冲重复频率的1/2时，脉冲多普勒频谱中可出现频谱倒错现象。

（3）多普勒角度：角度大小影响血流速度测定。心脏检查时，θ角应小于20°；血管检查时，θ角应控制在45°~60°。

（4）取样深度及部位：取样深度应尽量在近、中场内，避开间隔、瓣环等。

（5）取样容积大小：根据检查部位的大小决定，观察小病变或细小血管选择较小的取样容积；反之，应较大。

（6）压差大小：压差大小决定频谱形态、时间及血流速度大小。

（三）血流频谱正常值

各瓣膜及血管的正常值：

上腔静脉：

平均 51.0cm/s（28.0～80.0cm/s）。

下腔静脉：

峰值流速＜100cm/s；

α 波 5.0～13.2cm/s；

R 波 11.4～38.6cm/s。

右房：

平均 47mm/s（38.0～74.0cm/s）。

三尖瓣口：峰值流速

成人平均 50.0cm/s（30.0～70.0cm/s）；

儿童平均 60.0（50.0～80.0cm/s）。

肺动脉瓣口：峰值流速

成人平均 75.0cm/s（60.0～90.0cm/s）；

儿童平均 90.0cm/s（50.0～105.0cm/s）。

肺静脉：

收缩期峰值流速（49.0±7.0）cm/s（35.0～60.0cm/s）；

舒张期峰值流速（47.0±10.0）cm/s，S/D 1.1±0.2。

左房：58.0cm/s（45.0～80.0cm/s）。

二尖瓣口：E 峰流速

成人平均 90.0cm/s（60.0～130.0cm/s）；

儿童平均 100.0cm/s（80.0～130.0cm/s）；

A 峰流速（53.0±13.0）cm/s，E/A 1.26±0.32，

E 峰减速度＞150.0cm/s^2，

E 峰减速度时间（198.0±27.0）ms（150～240ms）；

IVRT（88.0±9.0）ms。

左室流出道：

成人平均 90.0cm/s（70.0～110.0cm/s）；

儿童平均 100.0cm/s（70.0～120.0cm/s）。

主动脉瓣口：

成人平均 135.0cm/s（100.0～170.0cm/s）；

儿童平均 150.0cm/s（120.0～180.0cm/s）。

主动脉：峰值流速（平均值）

升主动脉 130cm/s；

降主动脉 120cm/s。

（四）常见心内疾病的检测

常见心内疾病的脉冲多普勒取样是以彩色血流显像为基础。取样容积置于彩色血流的

分流、湍流及反流血流的相应部位进行测定，并进行定量分析。常用二维切面的选择、取样位置、频移的时相、方向及频谱特点见表 1 – 15。

表 1 – 15　常见心内疾病的取样位置和频谱特点

疾病	二维切面	取样位置	时相	频移方向
房间隔缺损	胸骨旁或剑下四腔及二腔等	房缺口处或右房侧	舒张期为主	正向
室间隔缺损	左室长轴、胸骨旁四腔或五腔、右室流出道长轴等	室缺口处或右室侧	收缩期	正向
动脉导管未闭	主动脉根部及肺动脉分叉短轴、胸骨上窝近似主动脉弓长轴	缺口处或肺动脉侧	全心动周期	收缩期双向 舒张期正向
二尖瓣狭窄	心尖四腔、五腔或二腔	二尖瓣口左室侧	舒张期	正向
二尖瓣关闭不全	心尖四腔、五腔或二腔	二尖瓣口左房侧	收缩期	负向
主动脉瓣狭窄	胸骨旁或心尖五腔、胸骨上凹升主动脉长轴	主动脉瓣上	收缩期	负向或正向
主动脉瓣关闭不全	胸骨旁或心尖五腔及左室长轴	主动脉瓣下左室流出道内	舒张期	正向
肺动脉瓣狭窄	大血管短轴，右室流出道长轴	肺动脉瓣上主肺动脉内	收缩期	负向
肺动脉瓣关闭不全	大血管短轴，右室流出道长轴	右室流出道内	舒张期	正向

三、连续多普勒

连续多普勒检测方法：

连续多普勒主要用于测定分流、反流或湍流的高速度血流。在彩色多普勒血流显像的基础上，连续多普勒取样线置于分流、反流或湍流的五彩镶嵌血流束平面进行取样和计算。取样部位及切面选择见表 1 – 16。

表 1 – 16　连续多普勒取样位置

项目	二维切面	取样部位
二尖瓣狭窄	心尖四腔、两腔或左室长轴	二尖瓣下湍流束处
二尖瓣关闭不全	心尖四腔、两腔或左室长轴	二尖瓣上反流束处
主动脉瓣狭窄	胸骨旁或心尖五腔、胸骨上凹升主动脉长轴	主动脉瓣上湍流束处
主动脉瓣关闭不全	五腔或左室长轴	主动脉瓣下反流束处
肺动脉瓣狭窄	主动脉根部及肺动脉分叉短轴、右室流出道长轴	肺动脉瓣上湍流束处
肺动脉瓣关闭不全	主动脉根部及肺动脉分叉短轴、右室流出道长轴	肺动脉瓣下反流束处
室间隔缺损	左室长轴、大血管短轴、胸骨旁五腔	分流血流束处
动脉导管未闭	大血管根部及肺动脉分叉短轴	肺动脉主干分流束处

（彭瑾）

第二节 瓣 膜 病

风湿性心脏瓣膜病

一、二尖瓣狭窄

【病因】

二尖瓣狭窄是风湿性心脏瓣膜病中最常见的类型，其中40%患者为单纯性二尖瓣狭窄。由于反复发生的风湿热，早期二尖瓣以瓣膜交界处及其基底部水肿，炎症及赘生物（渗出物）形成为主，后期在愈合过程中由于纤维蛋白的沉积和纤维性变，逐渐形成前后瓣叶交界处粘连、融合，瓣膜增厚、粗糙、硬化、钙化，以及腱索缩短和相互粘连，限制瓣膜活动能力和开放，致瓣口狭窄。罕见其他病因包括老年性二尖瓣环或环下钙化、先天性狭窄及结缔组织病等。

根据二尖瓣瓣口面积，可将二尖瓣狭窄分为轻、中、重度：

（1）正常二尖瓣瓣口面积 $4 \sim 6 cm^2$。

（2）轻度狭窄二尖瓣瓣口面积 $1.5 \sim 2.0 cm^2$。

（3）中度狭窄二尖瓣瓣口面积 $1.0 \sim 1.5 cm^2$。

（4）重度狭窄二尖瓣瓣口面积 $< 1.0 cm^2$。

【临床表现】

（1）症状

①呼吸困难：肺静脉高压、肺淤血引起。早期，多在运动、发热、妊娠等心排血量增加时出现。随病程进展，轻微活动，甚至静息时即可出现呼吸困难。阵发房颤时心室率增快亦可诱发呼吸困难；

②咯血：长期肺静脉高压所致的支气管小血管破裂有关；

③咳嗽、声嘶：左心房极度增大压迫左主支气管或喉返神经引起；

④体循环栓塞、心衰及房颤出现相应临床症状。

（2）体征

①心脏心尖区第一心音增强：舒张期隆隆样杂音及开放拍击音（开瓣音）为二尖瓣狭窄的典型体征。第二心音与开瓣音间期表示二尖瓣狭窄程度，间期越短，狭窄越重。第一心音亢进及开瓣音的存在提示瓣膜弹性尚可。舒张期杂音响度与瓣口狭窄程度不一定成比例。在轻、中度狭窄患者，杂音响度与舒张期二尖瓣跨瓣压力阶差成正比，狭窄越重压力阶差越大，杂音越响。但在重度二尖瓣狭窄患者，杂音反而减轻，甚至消失，呈"哑型"二尖瓣狭。心前区可有轻度收缩期抬举性搏动及心尖部常触及舒张期震颤；

②二尖瓣面容及颈静脉压升高：重度二尖瓣狭窄可出现二尖瓣面容及颈静脉压升高。

【适应证】

1. 既往有风湿热、风湿性关节炎或风湿性心脏病病史，查体发现第一心音亢进、二尖瓣开放拍击音以及心尖区隆隆样舒张期杂音。

2. X线检查发现左心房和右心室增大，肺动脉段突出或肺淤血。

3. 二尖瓣闭式分离术、直视二尖瓣瓣膜成形术、二尖瓣球囊瓣膜成形术术前指征和术后疗效的评价，二尖瓣人工瓣膜置换术前指征的评价。

【检查方法】

患者取平卧位或左侧卧位，扫查常规切面，重点观察胸骨旁和心尖左心室长轴切面、胸骨旁二尖瓣水平左心室短轴切面、心尖四腔心切面和心尖五腔心切面。

【检查内容】

1. M型超声：记录二尖瓣前后叶活动曲线，观察二尖瓣前后叶回声强度和厚度、前叶关闭斜率以及前叶开放幅度等。

2. 二维超声：观察二尖瓣环、瓣体、瓣尖、前后叶交界处、腱索、乳头肌的回声强度、厚度、活动度、舒张期前后叶的开放形态以及左心房内有无云雾影及血栓形成，测量左心房、左心室、右心房、右心室和肺动脉的内径以及二尖瓣瓣口面积。观察心脏收缩功能及运动节律。

3. 彩色多普勒：观察舒张期二尖瓣口射流束的起止、方向、宽度和色彩，收缩期有无反流，以及其他瓣口的血流情况。

4. 频谱多普勒：以连续波多普勒记录舒张期二尖瓣射流频谱，测量最大和平均跨瓣压差；在无明显主动脉瓣及二尖瓣反流的时候，以压差减半时间法估测二尖瓣瓣口面积并与二维方法比较。以连续波多普勒记录收缩期三尖瓣、肺动脉瓣反流频谱，测量最大反流压差并估测肺动脉收缩压、舒张压。

【注意事项】

1. 超声心动图检查可明确有无二尖瓣狭窄、左心房血栓和其他瓣膜病变，对二尖瓣狭窄的程度可做出定量判断，有助于手术方式的选择和疗效的评价。

2. 经胸超声心动图对判断左心耳血栓有一定局限性，在拟行二尖瓣闭式分离术和二尖瓣球囊瓣膜成形术的患者，应建议到有条件的医院进行经食管超声心动图检查以明确诊断，排除左心耳血栓。

3. 考虑施行二尖瓣人工瓣膜置换术的患者，应测量二尖瓣环内径，为外科医生选择合适大小的人工瓣膜提供参考。

二、二尖瓣关闭不全

正常的二尖瓣关闭功能取决于瓣叶、瓣环、腱索、乳头肌、左心室这5个部分的完整结构和正常功能。这5个部分中的任一部分发生结构和功能的异常均可引起二尖瓣关闭不全。轻度反流，患者仅有轻微劳力性呼吸困难。重度反流（如乳头肌断裂），很快出现急性左心衰竭，甚至心源性休克。

【病因】

1. 慢性发病

（1）风湿热造成的瓣叶损害所引起者最多见：占全部二尖瓣关闭不全患者的1/3，且多见于男性。约有50%患者合并二尖瓣狭窄。

（2）冠状动脉粥样硬化性心脏病（冠心病）：心肌梗死后以及慢性心肌缺血累及乳头肌及其邻近室壁心肌，引起乳头肌纤维化伴功能障碍。

（3）先天性畸形：二尖瓣裂缺，最常见于心内膜垫缺损或纠正型心脏转位；心内膜弹力纤维增生症；降落伞型二尖瓣畸形。

（4）二尖瓣环钙化：为特发性退行性病变，多见于老年女性患者。此外，高血压病、马方综合征、慢性肾功能衰竭和继发性甲状腺功能亢进的患者，亦易发生二尖瓣环钙化。

（5）左心室扩大：任何病因引起的明显左心室扩大，均可使二尖瓣环扩张，和乳头肌侧移，影响瓣叶的闭合，从而导致二尖瓣关闭不全。

（6）二尖瓣脱垂综合征。

（7）其他少见病因：结缔组织病如系统性红斑狼疮，类风湿性关节炎等；肥厚梗阻型心肌病；强直硬化性脊椎炎。

2. 急性二尖瓣关闭不全多因腱索断裂，瓣膜毁损或破裂，乳头肌坏死或断裂以及人工瓣膜替换术后开裂而引起，可见于感染性心内膜炎、急性心肌梗死、穿通性或闭合性胸外伤及自发性腱索断裂。

【适应证】

1. 既往有风湿热、风湿性关节炎或风湿性心脏病病史，查体发现第一心音减弱，心尖区吹风样全收缩期杂音。

2. X线检查发现左心房和左心室增大，左心室搏动增强。

3. 二尖瓣整形及人工瓣膜置换术前指征的评价。

【检查方法】

患者取平卧位或左侧卧位，扫查常规切面，重点观察胸骨旁和心尖左心室长轴切面、胸骨旁二尖瓣水平左心室短轴切面、心尖四腔心切面和心尖五腔心切面。

【检查内容】

1. M型超声：记录二尖瓣前后叶活动曲线，观察二尖瓣前后叶回声强度和厚度以及收缩期CD段形态等。

2. 二维超声：观察二尖瓣环、瓣体和瓣尖的回声强度、厚度、活动度、对合状况，测量左心房、左心室、右心房、右心室和肺动脉的内径，观察心室收缩状况。

3. 彩色多普勒：观察收缩期二尖瓣口反流束的起止、色彩、方向、时相和分布，测量二尖瓣反流束最大面积与左心房最大面积的比值，估测反流程度。观察其他瓣口的血流情况。

4. 频谱多普勒：以连续波多普勒记录收缩期二尖瓣反流频谱，测量最大反流速度及压差。以连续波多普勒记录三尖瓣、肺动脉瓣反流频谱，测量最大反流压差并估测肺动脉收缩压、舒张压。

【注意事项】

1. 超声心动图检查可明确有无二尖瓣反流和合并的瓣膜病变，对二尖瓣反流程度和左心室收缩功能可做出半定量判断，有助于手术指征的选择。

2. 经胸超声心动图无法获得满意图像时，需进行或建议到有条件的医院进行经食管超声心动图检查以明确二尖瓣病变情况。

3. 考虑施行二尖瓣人工瓣膜置换术的患者，应测量二尖瓣环内径，为外科医生选择合适大小的人工瓣膜提供参考。

三、主动脉瓣狭窄

主动脉瓣狭窄主要由风湿热的后遗症、先天性主动脉瓣结构异常或老年性主动脉瓣钙化所致。患者在代偿期可无症状，瓣口重度狭窄的病人大多有倦怠、呼吸困难（劳力性或阵发性）、心绞痛、眩晕或晕厥，甚至突然死亡。

【病因】

主要由风湿热的后遗症、先天性主动脉瓣结构异常或老年性主动脉瓣钙化所致。由于左心室流出道的出口为主动脉口，成人主动脉瓣口面积≥3.0cm²，当主动脉瓣口面积缩小至正常的1/3或更多时，才会对血流产生阻塞。

【临床表现】

1. 心绞痛　60%有症状患者，常由运动诱发，休息后缓解。发生于劳累后，也可发生在静息时，表明与劳累和体力活动不一定有关。其产生的机制可能是由心肌肥厚，心肌需氧量增加以及继发于冠状动脉过度受压所致的供氧减少，左心室收缩期室壁张力过高有关。

2. 眩晕或晕厥　约30%的病人有眩晕或晕厥发生，其持续时间可短至1min长达半小时以上。部分病人伴有阿-斯综合征或心律失常。眩晕或晕厥常发生于劳动后或身体向前弯曲时，有时在静息状态，突然体位改变或舌下含服硝酸甘油治疗心绞痛时诱发。其产生机制尚不清楚，可能与下列因素有关：

①劳动使周围血管扩张，而狭窄的主动脉口限制了心输出能力相应增加，导致脑供血不足；

②发生短暂严重心律失常，导致血流动力学的障碍；

③颈动脉窦过敏。

3. 呼吸困难劳力性呼吸困难　往往是心功能能不全的表现，常伴有疲乏无力。随着心力衰竭的加重，可出现夜间阵发性呼吸困难、端坐呼吸、咳粉红色泡沫痰。

4. 猝死　占10%～20%，多数病例猝死前常有反复心绞痛或晕厥发作，但亦可为首

后，心室进入舒张期，此时血液经过冠状动脉灌注心脏。主动脉瓣关闭不全造成左心室收缩期向主动脉排血，舒张期血液倒流入左心室，根据主动脉瓣关闭不全的严重程度，倒流的血量占左心室排出血量的 10% ~60% 甚至更多。

【病因】

许多引起主动脉瓣狭窄的常见原因也可引起主动脉瓣关闭不全；主动脉瓣的退行性钙化病变，由于瓣叶固定不能完全闭合；风湿性主动脉瓣的病变由于瓣叶卷缩、变硬，造成不能闭合；主动脉瓣的二瓣畸形由于瓣叶的纤维化和钙化均可造成主动脉瓣的关闭不全。另外，由于主动脉瓣环中层囊性坏死，造成主动脉瓣环弹力纤维的退行性病变，主动脉瓣环的扩张也引起主动脉瓣关闭不全。此外，任何升主动脉的扩张、动脉瘤、夹层动脉瘤均可造成主动脉瓣的关闭不全。最后，主动脉瓣叶的粘液性退行性病变造成主动脉瓣的变薄、脱垂以及感染性心内膜炎造成的瓣叶的穿孔、损坏，这也都是造成主动脉瓣关闭不全的常见原因。

【临床表现】

主动脉瓣关闭不全使心脏排到升主动脉的一部分甚至大部分血液倒流回左心室，左心室在每次心脏舒张期接受从升主动脉和左心房两处的血量，使左心室的负荷增加，左心室又通过用力收缩，将这些过多的血液排射到升主动脉，这使左心室的做功增加。早期左心室通过增加心肌的收缩力来代偿，以后逐渐出现左心室的心肌肥厚，再进一步出现左心室的扩张，进行性的左心室扩张导致左心室的收缩功能下降，射血分数下降，左心室扩张到一定程度，不能维持必需的心排血量时，必然出现左心室充血性心衰。有时左心室的衰竭即使是第一次，也有可能是不可逆的，这使患者丧失进一步救治的机会。大量的主动脉瓣反流同时造成心脏舒张压下降，心脏在舒张期对冠状动脉的灌注减少，患者可出现心绞痛的症状。左心室的舒张压升高引起左心房的压力增加，导致左心房增大，出现心房纤颤。

【适应证】

1. 既往有风湿热、风湿性关节炎或风湿性心脏病病史，查体发现主动脉瓣区高频哈气样舒张期杂音，向心尖区传导。

2. X 线检查发现升主动脉扩张，左心室扩大，搏动增强。

3. 主动脉瓣人工瓣膜置换术前指征的评价。

【检查方法】

患者取平卧位或左侧卧位，扫查常规切面，重点观察胸骨旁和心尖左心室长轴切面、胸骨旁大动脉短轴切面和心尖五腔心切面。

【检查内容】

1. M 型超声：记录主动脉瓣叶活动曲线，观察右冠状动脉瓣与无冠状动脉瓣叶的回声强度、厚度、活动度和舒张期闭合线有无缝隙，室间隔和二尖瓣前叶有无舒张期震颤等。

2. 二维超声：观察主动脉瓣瓣环、瓣体和瓣尖的回声强度、厚度、活动度以及舒张期三个瓣叶间的闭合线有无缝隙，测量升主动脉、左心房、左心室、右心房和右心室的内径以及观察左心室收缩情况。

3. 彩色多普勒：观察舒张期主动脉瓣瓣口反流束的起止、色彩、宽度、时相和方向，测量主动脉瓣环水平主动脉瓣反流束最大宽度与主动脉瓣环内径的比值，估测反流程度。观察其他瓣口的血流情况。

4. 频谱多普勒：以连续波多普勒记录舒张期主动脉瓣反流频谱，测量舒张末期最大反流速度及压差。

【注意事项】

1. 超声心动图检查可明确有无主动脉瓣反流和合并的瓣膜病变，对主动脉瓣反流程度和左心室收缩功能可做出定量判断，有助于手术指征的选择。

2. 经胸超声心动图图像不清晰时，有条件者可采用经食管超声心动图技术观察主动脉瓣病变情况。

3. 考虑施行主动脉瓣人工瓣膜置换术的患者，应测量主动脉瓣环内径，为外科医生选择合适大小的人工瓣膜提供参考。

五、三尖瓣关闭不全

最常见病因为继发于右心室扩张、瓣环扩大的功能性关闭不全，原发病常为风湿性二尖瓣病、先天性心脏病（肺动脉狭窄、艾森曼格综合征）和肺心病。直接引起器质性三尖瓣关闭不全的病因较少，其中最常见者为先天性疾病：三尖瓣下移畸形（Ebstein 畸形），其他尚有感染性心内膜炎、三尖瓣脱垂、类癌综合征、心内膜心肌纤维化等。三尖瓣关闭不全，右心室收缩时血液反至右心房，右心房升高，导致体循环淤血和肝肿大。

【病因】

三尖瓣关闭不全多由肺动脉高压及三尖瓣扩张引起。其病因根据三尖瓣结构是否正常分为两大类：功能性和器质性三尖瓣关闭不全。前者是在正常的瓣膜上由于右室收缩压和/或舒张压的升高、右心室的扩大和三尖瓣环扩张而导致三尖瓣关闭不全。多继发于各种心脏和肺血管疾病，如常见于显著二尖瓣病变及慢性肺心病，累及右心室的下壁心肌梗塞，风湿性或先天性心脏病肺动脉高压引起的心力衰竭晚期，缺血性心脏病，心肌病；器质性三尖瓣关闭不全较少见，如风湿性三尖瓣炎后瓣膜缩短变形，常合并三尖瓣狭窄；先天性 Ebstein 畸形；感染性心内膜炎所致的瓣膜毁损；三尖瓣脱垂，此类病人多伴有二尖瓣脱垂，常见于马方综合征；亦可见于右心房黏液瘤，右心室心肌梗塞及胸部外伤后。后天性单纯的三尖瓣关闭不全可发生于类癌综合征，因类癌斑块常沉着于三尖瓣的心室面，并使瓣尖与右心室壁粘连，从而引起三尖瓣关闭不全，此类病人多同时有肺动脉瓣病变。三尖瓣关闭不全时常有右心明显扩大。

【临床表现】

1. 症状 疲乏、腹胀和水肿。可并发房颤和肺栓塞。

2. 体征

①颈静脉扩张伴收缩期搏动；

②胸骨左缘及心尖部收缩期抬举样搏动；

③胸骨左缘全收缩期杂音，吸气时增强；

④反流严重时，胸骨左下缘可闻及短促的舒张期隆隆样杂音；

⑤三尖瓣脱垂有收缩期喀喇音；

⑥肝大伴收缩期前搏动；

⑦腹腔积液及全身水肿。

【适应证】

1. 既往有风湿热、风湿性关节炎或风湿性心脏病病史，查体发现三尖瓣区吹风样全收缩期杂音，吸气增强。

2. X线检查发现右心房和右心室增大，肺动脉扩张。

3. 三尖瓣瓣环成形术及三尖瓣置换术前指征的评价。

【检查方法】

患者取平卧位或左侧卧位，扫查常规切面，重点观察心尖四腔心切面和心尖五腔心切面以及胸骨旁右心室流入道长轴切面。

【检查内容】

1. 二维超声：观察三尖瓣环、瓣体和瓣尖的回声强度、活动度、对合状况，收缩期瓣叶之间的闭合线间有无缝隙，测量右心房、右心室和肺动脉的内径。

2. 彩色多普勒：观察收缩期三尖瓣口反流束的起源、色彩、方向、时相和分布，测量三尖瓣反流束最大面积与右心房最大面积的比值，估测反流程度。观察其他瓣口的血流情况。

3. 频谱多普勒：以连续波多普勒记录收缩期三尖瓣反流频谱，测量最大反流压差，估测肺动脉收缩压。

【注意事项】

1. 在大多数风湿性心脏瓣膜病患者中，三尖瓣反流是继发于二尖瓣病变和右心室扩大的功能性反流，超声心动图检查可明确有无三尖瓣反流，对三尖瓣反流程度和肺动脉收缩压可做出估测，有助于病情的判断和手术指征的选择。

2. 三尖瓣存在严重器质性病变而考虑施行三尖瓣置换术的患者，应测量三尖瓣环内径，为外科医生选择合适大小的人工瓣膜提供参考。

非风湿性心脏瓣膜病

一、二尖瓣腱索断裂、二尖瓣脱垂与马凡综合征

【适应证】

1. 感染性心内膜炎、胸部钝伤、急性心肌梗死病史，心尖区突然闻及全收缩期杂音 3

~4级，杂音向左腋下传导或向心底传导。

2. 青年女性无心脏病史，无冠心病、结缔组织疾病、肥厚型心肌病、先天性心脏病及大量心包积液等病理状态，心尖区发现收缩中晚期喀喇音及收缩晚期杂音。

3. X线心脏大小正常，肺野为急性肺水肿的表现。

4. 马凡综合征，常染色体显性遗传家族史。

【检查方法】

患者取平卧位或左侧卧位，扫查常规切面，重点观察左心长轴切面、心尖二腔心切面、心尖四腔心切面、二尖瓣及腱索水平短轴切面。马凡综合征患者应扫查胸骨上窝主动脉弓长轴切面。

【检查内容】

1. 二维超声：观察二尖瓣叶的形态，有无瓣叶延长、弯曲、折叠，与腱索的连续情况，有无中断，二尖瓣前后叶运动方向、对位状况、闭合点，尤其是瓣尖及腱索的活动。二尖瓣叶收缩期有无向左心房移位及其与瓣环之间的距离。观察二尖瓣乳头肌形态、回声。测量房、室大小，马凡综合征患者应仔细测量升主动脉及弓降部宽度。观察室壁运动情况，估测心功能。

2. 彩色多普勒：观察左心房内有无收缩期起自二尖瓣口的反流束，反流束的起源、血流方向、途径、止点及范围。根据反流束面积评价二尖瓣反流的严重程度。必要时利用彩色多普勒 M 型显示，观察反流束的时相变化。观察其他瓣口的血流情况。

3. 频谱多普勒：测量二尖瓣反流的峰值速度及压差。以连续波多普勒记录收缩期三尖瓣、肺动脉瓣反流频谱，测量最大反流压差并估测肺动脉收缩压、舒张压。

【注意事项】

1. 三级腱索断裂，而且只有 1~2 根腱索受累，不一定产生反流。

2. 由于二尖瓣环并非一平面，三维形态为一马鞍状，因此诊断二尖瓣脱垂时应进行多切面观察。

3. 马凡综合征诊断时，尚需注意结合其他临床征象和检查结果综合判断。

4. 当经胸超声心动图检查对二尖瓣反流显示不满意或病因难以明确时，在有条件的情况下，可行经食管超声心动图检查。

5. 考虑施行二尖瓣人工瓣膜置换术的患者，应测量二尖瓣环内径，为外科医生选择合适大小的人工瓣膜提供参考。

二、主动脉瓣脱垂

【适应证】

1. 先天性主动脉瓣畸形、主动脉瓣黏液性变、高位室间隔缺损、主动脉瓣退行性变以及结缔组织疾病患者，主动脉瓣区出现舒张期杂音。

2. 马凡综合征，胸骨左缘主动脉瓣听诊区发现舒张期哈气样杂音。

3. 感染性心内膜炎，主动脉瓣区突然出现新的舒张期杂音或杂音性质改变。

【检查方法】

患者取平卧位或左侧卧位，扫查常规切面，重点观察胸骨旁、心尖左心长轴切面、心底短轴切面、心尖五腔心切面，马凡综合征患者应扫查胸骨上窝主动脉弓长轴切面。

【检查内容】

1. 二维超声：观察主动脉瓣叶的数目、长度、松弛性、瓣叶厚度、回声强度，是否有赘生物，舒张期主动脉瓣关闭点的部位及对合情况，主动脉瓣三个瓣叶于舒张期有无超过主动脉瓣环水平脱向左心室流出道。观察左侧心腔大小，尤其左心室，升主动脉根部和瓣环扩张情况。评估左心室收缩功能指标射血分数。

2. 彩色多普勒：观察左心室流出道是否存在舒张期起自主动脉瓣的反流束，观察反流束的起源、宽度、长度、方向和分布。判断反流的严重程度。观察其他瓣口的血流情况。

3. 频谱多普勒：测定反流峰值速度及压差。

【注意事项】

1. 主动脉瓣脱垂患者，当病因为主动脉瓣黏液性变时，主动脉瓣可松弛过长或出现打折，易被误诊为赘生物。多切面及多角度扫查可清晰显示。

2. 当主动脉瓣脱垂反流束为偏心性，贴附于二尖瓣前叶时，如果合并二尖瓣狭窄两种血流束可无明显的界限。可根据彩色血流的起始部位、时相进行区别。

3. 当经胸超声检查不能确诊时，有条件者可行经食管超声心动图检查。

4. 考虑施行主动脉瓣人工瓣膜置换术的患者，应测量主动脉瓣环内径，为外科医生选择合适大小的人工瓣膜提供参考。

三、感染性心内膜炎

感染性心内膜炎（IE）是指由细菌、真菌和其他微生物（如病毒、立克次体、衣原体、螺旋体等）直接感染而产生心瓣膜或心室壁内膜的炎症，有别于由于风湿热、类风湿、系统性红斑狼疮等所致的非感染性心内膜炎。瓣膜为最常受累部位，但感染可发生在室间隔缺损部位、腱索和心壁内膜。而动静脉瘘、动脉瘘（如动脉导管未闭）或主动脉狭窄处的感染虽属于动脉内膜炎，但临床与病理均类似于感染性心内膜炎。

【病因】

引起心内膜感染的因素有：

1. 病原体侵入血流引起菌血症、败血症或脓毒血症，并侵袭心内膜。

2. 心瓣膜异常有利于病原微生物的寄居繁殖。

3. 防御机制的抑制：肿瘤患者使用细胞毒性药物和器官移植患者用免疫抑制剂。临床经过与病原微生物有关，病原微生物包括各种细菌、真菌等。传统分为急性和亚急性两类，其临床经过及病理变化均有所不同。急性感染性心内膜炎是由于被累心内膜常有溃疡形成，故又称为溃疡性心内膜炎。此类心内膜炎起病急剧，多由毒力较强的化脓菌引起，其中大多为金黄色葡萄球菌，其次为化脓链球菌。通常病原菌先在机体某局部引起化脓性炎症（如化脓性骨髓炎、痈、产褥热等），当机体抵抗力降低时（如肿瘤、心脏手术、免疫抑制等）病原菌则侵入血流，引起败血症并侵犯心内膜。此型心内膜炎多发生在本来正常的心内膜上，多单独侵犯主动脉瓣，或侵犯二尖瓣。亚急性者主要发生于器质性心脏病，首先为心脏瓣膜病，其次为先天性血管病。

【临床表现】

1. 疾病分类及表现

根据病程、有无全身中毒症状和其他临床表现常将感染性心内膜炎分为急性和亚急性，但两者有相当大的重叠性。

（1）急性感染性心内膜炎：多发生于正常的心脏。病原菌通常是高毒力的细菌，如金葡菌或真菌。起病往往突然，伴高热、寒战，全身毒血症症状明显，常是全身严重感染的一部分，病程多急骤凶险，易掩盖急性感染性心内膜炎的临床症状。

（2）亚急性感染性心内膜炎：多数起病缓慢，有全身不适、疲倦、低热及体重减轻等非特异性症状。少数以并发症形式起病，如栓塞、不能解释的卒中、心瓣膜病的进行险加重、顽固性心力衰竭、肾小球肾炎和手术后出现心瓣膜杂音等。

（3）病史：部分患者发病前有龋齿、扁桃体炎、静脉插管、介入治疗或心内手术史。

2. 常见症状特征

（1）感染症状：发热是心内膜炎最常见的症状。几乎所有的患者都有过不同程度的发热、热型不规则、热程较长，个别患者无发热。此外患者有疲乏、盗汗、食欲减退、体重减轻、关节痛、皮肤苍白等表现，病情进展较慢。

（2）心脏体征：80%~85%的患者可闻及心脏杂音，可由基础心脏病和（或）心内膜炎导致瓣膜损害所致。原有的心脏杂音可因心脏瓣膜的赘生物而发生改变，出现粗糙响亮、呈海鸥鸣样或音乐样的杂音。原无心脏杂音者可出现音乐样杂音，约一半患儿由于心瓣膜病变、中毒性心肌炎等导致充血性心力衰竭，出现心音低钝、奔马律等。

（3）栓塞症状：视栓塞部位的不同而出现不同的临床表现，一般发生于病程后期，但约1/3的患者为首发症状。皮肤栓塞可见散在的小瘀点，指趾屈面可有隆起的紫红色小结节，略有触痛，此即 Osler 结节；内脏栓塞可致脾大、腹痛、血尿、便血，有时脾大很显著；肺栓塞可有胸痛、咳嗽、咯血和肺部啰音；脑动脉栓塞则有头痛、呕吐、偏瘫、失语、抽搐甚至昏迷等。病程久者可见杵状指、趾，但无发绀。

同时具有以上三方面症状的典型患者不多，尤其2岁以下婴儿往往以全身感染症状为主，仅少数患儿有栓塞症状和（或）心脏杂音。

【适应证】

1. 器质性心脏病患者，原因不明的发热，出现新的杂音或杂音性质的变化。

2. 心脏手术后患者，出现原因不明的发热或新的杂音或难治性心力衰竭。

3. 拔牙、扁桃体摘除、支气管镜检查、气管插管、泌尿道操作等手术后，出现败血症表现，心脏出现新的杂音。

4. 滥用静脉麻醉药品，不明原因发热者。

【检查方法】

患者取平卧位或左侧卧位，扫查常规切面，重点观察左心室长轴切面、心尖四腔心切面、二尖瓣短轴切面、心底短轴切面、心尖五腔心切面、右心室流入道切面。

【检查内容】

1. 二维超声：观察心脏各瓣膜、瓣环周围的结构、心腔及血管壁内膜面上有无异常回声团块，如有则应仔细观察赘生物的部位、大小、形态及回声强度、与邻近组织的关系及活动度；观察瓣膜是否存在损害情况：如腱索或乳头肌断裂、瓣膜穿孔、瓣膜脱垂及有无瓣膜连枷样运动；观察心脏有无脓性病灶，如瓣环、瓣周部、室间隔部及大动脉根部的脓肿；注意有无化脓性心包炎；测量心腔及大血管的内径。评估心脏收缩功能。

2. 彩色多普勒：观察有无瓣膜反流、瓣周穿孔及异常分流，估测反流程度。观察心腔及大血管内有无异常血流。

3. 频谱多普勒：测量瓣口反流及异常分流速度及压差。估测肺动脉压力。

【注意事项】

1. 直径＜2mm 的赘生物或低回声的赘生物易被忽略或难以辨认。

2. 赘生物应与瓣膜黏液变性、肿瘤、风湿性心脏病瓣膜纤维化、钙化团块鉴别。人工瓣膜置换术后赘生物应与碟瓣"U"形铰链强回声相鉴别。

3. 经胸超声心动图不能确诊而临床高度怀疑感染性心内膜炎患者，在病情允许及条件具备的情况下可行经食管超声心动图检查。检查中，应进行多切面的连续扫查。

4. 必要时应在短期内复查，动态观察。

人造瓣膜

人工心脏瓣膜（Heart Valve Prothesis）是可植入心脏内代替心脏瓣膜（主动脉瓣，三尖瓣，二尖瓣），能使血液单向流动，具有天然心脏瓣膜功能的人工器官。当心脏瓣膜病变严重而不能用瓣膜分离手术或修补手术恢复或改善瓣膜功能时，则须采用人工心脏瓣膜置换术。换瓣病例主要有风湿性心脏病，先天性心脏病，马凡氏综合症等。

人造心脏瓣膜的试制开始于二十世纪 40 年代后期，当时只是在试验阶段，并未实际应用。1960 年美国俄勒冈州波特兰的外科医生斯塔尔和他的合作者爱德华兹首次为一名二尖瓣狭窄的心脏病患者用人造球形瓣 – 硅胶球人工心脏瓣膜植入一位风湿性心脏病二尖瓣狭窄患者，术后长期存活，开创了人工心脏瓣膜置换的历史。到1981 年，全世界置换人造瓣膜的病例已达 35 万人之多。人造心瓣膜随着科学技术的进步经历了球型瓣、单叶碟型瓣、生物瓣、双叶碟型瓣这样一个演进过程。现在人造心瓣膜的研究都以提高耐久性、减少合并症和改善瓣膜机能为目标。目前在许多地方，瓣膜置换的死亡率甚至比腹部大手术还低。数百万例的临床实践证明，在一般情况下患者的寿命得到延长，健康也有显著改善。迄今为止，制成的人工心脏瓣膜已达 100 余种，大部分已被淘汰，留下为数不多的瓣膜。人造心脏瓣膜分为机械瓣与生物瓣二大类。用作机械瓣的硬质金属材料主要的为钴－铬－镍合金及钛钢；非金属硬质材料主要为低温各向同性碳；弹性体材料由初期用于瓣膜球型阀体的硅酮橡胶发展至不易变性的"低硫化处理"的硅橡胶；缝环的纺织品则为聚四氟乙烯与涤纶长丝织物。生物瓣主要由同种瓣和异种瓣两种。同种瓣主要有同种主动脉瓣和同种硬脑膜两种；异种瓣主要有猪瓣和牛心包瓣两种。机械瓣的特点是强度好，但需终身抗凝；生物瓣的特点是无须抗凝，但寿命不及机械瓣。近年来人工心脏瓣膜研究主要仍集中在解决机械瓣抗凝和生物瓣的防钙化问题，但没有取得突破性进展。英国正在用软质的复合材料来制备仿生人工心脏瓣膜。不少国家也在研究组织工程心脏瓣膜，但尚处于实验室阶段。我国每年置换人工心脏瓣膜约 2 万例，其中进口瓣占 70% ~ 80%。国内北京思达医用装置公司和兰州飞控集团公司生产侧倾蝶瓣。最近，这两个公司和上海久灵医疗器械公司开发出双叶机械瓣，正处于临床研究阶段。同时北京佰仁思生物工程公司开发出中心包瓣和猪心瓣，努力改变我国生物瓣使用量很低（约 5%）的现象。西南交通大学正在研究通过各向同性碳表面喷涂 TiN_2 和 TiO 来提高械瓣的抗凝血性能。

在瓣膜置换时使用机械瓣膜或生物瓣膜是一个重要的选择，一般在瓣膜的功能方面两者间没有大的差异，在抗血栓性上，生物瓣膜显著优异，用轻度的抗凝疗法即可为其优点。可是生物瓣膜使用 6 ~ 7 年后可在瓣膜尖端发生破损和钙化。机械瓣膜耐久性优越，不用担心发生钙化，可如不使用严格的抗凝疗法，血栓形成的高发生率，也有因使用抗凝剂导致脑出血的危险。还有机械瓣膜因瓣膜构造的原因，在瓣膜闭锁时产生逆流，因此也有因溶血而发生进行性贫血的问题。由此可见，机械瓣膜和生物瓣膜各有长短，现在临床上经常是根据患者状态进行选择使用。对希望分娩生产的年轻女性和 70 岁以上高龄者等不能进行充分抗凝疗法的患者，虽生物瓣膜是首选，但除此之外，机械瓣膜也是第一选择。现在日本每年使用 5000 个以上的人工瓣膜，其中 94% 以上是机械瓣膜。

【检查方法】

1. 扫查切面：患者左侧卧位，观察二尖瓣位人造瓣膜主要采用心尖四腔心切面，辅以胸骨旁四腔心切面及胸骨旁左心室长轴切面。主动脉瓣位人造瓣膜采用心尖五腔心切面及胸骨旁左心室长轴切面。三尖瓣位人造瓣膜采用心尖四腔心切面及大动脉短轴切面。肺动脉瓣位人造瓣膜采用大动脉短轴切面和胸骨旁右室流出道切面。

2. 检查技术：应用二维超声心动图观察人造瓣膜支架、瓣叶及其周围组织回声，瓣叶启闭运动。M 型超声心动图观察瓣叶运动幅度。彩色多普勒血流图观察人造瓣膜瓣上、瓣下血流情况及支架与瓣周有无血流通过。频谱多普勒测量人造瓣膜血流速度等。疑有人工瓣置换术后瓣周漏的患者，经胸扫查显示欠清者可行经食管超声心动图检查。

【观察内容】

1. 二维超声

（1）人造瓣膜支架与瓣叶上有无异常回声附着，异常回声是否运动。通常人造瓣膜血栓回声无运动，而感染性心内膜炎赘生物运动较大。

（2）人造瓣膜瓣叶启闭运动是否自如，开放是否正常。

（3）生物瓣叶有无增厚、回声增强及脱垂等。

（4）支架之强回声与周边瓣环组织之间有无间隙。

2. M 型超声

（1）M 型超声心动图取样线通过人造瓣膜瓣叶处扫查观察瓣叶运动幅度。

（2）M 型超声心动图于支架处扫查观察有无支架运动过度或减低。

3. 彩色多普勒

（1）心尖四腔切面观察二尖瓣位人造瓣膜下方血流束有无明显变窄及五彩镶嵌，以判断是否存在狭窄。

（2）心尖五腔切面观察主动脉瓣位人造瓣膜下方有无五彩镶嵌血流束反流入左心室。

（3）胸骨旁左心室长轴切面观察二尖瓣位人造瓣膜置换术后左心房内有无五彩镶嵌反流束及主动脉瓣位人造瓣膜置换术后主动脉内有无收缩期五彩镶嵌射流（采用此切面观察主要目的为避开人造瓣膜的影响，但由于此切面多普勒声束与射流角度较大，仅适用于较明显湍流的观察）。

（4）观察人造瓣膜支架与周围瓣环组织之间有无反流束通过及进入相应心腔。

4. 频谱多普勒

（1）心尖四腔切面脉冲多普勒取样容积置于二尖瓣位人造瓣膜下方，观察血液流束的频谱，测量流速及压力阶差。

（2）心尖五腔切面连续多普勒取样线通过主动脉瓣位人造瓣膜记录频谱，测量流速及压力阶差。

【注意事项】

1. 由于人造瓣膜的金属支架、金属或碳质瓣叶对超声的反射和吸收，影响了瓣膜远场的组织结构和多普勒血流成像。但从人造瓣膜近场可以观察支架及瓣叶光滑与否，并可根据启闭运动状况间接判断瓣膜功能。

2. 对人造瓣膜近场侧较大血栓及赘生物可以结合临床体征作出初步诊断，较小者诊断有一定困难。对经胸超声诊断有困难而又有条件者可行经食管超声进一步检查。

3. 彩色多普勒对瓣周漏的诊断具有明确的意义，对人造瓣膜反流的诊断具有参考意义。明显的高速湍流频谱（二尖瓣位人造瓣下流速大于 2m/s，主动脉瓣位人造瓣上流速大于 3m/s）对诊断人造瓣膜狭窄具有一定的临床意义。但由于人造瓣膜的血流速度因选用的瓣膜类型、型号大小及个人血流动力学状况而异，应结合临床指征而定。

4. 患者往往合并心律失常，测量时用 5 个以上心动周期的均值来作为血流动力学指标的测值。

5. 不同类型的人工瓣多普勒测值有较大差异，即使相同类型和大小的人工瓣其测值亦可有较大差别。如有换瓣术后短期（通常为术后 30d）内超声心动图血流动力学资料作为基础值，则对超声心动图远期随访有较大帮助。

6. 有条件者可考虑进行经食管超声心动图检查。

（汤科）

第三节　高血压性心脏病

高血压是指体循环动脉收缩压和（或）舒张压的持续升高，或正在进行抗高血压治疗，即收缩压≥140mmHg和（或）舒张压≥90mmHg即可诊断为高血压。高血压性心脏病是指由高血压所引起的心脏功能与器质性的损害。

病理生理改变：

1. 左室肥厚（LVH）　LVH是一种心肌对血压升高的代偿性改变，心肌收缩力增强以维持足够的心排量，但时间长可引起心肌细胞肥大，肌纤维增粗，退行性变，毛细血管相对密度下降等改变。早期出现心肌重塑现象，即向心性重塑，心肌细胞肥大，但数量并不增加，排列改变，胶原纤维增多，逐步胶原累积超过20%出现纤维化，以取代失去功能的细胞，从而发生向心性肥厚，最后发生容量负荷增加引起离心性肥厚。高血压LVH首先反映在室间隔增厚上，后者是心脏大小循环所共有的部分，对左右心室收缩功能均有十分重要的作用。

2. 舒张功能减退　舒张期心衰的特征是左室容积减少和舒张末压升高，LVEF正常或轻度减低。这主要是由于心室收缩功能正常，而心室肌松弛性和顺应性减低使心室充盈减少；为增加心室充盈，左室必须提高充盈压而获得正常的心室充盈和心搏量。另外LVH使心肌细胞肥大，尤其是心肌纤维化使心肌舒张期压力–容量关系发生变化，也使心腔内舒张压升高，因此LVH可引起舒张功能减退。高血压病早期心脏结构功能改变，舒张功能减退约占11%。

3. 收缩功能减退　已知有LVH者比无LVH者心衰高10倍，这是因为长期压力升高引起后负荷过度增高，引起血管壁厚度及心脏向心性肥厚及舒张期松弛性受损，最终出现心肌收缩力下降，心腔扩大，心室舒张末期容量增大，心室充盈压和心房压力均增高，肺静脉回流受阻，发生高血压心脏病急性或慢性左心衰竭。

临床表现：

1. 早期临床表现　早期表现一般不典型，病人可无明显自觉症状或仅有轻度不适如头痛、胸闷等，这些症状主要是高血压的一般症状，无特殊性。

2. 进展期临床表现　高血压时由于动脉血管压力过高，阻碍心脏泵出血液，心脏长期高负荷工作就出现了心肌肥厚和僵硬度增加，最终导致进入心脏的肺静脉血受阻，形成肺淤血。心肌肥大时需氧量增加，血液供应相对不足，常导致心衰发作。舒张性心衰和收缩性心衰临床表现相似，临床不易鉴别。由高血压引起的心衰的临床特点如下：

（1）由于左心室舒张/收缩功能异常，可导致肺淤血，主要表现为：

发症状。其发生的原因可能与严重的、致命的心律失常，如心室颤动等有关。

5. 多汗和心悸　此类患者出汗特别多，由于心肌收缩增强和心律失常，患者常感到心悸，多汗常在心悸后出现，可能与自主神经功能紊乱，交感神经张力增高有关。

【适应证】

1. 既往有风湿热、风湿性关节炎或风湿性心脏病病史，查体发现主动脉瓣区粗糙的收缩期杂音，向颈部和心尖区传导。

2. X线检查发现升主动脉扩张，可有主动脉瓣钙化。

3. 主动脉瓣人工瓣膜置换术前指征的评价。

【检查方法】

患者取平卧位或左侧卧位，扫查常规切面，重点观察胸骨旁左心室长轴切面、胸骨旁大动脉短轴切面和心尖五腔心切面。

【检查内容】

1. M型超声：记录主动脉瓣叶活动曲线，观察右冠状动脉瓣与无冠状动脉瓣叶的回声强度、厚度、活动度和收缩期开放幅度等。

2. 二维超声：观察主动脉瓣瓣环、瓣体和瓣尖的回声强度、厚度、有无钙化斑块和活动度，测量收缩期三个瓣叶的最大开放间距，图像清晰者，可测量主动脉瓣瓣口面积。测量升主动脉、左心房、左心室、右心房和右心室的内径、室间隔和左心室后壁的厚度以及左心室射血分数。

3. 彩色多普勒：观察收缩期主动脉瓣瓣口射流束的起源、色彩、宽度和方向，舒张期有无反流；观察其他瓣口的血流情况。

4. 频谱多普勒：以连续波多普勒记录收缩期主动脉射流频谱，测量最大和平均跨瓣压差，在左心室收缩功能减退的患者以连续性方程法估测主动脉瓣瓣口面积。以脉冲波多普勒记录舒张期二尖瓣血流频谱，测量舒张早期E波与心房收缩期A波最大流速的比值。

【注意事项】

1. 超声心动图检查可明确有无主动脉瓣狭窄和合并的瓣膜病变，对主动脉瓣狭窄程度和左心室收缩功能可做出定量判断，有助于手术指征的选择。

2. 经胸超声心动图图像不清晰时，有条件者可采用经食管超声心动图技术观察主动脉瓣病变情况并测量主动脉瓣瓣口面积。

3. 考虑施行主动脉瓣人工瓣膜置换术的患者，应测量主动脉瓣环内径，为外科医生选择合适大小的人工瓣膜提供参考。

四、主动脉瓣关闭不全

主动脉瓣位于左心室和主动脉的连接处，当左心室收缩时，主动脉瓣开放，血液经过主动脉瓣流入主动脉，当左心室的压力低于主动脉的压力时，主动脉瓣关闭，这时主动脉的压力高于左心室的压力，由于密闭的血管和血管的弹性产生舒张压，主动脉瓣关闭之

①劳力性呼吸困难；

②平卧时出现气急，坐起后即好转；

③活动量不大，但出现呼吸困难，严重时患者可在睡梦中惊醒；

④严重时出现端坐呼吸、咳嗽，咳粉红色泡沫状痰。

（2）左心衰竭常可累及右心室功能下降，形成全心衰竭，主要表现为：

①颈静脉明显充盈；

②右上腹疼痛，并有肝肿大；

③双下肢水肿，严重时可出现全身水肿；

④少尿。

一、超声心动图表现

（一）二维和 M 型超声心动图

1. 高血压性心脏病代偿期

（1）心脏结构和功能可无变化。

（2）左室肥厚以向心型肥厚多见，室间隔与左室后壁均增厚（11～15mm），但罕有超过 15mm 者，两者比值接近 1。

（3）左室腔正常或略减小。

（4）左室壁搏幅增强。

（5）左房可轻度增大。

（6）有些出现升主动脉扩张。

（7）左室射血分数（EF）及短轴缩短率（$\triangle$D）正常或增大。

2. 高血压性心脏病失代偿期

（1）左房、左室腔扩大。

（2）心室壁离心型肥厚。

（3）左室壁运动幅度减低。

（4）左室舒张末期容积增大，左室收缩与舒张功能均减低。

（5）左心衰发展到全心衰。

（二）多普勒超声

1. 彩色多普勒

（1）合并房室瓣或半月瓣关闭不全时，分别于房室瓣上或半月瓣下显示五彩镶嵌反流信号。

（2）合并心衰时，二尖瓣口及主动脉瓣口血流显色暗淡。

2. 脉冲多普勒　二尖瓣口血流频谱形态失常，代偿期为 E 峰流速及减速度减低，A 峰速度加快，E/A ＜ 1。失代偿期 E 峰减速时间、充盈时间均缩短，左室等容舒张时间缩短，E/A ＞ 2。

3. 连续多普勒　合并房室瓣或半月瓣关闭不全时，于房室瓣上或半月瓣下录得收缩期或舒张期反流频谱。

二、鉴别诊断

1. 肥厚型心肌病　该病特征为室间隔非对称性肥厚，室间隔与左室后壁厚度比值≥1.3，可有左室流出道狭窄，左心室腔缩小，二尖瓣收缩期 SAM 现象及主动脉瓣收缩中期半关闭等征象。

2. 主动脉狭窄　包括主动脉瓣、瓣上、瓣下及主动脉狭窄，均可引起左室壁对称性肥厚。超声心动图易发现主动脉病变。

3. 主动脉缩窄　多数为先天性，少数为多发性大动脉炎所致。可引起左室壁对称性肥厚，但上臂血压增高，下肢血压正常或降低。

（汤科）

第四节　冠　心　病

冠状动脉解剖概要

心脏的血液供应来自升主动脉的左、右冠状动脉。右冠状动脉起自主动脉右冠窦，沿冠状沟向右下行，达右缘后，转向心脏后面，再沿后室间沟走行为后降支，沿途发出的主要分支有右圆锥动脉、右室前支、右缘支、右室后支和左室后支等，主要供应右房、右室、部分左室后壁及窦房结和房室结。

左冠状动脉起自主动脉左冠窦，向前行一段后分为前降支和左旋支。

前降支沿前室间沟下行，至心尖部转向后室间沟，主要分支有左圆锥动脉、右室前支、左室前支、前中隔动脉及对角支，主要供应部分右室前壁、左室前壁及前外侧壁、室间隔前2/3。

左旋支于冠状沟内向左侧环绕走行，至左室侧壁后方，主要分支有左室前支、缘支、左房支、左室后支。主要供应部分左室前壁、左室高侧壁及后外侧壁、左心房及窦房结。

左、右心室壁的血液供应如下：

右室前壁：由右冠状动脉和左冠状动脉前降支营养。

右室后壁：由右冠状动脉及其后降支营养。

左室前壁：由左冠状动脉旋支、前降支及其斜支营养。

左室高侧壁：由旋支营养。

左室后壁：由旋支和右冠状动脉后降支营养。

左室下壁：由右冠状动脉后降支营养。

室中隔：前2/3～3/4由左冠状动脉前降支营养，后1/4～1/3由右冠状动脉后降支营养。

室壁节段与冠脉供血关系

二维超声心动图的室壁节段划分有多种方法，包括九节段、十六节段及二十节段法。最为常用的是美国超声心动图学会推荐的十六节段法。

十六节段划分法：将左室二尖瓣和乳头肌短轴水平各划分六个节段，心尖短轴水平划分为四个节段。

室壁节段划分与冠状动脉各分支的供血范围存在较好的对应关系。十六节段划分法与冠脉供血的关系：

前降支供血：左室前壁1、7区，前间隔6、12区，心尖前、侧、下壁及间隔13～16区。

左旋支供血：左室高侧壁及侧后壁2、8区。

右冠状动脉供血：后间隔及下壁4、5区及10、11区。

右冠状动脉后降支供血，部分可左旋支供血或两者共同供血：左室后壁及下侧壁3、9区。

通常，室间隔前2/3、前壁及心尖为前降支供血，高侧壁、正后壁为左旋支供血，侧后壁及后下壁或为左旋支供血或为右冠状动脉后降支供血，后间隔及下壁为后降支供血，根据运动异常室壁节段多可判断病变冠状动脉。但冠状动脉发育因人而异，冠脉的优势型不同，因此，室壁节段与冠脉分支的供血关系是相对的、大致对应的。

心肌缺血的病理生理

冠心病的病理基础是冠状动脉的粥样硬化斑块形成，管腔狭窄或痉挛引起冠状动脉血流减少，导致心肌缺血表现；如果粥样硬化斑块出血、血栓形成则导致冠脉闭塞，血流中断，引起其供血局部急性心肌梗死，当坏死心肌逐渐纤维化，形成心肌瘢痕，即为陈旧性心肌梗死。

研究表明，冠状动脉狭窄程度与冠状动脉流量减少不呈线性相关，而冠脉流量减少与室壁运动异常也不一定呈线性相关。冠脉管腔面积狭窄率<85%时，冠脉流量相对稳定，随着狭窄程度进一步增加，冠脉流量才急剧下降。

当冠脉流量减少40%（相当于冠脉管腔面积缩小88%）时，二维超声心动图可检出局部节段收缩异常，冠脉流量减少>50%才出现心电图ST段的降低，冠脉流量减少>70%以上才出现左心泵功能异常：左室射血分数降低。

冠状动脉直径狭窄率与面积狭窄率的关系大约为：直径狭窄50%相当于面积狭窄75%，直径狭窄60%相当于面积狭窄85%，直径狭窄70%相当于面积狭窄90%。

心肌供血障碍除与管腔狭窄的程度有关外，还与侧支循环发展有关。因此，心肌缺血的程度与冠状动脉狭窄的程度并不完全一致。

室壁运动异常与超声检查方法

超声心动图是通过观察室壁舒缩运动的能力间接地判断心肌供血状态的。室壁运动减弱、丧失及矛盾运动或收缩期室壁增厚率降低、不增厚或变薄是冠心病的特征表现。局部室壁明显变薄,运动丧失或矛盾运动,心肌回声减弱或增强是诊断急、慢性心肌梗死的依据。

一、超声心动图检测室壁运动异常的方法

(一) M 型超声心动图

M 型超声心动图能够测量室壁搏动幅度、室壁上升和下降的运动速度,特别是室壁增厚率,其计算方法为:

室壁增厚率 = (收缩期厚度 - 舒张期厚度)/舒张期厚度 × 100%

传统的 M 型超声心动图只能显示右室前壁、室间隔和左室后壁的运动曲线,而无法获得左室侧壁、后室间隔等部位的运动曲线。应用计算机技术在二维超声心室成像的基础上转换,可以获得多方位取样线扫描的运动曲线,称为全方位 M 型,或解剖 M 型,进行室壁各方向的向心运动幅度和速度的检测。

(二) 二维超声心动图

二维超声心动图能够实时、动态、全方位观察室壁运动异常,观察范围广泛,可以由心底向心尖进行系列左室短轴扫查,全面地观察室壁各部位的运动状态,向心性运动是否协调、一致。可以采用:

1. 目测法   即在实时状态下目测对比观察各室壁的运动幅度,是否存在局部室壁运动减弱及不协调,并对室壁异常进行定位。

2. 室壁运动异常的程度半定量法   即根据心内膜在收缩期和舒张期运动以及收缩期室壁增厚的情况,把左室节段运动分为等级,并按等级计分。

3. 利用电影回放或离机室壁运动分析系统测量室壁运动幅度、舒缩面积变化率和半径变化率等参数。

(三) 组织多普勒成像 (DTI)

组织多普勒成像可以测量室壁一定部位的运动速度等,以检测局部室壁的舒缩能力,但检测的室壁运动速度是朝向或背离探头方向上的运动速度。因此,其主要优势为检测心肌纵向运动,如心尖切面上检测室间隔,左室各壁,二、三尖瓣环的收缩期 (S 峰) 和舒张早期运动速度 (Ea 峰) 及晚期运动速度 (Aa 峰)。

脉冲多普勒 DTI 取样容积置于室间隔二尖瓣环处记录的运动频谱,显示收缩期正向 S 峰,舒张早期较大的负向 Ea 峰和舒张晚期 Aa 峰。

(四) 彩色室壁运动 (CK)

根据室壁与心腔血液散射强度差异,仪器自动检测心内膜与心腔边界,自动跟踪心内

膜的运动，以伪彩色标记运动幅度的大小，并以不同的颜色代表不同时间的心脏运动。正常心脏收缩运动由外向内以橙、黄、绿、蓝的色带显示。冠心病节段室壁运动异常时，CK 图像表现为色带变窄、消失。运动减弱时表现为色带变窄，也可表现为某种色阶的消失，如橙色消失表示收缩早期运动丧失，蓝色消失表示收缩晚期运动丧失。

（五）速度向量成像（VVI）和斑点追踪技术（STI）

VVI 是通过采集原始二维像素的振幅及相位信息，对心肌运动自动追踪，得到带有心肌运动方向及速度大小的动态向量图，通过分析向量大小和方向得到心肌运动的速度、应变、应变率等信息。STI 技术是使用区块匹配和自相关搜索算法测量组织运动，它把心肌组织看成无数个像素，在心动周期中逐帧扫描某个像素的位置，追踪心肌组织内的高回声斑点，并与最初的位置进行比较来观察心肌运动。

这两种技术均不受声束方向与组织运动夹角的影响。可用于测量心肌心脏短轴及长轴各节段的二维应变、应变率和局部心肌旋转角度的变化，克服了组织多普勒技术仅能量化心肌长轴方向应变的局限性，实现了无角度依赖地评价心肌运动。是研究心肌结构力学、分析局部心功能，显示整体与局部心肌运动力学，在纵向、径向和环向上定量测量局部心肌运动的力学参数，评价心肌收缩同步性等的新技术。

二、正常室壁运动

正常心室壁运动包括短轴方向的向（离）心性运动、沿心脏长轴方向舒缩运动和扭转运动，室壁各部位舒缩运动基本协调一致，室壁短轴方向的向（离）心性运动幅度各部位不尽相同，通常为心底部低于心室中部及心尖部，室间隔低于游离壁，而左室后壁、侧壁通常幅度最强。正常值：室间隔 4~8mm，左室后壁 8~14mm，室壁增厚率≥30%。DTI 测量的各室壁心肌纵向运动速度也不尽相同，但均为基底部运动最大，向心尖方向逐渐减小。心尖四腔基底部至低位乳头肌室间隔收缩峰值（S 峰）由 11.1cm/s 逐渐降至 8.5cm/s 左右，侧壁收缩峰值由 14.6cm/s 逐渐降至 11.2cm/s 左右。

三、室壁运动分级与计分

1. 正常　在收缩期心内膜向内运动和室壁增厚率正常。计分为"0"。

2. 运动减低　室壁运动减弱（<正常的 50%~75%），收缩期室壁增厚率小于 20%。计分为"+1"。

3. 运动丧失　该室壁节段运动幅度 0~2mm 或收缩期无增厚。计分为"+2"。

4. 矛盾运动　在收缩期室壁节段向外运动或收缩期变薄。计分为"+3"。

5. 运动增强　与正常节段比较，该室壁节段运动增强。计分为"-1"。

左室壁运动指数：全部节段的计分之和/节段数。室壁运动指数 0 为正常，大于 0 为异常。室壁运动指数越高，病情越严重，并发症越多。

四、其他类型的室壁运动异常

1. 室壁运动不协调　室壁各节段向心运动不协调一致，异常节段运动减弱或消失，受到周围正常室壁的牵拉呈被动运动或扭动。

2. 室壁收缩运动延迟　局部室壁收缩时相较正常室壁延迟，常以 M 型超声检测，并与心电图对比。心肌缺血部位局部收缩时相较正常心肌延缓。M 型心动图可显示收缩时相落后于正常心肌，室壁运动幅度可能减弱，也可能不减弱。

3. 室壁 M 型运动曲线形态异常　表现为收缩或舒张速度减低、上升速度大于下降速度，或 M 型曲线呈"弓背"样改变。

冠状动脉的检查

一、二维超声检查

使用 2.5～5.0MHz 探头，并利用局部放大功能进行观察测量。

左冠状动脉显示切面有主动脉根部切面，二尖瓣水平短轴切面，非标准左室长轴切面，四腔切面及心尖五腔切面等。右冠状动脉显示切面有非标准左室长轴切面，大血管短轴切面，右心二腔切面等。

正常左、右冠状动脉呈两条平行线性回声，内壁光滑，管腔内暗区清晰，壁回声强度与周围组织回声相似。

冠状动脉主干及较大分支狭窄时，二维超声显示动脉壁呈不均匀性增厚，或局部有异常回声附着，并凸向管腔，管腔内径变小；闭塞时，显示为管腔内充满强弱不等回声（表1-17）。

表 1-17　二维超声测量冠脉大小

冠状动脉	内径（mm）	显示长度（mm）	与主动脉比值
左主干	3.49 ± 0.67	8.86 ± 0.70	0.13 ± 0.01
前降支	2.28 ± 0.90	9.72 ± 1.32	0.10 ± 0.03
右冠脉	2.85 ± 0.85	9.55 ± 0.71	0.11 ± 0.02

二、多普勒超声

应用彩色多普勒技术观察冠状动脉可提供冠状动脉空间血流状态的信息。左、右冠状动脉远段分支细小，走行迂曲，二维超声心动图显示有一定难度。新近发展的高性能仪器可以较敏感地显示心脏表面较小的冠脉及心肌内较大冠脉的彩色多普勒血流，对较小冠脉的狭窄判断具有一定的价值。

将脉冲多普勒取样容积置于冠状动脉内可获得冠状动脉的血流频谱。冠状动脉血流频谱的特征为舒张期充盈为主，表现为舒张中期速度达最大值基线，舒张晚期及收缩早期之间形成较明显切迹。

三、血管内超声成像

将超声换能器置于导管顶端，利用导引导管送入血管内显像，能够较好地显示冠状动脉管壁的结构，还能够区分动脉粥样硬化斑块内的成分：

①钙化斑块回声明显增强，其后方有声影；

②纤维性斑块回声较强其后方无声影；

③脂质斑块为低回声区。

血管内多普勒超声能够测量冠脉内血流速度，对冠脉狭窄的部位及程度作出判断。

四、冠状动脉血流储备的测定

运动或应激时冠状动脉血流量较休息时增加的能力称做冠状动脉血流储备（CFR）。正常人冠状动脉最大血流量可为休息时的 4 ~ 5 倍。

临床上静脉内应用腺苷、双嘧达莫，运用血管内多普勒超声或经胸多普勒超声测定冠状动脉最大扩张状态和基础状态的舒张期血流峰值速度的比值，即为冠状动脉血流储备，正常 >2.0。冠状动脉狭窄时，冠状动脉血流储备降低，常以 CFR≤1.5 诊断冠状动脉显著狭窄。冠脉血流的储备还可用核素心肌显影、心肌造影超声心动图等方法测定。

心肌梗死

急性心肌梗死是由于冠状动脉粥样硬化斑块内出血、撕脱、血栓形成等原因导致其管腔闭塞、血流中断，引起其供血区域急性心肌缺血、坏死。坏死心肌收缩力减弱或丧失，心排出量减少。心肌梗死急性期过后，坏死心肌逐渐纤维化，形成心肌瘢痕，成为陈旧性心肌梗死。

病因：患者多发生在冠状动脉粥样硬化狭窄基础上，由于某些诱因致使冠状动脉粥样斑块破裂，血中的血小板在破裂的斑块表面聚集，形成血块（血栓），突然阻塞冠状动脉管腔，导致心肌缺血坏死；另外，心肌耗氧量剧烈增加或冠状动脉痉挛也可诱发急性心肌梗死，常见的诱因如下：

（1）过劳过重的体力劳动：尤其是负重登楼，过度体育活动，连续紧张劳累等，都可使心脏负担加重，心肌需氧量突然增加，而冠心病患者的冠状动脉已发生硬化、狭窄，不能充分扩张而造成心肌缺血。剧烈体力负荷也可诱发斑块破裂，导致急性心肌梗死。

（2）激动：由于激动、紧张、愤怒等激烈的情绪变化诱发。

（3）暴饮暴食：不少心肌梗死病例发生于暴饮暴食之后。进食大量含高脂肪高热量的食物后，血脂浓度突然升高，导致血黏稠度增加，血小板聚集性增高。在冠状动脉狭窄的基础上形成血栓，引起急性心肌梗死。

（4）寒冷刺激：突然的寒冷刺激可能诱发急性心肌梗死。因此，冠心病患者要十分注意防寒保暖，冬春寒冷季节是急性心肌梗死发病较高的原因之一。

（5）便秘：便秘在老年人当中十分常见。临床上，因便秘时用力屏气而导致心肌梗死的老年人并不少见。必须引起老年人足够的重视，要保持大便通畅。

（6）吸烟、大量饮酒：吸烟和大量饮酒可通过诱发冠状动脉痉挛及心肌耗氧量增加而诱发急性心肌梗死。

临床表现：约半数以上的急性心肌梗死患者，在起病前 1～2 天或 1～2 周有前驱症状，最常见的是原有的心绞痛加重，发作时间延长，或对硝酸甘油效果变差；或继往无心绞痛者，突然出现长时间心绞痛。典型的心肌梗死症状包括：

（1）突然发作剧烈而持久的胸骨后或心前区压榨性疼痛：休息和含服硝酸甘油不能缓解，常伴有烦躁不安、出汗、恐惧或濒死感。

（2）少数患者无疼痛，一开始即表现为休克或急性心力衰竭。

（3）部分患者疼痛位于上腹部可能误诊为胃穿孔、急性胰腺炎等急腹症；少数患者表现颈部、下颌、咽部及牙齿疼痛，易误诊。

（4）神志障碍可见于高龄患者。

（5）全身症状：难以形容的不适、发热。

（6）胃肠道症状：表现恶心、呕吐、腹胀等，下壁心肌梗死患者更常见。

（7）心律失常：见于75%～95%患者，发生在起病的 1～2 周内，以 24 小时内多见，前壁心肌梗死易发生室性心律失常，下壁心肌梗死易发生心率减慢、房室传导阻滞。

（8）心力衰竭：主要是急性左心衰竭，在起病的最初几小时内易发生，也可在发病数日后发生，表现为呼吸困难、咳嗽、发绀、烦躁等症状。

（9）低血压、休克：急性心肌梗死时由于剧烈疼痛、恶心、呕吐、出汗、血容量不足、心律失常等可引起低血压，大面积心肌梗死（梗死面积大于40%）时心排血量急剧减少，可引起心源性休克，收缩压 <80mmHg，面色苍白，皮肤湿冷，烦躁不安或神志淡漠，心率增快，尿量减少（ <20ml/h）。

一、急性心肌梗死超声表现

1. 二维超声心动图

（1）病变部位室壁变薄，局部略向外膨出。

（2）室壁运动明显减低或消失，甚至呈矛盾运动。

（3）早期心肌回声减低，以后逐渐增强。

（4）心梗范围较大时左室整体收缩功能降低。

（5）右室梗死表现为右室游离壁矛盾运动，室间隔与左室同向运动。

（6）部分患者可有少量心包积液。

（7）正常室壁运动可代偿性增强。

2. M 型超声心动图　室壁运动明显减低，或无运动，矛盾运动，运动延迟。

3. 多普勒超声

（1）彩色多普勒：乳头肌功能不全时，可检出二尖瓣反流。

（2）组织多普勒：局部运动异常区频谱异常，S 峰减低、消失或倒置。

超声诊断参考标准：

1（1）+1（2），（部位）急性心肌梗死；

1（1）+1（2）+2，（部位）急性心肌梗死；

1（1）+1（2）+1（5）+2，右心室急性心肌梗死；

1（1）+1（2）+3（1），（部位）急性心肌梗死+二尖瓣反流。

二、陈旧性心肌梗死超声诊断依据

1. 二维超声心动图

（1）局部心肌回声明显增强，正常三层回声消失，舒张期厚度小于 7mm 或比邻近正常心肌薄，局部室壁可略有膨出。

（2）局部运动幅度显著减低甚至消失，或呈矛盾运动。

（3）非透壁心肌梗死，表现为局部心内膜下心肌内回声增强，室壁运动减弱或正常。

2. M 型超声心动图　局部室壁运动明显减低、消失或矛盾运动，室壁变薄，收缩期无增厚或变薄。

3. 彩色多普勒

（1）乳头肌功能不全时，可检出二尖瓣反流。

（2）右室心肌梗死常出现三尖瓣反流。

超声诊断参考标准：

1（1）+1（2），（部位）陈旧性心肌梗死；

1（1）+1（2）+2，（部位）陈旧性心肌梗死；

1（1）+1（2）+3，（部位）陈旧性心肌梗死+二（三）尖瓣反流。

三、超声心动图对心肌梗死的诊断价值

冠状动脉急性阻塞后几乎立即出现节段性室壁运动异常，以收缩期不增厚和变薄、室壁运动消失或反常运动为标准，超声心动图检出急性心肌梗死的敏感性为 90% ~96%，特异性接近 100%，超声心动图定位心肌缺血、判定受累冠状动脉支准确性也很高。根据对各切面室壁异常所占比例对梗死的范围可以进行定量，对急性心梗预后的估价也具有重要价值。应用超声心动图还能够随访观察心梗后室壁运动异常的演变、有无室壁瘤等并发症，对急性心肌梗死的发展与转归作出估价。超声检测急性心肌梗死是否伴有二尖瓣反流，以及反流的程度对预后的判断也有较大意义。

心肌梗死并发症

一、室壁瘤

心肌梗死后坏死心肌组织进行修复，逐渐被瘢痕组织所代替，在左室内压力的作用下，病变局部室壁向外膨出，形成室壁瘤，室壁瘤通常在心肌梗死后 3 个月至 1 年内形成，是心肌梗死的常见并发症，较大的室壁瘤会导致心力衰竭、心律失常，并易在瘤腔内形成血栓。

室壁瘤严重影响心脏功能，不积极治疗，患者最终会因心力衰竭等原因死亡。外科手术切除室壁瘤是最积极有效的治疗措施，但室壁瘤手术难度大、风险大、死亡率和并发症发生率高，对术者及其团队水平要求高，是世界性难题。目前国内只有为数不多的几家心脏中心的少数医生能够开展这种手术，技术水平和手术效果参差不齐。在对患有室壁瘤患者进行心脏触诊时可以感觉到到双重搏动，可以对室壁瘤进行辅助检查。

（一）超声表现

1. 二维超声心动图

（1）局部室壁呈瘤样向外膨出。

（2）膨出室壁明显变薄，回声增强，与正常室壁呈矛盾运动，正常室壁与之有较清楚的分界点。

（3）收缩期膨出比舒张期更为显著，交通口舒张期略大于收缩期。

（4）膨出腔内可有附壁血栓形成。

（5）常见于左室心尖部或左室下壁。

2. 彩色多普勒　收缩期可见低速血流进入瘤体，舒张期可见血流流出瘤体。

（二）超声诊断参考标准

1（1）+1（2），（部位）心肌梗死伴（心尖部、左室下壁）室壁瘤形成。

1（1）+1（2）+2，（部位）心肌梗死伴（心尖部、左室下壁）室壁瘤形成。

（三）超声诊断价值

超声心动图检测室壁瘤敏感性高，特异性强，对于较小室壁瘤，超声心动图检出的敏感性明显优于心电图。超声心动图还可显示室壁瘤占左室大小的比例，对明确是否需要手术切除及判断预后有很大意义，室壁瘤对心室的收缩和舒张功能有较大的影响，超声心动图能够较准确地评价心功能受损的程度，指导临床治疗。

二、乳头肌断裂

乳头肌断裂是急性心肌梗死的严重少见并发症之一，约占 1%。重者可突然出现肺水肿。听诊心前区突然出现粗糙的收缩期杂音，临床上有时与室间隔穿孔不易鉴别。

急性心肌梗死若累及乳头肌的血供则可导致其断裂。前乳头肌短而粗，因有前降支和回旋支共同供血，则较少发生断裂，后内乳头肌细而长，绝大多数血供来自右冠状动脉，所以其断裂发生率远高于前外乳头肌。

乳头肌断裂发生急性二尖瓣大量反流，导致急性肺水肿和心源性休克。乳头肌断裂多发生于急性心肌梗死后5~7天，少数在3周内。后内侧乳头肌断裂常见于急性穿透性下壁心肌梗死前，外侧乳头肌断裂则是急性前侧壁心肌梗死的后果。乳头肌断裂可以分成完全断裂和部分断裂两种。据文献报道前侧乳头肌断裂均是整个断裂，可能由于前侧乳头肌仍是一块实体，而后内乳头肌断裂大多是部分断裂，可能是因后内乳头肌则是由多个乳头所组成之故。完全断裂则发生急性二尖瓣大量反流，造成严重的急性肺水肿，约1/3的患者立即死亡，半数患者死于24h内。而部分断裂，可导致严重二尖瓣反流，有存活数天者，伴有明显的心力衰竭。由于乳头肌完全断裂后二尖瓣几乎丧失其活动，左房室为同一个较大心腔无血液涡流，因而无杂音。少数部分乳头肌断裂，病程较长者，由于继发二尖瓣关闭不全，X线表现心脏及左心室增大，左心房不同程度增大，以及肺淤血或肺水肿等征象。

（一）超声表现

1. 二维超声心动图

（1）二、三尖瓣断裂的乳头肌连于腱索，随心动周期往返运动，收缩期进入心房，舒张期回到心室。

（2）房室瓣瓣叶出现连枷样运动，收缩期可见瓣尖脱垂伴关闭不全。

（3）心肌梗死表现：相应部位室壁运动明显减低或消失，甚至呈矛盾运动，室壁变薄，局部略向外膨出；二尖瓣前外乳头肌断裂常在左室前壁、前室间隔和心尖部心梗时出现，而后内乳头肌断裂则是伴随着左室下、后壁，后室间隔心梗出现，三尖瓣乳头肌断裂则见于右室心梗。

（4）病变侧心房、心室增大。

2. 彩色多普勒　显示二、三尖瓣反流，频谱多普勒可以录得反流频谱。

（二）超声诊断参考标准

1(1)+1(2)，（部位）急性心肌梗死伴二（三）尖瓣×乳头肌断裂伴关闭不全。

1(1)+1(2)+2，（部位）急性心肌梗死伴二（三）尖瓣×乳头肌断裂伴关闭不全。

（三）超声诊断价值

超声心动图能够明确诊断乳头肌断裂，可以尽早发现乳头肌断裂，对及时手术、挽救患者生命有重要的价值。

三、室间隔穿孔

室间隔穿孔为急性心肌梗死后少见且预后较差的并发症之一，其发生率约1%。临床上发现胸骨左缘新出现粗糙而响亮的收缩期杂音，并伴随严重充血性心力衰竭，需要进行手术治疗。

室间隔穿孔由于突发室间隔穿孔导致血流动力学的急骤变化及心肌梗死导致的心功能衰竭，患者病死率较高，是心肌梗死后严重的并发症之一。随着手术技术、围手术期诊断及治疗水平的提高，手术治疗可以取得比较满意的疗效。

心肌梗死后室间隔穿孔应有明确的急性心肌梗死病史，多数病人有阵发性胸闷、胸痛，最主要的临床症状是由心衰及心源性休克导致的血压下降，四肢朝凉，循环不稳定，胸闷、气短、呼吸困难，不能平卧，少尿、脾肿大等。

在心前区胸骨左缘可以闻及突然出现的粗糙的全收缩期杂音，并且触及震颤，杂音可以向左腋下或者心尖部传导。

（一）超声表现

1. 二维超声

（1）室间隔肌部回声失落，连续中断，边缘不甚整齐。

（2）前室间隔近心尖部穿孔多发生于广泛前壁前室间隔心肌梗死后，后室间隔基底部或中部穿孔多发生于左室下壁和后室间隔心肌梗死后，穿孔附近室壁运动异常。

（3）部位：多位于前室间隔近心尖部、后室间隔基底部或中部。

（4）左、右心室，左房扩大。

2. 彩色多普勒　收缩期五彩镶嵌血流信号由左室经穿孔处射入右室。

（二）超声诊断参考标准

1（1）+1（2），（部位）心肌梗死伴室间隔穿孔。

1（1）+1（2）+2，（部位）心肌梗死伴室间隔穿孔。

（三）超声诊断价值

超声心动图检出心肌梗死室间隔穿孔的准确率很高，尤其是彩色多普勒血流显像对显示穿孔部位、大小等方面具有重要的作用。前降支病变所致穿孔多见于室间隔下部及近心尖部室间隔，而后降支病变所致穿孔多见于室间隔后上部，检查时需仔细多切面仔细扫查。

四、假性室壁瘤

急性心肌梗死后，左室游离壁发生破裂、穿孔，可能造成急性心包填塞，如果破口较小，则可能局部心包、血栓或纤维组织粘连、包裹，形成一个局限性的、与心室相通的液性囊腔，即假性室壁瘤，是心肌梗死后的少见并发症。

（一）超声表现

1. 二维超声

（1）左室壁与心包壁层之间有一囊状无回声腔，其壁为心包层。

（2）该腔与左室之间有一狭窄小孔相交通。

（3）瘤内常有血栓。

（4）周围室壁呈心肌梗死改变。

2. 彩色多普勒 收缩期血流信号由左室经交通孔向无回声腔射流，舒张期血流由该腔流向左室。

（二）假性室壁瘤与真性室壁瘤的区别

1. 假性室壁瘤与左室的交通口小，真性室壁瘤与左室的交通口大。前者交通口径/瘤腔径≤0.5，后者交通口径/瘤腔径为0.9～1.0。

2. 假性室壁瘤瘤壁为心包层，无室壁结构，且与正常室壁心肌无连续性，真性室壁瘤瘤壁为变薄的室壁，巨大室壁瘤有时不易确定瘤壁肌性结构，呈菲薄的较强光带回声，但仍可见其与正常室壁延续。

（三）超声诊断参考标准

1(1)+1(2)，（部位）心肌梗死伴（部位）假性室壁瘤形成。

1(1)+1(2)+2，（部位）心肌梗死伴（部位）假性室壁瘤形成。

（四）超声诊断价值

超声心动图可以明确诊断假性室壁瘤，并可与真性室壁瘤鉴别，为及早手术提供有价值的信息。

五、附壁血栓形成

心肌梗死或室壁瘤患者常发生附壁血栓形成，其血栓发生率可达25%以上，以心尖部多见。血栓脱落后，可发生其他重要脏器栓塞。

（一）超声表现

1. 二维超声

（1）室壁可见不规则团块状回声附着，其内部回声分布不均匀，边缘清晰，基底部较宽，活动度较小。

（2）其附着部位室壁有明显运动异常（运动消失或矛盾运动）。

（3）常见于心尖部。

2. 彩色多普勒 异常回声区血流充盈缺损、绕行。

（二）超声诊断价值

1(1)+1(2)，（部位）心肌梗死伴（部位）附壁血栓形成。

1(1)+1(2)+2，（部位）心肌梗死伴（部位）附壁血栓形成。

（三）超声诊断参考标准

超声心动图检测血栓有较高的敏感性和特异性，为临床及早治疗、防止发生栓塞提供依据。

六、乳头肌功能不全

乳头肌功能不全为乳头肌缺血或心腔明显扩大及室壁瘤牵拉乳头肌造成的二尖瓣关闭不全。乳头肌功能不全患者可于心前区闻及收缩期杂音。后内侧乳头肌受累较前外侧乳头肌多见。乳头肌断裂多发生于急性心肌梗死后 5 ~ 7 天，少数在 3 周内。后内侧乳头肌断裂常见于急性穿透性下壁心肌梗死，前外侧乳头肌断裂则是急性前侧壁心肌梗死的后果。

乳头肌功能不全较常见于冠心病，急性心肌缺血及慢性心肌间质纤维化均可引起。引起乳头肌功能不全的原因很多，病因分类为：

（1）乳头肌缺血。

（2）左心室扩张。

（3）乳头肌非缺血性萎缩。

（4）乳头肌或腱索先天性异常。

（5）心内膜疾病。

（6）扩张性或肥厚性心肌病。

（7）乳头肌收缩协调性破坏。

（8）乳头肌或腱索断裂。

临床表现取决于起病缓急、二尖瓣反流量及原发病。逐渐发生的轻度乳头肌功能不全，因对血流动力学影响小，可无症状。重者可出现心悸、气急、咳嗽、乏力等左心衰表现。乳头肌断裂发生急性二尖瓣大量反流，导致急性肺水肿和心源性休克。乳头肌断裂多发生于急性心肌梗死后 5 ~ 7 天，少数在 3 周内。后内侧乳头肌断裂常见于急性穿透性下壁心肌梗死，前外侧乳头肌断裂则是急性前侧壁心肌梗死的后果。心尖部收缩期杂音是本病的最重要体征，伴随心绞痛出现的乳头肌功能不全，心尖部的收缩期杂音响度随心绞痛的发作而变化，急性乳头肌断裂的杂音具有突然出现的全收缩期和粗糙的特点，常伴有舒张期奔马律或第四心音。

（一）超声表现

1. 乳头肌回声增强，收缩期无缩短、增粗或收缩减弱。

2. 二尖瓣脱垂，致前后瓣叶对合异常。

3. 左室扩大或室壁瘤牵拉二尖瓣瓣尖下移，造成二尖瓣关闭不全。

4. 彩色多普勒显示二尖瓣反流。

（二）超声诊断参考标准

1（1）+1（2），乳头肌功能不全。

1（1）+1（2）+2，乳头肌功能不全。

（三）超声心动图乳头肌功能不全分型

Ⅰ型：乳头肌回声增强，收缩期无缩短、增粗，伴有二尖瓣脱垂。为乳头肌纤维化所致。

Ⅱ型：由室壁瘤引起。可见乳头肌随室壁将二尖瓣向下牵拉，导致二尖瓣瓣尖下移不能正常对合。

Ⅲ型：左室明显扩大，向下牵拉二尖瓣，瓣尖收缩不能关闭至正常位置，造成关闭不全。

IV 型：I 型合并 II 型或 III 型。主要表现为乳头肌纤维化及二尖瓣对合点异常，左室明显扩大或室壁瘤。

（四）超声诊断价值

超声心动图可以明确诊断乳头肌功能不全并进行分型。彩色多普勒可对关闭不全程度作出判断。

心肌缺血的超声心动图诊断

心肌缺血是因冠状动脉粥样硬化斑块形成或痉挛引起冠状动脉狭窄，导致冠脉血流供求不平衡，引发心肌损害的病变。冠状动脉主要分支管径狭窄 50% 以上而无侧支循环时，在体力劳动或应激情况下，冠脉血流量就可能不会进一步提高，即发生心肌缺血、缺氧改变。慢性心肌缺血诊断、治疗不及时可能会发展为心肌梗死。节段性室壁运动异常是心肌缺血的特异性表现，超声心动图通过将二维、M 型及其他检测手段相结合，全面检查左、右心室壁和室间隔各部位是否出现节段性室壁运动异常、整体运动是否协调来诊断冠心病。

临床表现：

（1）劳累或精神紧张时出现胸骨后或心前区闷痛，或紧缩样疼痛，并向左肩、左上臂放射，持续 3~5min，休息后自行缓解者，时伴有大汗。

（2）体力活动时出现胸闷、心悸、气短，休息时自行缓解者。

（3）出现与运动有关的咽喉痛及烧灼感、紧缩感，牙痛等。

（4）饱餐、寒冷、饮酒后出现胸痛、胸闷者。

（5）夜晚睡眠枕头低时，感到胸闷憋气，需要高枕卧位方感舒适者；熟睡、或白天平卧时突然胸痛、心悸、呼吸困难，需立即坐起或站立方能缓解者。

（6）性生活或用力排便时出现心慌、胸闷、气急或胸痛不适。

（7）突发的心动过缓、血压降低或晕厥者。

一、超声检查方法

主要检查局部（节段性）室壁运动异常。采用胸旁左室长轴及心尖长轴切面，胸旁系列短轴连续扫查相结合。

在二维切面图上仔细观察测量整体室壁运动的协调性、各部位室壁运动的幅度及时相，可疑处应取 M 型曲线与心电图同步记录，测定其时相、幅度，观察曲线形态。脉冲多普勒记录二尖瓣下舒张期血流频谱观察 E、A 峰变化。必要时采用 CK 观察室壁运动幅度，DTI 检测室壁运动速度。

二、超声心动图表现

（一）超声表现

1. 二维超声

（1）节段性室壁运动幅度减弱：室壁运动减弱的标准为较正常减低 50%~75%，0~

2mm 为无运动,心肌缺血通常可表现为运动减弱,严重者可表现为不运动。

（2）局部室壁增厚率减低（＜30%）,对心肌缺血检出的特异性较高,但敏感性较低。

（3）室壁运动不协调：某一局部运动幅度减弱,被动地受附近室壁运动牵拉而使整个室壁运动出现不协调,可呈顺时针或逆时针扭动。

（4）心内膜、心肌回声增强,缺血区局部常有心肌弥漫或不均匀回声增强,或心内膜面线状回声增强。

（5）左室形态失常,心尖部扩大、圆钝,多因侵犯左前降支致左室乳头肌平面以下室壁缺血所致。

2. M 型超声心动图

（1）室壁运动减低、不协调,或延迟。

（2）室壁收缩与舒张速度较正常减低,收缩速度大于或等于舒张速度。

（3）局部室壁运动时相延迟：心肌缺血部位收缩时相较正常室壁延迟,收缩高峰常在舒张早期,可测出落后的时间。

（4）曲线形态异常,呈"弓背"样改变。

3. 心功能的改变

（1）局部室壁功能减低。

（2）左室整体收缩功能正常或降低。

4. 多普勒超声

（1）二尖瓣血流频谱：慢性心肌缺血患者可出现二尖瓣口血流频谱 E 峰减低,表示舒张早期心肌弛缓能力下降。A 峰增高,反映左房代偿性收缩增强。E/A ＜ 1 及 1/3 充盈分数异常。

（2）组织多普勒：取样容积置于局部运动异常区表现为 S 峰减低,Ea 峰减低,Aa 峰可增高。置于心尖四腔二尖瓣环显示 Ea 峰减低,Aa 峰增高,Ea/Aa ＜ 1。

5. 负荷试验　冠脉狭窄 50% ~75% 的慢性心肌缺血患者静息时可不出现室壁运动异常,增加负荷后原运动正常的室壁出现节段性运动异常或原运动轻度减弱的室壁运动异常进一步恶化为负荷试验阳性,可提高超声检出心肌缺血的敏感性,十分有价值。方法有多种,包括药物负荷试验、运动试验、心房调搏及冷加压试验,目前以多巴酚丁胺负荷试验使用较多。

6. 彩色室壁运动　CK 技术可见局部（节段性）室壁收缩或舒张,彩色色带宽度变窄或消失。收缩早期橙色色带变窄或消失,表示收缩延迟,收缩期出现红色色带表示局部矛盾运动。舒张早期蓝色色带变窄或消失,表示局部室壁舒张早期弛缓功能降低。

（二）超声诊断参考标准

1(1)＋1(2),（部位）室壁运动减低,室壁增厚率减低,心肌回声增强,考虑心肌缺血所致。

1（1）+1（2）+2，（部位）室壁运动减低，室壁增厚率减低，心肌回声增强，考虑心肌缺血所致。

1（1）+1（2）+2+3+5，（部位）室壁运动减低，室壁增厚率减低，负荷试验阳性，符合心肌缺血改变。

（三）诊断价值

超声心动图通过检测节段性室壁运动异常可以明确心肌缺血的部位、范围，初步判断病变冠脉分支。但冠脉狭窄较轻时，或狭窄较重，但形成了良好的侧支循环时，静息状态超声心动图并不出现室壁运动异常，因此常规超声心动图检出的敏感性较低。负荷试验可以明显提高超声心动图对心肌缺血的检出率，应该大力推广。

缺血性心肌病

缺血性心肌病是由于冠状动脉各分支广泛受累，导致的心肌广泛缺血、坏死、纤维化，继而心脏明显扩大，收缩、舒张功能明显受损的心脏疾病。缺血性心肌病一般均有多支冠状动脉粥样病变，或冠状动脉普遍较细，且常合并较广泛的陈旧性心肌梗死。

该病基本病因是冠状动脉动力性和（或）阻力性因素引起的冠状动脉狭窄或闭塞性病变。心脏不同于人体内其他器官，它在基础状态下氧的摄取率大约已占冠状动脉血流输送量的75%，当心肌耗氧量增加时就只能通过增加冠状动脉血流来满足氧耗需求，当各种原因导致冠状动脉管腔出现长期的严重狭窄引起局部血流明显减少时就会引起心肌缺血。能引起心肌缺血的病因有以下几个方面：

（1）冠状动脉粥样硬化是心肌缺血的常见病因。动脉粥样硬化为动脉壁的细胞、细胞外基质、血液成分、局部血流动力学环境及遗传诸因素间一系列复杂作用的结果。流行病学研究表明冠状动脉粥样硬化的发病受多种因素共同作用的影响，其中血压升高、高血糖、高胆固醇血症、纤维蛋白原升高以及吸烟等都是导致动脉粥样硬化的主要危险因素。高热量饮食、肥胖或超重、缺乏体力活动、A型性格以及冠心病的家族史也是易患冠心病的危险因素。ICM患者，尤其是充血型缺血性心肌病，往往有多支冠状动脉发生显著性粥样硬化性狭窄。正是由于多支冠状动脉严重狭窄引起较大范围心肌发生长期灌注不足，缺血心肌变性、坏死，心肌纤维化，心室壁被大片瘢痕组织代替，心室肥厚、扩大心肌收缩力减退和心室顺应性下降，导致心功能不全。

（2）血栓形成：近年来的研究肯定了冠状动脉急性血栓堵塞是导致急性冠脉综合征的主要原因，在动脉粥样硬化斑块的基础上，血栓急性形成，血栓局部的斑块约3/4有破溃及（或）出血。部分患者血栓可溶解再通，也有少数患者发生血栓机化，造成血管腔持续性的狭窄或闭塞。在急性期恢复后的幸存者中，大多数患者会遗留广泛室壁运动减弱或消失，心室腔明显扩大。

（3）血管炎：多种风湿性疾病可以累积冠状动脉发生冠状动脉炎，经反复炎性活动、修复机化可引起冠状动脉管腔狭窄，导致心肌缺血。如系统性红斑狼疮类风湿性关节炎、结节性多动脉炎、病毒性冠状动脉炎等。结节性多动脉炎也称为结节性动脉周围炎，是主要累积中、小动脉的一种坏死性血管炎，病变可呈节段性，好发于动脉分叉处，向下延伸致小动脉，易形成小动脉瘤。约60%的结节性多动脉炎的患者可发生冠状动脉炎，引起心肌缺血，可诱发心绞痛或心肌梗死，甚至引起缺血性心肌病。

（4）其他：能引起慢性心肌缺血的因素还有冠状动脉微血管病变（X综合征）以及冠状动脉结构异常，比如心肌桥。人的冠状动脉主干及其大的分支，主要行走在心包脏层下脂肪组织内或心包脏层的深面。有时它们被浅层心肌所掩盖在心肌内行走一段距离后，又浅出到心肌表面，这段被心肌掩盖的动脉段叫壁冠状动脉，而掩盖冠状动脉的这部分心肌叫心肌桥。当心肌桥收缩时压迫其包围的冠状动脉。可以导致冠状动脉严重狭窄，影响局部心肌供血，造成心肌缺血。另外冠状动脉在体液和神经因素作用下，血管平滑肌反应性异常增强，会出现血管痉挛，尤其是在有动脉粥样硬化时，病变广泛的血管常常表现为舒张反应迟缓，可造成血管舒缩功能失调，导致心肌缺血加重研究发现有很多因素参与了血管平滑肌痉挛收缩的调节，例如肾上腺素α受体激动，局部血小板聚集和释放血栓素A2（TXA2）以及高胆固醇血症或局部粥样硬化病变均可使血管反应性异常。

临床表现：根据患者的不同临床表现，可将缺血性心肌病划分为两大类，即充血型缺血性心肌病和限制型缺血性心肌病。根据该病的不同类型分述其相应临床表现。

（1）充血型缺血性心肌病：该病患者占心肌病的绝大部分。常见于中、老年人，以男性患者居多，男女比例为5～7:1。

①心绞痛：是缺血性心肌病患者常见的临床症状之一。多有明确的冠心病病史，并且绝大多数有1次以上心肌梗死的病史。但心绞痛并不是心肌缺血患者必备的症状，有些患者也可以仅表现为无症状性心肌缺血，始终无心绞痛或心肌梗死的表现。这种反复发生和经常存在的无症状性心肌缺血或心肌梗死，可以逐步引起充血型缺血性心肌病。患者未出现心绞痛多由于其痛阈较高，缺乏心绞痛这一具有保护意义的报警系统。可是在这类患者中，无症状性心肌缺血持续存在，对心肌的损害也持续存在，直至出现充血型心力衰竭。出现心绞痛的患者心绞痛症状可能随着病情的进展，充血性心力衰竭的逐渐恶化，心绞痛发作逐渐减轻甚至消失，仅表现为胸闷、乏力、眩晕或呼吸困难等症状；

②心力衰竭：往往是缺血性心肌病发展到一定阶段必然出现的表现，早期进展缓慢，一旦发生心力衰竭进展迅速。多数患者在胸痛发作或心肌梗死早期即有心力衰竭表现，这是由于急性心肌缺血引起心肌舒张和收缩功能障碍所致。常表现为劳力性呼吸困难，严重时可发展为端坐呼吸和夜间阵发性呼吸困难等左心室功能不全表现，伴有疲乏、虚弱症状。心脏听诊第一心音减弱，可闻及舒张中晚期奔马律。两肺底可闻及散在湿啰音。晚期如果合并有右心室功能衰竭，出现食欲缺乏、周围性水肿和右上腹闷胀感等症状。体检可见颈静脉充盈或怒张，心界扩大、肝脏肿大、压痛，肝颈静脉回流征阳性。这种周围性水肿发展缓慢而隐匿，为指陷性水肿，往往从下垂部位开始，逐渐向上发展；

③心律失常：长期、慢性的心肌缺血导致心肌坏死、心肌顿抑、心肌冬眠以及局灶性

或弥漫性纤维化直至瘢痕形成，导致心肌电活动障碍，包括冲动的形成、发放及传导均可产生异常在充血型缺血性心肌病的病程中可以出现各种类型的心律失常，尤以室性期前收缩、心房颤动和束支传导阻滞多见。在同一个缺血性心肌病患者身上，心律失常表现复杂多变。主要原因为：心律失常形成原因复杂，如心肌坏死、纤维化、缺血或其他原因对心肌的损伤；心律失常形成的机制复杂，包括折返机制、自律性增高或触发机制；心律失常的类型复杂，同一个病人不仅可以发生室上性和室性心律失常，还可以发生传导阻滞；病变晚期心律失常类型瞬时多变，约半数的缺血性心肌病死于各种严重的心律失常；

④血栓和栓塞：心脏腔室内形成血栓和栓塞的病例多见于：心脏腔室明显扩大者；心房颤动而未抗凝治疗者；心排出量明显降低者。长期卧床而未进行肢体活动的患者易并发下肢静脉血栓形成，脱落后发生肺栓塞。另外，缺血性心肌病患者心脏的平均室壁厚度要比有反复心肌梗死但无充血型缺血性心肌病患者、充血型扩张性心肌病者或心脏瓣膜病者的心室壁要薄，是因广泛的冠状动脉病变，严重限制了血供，使未坏死的心肌不能适度肥大或者心肌暂时性肥大后终因缺血而又萎缩。

（2）限制型缺血性心肌病：尽管大多数缺血性心肌病患者表现类似于扩张性心肌病，少数患者的临床表现却主要以左心室舒张功能异常为主，而心肌收缩功能正常或仅轻度异常，类似于限制性心肌病的症状和体征，故被称为限制型缺血性心肌病或者硬心综合征。患者常有劳力性呼吸困难和（或）心绞痛，因此活动受限。往往因反复发生肺水肿而就诊。患者可以无心肌梗死病史，心脏常不扩大。患者左室舒张末压升高、舒张末期容量增加而射血分数仅轻度减少，即使在发生急性心肌梗死时，有部分患者虽然发生了肺淤血甚至肺水肿，却可以有接近正常的左心室射血分数。充分说明这些患者的心功能异常是以舒张功能失常为主的。该型缺血性心肌病患者常有异常的压力－容量曲线，患者在静息状态下，左室舒张末压也高于正常，当急性缺血发作时，心室的顺应性进一步下降（即心脏僵硬度的进一步增加）使得左室舒张末压增高到产生肺水肿，而收缩功能可以正常或仅轻度受损。

一、超声心动图表现

1. 二维与 M 型超声

（1）左室明显扩大，近似球形，左房扩大，右房、右室可扩大。

（2）室壁运动普遍减低或大部分室壁运动减低，但表现为强弱不等呈节段性分布。

（3）室壁点状回声增强；部分室壁回声明显增强，可变薄、膨出，呈陈旧性心肌梗死改变。

（4）二尖瓣动度降低，开放相对较小，呈"大心腔，小开口"。

（5）左室射血分值及短轴缩短率明显减低。

2. 多普勒超声

（1）彩色多普勒多可见二尖瓣反流，也可有三尖瓣或主动脉瓣反流。

（2）二尖瓣口血流频谱或二尖瓣环组织多普勒频谱显示左室舒张功能显著减退，常呈限制型充盈障碍。

二、超声诊断参考标准

1(1) + 1(2) + 1(5)，左室明显扩大，室壁运动普遍减低，左室整体收缩功能明显减低，符合缺血性心肌病改变。

1(1) + 1(2) + 1(3) + 1(5)，左室明显扩大，室壁运动普遍减低，伴部分节段室壁陈旧性心肌梗死，左室整体收缩功能明显减低，符合缺血性心肌病改变。

三、鉴别诊断

缺血性心肌病的超声表现与扩张型心肌病有类似之处，主要鉴别见表1-18。

表1-18　缺血性心脏病与扩张型心肌病的鉴别诊断

项目	缺血性心脏病	扩张型心肌病
发病年龄	多发生于50~70岁	多发生于20~50岁
病史	多有心绞痛、胸闷病史	无明显病因，或曾患心肌炎
心腔大小	心室明显扩大，可有明显局部膨出	心室明显扩大，呈均匀扩张
室壁运动	减低、通常不均匀，少数节段可正常	一般普遍减低
心肌回声	常增强	多正常
室壁厚度	局部室壁可变薄	多正常
冠脉造影	冠状动脉多支病变，重度狭窄或闭塞	常无冠状动脉明显狭窄

四、超声诊断价值

二维超声心动图根据左室明显扩大，收缩功能明显减低以及室壁回声增强，局部变薄、室壁搏幅不均匀性降低，呈节段性分布可提示缺血性心肌病。如有心绞痛及陈旧性心梗病史则更有助于该病的诊断。诊断过程中主要应与扩张型心肌病鉴别，个别患者两者易混淆。

超声组织定征

超声组织定征是通过定量检测组织声学特征的改变，判断组织病理改变的类型和程度。主要应用于弥漫性病变如原发性心肌病、心肌缺血、肝硬化、慢性肾衰竭等。近年来声学密度定量分析技术方面的研究和应用得到了长足的发展，特别是超声心肌组织定征已成为近年来研究的热点。

目前，超声组织定征的研究范围有：声速、声衰减、声散射、回声强度、组织硬度、超声显微镜、超声与病理、超声组织定征在治疗学和组织声学造影中的应用等。目前研究最为广泛的是组织背向散射参数测定。

超声波在组织中传播时在遇到远小于波长的两种介质的界面时发生散射，朝向发射探头的散射波称背向散射或后散射（BS）。将所测定区域的回波信号的强度进行积分得到背向散射积分（IB）。一个心动周期中随着心脏的舒缩，IB 是不断变化的，舒张末期最大，收缩末期最小。

一、研究背向散射积分组织定征的常用指标

1. 背向散射积分（IB）。

2. 标化背向散射积分（IB%）　感兴趣区的 IB 与心包、心腔血液或肺等 IB 的比值。

3. 背向散射积分心动周期变化幅度（CVIB）　心动周期中心肌的舒张末期 IB 和收缩末期 IB 的差值。

4. 跨壁背向散射积分阶差（TGIB）　心内膜 1/2 心肌与心外膜下 1/2 心肌（在室间隔为左室侧 1/2 心肌与右室 1/2 心肌）的 IB 差值。

5. 周期变化延迟时间（DTCV）　心电图 Q 波起始处至 IB 最低点的时间。

二、组织背向散射积分的决定和影响因素

1. 组织内不同的散射体的密度　包括胶原纤维、肌原纤维、毛细血管床、血液成分等密度。

2. 声束与心肌、胶原纤维的夹角　声束与纤维走向平行时，IB 最小；垂直时最大。

3. 室壁的收缩功能　收缩期 IB 较小，舒张期 IB 较大，因而存在 CVIB，正性肌力药能使 CVIB 增大，负性肌力药则反之，收缩功能减低时 CVIB 亦减低，梗死心肌 CVIB 消失或呈负相。

4. 组织灌注　组织灌注量减少，组织内血管床血容量减少，会使作为散射体的小血管和红细胞数量减少，因此 IB 亦减低。

5. DTCV 改变的原因　常是心肌缺血使兴奋收缩失耦联，再灌注（PTCA 或溶栓术）后，DTCV 可以逐渐恢复。

6. IB 的变化是由多因素共同决定的　如急性心肌缺血时，间质/细胞水肿，局部血液浓度改变，白细胞浸润、缺血心肌钙含量变化，胶原崩解，尤其是收缩功能减低，导致心肌 CVIB 减小，时间平均 IB 值增大。

三、各类病变的背向散射积分特点

1. 缺血、梗死及再灌注心肌　当冠状动脉狭窄或阻断导致心肌缺血时 IB 立即有明显增加，CVIB 明显减低，CVIB 的存在提示心肌存活，不同程度缺血心肌的背向散射积分各有其特征性改变。缺血心肌再灌注约 2 行后，IBS 及 CVIB 的恢复早于室壁运动和室壁增厚率，DTCV 在再灌注后也逐渐恢复。未得到再灌注的缺血心肌 CVIB、DTCV 不变。

2. 肥厚型心肌病和高血压病心肌肥厚　儿童和成人肥厚型心肌病的 IVS、LVPW 心肌

CVIB 均较同龄正常人明显减低，而只有成人肥厚型心肌病的标化 IB 高于正常，儿童肥厚型心肌病患者心肌标化 IB 与正常对照组无明显差别。肥厚型心肌病和高血压病心肌肥厚的心肌 CVIB 减低，IB 值增大，两者之间无显著性差异，但 TGIB、TG－CVIB 仅出现于肥厚型心肌病，因此，TGIB、TG－CVIB 可以作为诊断肥厚型心肌病的特异性指标。

3. 扩张型心肌病　扩张型心肌病患者心肌校正 IB 与心肌活检所见的纤维化程度一致，纤维化程度重者，IB 值高。标化 IB 与 CVIB 均正常的轻型扩张型心肌病患者，在进行多巴酚丁胺负荷试验后 CVIB 没有像正常心肌一样增大，从而得到诊断，故背向散射积分和多巴酚丁胺负荷试验结合可诊断轻型扩张型心肌病。

4. 移植心脏　移植心脏的心肌声学组织特征与正常心肌无显著差别，发生急性排斥反应的心肌 IB 值减低，可以作为诊断急性排斥反应的指标，慢性排斥反应长期存在会使心肌 IB 值增大。

5. 肝硬化　肝硬化早期即可发现 IB 值增高，并与纤维化的程度呈线性相关，因此，超声背向散射积分技术能早期发现肝纤维化且定量评价肝纤维化、肝硬化。

6. 脂肪肝　手术病理证实轻、中、重度脂肪肝及正常肝近场标化 IB 有显著性差异，因此，标化 IB 可以作为脂肪肝分级的定量化、标准化的新指标。

7. 肝肿瘤　肝癌组织的散射低于正常肝组织，但变化范围大，一般只在与同一标本正常组织对比时才有意义。

8. 动脉粥样硬化斑块　颈动脉斑块的 IB 测量能够实现斑块类型判断定量化分析，并与脑血管疾病、冠心病的发生存在明显的相关性。

四、超声组织定征应用的局限性

1. 需要标化　IB 值的标化非常必要，用感兴趣区的 IB 值与心包、血、肺等组织的 IB 值的比值作为标化值或校正值，是目前常用的方法。但这些组织的声学特征也存在个体差异。CVIB、TG－CVIB、DTCV 等参数可避免标化。

2. 各向异性　各向异性是指声学特征的角度依赖性，扫描束与心肌纤维平行时，散射最小；垂直时最大。

3. 切面依赖性　前壁、后壁梗死心肌 IB 值及 CVIB 变化可以在胸骨旁切面测量，但是后下壁、侧壁等处的 IB 值在胸骨旁切面测量比较困难。

4. 手动跟踪　使用目前的 IB 联机分析软件，需要操作者在心动周期中不断用手移动感兴趣区的取样框跟踪待测区不断运动的心肌，如果取样容积中包括了心内膜或心外膜的成分，必然造成较大的测量误差，因两者的 IB 值都远大于心肌。

5. 探头中心频率、频宽范围、频率响应不同，增益的设置，探头对胸壁或心脏的压力，甚至耦合剂用量均会影响研究结果的可比性，应在研究中尽量加以统一。

（张丽蕊）

第五节　糖尿病心肌病

糖尿病心肌病是由于糖尿病引起的一系列心肌代谢和结构异常的心肌病变。其病理变化包括：心肌细胞凋亡、坏死增加，心肌间隙、血管周围纤维化，微血管病变，神经病变，PAS阳性物质沉积等。其发病机制复杂，至今尚未完全阐明。可能机制包括：氧化应激、代谢异常（葡萄糖转运蛋白-4的耗竭、游离脂肪酸升高、肉碱缺乏、钙稳态改变）、心肌纤维化（与血管紧张素 II、胰岛素样生长因子、炎症细胞因子、结缔组织生长因子升高有关）、小血管病变（微血管病变、冠脉储备受损、内皮功能受损）、心脏自主神经病变（去神经病变、心肌儿茶酚胺改变）以及胰岛素抵抗（高胰岛素血症及胰岛素敏感性减低）。临床分为亚临床和临床阶段。前者无任何临床表现，可有左室舒张功能障碍，后者可有充血性心衰，不伴明显动脉粥样硬化和高血压。糖尿病心肌病可能是糖尿病患者易发心衰和心衰预后不良的重要原因，而只有在未发展成为不可逆的扩张性心肌病以前，给予相关治疗才更为有效。因此，早期诊断出糖尿病心肌病有着重要的意义。虽然心肌活检及心导管检查可提供诊断，但由于属于有创检查及不能反复进行，临床上很难推广。超声心动图由于其价格低廉、操作简便、无创、可反复进行，而越来越受到重视。

病因：糖尿病心肌病发病原因可能为：

（1）心肌细胞代谢紊乱：糖尿病患者的收缩蛋白或钙调节蛋白经蛋白激酶 c（pk-c）和一氧化氮（NO）等第二信使介导发生糖基化，导致其功能异常。

（2）心肌细胞钙转运缺陷：心肌细胞外葡萄糖水平的升高直接引起细胞内钙离子浓度的改变。现发现2型糖尿病的心肌细胞钠钙交换受抑制，而肌浆网 Ca 泵正常，逐渐使 Ca 浓聚于肌浆网。Ca 超负荷的心肌肌浆网可增加自发性 Ca 的释放，心肌舒张时张力增高，心脏的顺应性下降。

（3）冠状动脉的微血管病变：糖尿病患者心肌存在弥漫性心肌壁内小血管病变。

（4）心肌间质纤维化：是由于糖尿病病程较久，由糖基化的胶原沉积所致。

（5）心脏自主神经病变：约83%的糖尿病患者出现心脏自主神经病变。

临床表现：

（1）充血性心力衰竭为糖尿病心肌病的主要临床表现。

（2）心律失常可能由于心肌灶性坏死、纤维瘢痕形成，引起心肌电生理特性不均一性而导致心律失常。表现为房颤、病窦综合征、房室传导阻滞、室性期前收缩及室性心动过速等，主要呈各种室性心律失常。

（3）心绞痛。

一、常规超声心动图

糖尿病心肌病时可见左心房、左心室内径增大，心壁不增厚或轻度增厚，左室后壁运动幅度低下，左室搏出血量明显减少，心功能不全。1 型糖尿病可以无心肌肥大。其收缩功能指标：射血分数（EF）、缩短分数（FS），只是短轴功能，收缩功能减低（EF < 50%、FS < 25%）多出现在疾病的晚期，另外其不能评价舒张功能，而糖尿病心肌病早期主要是舒张功能减低，故常规超声心动图对早期诊断无帮助。实际上左心室心肌包含三个层面：心内膜下为纵行心肌纤维、室壁中层为环形心肌纤维、心外膜下为斜行心肌纤维。纵行心肌纤维主要对左心室长轴收缩起作用，而环形心肌纤维主要引起短轴的收缩。所以近来对左室长轴功能越来越重视。由于纵行心肌纤维主要分布在左心室游离壁心内膜下，与中层环形心肌纤维相比，在缺血或间质纤维化时更易受损，因此在糖尿病状态下，左心室长轴收缩功能受损往往出现在短轴功能收缩之前。近年有学者应用组织多普勒及应变率显像技术早期评价左室长轴收缩功能。

二、用多普勒超声检测二尖瓣舒张期血流频谱

测量二尖瓣口早期峰值流速（E），舒张晚期（心房收缩期）峰值流速（A），以及 E/A，E 波减速时间（EDT），等容舒张期时间（IVRT）。正常情况下 E/A > 1。临床前期的糖尿病心肌病，多普勒超声可检测出舒张功能异常（第一阶段），表现为心肌松弛受损：A 峰值、IVRT、EDT 均增加，而 E 峰值、E/A 下降（E/A < 1）。但随着左房压升高及纤维化加重（第二阶段），E 峰回至正常，E/A > 1，二尖瓣血流类型与正常无明显区别（假性正常），直到发展成限制性血流形式（第三阶段），E/A > 2，DT 及 IVRT 缩短，这时常常有不同程度的左心衰竭症状出现。由于二尖瓣血流频谱受年龄、心率、心肌收缩力、左室前后负荷等多种因素影响，并存在"假性正常"的局限性，故不能准确评价舒张功能。

三、多普勒组织成像（doppler tissue imaging，DTI）

DTI 的原理是删除高频低振幅的心腔内血流信号，选出低频高振幅的心肌信号，应用多普勒效应，对代表心肌运动的多普勒频移值进行分析和彩色编码等处理，最后以多普勒组织频谱图显示。心肌纵行纤维附着于二尖瓣环，其收缩、舒张导致二尖瓣环朝向和背离心尖运动。Ea 波是舒张早期左室主动松弛，二尖瓣瓣环远离心尖产生的早期舒张速度，Aa 波是左房收缩使瓣环再次朝向心室产生的心房主动收缩充盈速度，Ea 减低主要反映患者左室松弛速度减慢，Ea/Aa 减低是患者左室舒张功能减低的一个指标，且在舒张功能不全三个阶段均表现为 Ea/Aa < 1，故可鉴别二尖瓣血流假性正常。Sa 波是心室收缩使瓣环向心尖运动产生的收缩速度，能够准确评价左心室长轴收缩功能，并且较 LVEF 能更敏感地检测早期轻度收缩功能不全的存在。

四、肺静脉多普勒血流频谱

鉴别二尖瓣血流频谱的假性正常。心房收缩期的负向 AR 波峰值速度（ARV），反映左房收缩功能和左室舒张末压。正常成人 ARV < 35cm/s，左房压增高时，ARV > 35cm/s。

五、彩色 M 型多普勒（color M – mode Doppler，CMD）

测定血流传播速度（Vp）。于心尖四腔心切面，M 型取样线通过二尖瓣流入区的中央，连接任意从二尖瓣到心尖部的等速线的斜率即代表心室血流扩散速度（Vp）。正常成人 Vp > 45cm/s，舒张功能不全时 Vp < 45 cm/s。因此多普勒组织成像、肺静脉血流频谱、彩色 M 型多普勒测定血流传播速度与二尖瓣血流频谱并用可提高对糖尿病舒张功能障碍的敏感性归。

六、应变力和应变率成像（strain rate imaging，SRI）

近期出现的一种基于心肌组织多普勒衍生出的新技术。物理学中应变力是指作用于一个物体并使之发生形变的力，应变率是指一个单位时间内的应变力，即指某一物体的形变速率。心脏在一个心动周期内随着心脏收缩和舒张运动在长轴和短轴方向均发生形变的性质与应变力的概念相等。利用这个性质，在具备了 DTI 功能的超声心动图仪器上加上应变率计算分析软件就可以实时完成应变率的检测。研究发现糖尿病患者室壁各阶段心肌 SRs（收缩期峰值应变率，是反映心肌收缩速度的一个指标）均明显降低，SRe（舒张早期峰值应变率，反映心肌弛缓性的指标）减低，所以 SRI 可以在左室整体舒缩功能出现异常之前即可敏感地检测出局部心肌组织的舒缩功能异常。

七、声学密度定量技术

声学密度（acoutic densitometry，AD）定量技术是唯一的利用影像学手段无创而有效地评价心肌组织特征的诊断方法。常应用背向散射积分（itegrated backscatter，IBS）评价，就是测定超声波在介质中传播时遇到小于波长的界面产生的朝向探头的散射信号的强度。其积分值的大小的变化是超声波与心肌组织中各种介质相互作用的结果，与弥漫性心肌纤维化有关。该方法有望部分取代有创而昂贵的经导管心肌活检。糖尿病心肌病时室间隔和左室后壁标化背向散射积分值（IB%）及标化背向散射积分值跨壁梯度（TGIB）可明显增高，背向散射积分周期变异幅度（CRIB）降低。

八、彩色室壁运动（color kinesis，CK）技术

CK 技术是 AQ 技术的一种变革和延伸，它将自动识别和实时跟踪的组织及血液界面按时间顺序进行彩色编码，所有彩阶叠加在收缩或舒张末期图像中，完整显示一个心动周期中心肌运动的空间及时间过程。同一色彩表示某一时相心内膜的位移，色彩宽度代表该时相心内膜的运动幅度。舒张期 CK 色带变窄说明心肌舒张速率减低、顺应性下降；色带最外层黄色增宽说明舒张晚期心房收缩代偿性增强致左室被动充盈速率增加，提示心肌顺应性降低。

九、三维超声心动图 (three - dimentional echocardiography - 3DE)

三维超声心动图是继 B 型超声成像技术出现后医学诊断技术的又一次巨大变革。目前已有两种方法被应用于 3DE 系统中。即将多幅二维图像进行三维重组和实时容积显像技术。3DE 测定心室容积均不依赖几何假设，而是从心室整体采集数据，根据心室实际几何形状测量计算容量及各项心功能参数，因而在心腔变形、节段性室壁运动异常等病理状态下也可获得准确结果。

（谷娜）

第六节　原发性心肌病

原发性心肌病是指单纯由于心脏组织发生的原发性病变而导致心脏功能异常为特征的一组心脏病，多数没有明确的病因。按照病理学分类，原发性心肌病可以分为扩张型心肌病、肥厚型心肌病、限制型心肌病和心肌致密化不全综合征。

①扩张型心肌病：该型特征原发性心肌病原发性心肌病为左或右心室或双侧心室扩大，并伴有心肌肥厚，心室收缩功能减退，伴或不伴有充血性心力衰竭，心律失常多见，病情呈进行性加重，死亡可发生于疾病的任何阶段，此型最为常见，占 70% ~ 80% ；

②肥厚型心肌病：其特征为心室肌肥厚，典型者在左心室，以室间隔为甚，偶呈同心性肥厚，左心室腔容积正常或缩小，偶尔病变发生于右心室，通常为常染色体显性遗传。该型也较为常见，约占 10% ~ 20% ；

③限制型心肌病：本型特征为原发性心肌的浸润性或非浸润性病变，或心肌心内膜纤维化，引起心脏充盈受阻的舒张期功能障碍，较为少见。

扩张型心肌病

扩张型心肌病（DCM）主要的病理改变为心肌细胞广泛变性、坏死、萎缩，间质结缔组织增生。病变组织主要累及左心（左心型），部分病例右心（右心型），或左右心（全心型）同时受累。

【病因】

1. 感染　动物实验中病毒不仅可以引起病毒性心肌炎，且可以引起类似扩张型心肌病的病变，近年来用分子生物学技术在本病患者的心肌活检标本中发现有肠道病毒或巨细胞病毒的 RNA，说明本病与病毒性心肌炎关系密切。

2. 基因及自身免疫　过去认为大多数 DCM 病例是散发或特发的，但现在发现家族性的至少占 40% ~ 60% 。家系分析显示大多数 DCM 家族为常染色体显性遗传，少数为常染色体隐性遗传、线粒体和 X 连锁遗传。另一方面，免疫反应的改变可增高对疾病的易感性，亦可导致心肌自身免疫损伤。

3. 细胞免疫 本病患者中自然杀伤细胞活性减低，减弱机体的防御能力，抑制性 T 淋巴细胞数量及功能减低，由此发生细胞介导的免疫反应，引起血管和心肌损伤。

【临床表现】

以中年人居多。起病多缓慢，有时可达 10 年以上。症状以充血性心力衰竭为主，其中以气短和水肿最为常见。最初在劳动或劳累后气短，以后在轻度活动或休息时也有气短，或有夜间阵发性呼吸困难。患者常感乏力。体检见心率加速，心尖搏动向左下移位，可有抬举性搏动，心浊音界向左扩大，常可听得第三音或第四音，心率快时呈奔马律。由于心腔扩大，可有相对性二尖瓣或三尖瓣关闭不全所致的收缩期吹风样杂音，此种杂音在心功能改善后减轻。晚期病例血压降低，脉压小，出现心力衰竭时舒张压可轻度升高。交替脉的出现提示左心衰竭。脉搏常较弱。心力衰竭时两肺可有啰音。右心衰竭时肝脏肿大，水肿的出现从下肢开始，晚期可有胸、腹腔积液，出现各种心律失常，高度房室传导阻滞、心室颤动、窦房阻滞可导致阿-斯综合征，成为致死原因之一。此外，尚可有脑、肾、肺等处的栓塞。

【超声心动图表现】

（一）二维与 M 型超声心动图

1. 各心腔扩大，左心型者以左房室扩大明显，右心型者以右房室扩大明显，全心型者各心腔皆明显扩大。射血分值明显减低。

美国心脏病学会提出左心室舒张末期内径≥60mm，左心室舒张末期容积≥80ml/m^2，心脏总容量≥200ml/m^2 作为左心室明显扩大的标准，可供参考。

2. 室间隔和室壁厚度可正常或略变薄，运动幅度普遍减低，M 型超声示收缩期增厚率小于30%，左室平均短轴缩短率明显减低。少数病例表现为局限性室壁运动减低。

3. 二尖瓣前后叶仍呈反向运动，但开放幅度小，呈现"大心腔，小开口"样改变。M 型超声示二尖瓣曲线 E 峰和 A 峰变窄、EC 幅度减低，呈"钻石"样改变。EPSS 明显增大。

4. 血流速度缓慢、淤滞，房室腔内可形成附壁血栓。

5. 心肌组织超声背向散射异常，平均背向散射积分（IB）均高于正常人，而心肌组织背向散射积分的周期性变异值低于正常人，这是扩心病心肌纤维化成分增多、心肌收缩力丧失的表现。

（二）多普勒超声

1. 彩色多普勒

（1）各房室内血流速度减慢、显色暗淡，血流显色多出现在房室瓣口和心室流出道内，心尖处可不显色。

（2）多组瓣膜反流，以房室瓣口五彩反流束多见。

2. 脉冲多普勒

（1）二、三尖瓣口血流频谱形态异常，E、A 峰流速减低，血流速度积分减低。

（2）主动脉血流速度及流速积分减低。

（3）肺动脉瓣口血流速度减低，血流频谱峰值前移，形成"匕首"状。血流加速时间（AT）及射血时间（ET）缩短、射血前期（PEP）延长，AT/ET 比值减小，PEP/ET 比值增大。

3. 连续多普勒　连续多普勒取样线通过房室瓣反流探及收缩期负向充填血流频谱，而半月瓣反流时，则探及舒张期正向充填血流频谱。

（三）鉴别诊断

1. 冠心病　心肌缺血时室壁出现节段性运动障碍，心肌梗死时室壁局限性变薄及瘢痕形成、室壁瘤形成等与扩张型心肌病不难鉴别。但需注意扩张型心肌病与缺血性心肌病相鉴别，后者可表现为广泛室壁运动障碍，但各室壁运动障碍程度不同，心肌回声增强。

2. 心力衰竭　与扩张型心肌病超声心动图表现相似，但超声心动图可发现引起心衰的原发病征象，如瓣膜病、先心病等，不难鉴别。

肥厚型心肌病

肥厚型心肌病病因未明，遗传学研究提示可能属常染色体显性遗传，部分患者有家族史。主要病理变化为心肌细胞肥大及纤维化，心肌纤维排列紊乱。异常肥厚的心肌可出现于心壁的任何部位，多数累及左室，少数累及右室，甚至心房壁。累及左室者心肌肥厚多出现于室间隔，厚度可达 $30\mu m$ 以上，大多数为非对称性肥厚，与心室游离壁的厚度不成比例，但亦可与心室其他部位呈对称性肥厚，心室腔正常或缩小。室间隔明显肥厚者，可导致左室流出道狭窄，左室收缩中、晚期排空困难，左室流出道与主动脉间出现压力阶差。左室舒张期充盈障碍，顺应性减低，使左心室舒张末压、左房平均压、肺毛细血管平均压均增高。根据其肥厚出现的部位及左室流出道有无梗阻可分为梗阻性、隐匿型和非梗阻性心肌病。

肥厚型心肌病是常染色体显性遗传性疾病，60% ~70% 为家族性，30% ~40% 为散发性，家族性病例和散发病例、儿童病例和成年病例具有同样的致病基因突变。目前已证实，至少 14 个基因突变与肥厚型心肌病的发病有关，其中有 10 种是编码肌小节结构蛋白的基因，绝大部分突变位于这些基因。

临床表现：以青壮年多见、常有家族史。可以无症状，也可以有心悸、劳力性呼吸困难、心前区闷痛、易疲劳、晕厥甚至猝死，晚期出现左心衰的表现。

梗阻性肥厚型心肌患者胸骨左缘可出现粗糙的收缩中晚期喷射性杂音，可伴震颤，应用洋地黄制剂、硝酸甘油、静点异丙肾上腺素及 Valsalva 动作后杂音增强，反之应用 β 受体阻滞剂、去甲肾上腺素、下蹲时杂音减弱。有些病人闻及 S3 及 S4 心音及心尖区相对性二尖瓣关闭不全的收缩期杂音。

一、超声心动图表现

（一）二维和 M 型超声心动图

1. 梗阻性

（1）非对称性心肌肥厚：室间隔肥厚最常见，室间隔厚度常大于 15mm，与正常左室后壁心肌厚度之比≥1.5，此型亦称为特发性肥厚性主动脉瓣下狭窄。

（2）室间隔病变部位常呈强弱不均的颗粒或斑点状回声，呈"毛玻璃样"。

（3）肥厚心肌运动幅度及收缩期增厚率均减低，正常心肌运动幅度正常或呈代偿性增强。

（4）室间隔异常增厚部分呈纺锤状凸向左室流出道，致左室流出道狭窄，常小于 20mm（正常 20～30mm）。

（5）二尖瓣前叶收缩期向室间隔方向移动；M 型超声心动图表现为 CD 段向室间隔呈弓形突起，称 SAM 征。

（6）M 型超声心动图主动脉瓣收缩中、晚期提前关闭，表现为主动脉瓣开放中、晚期出现切迹，开放幅度逐渐减小。

（7）左房内径有不同程度增宽，排空指数下降。

（8）心肌肥厚而左室腔缩小，使舒张功能障碍，顺应性下降，二尖瓣 EF 斜率降低，A 峰增高。

2. 非梗阻性

（1）室间隔或（和）左室壁明显增厚。心尖部肥厚型心肌病室壁下 1/3 心尖部肥厚，可使心尖处室腔闭塞。

（2）室间隔病变部位常呈强弱不均的颗粒或斑点状回声。

（3）肥厚心肌运动幅度及收缩期增厚率均减低。

（4）无左室流出道狭窄及主动脉瓣收缩提前关闭。

（二）多普勒超声

1. 彩色多普勒

（1）梗阻性左室流出道出现收缩期蓝色为主的五彩镶嵌射流，并向主动脉瓣及瓣上延伸。

（2）非梗阻性左室流出道收缩期蓝色层流。

（3）合并二尖瓣关闭不全时左房内出现五彩反流束。

2. 脉冲多普勒

（1）梗阻性左室流出道收缩期射流频谱为峰值后移，呈"匕首样"单峰曲线。

（2）二尖瓣口血流频谱形态异常，表现为 E 峰速度和减速度减低，A 峰流速加快。

3. 连续多普勒

（1）梗阻性左室腔中部与主动脉瓣之间血流速度增加，压力阶差增大，最大压力阶差小于 4.0kPa（30mmHg）者为轻度梗阻；大于 8kPa（60mmHg）者为重度梗阻；介于两者之间者为中度梗阻。

（2）非梗阻性无压力阶差，血流峰速无显著增高。

二、诊断标准

具备上述（一）1.和（二）1.中的（1）及 3.中的（1）条可诊断为肥厚型梗阻性心肌病，具备上诉（一）2.和（二）1.中的（2）和 3.中的（2）条可诊断为肥厚型非梗阻性心肌病。

三、鉴别诊断

1. 与高血压性心脏病鉴别点如表 1 - 19。

表 1 - 19 肥厚型心肌病与高血压性心脏病的鉴别

鉴别项目	肥厚型心肌病	高血压性心脏病
家族史	多数有	通常无
高血压病史	无	有
心肌回声	紊乱	正常
SAM 征	有	无
肥厚心肌的均匀性	多不均匀，非对称性多见	均匀，对称性
左室流出道狭窄	多存在	无

2. 主动脉瓣下狭窄　主动脉瓣下狭窄为主动脉瓣下室间隔局限性增厚并突入左室流出道，或呈环形或隔膜样狭窄，致使左室流出道排血受阻，室壁呈对称性肥厚，室间隔和左室厚度之比 <1.5。

限制型心肌病

限制型心肌病较少见，为以心内膜和心内膜下心肌纤维增生、心室硬化、室腔缩小，引起心脏舒张充盈受限为主要表现的心肌病。其代表性疾病是心内膜心肌纤维化。房室瓣及腱索、乳头肌纤维性增生，可致房室瓣关闭不全，双侧心房扩大。心脏收缩和舒张功能均受限。根据受累部位的不同，限制型心肌病分为右室型、左室型和双室型；根据心室腔有无闭塞分为闭塞型和非闭塞型。临床改变类似于缩窄性心包炎。

病因尚未清楚，可能与营养失调、食物中 5 - 羟色胺中毒、感染过敏以及自身免疫有关。少数有家族性，可伴有骨骼肌疾病和房室传导阻滞。近年的研究认为嗜酸性粒细胞与此型心肌病关系密切。

临床表现：一般表现本病多发生于热带和温带，热带稍多于温带。各年龄组均可患病，男性患病率高于女性，男女之比约为 3∶1。早期仅有发热、全身倦怠，多见于嗜酸性粒细胞增生者。后期多出现心力衰竭及体循环和肺循环栓塞。心室功能障碍表现为右心室或双心室病变者，常以右心衰竭为主，临床表现酷似缩窄性心包炎。左心室病变者，因舒张受限，尤其在并存二尖瓣关闭不全时，可出现明显的呼吸困难等严重左心衰竭的表现及心绞痛。体征血管及心脏方面的异常体征，常见的有颈静脉怒张、Kussmaul 征、奇脉。心界正常或轻度扩大，第一心音低钝，P2 正常或亢进，可闻及奔马律和收缩期杂音。

一、超声心动图表现

（一）二维及 M 型超声心动图

1. 心室内膜回声增厚、增强，心室壁厚薄不均，尤以心尖部增厚明显，形成 - 僵硬变形的致密增强区，并常见到附壁血栓，使心尖部心腔闭塞。

2. 心腔形态改变的限制型心肌病患者，心室长径缩短，横径相对增宽，两心房腔明显扩大，两心室腔变小，心室舒张末期内径及容积减少。

3. 左室后壁和室间隔对称性增厚，室壁运动幅度明显减弱。M 型超声示收缩期增厚率小于 30%，EF 斜率减慢，A 峰增高。

4. 房室瓣、乳头肌增厚、变形，腱索缩短，可致瓣膜关闭不全，以三尖瓣多见。

5. 心包可出现积液，心包膜无增厚。

6. 肺动脉高压时，肺动脉增宽，肺动脉瓣曲线显示 a 波低平或消失，CD 段收缩期关闭或扑动呈 "V" 形或 "W" 形，EF 段平直。

（二）多普勒超声

1. 彩色多普勒

（1）各房室腔内血流速度减慢，显色暗淡。

（2）心房内出现彩色镶嵌的反流束。

2. 频谱多普勒

（1）二尖瓣、三尖瓣口出现反流频谱。

（2）二尖瓣血流频谱表现为 E 峰高尖，A 峰低小，E/A > 2。

二、鉴别诊断

在超声心动图检查方面，限制型心肌病应注意与缩窄性心包炎或扩张型心肌病相鉴别，鉴别要点如表 1 - 20。

表 1 - 20　限制型心肌病与缩窄性心包炎、扩张型心肌病的鉴别

项目	限制型心肌病	缩窄性心包炎	扩张型心肌病
心腔扩大	双房	双房	全心
心内膜增厚、增强	有	无	无
心包增厚	无	有	无

心肌致密化不全综合征

心肌致密化不全（NVM）是一种罕见的、具有临床特色的、非单一遗传背景的先天性疾病，是由于胚胎期正常心肌致密化过程失败，导致心腔内粗大的肌小梁及隐窝持续存在。致密化过程的失败，造成相应区域的致密化心肌减少，而由多个粗大的肌小梁取代，可直接影响心肌的收缩功能；另一方面粗大的肌小梁亦可造成室壁松弛性障碍，僵硬度增加，又可影响到心肌的舒张功能。致密化不全心室的小梁隐窝因血流缓慢，易形成壁内血栓，血栓游离可引起体循环栓塞。结构的紊乱、肌束极其不规则的连接等因素可能造成严重心律失常。根据其发生部位不同可以分为左心室型、右心室型及双心室型。

【病因】

发病原因由于心肌先天发育不全所致心室肌结构异常。本病可单独存在（称孤立的心室肌致密化不全）也可与其他先天性心脏病同时存在，如主动脉狭窄、左冠状动脉起源于肺动脉、肺动脉闭锁、右位心等，病因尚不清楚。但任何致畸因素除了可导致心脏结构异常外，也可导致心肌发育停滞，另外心内膜下心肌缺血可能也是原因之一。还有学者证明：本病遗传基因异常与 Bath 综合征（X 染色体连锁异常有扩张性心肌病、骨骼肌异常、中性粒细胞减少及线粒体异常）相似。发病机制尚不清楚，可能与下列两类因素有关：

（1）遗传因素：性遗传连锁分析提示，本病相关基因可能定位于 X 染色体 Xq28 区段上，G4.5 基因突变是产生 NVM 的始因。Bleyl 等报道一组家族性男性 INVM 病例，发现其相关基因位于 X 染色体的 Xq28 区段上，该位置邻近系统性肌病（Emery – Dreifuss 肌萎缩、肌小管性肌病、Barth 综合征）相关基因，提示 NVM 可能是系统性肌病的一部分。某些 NVM 儿童可能并存其他遗传病。

（2）继发性病因：指在其他先天性心脏病的基础上，同时伴有 NVM。心肌窦状隙持续状态（persisting sinusoids）常用来描述合并复杂发绀性心脏病、左心室或右心室梗阻性病变和冠状动脉先天畸形。在这些"继发"性 NVM 患者中，由于心室压力负荷过重和心肌缺血，阻止了正常胚胎心肌窦状隙的闭合，使心内膜的形成发生障碍，即心内膜缺如，从而引起心腔内的血液直接对肌小梁产生高压机械效应，使窦状隙持续存在而不消退。

【症状】

NVM 的临床表现多样，出现早晚不一、轻重不同，从无症状到进行性心功能恶化、充血性心力衰竭、心律失常、栓塞事件甚至猝死。其早期报道多见于儿童，但最近关于成人发病的报道日趋增多，其中男性约占 56% ~82%。尽管 LVNC 是先天性发育异常，但症状的首发年龄差别很大，多数患者早期无症状，而于中年甚至老年时发病。主要临床表现为：

1. 心力衰竭　主要为左心衰竭，亦可合并右心衰竭，其机制为：

①小梁化心肌及肌小梁间的间隙影响心肌的供血，尤其是心内膜下心肌，引起内膜下心肌纤维化及左室收缩功能明显下降，出现类似扩张型心肌病的表现；

②小梁化心肌可限制心室舒张,产生类似限制型心肌病的症状和体征。

2. 心律失常　快速型室性心律失常多见,包括易导致心脏性猝死的室性心动过速;左束支传导阻滞亦较常见;也有报道发生预激综合征的患儿。室性心律失常产生的原因尚不清楚,推测在致密化不全的心肌段,肌小梁呈不规则分支状连接,等容收缩期室壁的压力增加,使局部冠状动脉血供受损,从而引起心脏电传导延迟,诱发心律失常。

3. 心内膜血栓伴体循环栓塞　主要为体循环栓塞,与房性心律失常或病变心腔内血栓形成并脱落有关。

4. 其他　某些患儿可出现特异性面容,如前额突出、斜视、眼球震颤、低耳垂、小脸面、腭裂、上腭弓高、生殖器小等。

主要依靠 NVM 的异常心肌结构特征进行诊断,临床表现及心电图对 NVM 的诊断无帮助,心室造影、超高速 CT（UFCT）、磁共振有助于诊断,而超声心动图最为常用。超声心动图不仅能直接显示 NVM 的心肌结构异常特征,而且可明确并存的其他心脏畸形。

【超声心动图表现】

1. 受累的心室腔内多发异常粗大的肌小梁和交错深陷的隐窝,交错形成网状结构,病变以近心尖部 1/3 室壁节段最为明显,可波及室壁中段和后外侧游离壁,很少累及室间隔和基底段室壁;如内层致密化不全心肌与外层致密化心肌比例 >2,可确诊为此病。

2. 病变区域室壁外层的致密心肌明显变薄呈中低回声,局部低运动状态。

3. 彩色多普勒可探及隐窝间隙之间有低速血流与心腔相通。

4. 晚期病变可有心腔扩大,舒张和收缩功能减低。

5. 由于病变多累及左室前外侧乳头肌、右室前组乳头肌,造成乳头肌基底松弛,从而导致房室瓣脱垂,可引起不同程度的二尖瓣和三尖瓣反流。

6. 心肌致密化不全的主要并发症包括心力衰竭、心律失常和血栓栓塞事件,有的患者可伴发室间隔缺损、房间隔缺损、主动脉瓣畸形及冠状动脉粥样硬化性心脏病等。

（谷娜）

第七节　酒精性心肌病

酒精性心肌病是指长期饮酒、酗酒,纯酒精 125g/d 或白酒 150g/d 或啤酒 4 瓶/天以上,持续 6 年以上者引起的心肌变性、心功能障碍等心肌疾病。

酒精性心肌病的发病与长期大量的酒精摄入有密切关系,多发生于 30～55 岁的男性,通常有 10 年以上过度嗜酒史,临床表现多样化,主要表现为心功能不全和心律失常。戒酒后病情可自行缓解或痊愈。欧美及俄罗斯等国发病率高,国内有散发个案报道,近年来发病呈上升趋势。

病因:酒精性心肌病是由于乙醇及其代谢产物乙醛等对心肌直接毒害的结果。酒精对心肌细胞的直接毒性作用主要表现在以下几方面:

①损害心肌细胞膜的完整性；

②影响细胞器功能；

③影响心肌细胞离子的通透性；

④酒精代谢时引起中间代谢的改变；

⑤长期饮酒可变更调节蛋白（肌凝蛋白和原肌凝蛋白）的结构，影响心肌舒缩功能；

⑥长期大量饮酒还可造成人体营养失调，易导致维生素缺乏，尤其是 B 族维生素缺乏，也可加重心功能不全。此外，酒类的某些添加剂中含有钴、铅等有毒物质，长期饮用可引起中毒或心肌损伤。由于上述原因的相互作用和影响最终可导致酒精性心肌病的发生。

临床表现：多发生于 30～55 岁的男性，通常有 10 年以上过度嗜酒史，临床表现多样化，主要表现为心功能不全和心律失常。

（1）心脏扩大：常在胸部 X 线或超声心动图检查时偶然发现。心脏多呈普大型，伴有心力衰竭者室壁活动明显减弱，当心腔有明显扩大时可伴有相对性瓣膜关闭不全性杂音。

（2）充血性心力衰竭：长期嗜酒者常存在心功能轻度减退现象，表现为心悸、胸闷、疲乏、无力等。严重者以充血性心力衰竭为突出表现，通常为全心衰竭，但以左心衰竭为主，出现呼吸困难、端坐呼吸及夜间阵发性呼吸困难等症状，亦可有颈静脉怒张、肝淤血、下肢水肿及胸腔积液等。

（3）心律失常：心律失常亦可为本病的早期表现，最多见为心房颤动，其次是心房扑动、频发室性期前收缩、房性期前收缩及心脏传导阻滞。由于心律失常多于周末或假日大量饮酒之后发生，故称为"假日心脏综合征"。对嗜酒后出现不能解释的心律失常者应考虑本病。酗酒者发生猝死可能与心室颤动有关。

（4）胸痛：可出现不典型胸痛；亦有以心绞痛为突出表现者，这可能与乙醛促进儿茶酚胺释放、刺激 α-肾上腺受体从而导致冠状动脉痉挛有关。

（5）血压改变：酒精性心肌病患者中血压偏高者常见，特别是舒张压增高而收缩压正常或偏低，称之为"去首高血压"。

（6）其他：长期大量饮酒可同时累及脑、神经系统、肝脏、骨骼肌等靶器官，出现相应症状。

一、超声心动图表现

（一）二维和 M 型超声心动图

1. 心脏扩大，以左室为主。晚期全心扩大。

2. 心肌肥厚，主要表现在室间隔及左室后壁呈对称性轻度肥厚。

3. 左室心肌内出现异常散在斑点状强回声。

4. 左室心内膜增厚，回声增强。

5. 室壁搏幅普遍减低。

6. 各瓣膜开放幅度减低，二尖瓣前后瓣呈"钻石样"。

（二）多普勒超声

1. 彩色多普勒　早期有二尖瓣反流，晚期可出现多个瓣膜的反流。

2. 脉冲多普勒　早期二尖瓣口血流频谱 E 峰及 A 峰无变化；晚期 E 峰加速时间延长及减速度降低，A 峰速度加快，E/A < 1。

二、鉴别诊断

（一）急性病毒性心肌炎

因为病毒感染，超声心肌回声减低，尚均匀，有节段性减弱，治疗后心腔缩小。

（二）高血压性心脏病

心肌增厚，回声均匀，心内膜正常，室壁运动增强，早期出现舒张功能减低，收缩功能正常，晚期舒张功能、收缩功能均减低，治疗后心腔缩小不明显。

（三）扩张型心肌病

心肌回声较致密，心内膜正常，室壁弥漫性运动减低，收缩期、舒张期功能均减低，治疗后心腔缩小不明显。

（续雪红）

第八节　心脏肿瘤、血栓及创伤

心脏黏液瘤

心脏黏液瘤是一种原发性肿瘤，多为良性，可发生于心脏的所有心内膜面，以中年女性最常见，其中左房黏液瘤发病率最高。黏液瘤有蒂，根部常发生于卵圆窝附近，具有较大的活动性。

心脏黏液瘤是最常见的心脏原发良性肿瘤，多数有瘤蒂，可发生于心脏各房、室腔，最常见于左心房，约占 75%。多数肿瘤有瘤蒂与心房壁相连，90% 的左房黏液瘤附着于心房间隔卵圆窝处。瘤体可随心脏的收缩、舒张而活动。绝大多数为单发肿瘤，但也可为多发，常有家族遗传倾向。

临床表现取决于肿瘤的位置，由于肿瘤重力变化，其发作是间歇的和突然的，瘤体堵塞二尖瓣口，出现呼吸困难、发绀、晕厥。

（1）听诊可听到二尖瓣狭窄或反流杂音，或两者都可听到，坐位时明显，卧位时听不清，症状也减轻。

（2）可出现左、右心功不全表现。

（3）可引起体循环栓塞，如脑、肾、腹内脏器、四周血管或肺栓塞。

（4）全身表现可有发热、体重下降、全身不适、贫血。

一、超声心动图表现

（一）二维与 M 型超声心动图

1. 心腔内见圆形或椭圆形异常回声，轮廓清晰。

2. 瘤体内部回声中等强度，呈点状，分布尚均匀。有液化时中央可见小的散在液性暗区。

3. 瘤体根部与心腔壁附着，瘤体大部分游离于心腔中。活动时形态可变，随心动周期有规律地运动。

4. 左房黏液瘤：二尖瓣前叶呈"城墙"样改变，前后瓣叶为镜像，舒张期在二尖瓣前叶曲线下有"云雾"状回声，收缩期消失。

（二）多普勒超声

1. 彩色多普勒　左、右房黏液瘤于二、三尖瓣黏液瘤两侧记录到舒张期窄束红色或红色为主五彩镶嵌血流信号。

2. 频谱多普勒　左、右房黏液瘤于二、三尖瓣下黏液瘤两侧记录到舒张期正向部分充填的湍流频谱。

二、鉴别诊断

1. 心腔血栓

（1）活动性：黏液瘤活动性大，具有明显的规律性；血栓无活动性。

（2）部位：心房黏液瘤的根部在房间隔；血栓多见于左心耳，或左房后壁。

（3）附着点：黏液瘤大部分有蒂；血栓基底宽，与心房壁附着范围广。

（4）形态：黏液瘤以圆形、椭圆形居多，边缘规整；血栓多种多样，边缘不规整。

（5）回声：黏液瘤为中等回声，分布均匀；血栓可有强弱不等回声，分布不太均匀。

2. 感染性心内膜炎的赘生物　附着于瓣环的黏液瘤与较大的瓣叶上的赘生物具有相似声像图改变，但赘生物者多有持续发热病史，瓣膜常伴有穿孔破裂，彩色多普勒检测到左房内反流信号；黏液瘤主要是表现为舒张期二尖瓣口狭窄的征象。

心腔血栓

心腔血栓多发生在左房内，常见于风心病二尖瓣狭窄伴房颤时，好发于左心耳或左房后壁。心室血栓常发生在心肌梗死区及心肌致密化不全时。

一、超声心动图表现

（一）左房内血栓

1. 心房内形状不规则团块，内部回声中等或偏低。

2. 团块基底宽，与心房壁附着范围广，动度小或无活动。

3. 血栓机化时为增强回声。

4. 风心病的其他超声表现。

（二）心室血栓

1. 心室心尖部形状不规则团块，内部回声强弱不均。

2. 附着于心室壁上，无活动度。

3. 机化时回声可增强。

4. 血栓附着处常存在室壁瘤及室壁运动异常。

二、鉴别诊断

1. 心腔肿瘤　与黏液瘤的鉴别前面已叙述。须注意的是活动性血栓，但从团块的形状、回声强度、与心壁无附着点、轮廓的规整性等方面进行鉴别，一般比较容易诊断。

2. 心壁肌瘤、纤维瘤、转移性肿瘤　肿瘤更广泛位于心壁，尤其是在与左室壁相连处，室壁明显增厚，而血栓多位于左心耳、心尖区及室壁运动异常处。

心脏创伤

心脏创伤可为枪弹伤、弹片伤或刀、剪等锐器刺伤或介入性诊断和治疗技术操作所引起的医源性损伤，也可以是钝性暴力挤压、撞击和冲击波等引起的闭合性创伤。

心脏创伤可产生心包积血、心脏瓣膜破裂、心包破裂、心脏间隔破裂、心包炎等。瓣膜破裂最常见于主动脉瓣，次之为二尖瓣和三尖瓣。心脏间隔破裂部位常发生于室间隔，房间隔破裂很少见。开放性心脏创伤最多见的是右心室，次之为左心室。

心脏损伤多数由高速行驶时汽车车祸所致，司机被挤压于车身和方向盘之间，在美国占车祸死因的5%。锐性伤多由刀刺、枪弹引起。心脏挫伤亦可因高空坠地或胸壁前后受物体强烈挤压所致，多见于地震或建筑工地塌方，心脏突然受胸骨和脊柱的加速度挤压，各心腔特别是左心室内的压力骤然上升，游离心室壁、心房壁以及室间隔、心瓣膜结构等均可发破裂或穿孔。偶然也可发生冠状动脉瘘。轻症钝性创伤主要导致不同程度的心肌挫伤，多见于右心室。心脏穿透伤还可发生在作各种心导管检查时。

心脏的钝性创伤可由轻度、无症状的心肌挫伤到心腔破裂。心包破裂可单独发生或同时伴有心肌损伤。因钝性伤造成的冠状动脉撕裂或血栓栓塞虽属罕见，但仍有可能发生。心脏因钝性伤导致破裂并不常见，但这种病人多数往往在作任何救治之前即因大出血而死亡。然而偶然亦可因心包腔积血的压塞和出血后心脏充盈压降低，破口处的出血暂时停止。心脏钝性损伤的机制可能是在舒张末突然严重的胸腔挤压。

病人可表现为胸痛，并向肩部和肩胛间放射。钝性伤者，约30%患者有前胸壁伤痕，锐性伤者则可见胸壁伤口。同时还可表现为气急、苍白、大汗等，但这些均为非特异性症状。重症患者入院时多数表现为出血性休克或心包压塞症状，病情危急。

【超声表现】

1. 心包积血　心包脏、壁层分离，内为液性暗区。

2. 瓣膜破裂　出现瓣膜关闭不全的超声表现（房、室腔相应扩大，彩色多普勒显示破裂的瓣膜出现反流信号）。

3. 室间隔破裂　室间隔回声失落，破裂的边缘不整齐，彩色多普勒显示室水平产生五彩镶嵌的左向右分流，频谱多普勒记录到破裂右室面收缩期高速湍流频谱。

4. 心包破裂　出现少量心包积血或心包积气的超声表现。

5. 创伤性心包炎　极少数病例可在创伤后数月至数年演变成缩窄性心包膜炎，出现缩窄性心包膜炎的超声表现。

（张丽蕊）

第九节　心包疾病

心包是由锥型纤维组织构成的心脏坚固外层，紧密连接于出入心脏的大血管外膜，其内面被覆由脏层和壁层构成的纤维浆膜囊。心包对维持正常的胸内负压和防止心脏移位、扭转以及限制心脏过度扩张具有重要生理意义。心包常见疾病有心包积液、心包填塞和缩窄性心包炎以及心包肿瘤等。

心包积液

正常心包腔内可存储 10～30ml 的液体，液体增多时称为心包积液。心包积液（包括积液、积脓、积血等）是最为常见的心包疾病，超声心动图是目前检查心包积液的首选方法。其中二维超声心动图可用于观察和描述积液的分布、数量和性质；准确指示穿刺部位、深度；多普勒超声心动图则能评价心包积液所导致的血液动力学改变。

【病因】

心包积液的常见病因分为感染性和非感染性两大类。

1. 感染性心包积液　包括结核、病毒（柯萨奇、流感等病毒）、细菌（金葡菌、肺炎球菌、革兰阴性杆菌、霉菌等）、原虫（阿米巴）等。

2. 非感染心包积液　包括肿瘤（尤其肺癌、乳腺癌、淋巴瘤、纵隔肿瘤等）、风湿病（类风湿性关节炎、系统性红斑狼疮、硬皮病等）、心脏损伤或大血管破裂、内分泌代谢性疾病（如甲减、尿毒症、痛风等）、放射损伤、心肌梗死后积液等。

【临床表现】

本病患者以女性多见，发病年龄以更年期为多。患者常能参加日常工作而无自觉不适。出现症状时多表现为气短、胸痛。部分患者在病程早期出现心包堵塞症状，又随着病程的进展逐渐减轻乃至消失。本病由于几乎不存在急性心包炎的病史，因而无法确定发生时间。当心包积液突然急剧增长时，心包的适应性扩张低下积液的增加，表现为限制性的心包积液，有可能出现心包堵塞。

【适应证】

1. 临床可疑心包炎、既往有急性起病、胸痛、发热病史，听诊闻及心包摩擦音。

2. X 线检查有心影增大，心电图有心动过速、肢导低电压、电交替等典型改变。

3. 排除心梗后室壁破裂。

4. 胸外伤患者。

5. 心包积液介入治疗的定位与监测。

【检查方法】

1. 病人体位：患者一般取半仰卧位或坐位，必要时在检查中可使患者体位变换为直立位以观察液性无回声区变化。

2. 检查项目

（1）二维超声：重点观察胸骨左缘左心长轴切面、左心室短轴乳头肌及二尖瓣水平短轴切面、心底大动脉短轴切面；心尖四腔心切面和剑下下腔静脉长轴切面。

（2）M 型超声：着重观察二尖瓣波群、心室波群及心底波群。

（3）多普勒超声：观察房室瓣口舒张期血流信号，以及心腔、心壁与心包腔之间的异常血流。

【检查内容】

1. 在左室后壁后方或其他部位心包脏、壁层之间舒张期仍然存在的无回声区。无回声区可分布于左室后壁、心尖、右心室前壁及心室侧壁与胸壁之间，右房侧面或左房后面。

2. 依据无回声区出现的部位和内径。以确定心包积液量的大小与分布区域（少、中及大量）。

3. 依据无回声区内的有形成分，可做积液性质的初步分析，如：以渗出液为主者，为"纯净"无回声区；有纤维素渗出者，可见细条状、丝状回声；化脓或血性积液时，无回声区内见较多点、片及团块状回声。

4. 中到大量积液时，心脏除其固有的收缩舒张运动外还出现整体心脏同步性前后运动、或左右"摆动"现象，以致形成室壁、间隔和瓣膜的大波幅、形态畸变的 M 型曲线。

5. 包裹性心包积液的检出主要依据二维超声，多切面多方位观察，表现为局限性无回声区，轮廓不规则，可发生在心包腔的任何部位，无回声区中可见絮状或较多条索粘连带回声，积液不随体位改变而移动。

6. 当大量心包积液造成瓣膜脱垂引起血液反流、心壁破裂造成心腔向心包腔分流血液时，可在多普勒超声的图像和频谱中见到相应变化。

【注意事项】

1. M 型及二维超声可对有无心包积液作出判断，并能粗略估计小、中及大量。并可用超声进行穿刺定位，标志穿刺点，指示穿刺方向与进针深度。

2. 由于正常人收缩期可在左心室后壁后方出现无回声区，而舒张期消失，所以观察整个心动周期的无回声区的变化非常重要。

3. 仅在右室前方出现的心包两层之间的无回声区，应与心外膜脂肪垫，或某些位于心前区的其他特殊结构，如淋巴瘤、胸腺瘤等相鉴别。

4. 心脏后侧心包积液要注意与左侧胸腔积液、心包囊肿及肿瘤、心包虫病、心后肿物、二尖瓣环钙化等鉴别；位于右房处的包裹性积液应于右侧胸腔积液相鉴别。

5. 应强调全面探查心脏，注意避免假阳性诊断或漏诊。

心包填塞

心脏是维持人体血液循环的动力器官，它保障供给全身各个脏器和组织的血液供应。心包为一包裹心脏及出入心脏大血管根部的囊样结构。心包腔是指壁层心包与心脏表面的脏层心包之间的空隙。正常心包腔内有少量淡黄色液体润滑着心脏表面。外伤性心脏破裂或心包内血管损伤造成心包腔内血液积存称为血心包或心包填塞，是心脏创伤的急速致死原因。由于心包的弹力有限，急性心包积血达150ml即可限制血液回心和心脏跳动，引起急性循环衰竭，进而导致心跳骤停。

心包填塞是心包积液迅速积聚或积液量超过一定水平时，心包内压急剧上升，使心脏舒张受到压塞、静脉回流受阻、心室充盈减少，导致心排量减低，严重时患者可出现休克、奇脉、心动过速，脉搏细弱等一组临床综合征。超声心动图技术显著提高了对心包填塞的病理生理及其血流动力学的认识。

【临床表现】

1. 纤维蛋白性心包炎

①心前区、胸骨或剑突下疼痛为主要表现。可为轻度不适、压迫感或尖锐的剧痛，疼痛可向斜方肌边缘、左肩、臂、背部放射，咳嗽、深呼吸及平卧位时加剧，前俯位时可缓解；

②心包摩擦音为重要体征，在胸骨左缘第3~4肋间最清楚，前倾坐位时易听到。

2. 渗出性心包炎　因心脏及邻近脏器受挤压，常有：

①心前区不适、呼吸困难、咳嗽、恶心、上腹胀痛、声音嘶哑和吞咽困难等；

②体征视积液多少而不同。心尖搏动减弱或消失。心浊音界向两侧扩大，相对浊音界消失。心率快、心音弱而遥远；

③常有发热、气急、干咳及声音嘶哑、吞咽困难等，此外可有心前区或上腹部闷涨、乏力、烦躁等。大量积液时，左肩胛下叩诊呈浊音，语颤增强，可闻及管状呼吸音即尤尔特征（ewart征）。脉弱，有奇脉。收缩压下降，脉压小。亚急性或慢性心包炎可出现颈静脉怒张、肝颈回流阳性、肝大、皮下水肿和腹水等。

3. 急性心包填塞：由于大量的心包积液或迅速增长的少量积液，使心室舒张受阻，心排血量降低，临床表现为急性循环衰竭，如血压下降、心率增快、呼吸困难、紫绀、面色苍白、出汗、颈静脉怒张等。

【适应证】

1. 既往急性心包炎、心包积液病史，临床上出现显著呼吸困难、颈静脉怒张、低血压、心动过速、奇脉等症状或体征，X 线上显示心影扩大。

2. 心包积液患者的连续动态观察。

3. 外伤性心脏破裂或心梗患者的急诊观察。

【检查方法】

1. 病人体位：病人一般取仰卧位或左侧卧位，必要时在检查中可使患者体位变换为直立位以观察液性无回声区的变化。

2. 首先行常规二维超声心动图检查：应重点扫查胸骨旁左心长轴切面、左心室乳头肌水平、二尖瓣水平短轴切面、心底大动脉短轴切面；心尖四腔心切面和剑下下腔静脉长轴切面等，观察心包脏、壁层间无回声区的分布位置与数量。

3. 在二维超声基础上行彩色多普勒超声检查：重点观察房室瓣口舒张期血流的呼吸性变化和主、肺动脉血流的呼吸性变化；上、下腔静脉血流频谱的呼吸性变化。

4. M 型超声心动图：可重点观察心底波群上心室腔内径的呼吸性变化；二尖瓣波群上二尖瓣口开放幅度的呼吸性变化等，测量下腔静脉直径的周期性变化等。

【检查内容】

1. 观察心包腔内有无较多的无回声区，无回声区的分布、数量和无回声区内的有形成分。

2. 观察心脏活动有无舒张受限，尤其是有无右心房、右心室舒张期"塌陷征"，右心房、右心室和右室流出道内径较正常明显减小。

3. 注意左、右心室腔内径的呼吸性异常变化。即右心室呼气时几乎闭合；吸气时右心室则稍有扩大。左心室则出现吸气时内径缩小、二尖瓣开口幅度亦减低，呼气时左心室稍扩大，二尖瓣开口幅度有所增高的反向变化。

4. 观察下腔静脉于深吸气时直径有无明显减小。

5. 彩色多普勒超声观察二尖瓣和三尖瓣口血流有无呼吸性异常变化。呼气时，二尖瓣口 E 峰峰速明显增高，而三尖瓣口 E 峰峰速则减低。吸气时则均出现相反改变。

6. 彩色多普勒超声检测主、肺动脉血流有无出现吸气时主动脉血流峰速减低，左心室射血时间缩短；吸气时肺动脉血流峰速增高，血流速度时间积分增加。

7. 观察呼气时上腔静脉第一个舒张期流速减低，其收缩期流速/舒张期流速比值小于或等于 1.1。

8. 急性心包填塞可见于心壁穿孔造成心包积血，彩色多普勒超声有时可显示心壁与心包破裂部位的彩色血流束。

【注意事项】

1. 心包填塞是一组临床综合征，不是"全或无"现象，而是一种连续谱，即在临床征候、血流动力学和多普勒超声表现方面都呈现为一种连续的变化发展过程，并无明确的分界线来限定填塞的开始。

2. 临床上怀疑心包填塞时，多普勒超声心动图可提供心包积液是否存在和心包压是否上升的确切信息。

3. 检测频谱或心腔，血管内径的呼吸性异常变化时，应取吸气和呼气开始后的第一个心动周期进行测量和计算。

4. 测量下腔静脉血流时，应在剑下下腔静脉长轴切面上，将取样容积置于距右心房入口 2cm 左右观察其血流频谱的周期性变化；测量上腔静脉时，在右锁骨上窝声窗将取样容积置于上腔静脉内 4~7cm 深处观察其血流速度的呼吸性变化。

缩窄性心包炎

心包积液后，可以使心包增厚粘连、心包腔闭塞乃至钙化呈盔甲样改变，心脏活动受限，此即缩窄性心包炎。缩窄的心包形成硬壳束缚心脏，严重影响心脏的舒缩，降低心排血量并使静脉回流受阻。

【病因】

缩窄性心包炎继发于急性心包炎，其病因在我国仍以结核性为最常见，其次为化脓性和创伤性心包炎后演变而来。少数与心包肿瘤、急性非特异性心包炎及放射性心包炎等有关。也有部分患者其病因不明。

【临床表现】

1. 心包缩窄　形成的时间长短不一，通常将急性心包炎发生后 1 年内演变为心包缩窄者称急性缩窄，1 年以上者称为慢性缩窄，演变过程有 3 种形式：

（1）持续型：急性心包炎经治疗后在数天内其全身反应和症状，如发热，胸痛等可逐渐缓解，甚至完全消失，但肝大、颈静脉怒张等静脉淤血体征反而加重，故在这类患者中很难确定急性期和慢性期的界限，这与渗液在吸收的同时，心包增厚和缩窄形成几乎同时存在有关。

（2）间歇型：心包炎急性期的症状和体征可在一定时间完全消退，患者以为病变痊愈，但数月后重新出现心包缩窄的症状和体征，这与心包的反应较慢，在较长时间内形成缩窄有关。

（3）缓起型：这类患者急性心包炎的临床表现较轻甚至无病史，但有渐进性疲乏无力、腹胀、下肢水肿等症状，在 1~2 年内出现心包缩窄。

2. 体征

（1）血压低，脉搏快，1/3 出现奇脉，30% 并心房颤动。

（2）静脉压明显升高，即使利尿后静脉压仍保持较高水平，颈静脉怒张，吸气时更明显，扩张的颈静脉舒张早期突然塌陷，均属非特异性体征。

（3）心脏视诊见收缩期心尖回缩，舒张早期心尖搏动，触诊有舒张期搏动撞击感，叩诊心浊音界正常或扩大，胸骨左缘 3~4 肋间听到心包叩击音，无杂音。

（4）其他体征：如黄疸，肺底湿啰音，肝大，腹腔积液比下肢水肿更明显，与肝硬化表现相似。

【适应证】

1. 既往有急性心包炎或心包积液病史，伴有大小循环淤血的症状和体征。即出现不同程度的呼吸困难、腹部膨胀、乏力、头晕、胃纳减退、咳嗽、体重减轻和肝区疼痛等。常见体征为心尖搏动不易触及，第一心音减低，有时在胸骨左缘三、四肋间听到舒张早期的心包叩击音。脉压小、有奇脉。

2. X 线检查出现左右心缘正常弧弓消失，呈平直僵硬，心脏搏动减弱，上腔静脉明显增宽，部分可出现心包钙化呈蛋壳状。肺淤血和胸腔积液。

3. 限制性充盈频谱的鉴别诊断。

4. 缩窄性心包炎患者术后评估。

【检查方法】

1. 病人体位　病人一般取平卧位或左侧卧位。必要时可使患者采取肘膝卧位测量心包厚度。

2. 首先行常规多切面的 M 型和二维超声心动图检查　应重点扫查胸骨旁左心长轴切面、左心室短轴切面和心底大动脉短轴切面；心尖四腔心、五腔心切面和剑下下腔静脉长轴切面等，观察心包脏、壁层有无分离出现无回声区和测量心包厚度、测量心腔大小以及观察心脏多种结构舒张期异常运动。

3. 在二维超声基础上行彩色多普勒超声检查重点观察房室瓣舒张期充盈频谱图和肺静脉频谱；上、下腔静脉和肝静脉血流频谱；检测左室流出道和主动脉血流频谱。

【检查内容】

1. 多个切面上观察心包腔内有无积液，心包的厚度有无增大、增厚，反射增强，部分可探及心包脏层心包呈双层回声。有钙化处应可见呈显著强回声。

2. 重点观察心尖四腔心切面上有无心室腔内径趋向缩小，而心房趋向扩大的征象。

3. M 型超声上尤其注意观察舒张中、晚期室壁活动有无受限。室间隔舒张晚期出现异常向后运动。室间隔与房间隔在吸气时凹陷压入左室；室间隔在舒张早期，突然前向运动继以活跃的向后的"弹跳征"。在舒张晚期，室间隔向后运动。

4. M 型超声上仔细观察左室后壁在缓慢充盈期的向后运动甚微或无运动而平坦。肺动脉瓣可提前开放，即出现于 P 波之前。

5. 应用彩色多普勒超声观察周围静脉有无淤血，下腔静脉、肝静脉有无明显扩张，且随呼吸而变异幅度不明显。肝静脉频谱呈"W"型。

6. 应用彩色多普勒超声可观察到缩窄型充盈频谱。二尖瓣口血流频谱的舒张早期流速增快，晚期流速减慢，E/A 比值明显增大。吸气时流速减慢，减速时间缩短。

7. 常伴有包裹性积液，其内尚见较多的沉渣和絮状粘连带等。

【注意事项】

1. 缩窄性心包炎超声表现无特异性，亦难检出，心包的厚度经常难以准确测量；其血液动力学改变与限制型心肌病相似，在鉴别上有一定难度。因此，对缩窄征象不够典型者仅可提示可能性诊断，并建议进一步做其他影像学检查，如 X 线、CT 等。

2. 慢性缩窄性心包炎是一种进行性疾病，一旦形成，就不可能自行缓解。其最有效的治疗方法是外科手术剥离心包膜，以解除其对心脏的限制。因此术前患者的心功能状态、心包的纤维钙化程度及对心肌造成的损害程度，对手术病死率及术后症状改善的效果产生影响。

3. 缩窄性心包炎还应注意与心包填塞以及充血性心衰等疾病鉴别。

（谷娜）

第五章　妇产科超声诊断

第一节　女性盆腔应用解剖及正常盆腔声像表现

（一）外生殖器

女性外生殖器指生殖器官的外露部分，又称外阴，包括耻骨联合下缘至会阴及两股内侧之间的组织。包括阴阜、大小阴唇、阴蒂和阴道前庭，后者为两侧小阴唇之间的菱形区。其前为阴蒂，后为阴唇系带，前方有尿道外口，后方有阴道口，在此区域内尚有前庭球、前庭大腺、尿道口、阴道口及处女膜。

（二）内生殖器

女性内生殖器指生殖器内藏部分，包括阴道、子宫、输卵管及卵巢，后二者常被称为子宫附件，见图 1 - 10。

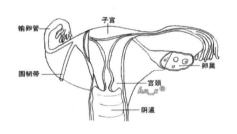

图 1 - 10　女性内生殖器示意图

1. 阴道

位于骨盆卜部的中央，为性交器官，亦是月经血和胎儿娩出的通道。其壁由粘膜、肌层和纤维层组成，上端包围子宫，下端开口于阴道前庭后部，前壁与膀胱和尿道邻接，后壁与直肠贴近。故从上下而论，其位于外阴部之上，子宫颈之下；从前后而言，则处于膀胱之后，直肠之前。环绕宫颈周围的部分称阴道穹隆，可分前、后、左、右四部分。后穹隆较深，其顶端与子宫直肠陷凹贴接，后者为腹腔的最低部分，在临床上具有重要的意义。阴道的上端比下端宽，后壁长约 10 ~ 12cm，前壁长约 7 ~ 9cm。平时阴道前后壁互相靠近。而左右两侧壁的前后之间有一定的距离，使阴道的横断面看起来像空心的"H"字形。

2. 子宫

为一空腔器官，腔内覆有子宫内膜，从青春期到更年期，子宫内膜受卵巢激素的影响，有周期性改变并产生月经。性交时，子宫为精子到达输卵管的通道；受孕后，子宫为晚期囊胚着床、发育、成长的所在；分娩时，子宫收缩使胎儿及其附属物娩出。

子宫位于骨盆腔中央，呈倒置的梨形，前面扁平，后面稍凸。成年妇女的子宫重约50g，长约7~8cm，宽4~5cm，厚2~3cm；子宫腔容量约5ml，子宫上部较宽，称子宫体，其上端隆突部分称子宫底，子宫底两侧为子宫角，与输卵管相通，子宫下部较窄呈圆柱状，称宫颈。子宫体与宫颈的比例，婴儿期为1:2，成年妇女为2:1。

子宫腔为一上宽下窄的三角形。在子宫体与子宫颈之间形成最狭窄的部分称子宫峡部，在非孕期长约1cm，其下端与子宫颈内腔相连。子宫峡部的上端，因在解剖上较狭窄，又称解剖学内口；峡部的下端，因粘膜组织在此处由子宫内膜转变为子宫颈粘膜，又称组织学内口。宫颈内腔呈梭形，称子宫颈管，成年妇女长约3cm，其下端称子宫颈外口，连接阴道顶端。

（1）组织结构

子宫体壁由三层组织构成。外层为浆膜层，即脏层腹膜，中间层为肌层，内层为粘膜层，即子宫内膜。

① 内膜

较软而光滑，为粉红色粘膜组织。从青春期开始，子宫内膜受卵巢激素的影响，其表面2/3可发生周期性变化，称为功能层；靠近子宫肌层的1/3内膜无周期性变化，称为基底层。子宫内膜在月经周期中及妊娠期间有很大改变；

② 子宫肌层

为子宫壁最厚的一层。肌层由平滑肌束及弹力纤维所组成，肌束排列交错，非孕时不易分清，大致可分为3层：外层纵行，内层环行，中层多各方交织。肌层中含血管，子宫收缩时，血管被压缩，故能有效地制止子宫出血；

③ 子宫浆膜层

即覆盖子宫体底部及前后面的腹膜，与肌层紧贴，但在子宫前面近子宫峡处，腹膜与子宫壁结合较疏松，向前返折覆盖膀胱，形成膀胱子宫陷凹。在子宫后面，腹膜沿子宫壁向下，至子宫颈后方及阴道后穹隆，再折向直肠，形成直肠子宫陷凹，亦称道格拉斯陷凹，并向上与后腹膜相连续。覆盖在子宫前后壁的腹膜并向两侧延展，子宫两旁的前后叶会合，形成阔韧带；

④ 子宫颈

主要由结缔组织构成，亦含有平滑肌纤维、血管及弹力纤维。宫颈粘膜受性激素的影响也有周期性变化。

（2）子宫的韧带

子宫共有4对韧带，维持子宫于正常位置。

① 圆韧带

起于子宫双角的前面、输卵管近端的下方，然后向前下方伸展达两侧骨盆壁，再穿过腹股沟终止于大阴唇前端。其作用是使子宫底保持前倾位置；

②阔韧带

为一对翼形的腹膜皱壁。由子宫两侧开始，达到骨盆壁，将骨盆分为前后两部，前部有膀胱，后部有直肠；

③主韧带

在阔韧带的下部，横行于宫颈两侧和骨盆侧壁之间，为一对坚韧的平滑肌与结缔组织纤维束，又称宫颈横韧带，为固定宫颈位置的重要组织结构；

④子宫骶韧带

从宫颈后面的上侧方向两侧绕过直肠到达第 2、3 骶椎前面的筋膜，韧带含平滑肌和结缔组织，外有腹膜遮盖，短厚有力，将宫颈向后向上牵引，间接地保持子宫于前倾位置。

由于这些韧带以及骨盆底肌和筋膜的支托作用，使子宫维持在正常位置，即当直立时，子宫底位于骨盆入口平面稍下，宫颈外口接近坐骨棘水平，子宫体向前倾，宫颈则向后，两者之间形成钝角，使子宫体呈前屈。因此，正常的子宫位置是前倾前屈的。

3．输卵管

为一对细长而弯曲的管，内侧与子宫角相通，外端游离，与卵巢相近，全长约 8～14cm。输卵管为卵子与精子相遇的场所，受精卵由输卵管向子宫腔运行。根据输卵管的形态可分为 4 部分：

①间质部，为子宫壁内的部分；

②峡部，为间质部外侧的一段；

③壶腹部，在峡部外侧，管腔较宽大；

④漏斗部（伞部），为输卵管的末端，开口于腹腔，游离端呈漏斗状，有"拾卵"作用。

4．卵巢

为一扁椭圆形的性腺，产生卵子及性激素。青春期前，卵巢表面光滑；青春期开始排卵后，其表面逐渐凹凸不平，成年妇女的卵巢大小约 4cm×3cm×1cm，重约 5g～6g，呈灰白色，绝经后卵巢萎缩变小变硬。卵巢于输卵管的后下方，以卵巢系膜连接丁阔韧带后叶的部位称卵巢门，卵巢血管与神经即经此出入卵巢。卵巢外侧以骨盆漏斗韧带（卵巢悬韧带）连于骨盆壁，内侧以卵巢固有韧带与子宫连接。卵巢表面由生发上皮覆盖，卵巢组织分为皮质和髓质，皮质在外层，其中有数以万计的原始卵泡（又称始基卵泡）及致密结缔组织；髓质在卵巢的中心，内无卵泡，含有疏松结缔组织及丰富的血管、神经、淋巴管及少量与卵巢悬韧带相连的平滑肌纤维。见图 1－11。

（三）内生殖器毗邻器官

女性生殖器官与骨盆腔其它器官不仅在位置上互相邻接，而且血管、淋巴及神经也相

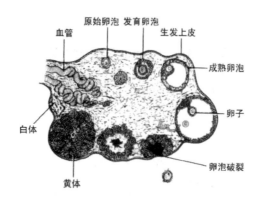

图 1-11 卵巢结构示意图

互有密切的联系，某一器官的增大、缩小、充盈或排空固然可以影响其它器官，而某一器官的创伤、感染、肿瘤等，更易累及邻近器官，在妇产科疾病的诊断、治疗上也互有影响，因此，对于下述各毗邻器官亦应有所了解，见图 1-12。

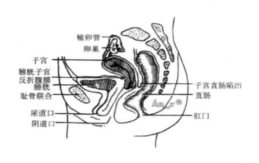

图 1-12 女性盆腔矢状切面示意图

1. 尿道

长约 4cm，位于阴道前面、耻骨联合后面，从膀胱三角尖端开始，穿过泌尿生殖膈，终止于阴道前庭部的尿道外口。

2. 膀胱

为一空腔器官，位于耻骨联合之后，子宫之前；其大小、形状可随充盈程度及邻近器官的情况而变化。膀胱充盈时可凸向骨盆腔甚至腹腔，膀胱壁由浆膜、肌层及粘膜构成。

3. 输尿管

为一圆索状长管，在腹膜后从肾盂开始沿腰大肌前面偏中线侧下降（腰段），在骶髂关节处，经过髂外动脉起点的前方进入骨盆腔（骨盆段）继续下行，于阔韧带底部向前内方行，于临近宫颈约 2cm 处，在子宫动脉的后方与之交叉，又经阴道侧穹隆顶端绕向前方而入膀胱壁（膀胱段），开口于膀胱三角底的外侧角。

4. 直肠

上接乙状结肠，下连肛管，从左侧骶髂关节至肛门，前为子宫及阴道，后为骶骨。

5. 阑尾

通常位于右髂窝内，但其位置、长短，粗细变化颇大，有的下端可达右侧输卵管及卵巢部位，而妊娠期阑尾的位置又可随妊娠月份的增加而逐渐向上外方移位。因此，妇女患阑尾炎时有可能累及子宫附件。

（四）生殖器官的血管和淋巴

女性生殖器官的血液供应主要来自卵巢动脉、子宫动脉、阴道动脉及阴部内动脉，各部位的静脉均与同名动脉伴行，但在数量上较动脉多，并在相应器官及其周围形成静脉丛，且互相吻合，故盆腔静脉感染易于蔓延。

1. 动脉

除卵巢动脉外，子宫动脉、阴道动脉及阴部内动脉都是髂内动脉的分支。髂内动脉在骶髂关节处从髂总动脉分出，然后斜向内下进入小骨盆中，至坐骨大孔上缘处分为前、后两个短干。前干的分支多为脏支，分布于盆腔的内脏。后干的分支多为壁支，分布于盆壁，见图1－13。

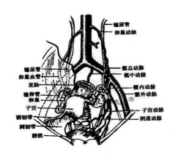

图1－13　女性盆腔血管示意图

（1）卵巢动脉

自腹主动脉分出（左侧可来自左肾动脉，左卵巢静脉回流至左肾静脉，故左侧盆腔静脉曲张较多见）。在腹膜后沿腰大肌前下行至骨盆腔，并跨过输尿管与髂总动脉下段。在小骨盆上缘处进入卵巢悬韧带向内下降，再经卵巢系膜进入卵巢门。卵巢动脉在输卵管系膜内分出若干支供应输卵管壶腹部，其末梢在子宫角附近与子宫动脉上行的卵巢支相吻合。由于卵巢是由卵巢动脉和子宫动脉的卵巢支供血，可以把卵巢的血供分成四型：

①混合供应型，由卵巢动脉和子宫动脉的分支共同营养卵巢；

②卵巢动脉供应优势型，卵巢动脉的分支供应卵巢的外侧部，子宫动脉的分支供应内侧的一小部分；

③子宫动脉供应优势型，仅由子宫动脉营养卵巢；

④均衡供应型，仅由卵巢动脉供应血液。

（2）子宫动脉

为髂内动脉前干的分支，多数为一支，二支较少见。常自脐动脉或髂内动脉干发出，亦有从阴部内动脉或臀下阴部干起始者。发出后在腹膜后沿骨盆侧壁向下向前行，进入子宫阔韧带两层之间，然后经阔韧带基底部、宫旁组织到达子宫外侧，于距宫颈内口水平约2cm处，横跨输尿管的前方而达子宫侧缘，又于阴道上宫颈部分为升、降两支：升支较粗，在子宫阔韧带的两层腹膜之间，沿子宫上缘迂曲上行，称子宫体支，至子宫角处又分为子宫底支（分布于子宫底部）及输卵管支（分布于输卵管），最后向上移行为卵巢支，与卵巢动脉末梢吻合；降支较细，沿子宫颈阴道上部的侧面缘或前面下降，分布于宫颈及阴道上部，称宫颈-阴道支。

子宫动脉子宫体支沿子宫侧缘进入子宫，进入肌层后第一级分支为弓状动脉，走行于子宫肌层外三分之一处环绕子宫分布，从弓状动脉发出第二级分支朝向子宫腔呈放射状垂直分布，称放射状动脉。

（3）阴道动脉

为髂内动脉前干的分支，阴道动脉与子宫动脉的阴道支和阴部内动脉的分支相吻合，因此，阴道上段由子宫动脉供应，而下段主要由阴部内动脉和直肠中动脉供应。

（4）阴部内动脉

为髂内动脉前干的终支之一，供应会阴及肛门。

2. 静脉

左右髂总静脉是收纳盆部静脉血的总干。髂总静脉由髂外静脉和髂内静脉（腹下静脉）在骶髂关节的前方组成。髂总静脉一般无瓣膜。它们的属支除髂内、外静脉外，还接受髂腰静脉，而左髂总静脉还收纳骶正中静脉。

髂内静脉是组成髂总静脉最大的属支之一，起始于坐骨大孔的上部，经同名动脉的后内侧上升，至骶髂关节的前方与髂外静脉汇合成髂总静脉。

骨盆内脏器的周围有丰富的静脉丛，主要有膀胱静脉丛、子宫静脉丛、阴道静脉丛和直肠静脉丛等。髂内静脉的脏支大部分都从这些静脉丛起始。

3. 淋巴

女性生殖器官的淋巴管及淋巴结均伴随相应的血管行走和分布。首先汇集于沿髂动脉分布的各淋巴结，然后转入沿腹主动脉分布的腰淋巴结，最后在相当于第二腰椎水平部位注入胸导管的乳糜池。女性生殖器官淋巴主要分为外生殖器淋巴与内生殖器淋巴两大组。

内生殖器淋巴分为3组：

①髂淋巴组，沿髂动脉排列，分为髂总、髂外和髂内淋巴结三个部分；

②腰淋巴组，在主动脉旁；

③骶前淋巴组，位于骶骨前面与直肠之间。外生殖器淋巴分为腹股沟浅淋巴和腹股沟深淋巴两部分，均汇入髂淋巴组。

（五）盆壁和会阴

盆壁以骨盆为支架，辅以盆壁肌、盆膈及其筋膜构成。

1. 骨盆

骨盆由两侧的髋骨、后方的骶骨和尾骨以及骨连结构成，骨连结包括耻骨联合、骶髂关节、骶结节韧带和骶棘韧带等。

2. 盆壁肌

属于下肢肌的一部分，均起于骨盆而止于股骨上部。因横跨髋关节，故称髋肌，与髋关节的运动有关，可分为前后两群。前群为髂腰肌和阔筋膜张肌；后群包括臀大肌、臀中肌、臀小肌、梨状肌、闭孔内肌、股方肌和闭孔外肌。

与妇产科影像诊断有关的盆壁肌则为覆盖于真骨盆侧壁内面的肌肉，主要有闭孔内肌和梨状肌。闭孔内肌覆于盆侧面壁前部，起自闭孔盆面周围的骨面和闭孔膜，肌束向后集中成腱出坐骨小孔，止于转子窝。梨状肌覆于盆侧面壁后部，起自骶前孔的外侧和骶结节韧带，肌束穿坐骨大孔，止于转子窝。

3. 骨盆底

由多层肌肉和筋膜组成，封闭骨盆出口，而尿道、阴道和直肠则经此贯穿而出；盆腔脏器赖以承载并保持正常位置。骨盆底的前面为耻骨联合，后面为尾骨尖、两侧为耻骨降支、坐骨升支及坐骨结节。盆底的组织构成会阴浅隙和会阴深隙等三层结构。连结两侧面坐骨结节的虚拟线可将盆底分为前半部的尿生殖三角和后半部的肛门三角，见图1-14。外层为外生殖器、会阴皮肤及皮下组织下面的浅会阴筋膜；中层为泌尿生殖膈；内层为盆膈。

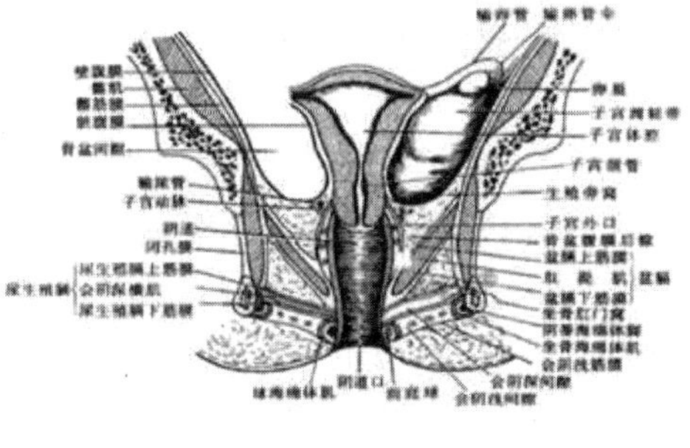

图1-14 女性盆腔额状断面示意图

4. 会阴

会阴指阴道口与肛门之间的软组织，包括皮肤、肌肉及筋膜，也是骨盆底的一部分。会阴体厚约3~4cm，由外向内逐渐变窄呈楔状，表面为皮肤及皮下脂肪，内层为会阴中心腱。

（续雪红）

第二节 妇产科超声诊断的临床应用基础

一、超声仪器和检查方法的选择

超声诊断仪类型有 B 型、M 型、C 型、D 型、CDFM 型和 3D 型。在妇产科检查时，应根据实际需要进行合理选择。

（一）B 型超声诊断仪

在妇产科领域一般选用常规的 B 型超声仪。要求有较高的灰阶（如256级）、较高的动态范围（如 60dB 或 90dB）和较高的帧频（如 25 或 30 帧）。在经腹体表扫查（transabdominal scan，TAS）时，首选凸阵探头，其次是线阵探头。探头频率多为 3.5~5.0MHz。凸阵探头的曲率半径 R 在 50~60 之间较合适；线阵探头线长在 50~100mm 之间。在产科应用时，要采用有 B + M 模式的超声诊断仪，以便检测胎心。

（二）彩色多普勒血流显像仪

当要了解形态学与血流动力学相结合的信息时，要选用 CDFI。它为妇科疾病的鉴别诊断及肿块的良恶性判断提供了血流动力学和血流分布方面的信息。在产科中可用于评定子宫、胎盘和胎儿的血流情况。用于妇产科的 CDFI，要对细小低速血流有较高的敏感性。选用有彩色多普勒能量图的装置对低速血流的敏感性可优于 2mm/s。

（三）腔内超声

1. 经阴道超声探测

在选用经阴道超声探头时，多用端式扫描凸阵探头，频率 5~9.5MHz、角度 90°~120°为宜，角度大虽然视野大但图像质量差，而角度过小虽然图像质量好但视野过小。因分辨率高，对盆腔内结构显示清晰，但穿透力差，对盆腔上方的结构显示有限。

2. 经宫腔超声探测

采用特制的经宫腔超声探头，其直径约 2~7mm，探头顶部、中部及下部有不同频率的换能器，频率在 7.5~20MHz 范围。穿透深度约 2cm，主要观察子宫内膜、肌层及宫颈的较小病变。

3. 经直肠超声探测

多采用侧式扫查的线阵或凸阵探头。最好是多平面探头，即在前端还有一个端式扫查的凸阵换能器。其直径约 10mm 左右，频率在 5~7MHz 范围。多平面探头可为经直肠和经阴道检查两用。

（四）三维超声成像

利用三维超声的三个正交平面同时显像的功能，可以显示子宫冠状平面，有助于子宫发育异常的诊断，能准确观察和定位宫内节育器；表面成像可用于观察附件囊肿的表面结构，有助于分辨良、恶性肿瘤；三维容积的精确测量功能使卵巢、卵泡或肿瘤的体积估计更准确。宫内胎儿是三维超声检查的最佳适应证，反之，三维超声也是观察胎儿的最高手段。三维超声技术不但能够提供二维超声所没有的第三平面图像，还能够提供胎儿在宫内具有直接照片效果的立体图。采用三个垂直平面同时显示和任意平面成像的方法，对胎儿体位固定、二维成像不佳时的图像分析有极大的好处；表面成像能够显示胎儿表面结构的真实图像；透明模式对胎儿骨骼的成像能够取得类似 X 线照片的效果。所有的模式均可用于观察正常和异常胎儿的宫内状况，为胎儿医学提供大量的有用信息。

（五）妇科超声造影

利用宫腔及输卵管声学造影剂可用于观察宫内膜及宫腔内病变情况，也可以了解双侧输卵管通畅程度及周围粘连情况，对某些盆腔肿块与子宫、输卵管的关系不清时也可提供帮助。造影剂有双氧水、生理盐水等。

（六）介入超声

对部分盆腔肿块可在超声引导下进行细胞学或组织学检查，以明确肿块性质，或可在肿块内给药作局部治疗，为某些疾病的保守性治疗提供了一种新的治疗途径。

二、妇产超声检查室的布置

检查室必须防尘、干燥、足够大，能合理放置超声诊断仪、检查床、桌椅、影像报告系统，此外还应留有足够的空间以便容纳患者的轮椅或车床，并方便搬动患者。检查床应结实柔软，一端可升降以便患者取适当检查体位；若检查床带有轮子，应确保制动装置灵敏；检查床应易于清洗及消毒。墙壁应安装标准电源插座，并配备一台性能良好的稳压器，电源连线必须与仪器的技术参数相匹配。检查室内洗手方便，就近有卫生间。房间须有窗户或其它通风装置，光线适中，并可利用窗帘。

三、妇产超声检查途径和方法

妇产科超声诊断结果的准确性很大程度上取决于能否合理选用不同的检查途径和方法。超声检查的基本方法因检查途径的不同而有所区别。检查途径主要包括：

①经腹壁扫查；

②经阴道扫查；

③经直肠扫查。

（一）经腹壁扫查

经腹壁扫查是最常用的妇产科超声检查途径，适用于所有要求检查盆腔的妇女，无禁忌证；经腹壁扫查使用的探头频率为 3.5~5.0MHz，扫查范围广泛，扫查的切面、角度灵活，能够完整显示盆腔及其内器官组织的全貌，但对盆腔器官的显示易受腹壁厚度、膀胱充盈程度及肠道胀气等因素的影响，使声像图的清晰度好坏波动较大，对盆腔内小病灶因分辨力较差而易导致漏诊和误诊。

1. 扫查方法

受检者取仰卧位，探头置于下腹部表面进行扫查，局部皮肤涂上适量耦合剂。扫查应按一定顺序，一般先采用纵切面扫查，以子宫矢状面为中心，探头缓慢向两侧滑行，同时轻轻变化扫查的角度；然后探头转动90°改为横切面扫查，从上向下或从下向上平行切面连续扫查；扫查过程中根据感兴趣部位的情况需灵活变动扫查方向，采用斜切面扫查。当发现病灶时，还需要将探头定在体表某一位置上，改变探头与体表的角度及探头的方向扫查，以得到最佳观察图像。见图1－15。

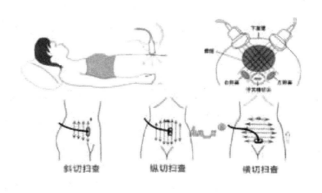

图1－15　经腹壁扫查示意图

2. 检查前准备

除中晚期妊娠的妇女外，经腹超声探查均需做必要的检查前准备，要求受检者的膀胱适度充盈。

（1）膀胱充盈的目的

适度充盈的膀胱可以推开遮挡盆腔的肠管，使宫旁邻近组织扩展外移，直接显示盆腔内器官和病变；膀胱内尿液作为液体介质是一个良好的透声窗，使得盆腔脏器得以清楚显像；对于中晚期妊娠怀疑前置胎盘或宫颈机能不全者，适度充盈的膀胱能够使子宫颈结构及子宫颈内口与胎盘的位置关系清晰显示。

（2）膀胱适度充盈的标准

①对于妇科患者及早孕妇女，以子宫纵切面为标准，膀胱无回声区将周围肠管推开，恰能清晰显示包括子宫底在内的子宫长轴完整轮廓为适度；

②对于中晚期妊娠妇女，以子宫颈纵切面为标准，恰能清晰显示子宫下段的部分肌层、子宫颈内口及完整子宫颈轮廓为适度。见图1－16。

（3）充盈膀胱的方法

①饮水法：检查前一小时，患者饮水或甜饮料500～700ml，静候半小时左右，至膀胱有较明显的尿意，下腹部轻微隆起即可；

②插尿管法：对于急症患者、急慢性肾功能不全、恶液质或年老体弱不能憋尿的患

者，可在常规消毒下插导尿管，注入生理盐水500ml左右。

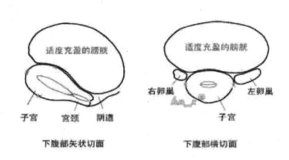

图1-16 膀胱适度充盈示意图

（4）膀胱充盈程度对显像的影响

1）过度充盈的膀胱

①可使盆腔内正常器官受压、推移、变形。例如使子宫受压后移、变扁，前后径线缩短，宫内膜及宫腔图像失真；使宫颈拉长变扁；使卵巢推压外移，被肠气或膀胱遮挡，损失大量正确的图像诊断信息；

②可使附件肿块受挤压变形、被推移、被遮挡，从而导致漏诊、误诊；

③可使中晚期妊娠子宫下段和宫颈受压迫，子宫下段闭合造成子宫颈变长的假象，歪曲子宫颈内口与胎盘的位置关系，导致对前置胎盘及子宫颈机能不全的判断失误。

2）膀胱充盈不佳或排空

①膀胱充盈不佳时，盆腔脏器不能充分暴露、完整显示，容易导致漏诊误诊；

②膀胱排空后，盆腔完全被充满肠气的肠管所遮挡，经腹探查声像图呈现充满蠕动的团状强回声气体，并混以滚动的混合回声的肠内容物，盆腔脏器基本不能显示或显示模糊，无法获得准确有用的图像诊断信息。

（二）经阴道扫查

经阴道超声探查是最重要的妇产科超声检查途径，目前在国外和国内有条件的医院对已婚妇女超声检查均常规采用此方法。探头频率为5.0~7.5 MHz，也有5.0~9.5 MHz的变频探头。因探头与盆腔器官接近，能更好地显示子宫、卵巢及盆腔肿块的细微结构及特征；图像分辨率高，与经腹扫查声像图比较，在其显示范围内可获得更丰富更准确的图像诊断信息，从而可大大提高正确诊断率，减少漏诊误诊。受检者无需充盈膀胱，无明显不适感，检查不受肥胖及盆腔器官位置改变的影响。

1. 扫查方法

检查前需排空膀胱，以免充盈的膀胱将子宫附件推向远场。取膀胱截石位，阴道探头外套上加入少量耦合剂的消毒避孕套，将阴道探头轻缓插入阴道，探头顶端到达阴道穹隆部或宫颈部。子宫前倾屈时，探头置于阴道前穹隆，后倾屈时，置于后穹隆，能获得满意清晰的图像，但当子宫直位、活动度大时不易得到清晰的子宫矢状面图像，此时操作者可用一只手在受检者耻骨联合上稍加压，使子宫稍固定于后倾位贴近探头，则可获得较好的图像，附件肿块位置较高时也可采用此方法。扫查时先找到子宫，显示宫颈管至宫腔线的子宫纵切面，观察宫颈管及子宫内膜、宫腔内情况，并了解子宫肌层结构，可测量子宫的长径及前后径，子宫内膜厚度；然后探头向左、向右观察子宫两侧壁，并旋转探头作横切面的扫查，测量子宫横径，并进一步核实纵切面观察的情况。最后在子宫的左、右侧找出卵巢的位置，因卵巢的位置多变，需从前到后、从内至外并转动探头寻找，观察卵巢及宫旁肿块的结构特点，并进行测量，注意子宫后方、直肠窝有无积液或异常。经阴道扫查时，可以根据感兴趣区的位置调节探头的位置和方向，见图1-17。

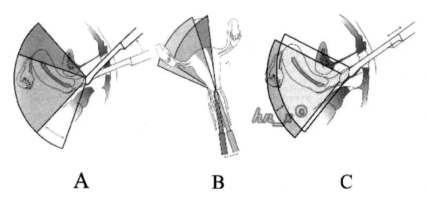

图1-17　经阴道扫查示意图

2. 局限性与禁忌证

由于阴道探头频率高，其穿透力有限，聚焦深度在10cm以内，远场显示欠清晰，对中晚期妊娠超出盆腔的子宫以及较大的盆腔肿块，经阴道探查不能显示子宫及肿块的全貌，此时需与经腹扫查结合使用，才可获得完整的诊断信息。另外，检查时探头需放入阴道内操作，对于未婚妇女、处女膜闭锁、阴道畸形妇女不宜使用，而对于子宫出血及月经期妇女则需注意无菌操作，在做好消毒工作后进行检查。

（三）经直肠探查

经直肠超声探查多用于直肠、乙状结肠及前列腺疾病的诊断，在妇产科也可应用于经腹探查图像模糊但又不适宜用经阴道扫查的情况，是妇产科超声检查的辅助检查途径。

经直肠探查可以采用经阴道探头，声像图的优缺点与经阴道探查相同，检查前患者需排空大小便，受检者取膀胱截石位，也可采用左侧卧位，左腿伸直，右腿屈曲。检查时会有便意等不适感，检查前应向患者作必要的解释，嘱患者尽量放松。在套好消毒避孕套的探头外加上适量耦合剂作润滑剂，注意探头进入肛门时动作要轻缓，扫查方法和观察顺序与经阴道探查相似。经直肠检查效果次于经阴道法，主要用于未婚妇女，或老年性阴道萎缩、阴道畸形等。

四、超声图像的阅读方法

（一）经腹扫查声像图方位识别

1. 横切面

垂直于人体长轴的切面。仰卧位声像图的左侧代表受检者的右侧，图像的右侧代表受检者的左侧，上方代表腹侧，下方代表背侧。

2. 纵切面

即矢状面，沿人体长轴的垂直切面。声像图左侧代表受检者的头侧，图像右侧则代表足侧；仰卧位纵断图上方代表腹侧，下方代表背侧。

3. 斜切面

如果斜切面的角度不大，图像接近于横切面，则按上述横切面规定进行识别；如果斜切面的角度过大，使图像接近于纵切面，则按上述纵切面规定进行识别。

4. 冠状切面

沿人体长轴垂直于纵切面的切面。

5. 胎儿超声图像方位

根据孕妇纵轴和胎儿纵轴的关系以及胎儿先露指示点与孕妇骨盆前、后、左、右的关系决定胎儿的胎产势、胎位以及胎方位。

综上所述，横切面扫查时，获取的图像可以理解为检查者从受检者足侧朝头侧方向观察，纵切面扫查时，可理解为检查者从受检者右侧向左侧方向观察。

（三）声像图描述常用术语

声像图的描述应包括对组织结构的位置、形态、大小的描述和回声特征的描述，回声特征包括回声强度的描述和回声的形态特征描述。

1. 根据回声强度描述

二维超声是用一个点的亮暗来表示回声强度，称为辉度调制。可以依据图像内某一部分的主要像素的明暗在图像的一侧灰标上的相应亮度来判断回声强度。

（1）强回声　回声强度接近或等于灰标的最亮部位，即灰标的最高部分的亮度，例如阴道气体及宫内节育环回声。

（2）高回声　回声强度介于中等回声与强回声之间，例如血管的管壁回声。

（3）中等回声　回声强度接近或等于灰标的中等亮度部位，即灰标的中间部分的亮度，例如子宫肌层回声。

（4）低回声　回声强度介于中等回声与弱回声之间，例如淋巴结的回声。

（5）弱回声　回声强度接近或等于灰标的最暗部位，即灰标的最低部分的亮度，增强增益后回声增强，回声点增多，例如缓慢流动的血液回声。

（6）无回声　除了仪器噪声外，没有回声可见，例如单纯囊肿内纯净液体的回声。

2. 根据回声形态特征描述：根据回声所占据的空间范围和声像图上所表现的几何形态可描述为：

（1）点状回声　与仪器分辨力接近的直径很小（2~3mm）的回声点，又被描述为"光点"。

（2）斑状回声　指大于点状回声（直径5~10mm）的不规则的回声斑，又称"光斑"。

（3）团块状回声　通常指所占空间位置大（直径＞10mm）的实质性组织形成的回声，形态规则，也可不规则，亦称"光团"。

（4）带状回声　形状像条带的回声，也称"光带"。

（5）线状回声　很细的回声线。

（6）环状回声　为圆形或类圆型的回声环，又称"光环"。

以上各种回声在声像图上所占据的部位，统称为回声区。

（三）常见组织成分的声像表现

1. 实性组织

实质性组织常有明确边界或包膜，实质可呈低至高不同水平回声，内部可有管道状结构出现，提高仪器的总增益，整个结构回声水平都有不同程度提高。

2. 液体

液体与周围结构之间有鲜明分界，液体的回声强度总是最低的，在声像图上表现为无回声区，其后方回声增强，提高仪器增益，液区的回声水平无改变。

3. 气体

气体回声强度是最强的，依气体所在部位不同，其声像图表现亦有所不同，位于消化管腔内的气体呈团、块状强回声，其后常伴不纯净的声影；位于实性脏器中小管腔内的气体呈线状或条索状强回声，其后有"混响"伪差，呈"彗星尾"征，与体内金属的"彗星尾"征相比，其形态不稳定。

4. 骨骼

典型声像图特征为强回声，其表面形态可清晰显示，为条状、块状强回声，伴有完全的声影。

5. 结石及钙化灶

典型的声像图特征是点状或团块状强回声伴声影，但由于结石大小、形态、成分的差别及其在超声束内的位置不同，声像图也会有所不同，例如质地松散含钙盐较少的结石，声影可不明显。

（四）超声声像图主要分析内容

被检目标的观察包括以下几方面：

1. 位置和活动度

可通过分析目标自体表的投影位置，结合触诊和对解剖标志的识别进行定位；通过改变体位，再结合触诊了解目标活动度。

2．大小和形态特征

描述目标的形态并测量其大小。

3．内部回声

分析目标的内部回声特征及其均匀性，若内部有局灶性病变或管道结构等，要描述其部位、数目、大小、形态、回声特点等。

4．边缘回声

分析目标的边缘回声的强、弱情况以及完整与否。

5．后方回声

分析目标后方有无回声增强、衰减和声影。

6．周围组织改变

相关结构或器官的变化，包括粘连、压迫、浸润、血流改变、淋巴结肿大等。

（五）伪像的识别

伪像（artifact）是指由成像系统或其它原因造成的图像畸变或相对真实解剖结构的差异，亦称假象。伪像的存在是普遍的、绝对的，而理想的图像是相对的。超声图像的畸变和伪像主要反映在两方面：形状及位置的失真；亮度的失真。在妇产科临床检查时，常会出现以下伪像：

1．混响

声源停止后，声波的多次反射或散射而使回声延续的现象称为混响。它是声束垂直入射到平整的强反射界面，而在探头和界面或界面与界面之间来回反射所引起的，主要有三种：

（1）多次反射　垂直入射强反射界面的声波而形成在探头与界面之间来回反射，出现等距离的多条回声、回声强度渐次减少的现象，称为多次反射或多重回声（multiple echo）。最常见的是腹壁的多次回声，使膀胱等表浅部位出现伪像。可采用侧动探头或加压探测进行识别。此外，采用多匹配层探头也可以减轻这一现象。

（2）振铃状伪像　也称余振伪像。声束途经平薄界面与气体之间的多次反射。声能在多次反射过程中渐趋减弱而致振幅下降所形成的伪像。此现象多见于胃肠道超声成像时。

（3）镜像伪差　一般出现在较深的镜面界面处（如横膈）。一个镜面型大界面附近靠探头一侧的病灶可同时在该界面另一侧出现一个对称性的相似病灶虚像。这种"倒影"或双像就是镜像伪差。

2．旁瓣伪像

旁瓣产生较大的旁瓣回声和主瓣回声相互重叠所形成的伪像。如女性膀胱后壁因子宫前突，在其两侧呈现"纱状披肩"图形。

3．后方回声增强

声束通过衰减较小的媒质（如囊腔、肿块）时，必然比同深度的邻近衰减正常的部位有相对高的声强，而出现后方回声增强的现象。

4. 声影

由于前方有强反射或声衰减很大的物质存在，以致在其后方出现声线不能达到的区域，在此区图像表现为纵向条状无回声区（暗区），这一现象称为声影。利用此现象可识别结石、钙化灶和骨骼的存在。

5. 侧壁声影

由于圆形病灶的边缘折射产生的声影，也称边缘声影。

6. 回声失落

大界面反射回声依赖于角度，在界面与声束之间角度甚小或两者近于平行时，接收不到回声，导致图像边缘回声缺损的伪像称回声失落，也称边缘回声失落（edge echo drop - out）。改变探头角度可改善。

7. 绕射效应伪像

因超声的衍射效应，声束可绕过较小的界面，致使目标物失去其应有特征造成判断的伪差。如直径小于 2mm 的结石可失去声影而漏诊。

8. 部分容积效应伪像

由于声束并非一条细线，其扫描面亦非一层很薄的断层切面，受声束的轴向、横向、侧向分辨力的影响，所显示的切面图像，实际上是由有一定体积的分辨元扫描被检体而被模糊了的声像图。声像图上常显示为病灶区的回波与病灶区周围的回波所叠加的图像，如小囊肿内部出现细小回声，这些伪像若不注意，会出现误诊。此外，还有多途径反射伪差、声速失真和测距误差、折射性扭曲失真、掩盖性失视、增益调节不当所致的伪像等。

五、超声检查的报告书写

超声检查报告除一般项目以外，主要由超声检查的文字描述、超声检查的图像资料和超声检查的提示等三个部分组成。

（一）超声检查的文字描述

在系统分析超声检查所获得的全部信息后，紧紧围绕超声诊断结论展开必要的文字说明，包括描述对诊断有价值的阳性发现和阴性征象。文字说明的用语要简洁、明了、准确，所用超声术语要规范化，文字描述应做到重点突出，层次分明，段落清晰，且尽量用临床医生易于理解的语言进行表达。由于各种原因造成超声检查的失败，未取得结论也应加以说明。

（二）超声检查的图像资料

超声诊断报告应附有与文字描述和诊断结论相对应的图像记录资料，一般采集能够代表病灶回声特征和反映病灶与正常脏器关系的图像，必要时应标上该图像获取体位及探头位置、方向的示意图，对图像中的结构可予通用的英文缩略语进行注释。

（三）超声检查的提示

超声检查的结论应当是对超声检查文字描述部分的高度概括，应先做出明确的物理声像诊断，包括检查目标的大小、肿块的位置、囊实性等，然后结合临床资料和检查者的临床经验尽可能给予较准确具体的结论意见，所使用的疾病名称要标准化。在给予具体诊断结论时应小心谨慎，当不能明确诊断意见时，可只给予病变定位和物理诊断，并可建议随访复查和其它进一步检查，而不应盲目给予病理诊断。

（续雪红）

第六章　妊娠生理的超声诊断

妊娠全程的 280 天里，超声可以观察大部分宫内变化过程，孕期超声检查目的：一为观察胎儿形态结构有无发育异常，二为测量胎儿大小，判断生长状况，三是了解胎儿附属结构有无异常。

第一节　早期妊娠的超声诊断

卵子受精是妊娠的开始，胎儿及其附属物自母体排出是妊娠的终止。妊娠开始至第 12 周末为早期妊娠。

受精卵约在月经周期的第 15 天时形成。受精卵在受精后第 3 日分裂形成 16 个细胞组成的实性细胞团，称桑椹胚，也称早期囊胚，第 4 日进入宫腔，第 6 ~ 7 日发育成晚期囊胚并开始着床，此时约为月经周期的第 23 天。受精卵着床后，子宫内膜迅速蜕膜变，蜕膜分为底蜕膜、包蜕膜和真蜕膜：

①底蜕膜以后发育成胎盘的母体部分；

②包蜕膜随囊胚发育逐渐突向子宫腔，至妊娠 12 周逐渐退化，包蜕膜与真蜕膜贴近逐渐融合；

③真蜕膜为底蜕膜及包蜕膜以外覆盖子宫腔的蜕膜，见图 1 - 18。受精卵由桑椹胚发育至囊胚时出现一空囊，含少量液体，称为胚外体腔，胚外体腔外围环绕一层滋养层，以后与底蜕膜发育形成胎盘。滋养层内面细胞分裂分化形成羊膜囊与卵黄囊，其内充满囊液，两囊间的细胞层称为胚盘，为胎体发生的始基。卵黄囊至 11 周后逐渐萎缩，而羊膜囊内羊水逐渐增加，胚外体腔消失。囊腔出现时超声检查即可分辨。

胚盘发育成胚胎、胎儿，妊娠第 8 周（受精后 6 周）前称为胚胎（embryo），是主要器官分化发育时期，也是胎儿畸形发生最多的时期。妊娠第 9 周开始（受精后第 7 周）称胎儿（fetus），是各器官进一步发育成熟的时期。

早期妊娠的胎儿发育特征：中枢神经系统起源于胚盘外胚层的神经板，以后形成神经、神经管，头端发育为脑，胚胎 7 ~ 8 周形成大脑半球。原始心管在胚胎 3 ~ 4 周开始搏动，建立血液循环，由于心管的生长速度比周围心腔的生长速度快，在围心腔内不能伸直发展故出现弯曲，形成心房、心室和大血管，胚胎 7 ~ 8 周形成心脏锥形。胎儿肾脏起源于中胚层，在 8 周末由前肾诱导形成，在 12 周后具有泌尿功能。腹壁在胚胎 10 周由于肝脏增大、腹腔负压增加、中肠祥退回腹腔内而完成。上下肢芽在胚胎 4 周末开始形成，逐渐长大加长，至 8 ~ 9 周上下肢完全长成。12 周末胎儿身长约 9cm，体重 12 ~ 15g，指

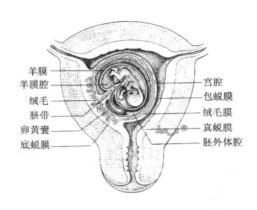

图 1-18 早期胚囊示意图

（趾）出现指（趾）甲，外生殖器已发生，可分辨男女，肠管已有蠕动。

早孕的超声检查重点观察子宫内有无妊娠囊，妊娠囊的结构是否正常，囊内有无胚胎，胚胎是否存活，发育与停经周数是否相符，有无形态异常。

一、子宫与妊娠囊

1. 子宫与内膜层变化

子宫体增大，肌层肥厚，随孕龄增加子宫逐渐增大。早期用阴道超声扫查，在宫腔线的一侧内膜内见圆形增强回声区，中央有小囊状液性暗区，宫腔线局部突起变形，称蜕膜内征（intradecidual sign，IDS），用于判断早早孕，见图 1-19。停经 29 天的早期妊娠囊直径 1~2mm。

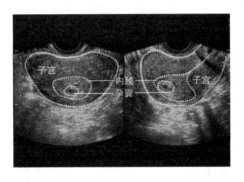

图 1-19 宫内早早孕声像

注意：早孕的确定经腹扫查需待停经 6 周后，而经阴道扫查可提早 1~2 周。

2. 妊娠囊（gestational sac，GS）

表现为宫腔内圆形或近圆形的光环，轮廓完整，囊壁呈均匀增强回声。妊娠囊 5 周时约占宫腔的 1/4，妊娠 10 周时占满了宫腔，妊娠 9~10 周后可见早期胎盘。

妊娠囊发育过程中需注意观察几种声像：

（1）双环征

妊娠 5~8 周，妊娠囊周围的高回声绒毛形成内环，外周有一低回声的外环，称双环征。外环可能是包蜕膜与真蜕膜之间的暗区，也有认为外环是由低回声的蜕膜形成，约60%妊娠有此征象，见图1-20。彩超显示暗区内有血流信号，四周呈放射状排列，原始胎盘区彩色血流显示极为丰富，脉冲多普勒在暗区内采样，可以获得静脉性频谱（流速约为0.02~0.05m/s）及动脉性频谱，舒张期成份非常丰富，阻力指数（RI）在0.45左右。双环征暗区内的血流称为滋养层周围血流（peritrophoblastic flow）。双环征的暗区内血流反映了子宫螺旋动脉向着床部位供应血液，满足妊娠囊生长发育所需，血池为胎盘循环的前身。滋养层周围血流的存在对早期妊娠至关重要，为判断早期妊娠是否良好提供重要的依据。在妊娠10周后双环征消失。

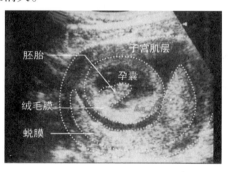

图1-20　早期妊娠双环征

（2）羊膜囊与胚外体腔

羊膜囊壁极薄，不容易观察。其外侧为胚外体腔，囊内为羊膜腔，胚胎位于其中。羊膜囊与绒毛膜之间的空隙为胚外体腔，内含液体。随孕周增加，羊膜囊增大，羊水增多，羊膜囊与绒毛膜融合，至14周胚外体腔消失。因羊膜囊壁很薄，需经阴道扫查方可较清晰显示，见图1-21。胚外体腔的辨认对早期诊断胎儿异常有重要的意义。

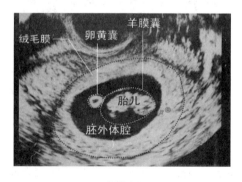

图1-21　羊膜囊与胚外体腔

（3）卵黄囊

在胚点或胚芽一旁显示的一小圆形囊状结构为卵黄囊，直径约3~8mm。妊娠5周时卵黄囊很清晰，妊娠10周后萎缩消失。早期卵黄囊紧贴胚胎上，以后以一条细带与胎儿脐部相连，本身则游离在胚外体腔内。卵黄囊的存在及大小在诊断早孕胚胎存在及先兆流产的预后有一定临床意义。发现卵黄囊可以肯定为宫内妊娠并有胚胎存在，早孕时虽然暂时未见胎心搏动，但卵黄囊清晰、大小正常可推断胚胎良好。卵黄囊大于10mm时胚胎预后不良。

3. 子宫血流改变

妊娠初期，受卵巢激素水平升高的影响，子宫动脉分支增多，肌层血流信号比非孕状态时丰富，彩超可观察到子宫肌层内彩色血流信号增多，着床部位彩色血流束增粗，可判断妊娠囊着床的位置；频谱多普勒可见子宫动脉舒张期成分增多，血流阻力降低，提示子宫血流灌注量增加。随着妊娠的进展，子宫动脉由屈曲逐渐变直，频谱多普勒显示子宫动脉的高阻力血流逐步演变为低阻力并伴有丰富舒张期成分的血流。

二、胚胎与胎儿

经阴道扫查显示早孕期胚胎和胎儿的结构非常清晰，比经腹扫查提早1~2周观察到胎儿结构。三维超声扫查表面成像可以将宫内胚胎和胎儿的全貌显示出来，还可以利用三维容积测量功能估测胚胎体积变化。在妊娠第5周起（即实际妊娠4周0天至4周6天），经阴道扫查可以观察到的结构及其声像表现如下述。

4~5周：妊娠囊内卵黄囊的一旁可发现一致密高回声团，呈豆点状紧贴卵黄壁，称为胚点，此为最早的胚胎，尚无原始心管搏动，见图1-22。

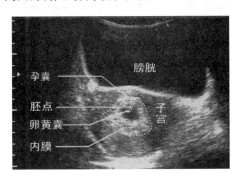

图1-22 早期胚胎声像（经腹扫查）

5周：在高回声的胚芽中央可见微弱的原始心管搏动。

6周：出现胎心搏动，有胎芽和胎心搏动声像可确诊为正常妊娠。三维超声显示胚胎外形轮廓，呈豆点状。

7周：胚胎长度约4mm，头部向腹侧弯曲，显示颅内低回声的结构，此为单脑泡，尚未分裂，无颅骨光环。心脏搏动明显，心率约80~100次，心脏宽约2mm。可显示胎体头极和尾极轮廓，并见小肢芽，肢芽很短，下肢肢芽较上肢肢芽稍清晰，尚未能分辨肢体结构。三维超声显示胚胎外形轮廓呈蚕豆状。

8周：胚胎初具人形，各部分发育迅速，头颅、躯干、四肢显示越来越清楚。头的矢状切面可以扫查到前脑泡，冠状切面可以扫查到未来的中脑导水管、第4脑室和后脑，声像图上表现为较大的腔隙。脊柱轮廓及背部的矢状结构变得清晰；在胎儿前腹壁开始可观察到生理性中肠疝，为增厚的稍强回声，位于脐孔外的脐带径线约为其他部位脐带宽度的

1.5 倍；上、下肢迅速增长，手臂及其运动可辨认，但手指和足趾尚不能辨认。三维超声表面成像显示胎体全貌，已初具人形。

9 周：此期开始称为胎儿。胎儿各部分发育趋于完善，经阴道超声扫查已能观察到大部分结构。脑室系统从前向后可以分辨为中脑、后脑和末脑，侧脑室形成，脑室内结构是大脑镰和脉络膜丛，后者呈对称性的高回声。中肠疝显示清晰。指趾开始形成。三维扫查表面成像可显示胎体全貌。

10 周：颅内可显示第 3、第 4 脑室；面部显示面骨，能见到眼眶、上下颌骨；颈背部可清晰显示皮肤及皮下软组织层；能够显示出上下肢的全长，可数出手指数，肢体活动相当活跃。心脏结构尚不清晰。见图 1-23。

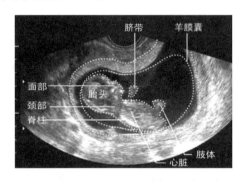

图 1-23　10 周胎儿声像

11~12 周：此时胎头的颅骨环回声仍不强，脊柱可辨认，为平行的两条串珠状高回声，颅内可见居中的大脑镰，对称的大脑半球，可见比例较大的双侧侧脑室、侧脑室内脉络膜丛、丘脑、后颅窝、小脑，见图 1-24；头面耳廓开始显现；约 25% 能辨认出四腔心结构，也能判断心脏的位置；胎儿腹部生理性中肠疝缩小，此期开始逐渐消失；四肢的骨骼也可显示、测量；此期肾脏发育完善，高分辨力的阴道探头扫查可以显示双侧肾脏和膀胱；外生殖器已由生殖结节发育成初阴，形成一小突起，但尚不能判断性别。此期开始可以诊断一些明显的畸形（例如无脑儿）。

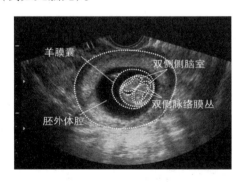

1-24　11~12 周胎儿声像

（郝奕）

第二节 中、晚期妊娠的超声表现

妊娠第 13 周至 27 周末为中期妊娠，第 28 周以上为晚期妊娠，第 37 至 42 周为足月妊娠，第 42 周以上为过期妊娠。通过影像学方法监测胎儿生长发育情况，了解胎儿各器官构造及羊水、胎盘等情况，是围生期检查的重要内容。妊娠 13～16 周胎儿全身发育已趋完善，自 16 周起，几乎所有晚期能够观察到的器官结构采用高分辨力的探头都可观察到。17 周以后阴道扫查已不能观察到全身情况，只能应用经腹观察，但图像不如经阴道扫查清晰。

一、胎儿

（一）胎头

1. 面部

妊娠 12 周后能看清整个头颅轮廓，胎儿头面发育基本完善，此期头颅各结构显示并逐渐清晰。取胎头正中矢状切面可显示胎儿侧面的轮廓，观察前额、鼻梁和鼻、上下唇、下巴，见图 1 - 25；取胎头面部的冠状切面可显示鼻、唇、眼，可判断有无面部的畸形，如唇裂等，经眼眶横切面可以观察双眼是否对称，测量双眼眶距离和眼球距离，见图 1 - 26。头颅两侧可显示耳廓，见图 1 - 27。在胎头横切面上可以观察上、下颌骨的形态，见图 1 - 28，以及上、下颌齿槽的完整性，见图 1 - 29。

三维超声面部三维表面成像能够直接描绘出胎儿面部特征，直观地显示出胎儿面貌，对判断面部发育异常提供了重要的辅助手段。

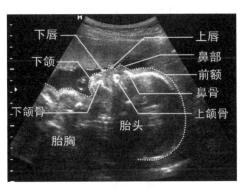

图 1 - 25　胎儿面部正中矢状切面声像

2. 头颅

随孕龄的增长，胎儿颅骨逐渐钙化，头颅骨取横切时显示一椭圆或近圆形强回声环，两侧对称，厚度均匀。胎颅大小与胎龄密切相关，妊娠 30 周前每周平均增长约 3mm，30 周后每周增长 2mm，36 周后每周增长 1mm。临床上用胎头双顶径（biparietal diameter，BPD）的测量来估计胎龄及生长发育情况。胎儿颅内结构在妊娠 16 周后逐渐显示清楚，

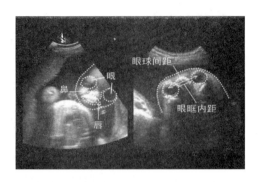

图 1-26　胎儿面部冠状切面与经眼眶横切面声像

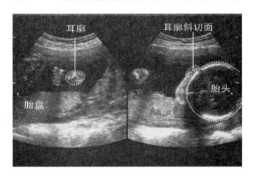

图 1-27　胎儿耳廓声像

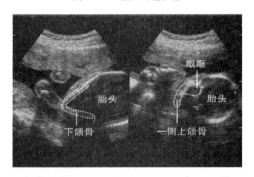

图 1-28　胎儿上、下颌骨声像

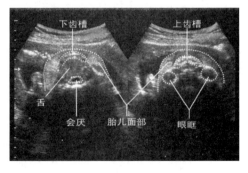

图 1-29　胎儿上、下齿槽声像

可取胎头的横切、纵切、冠状切、矢状切，结合颅脑的正常解剖分辨颅内各结构，见

图1-30。经腹超声检查时一般多取横切面，从颅顶到颅底部观察5个平面；经阴道扫查时容易观察到胎头矢状切面和冠状切面。

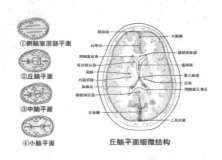

图1-30 胎头横切平面结构示意图

（1）近颅顶部横切面

为近圆形光环，较小，中间见中线贯穿前后，此为大脑镰和大脑中央裂，中线两侧为大脑实质，回声均匀，孕晚期则可见脑回形态。见图1-31。

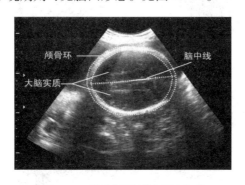

图1-31 胎头颅顶部横切面声像图

（2）侧脑室平面

从顶部向下横切平移，颅骨光环变大，呈椭圆形，中间有连续中线，两侧在中间1/2部有平行光带，较中线短，为侧脑室的外侧，见图1-32。在13周以前，侧脑室内被高回声的脉络膜丛填充，以后逐渐退化，见图1-33。整个孕期侧脑室内可以有少量积液，其最大宽径一般小于10mm，不超过15mm。

（3）丘脑平面

侧脑室平面稍向下平移为头颅最大平面，中线不连贯，前1/3处可见等号样平行短光带为透明隔腔。中1/3可见两侧对称的丘脑，呈低回声。稍斜切可见侧脑室。丘脑平面是测量双顶径和头围的标准平面，见图1-34。孕中晚期可观察到位于中部的第三脑室，其宽度在2~3mm，若达到5mm为第三脑室扩张。

（4）中脑平面

丘脑平面往下颅骨光环逐渐变小，仍可见颅中线，两侧对称蝶形回声为大脑脚，此平面可见基底动脉、大脑中动脉、后颅窝的上部。

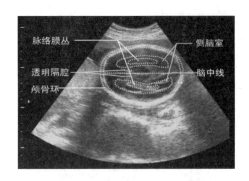

图 1 - 32　胎头侧脑室平面声像

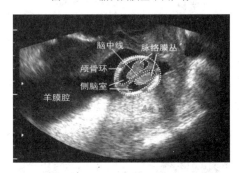

图 1 - 33　胎头侧脑室平面声像（13 周）

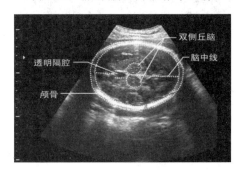

图 1 - 34　胎头丘脑平面声像

（5）小脑横切面

后颅窝内见蝶形对称的小脑，回声比大脑实质稍强，显示排列规则的一条条蚓突回声，见图 1 - 35，基本占满整个小脑池，小脑池内见少量液性暗区，前后宽度在 10mm 以内，小脑横径随孕周而增长，妊娠 20 ~ 38 周每周增长约 1 ~ 2mm，妊娠 38 周后每周增长约 0.7mm。

（6）胎头冠状切面

从前到后可以观察到

①面骨和额叶切面，见图 1 - 36；

②透明隔和尾状核切面，见图 1 - 37；

③丘脑冠状切面，见图 1 - 38；

④大脑脚切面，见图 1 - 39；

⑤小脑切面，见图 1 - 40。

（7）胎头矢状切面

从头顶部扫查可显示胎头矢状切面。正中矢状切面可以观察到胼胝体声像，在透明隔腔上方呈 C 形低回声结构，周围呈线状稍高回声环绕，自妊娠 18 周起可以清晰显示，见图 1 - 41。

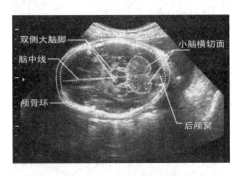

图 1 - 35　胎头小脑横切面声像

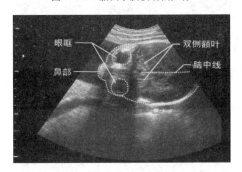

图 1 - 36　胎头面骨和额叶切面声像

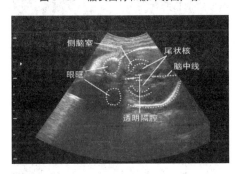

图 1 - 37　胎头透明隔和尾状核切面声像

旁矢状切面可以观察到侧脑室前角、中央部和后角，以及中部的高回声脉络膜丛，见图 1 - 42。

扫查颅脑各切面时应注意观察：

①大脑镰是否居中，大脑半球是否对称，颅内有无局部异常过低或过高的回声区，有

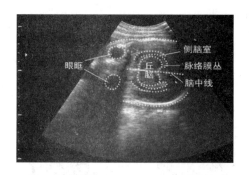

图 1 - 38　胎头丘脑冠状切面声像

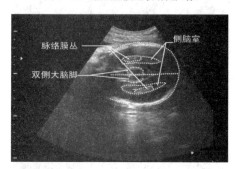

图 1 - 39　胎头大脑脚切面声像

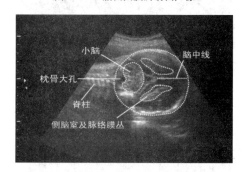

图 1 - 40　胎头小脑冠状切面声像

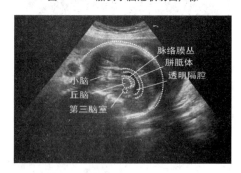

图 1 - 41　胎头正中矢状切面声像

无异常的液性暗区；

②脑室特别是侧脑室的宽度，是否对称；

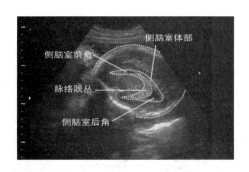

图 1 – 42 胎头旁矢状切面声像

③小脑形态及小脑延髓池的液性暗区范围、大小；

④脑实质的回声。早、中期脑实质回声较低，尤其是早期几近无回声，易误认为脑积水，应提高增益鉴别。

（二）胎儿骨骼系统

1. 脊柱及肋骨

妊娠 12 周后胎儿脊柱显示清晰。椎体由后两个前一个的骨化中心组成，中部为椎管，横切时显示为近三角形强回声结构，纵切时为两条平行整齐排列的串珠带状强回声，至尾椎终点两带合拢，见图 1 – 43。脊柱有自然的生理弯曲，但仅为前后弯曲，如果为侧弯应注意有无脊柱异常。肋骨表现为脊柱两旁串珠状大小一致的强回声，胸部横切时与胸椎成角呈半圆形，冠状切面肋骨呈篱笆状，排列整齐，间隔一致，见图 1 – 44。

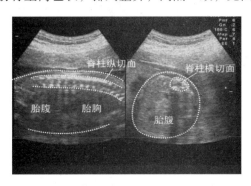

图 1 – 43 胎儿脊柱声像（矢状切面与横切面）

2. 上肢骨骼

胎儿肢体骨骼在妊娠 15 周后逐渐显示清楚，在胎儿肩胛部稍外侧旋转探头可显示肱骨，由肘关节的位置追踪显示出尺、桡骨，尺骨较桡骨稍长。手指骨的显示需在周围羊水衬托下，手掌运动时才易分辨，正常胎手呈握拳状，偶尔张开手指，可分辨手指的数目及形态，见图 1 – 45、图 1 – 46。

3. 下肢骨骼

在胎儿膀胱两侧辨认髂骨嵴，髂嵴稍外方旋转探头可找出股骨，根据股骨长度可推算胎龄（后述）；膝关节以下可显示胫骨与腓骨，胫骨处于内侧，近端较粗大，外侧为腓骨，见图 1 – 47。自 13 周起已能观察到足底声像，测量足长，但脚趾的显示一般在妊娠 16 周后较清楚，见图 1-48。

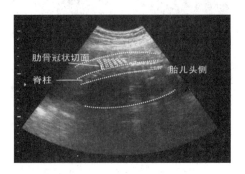

图 1-44 胎儿肋骨声像

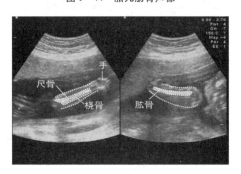

图 1-45 胎儿上肢骨声像

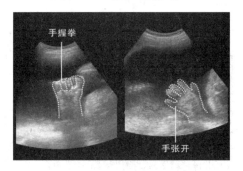

图 1-46 胎儿手声像

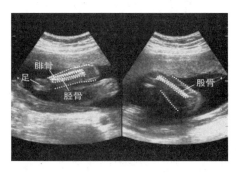

图 1-47 胎儿下肢骨声像

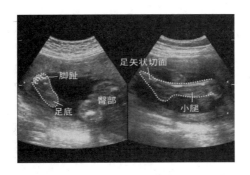

图 1-48 胎儿足声像

（三）胎儿心脏与大血管

胎儿心脏各结构在妊娠 15 周后逐渐清晰，观察心脏结构进行畸形筛查的最佳时间在 18~26 周，此期胎心发育已完善，有羊水衬托，胎体骨骼钙化程度低，容易显示清晰的心脏各切面。

1. 四腔心切面

观察胎儿心脏首选四腔心切面，见图 1-49。在膈肌水平上方取横切面，显示心脏最大的四腔结构，分辨左右心室、左右心房、室间隔、房间隔、卵圆孔、房室瓣、大血管根部及心肌厚度等。此切面显示心脏位于胸腔内，心尖朝向左胸壁，心轴角度（心脏长轴与胸骨-脊柱正中线之间的夹角）为 45°；心脏四腔切面最大面积占胸腔横切面积的 1/3~1/2，不超过 2/3。孕中期左右心室、心房大小基本一样，但晚期右心房室较左侧稍大，左心室较窄，右心室较宽；近心房处的室间隔较薄，为室间隔膜部；房室瓣与房间隔、室间隔垂直形成"十字交叉"。

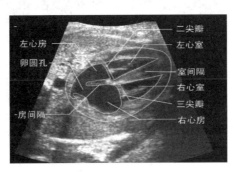

图 1-49 胎儿四腔心切面声像

胎儿心脏四腔切面是筛查心脏畸形的最重要切面，可以发现大部分的心脏异常。

2. 心脏短轴切面

显示四腔切面后将探头稍上移并轻转探头，使升主动脉位于图像中部，四周环绕的结构分别为左心房、右心房、右心室和肺动脉，见图 1-50，顺着肺动脉向左追踪，可显示肺动脉分叉，见图 1-51，向右侧行走的是右肺动脉，继续向左与降主动脉相连的一段为动脉导管。此平面可以观察到主动脉和肺动脉的起始段呈垂直交叉，肺动脉位于主动脉前方，肺动脉主干的内径比主动脉内径稍宽。

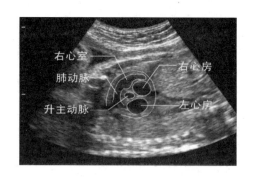

图 1 – 50　胎心短轴切面声像

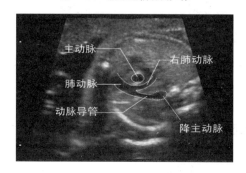

图 1 – 51　肺动脉分支声像

3. 左心长轴切面

此切面显示左心室流出道,见图 1 – 52,同时可以显示左心房、左心室、左室流出道、升主动脉、室间隔和右心室。此切面容易观察到室间隔膜部情况。

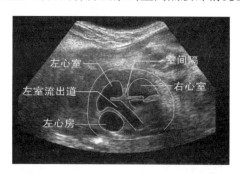

图 1 – 52　左心长轴切面声像

4. 右室流出道切面

右室流出道与左室流出道相互交叉,在降主动脉起始处两者连接在一起。此平面可以显示肺动脉主干、动脉导管和主动脉弓,也称为三血管平面,见图 1 – 53。

5. 大血管纵切面

在胎体纵切面靠近背部可显示主动脉长轴切面,此切面显示主动脉的各段走行,胎儿位置合适时还可显示出主动脉弓上的三条分支,该切面上显示的升主动脉、主动脉弓和降主动脉呈“手杖”形状,见图 1 – 54、图 1 – 55。肺动脉纵切面即右心长轴切面重点观察

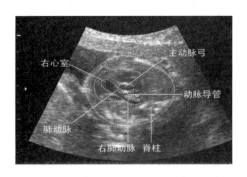

图 1 - 53　右室流出道切面声像

右心室、肺动脉瓣、肺动脉主干、动脉导管和降主动脉，此切面同时可以显示左心房和升主动脉横断面，见图 1 - 56。右心房纵切面可显示上、下腔静脉进入右心房。从大血管切面上能发现有关的畸形，包括大血管错位，肺动脉狭窄，主动脉缩窄，右室双流出道和永存动脉干等。

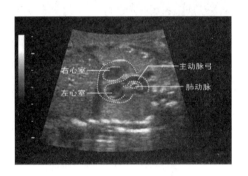

图 1 - 54　主动脉长轴切面声像（1）

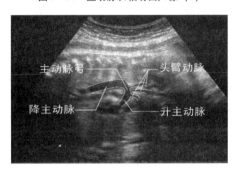

图 1 - 55　主动脉长轴切面声像（2）

正常胎儿心率在 120~160 次/min，规则，在妊娠早期及中期的早期心率可偏快，胎动时心率会加速。胎心搏动偶有不规则，有早搏现象，如果胎心结构正常，多数是功能性。

（四）胎儿胸廓与胎肺

在四腔心切面上，心脏两侧为胎肺，呈实质性较均质结构，回声稍高于肝脏回声，右肺面积大于左肺。肺的下方为膈肌，呈低回声带，见图 1 - 57。胎儿胸廓的冠状切面可显

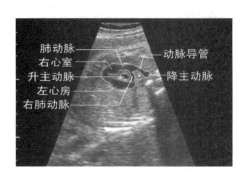

图 1 - 56 肺动脉纵切面声像

示肺的对称性，但较难取得满意的切面，当胸腔积液时肺的形态和结构能够清晰显示。因形状不规则，肺大小的估计比较困难，有采用四腔心平面测量肺的最大周径，也有采用肺周径与胸腔周径比值估测。

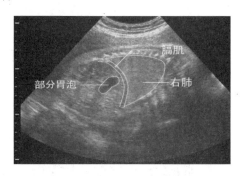

图 1 - 57 右肺纵切面声像

（五）胎儿腹腔脏器

1. 肝脏

位于胎儿右上腹，是腹部最大的实质性器官，超声显示为均匀微细光点，内有管状液性暗区，包含门静脉、肝动静脉、胆管及胆囊等结构，见图 1 - 58。在脐根部可见脐静脉向胎头侧走进肝脏，向右转向右肝叶，为门静脉右支，另一支向上向后行走为静脉导管，然后连接下腔静脉汇入右心房。向下移动探头可显示右肝叶下方的胆囊结构，呈椭圆形无回声，边界清晰，有时呈长管状，其径线变化大，有时不显示。肝脏的大小随孕周增加而增大，但因肝脏形态不规则，与周围组织界限难辨，难以确定测量的标准切面，目前尚未有较好的测量标准及各孕周胎儿肝脏大小的正常参考值。肝脏大小判断标准可参考以下几点：

①腹围在正常范围；

②肝脏在腹腔内占据约 2/3 的区域；

③肝脏内回声均匀。

2. 胃、肠

胎胃是胎腹左上部一近椭圆形无回声区，从胎儿心尖部横切面向下移动则可显示，转动探头可呈一端宽一端窄的囊状结构，见图 1 - 59，妊娠 16 周后逐渐显示清楚。胃的大小

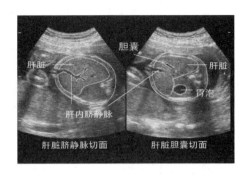

图 1 - 58 胎儿肝脏声像

随着被吞咽下的羊水量而定，差异较大，时有变化，因此一个很大的胃也不能单独作为胃肠梗阻的唯一依据，需动态观察。一般情况下胃泡直径不大于 50mm。

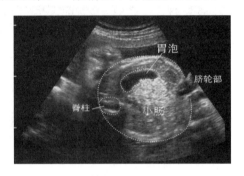

图 1 - 59 胎儿胃泡声像

肠管为胎儿肝脏下方、膀胱上方一片中等强度不均质的回声区。肠管的回声稍强，小肠内容物呈小条形暗区，结肠内容物为圆柱形或近圆形的暗区。见图 1 - 60。妊娠晚期结肠内容物可呈增强致密光点。肠管的横切或纵切的宽度正常应小于 20mm，过大应注意肠管的异常或畸形存在。

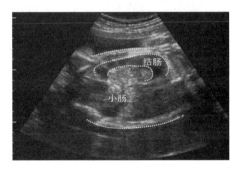

图 1 - 60 胎儿肠管声像

3. 肾与肾上腺

胎儿肾脏位于脊柱腰椎两侧，妊娠 13 ~ 15 周开始显示，妊娠 20 周以后显示清晰。在胎儿脊柱两侧平行脊柱作肾脏的纵切扫查，显示肾脏呈蚕豆形，为胎肾最大切面；横切呈近圆形，肾盂、肾盏及肾包膜呈强回声，实质、髓质呈低回声，见图 1 - 61，孕周愈大结构愈清。胎肾发育的速度与孕周增加有密切关系。正常肾盂在孕中晚期时可有少许分离，宽度应小于10mm，宽度>15mm时视为异常，注意胎儿泌尿道阻塞性畸形。

胎儿肾上腺位于肾脏上极内前方，纵切面近似三角形，三角形底边紧邻腹部大血管，左侧紧邻腹主动脉，右侧紧邻下腔静脉。三角形周边为肾上腺皮质呈低回声，中央为髓质呈增高回声，胎儿肾上腺大小与胎龄呈正相关，观察肾上腺的大小与发育情况可提供胎儿某些与肾上腺有关的先天性疾病诊断的依据，见图1-62。

4. 膀胱

妊娠15周后即能显示膀胱，为胎儿前下腹部圆形无回声区，界线清晰，见图1-63。膀胱在未排尿时较大，排尿后变小，正常膀胱直径在50mm以内，过大的膀胱需动态观察有无缩小，胎儿一般2h排尿一次，动态观察有助于与下腹部的囊性肿块鉴别。

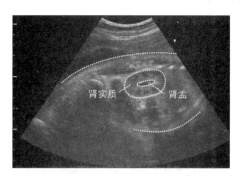

图1-61　胎儿肾脏声像

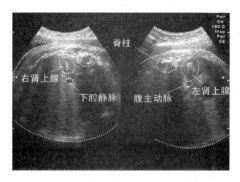

图1-62　胎儿肾上腺声像

（六）外生殖器

超声检查辨认胎儿性别准确率可达97.1%。一般妊娠中晚期在胎儿两大腿间有羊水衬托就能显示外生殖器的形态。男性可显示阴囊、睾丸、阴茎，见图1-64。女性可显示大、小阴唇，见图1-65。性别的鉴定准确性虽高，但在某种情况下会难以辨认并出现误差，如：

①羊水过少；

②胎位影响如正枕前位、臀位先露部较低时；

③脐带遮盖；

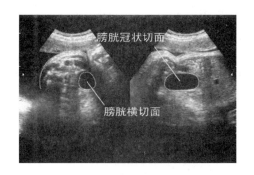

图 1 - 63　胎儿膀胱声像

④双大腿紧夹或双腿曲、足部在股间；

⑤男性在睾丸未下降时易误诊为女性。超声检查对胎儿性别鉴定应有医疗指征，不能随意发出诊断报告。

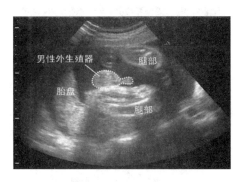

图 1 - 64　胎儿外生殖器声像（男）

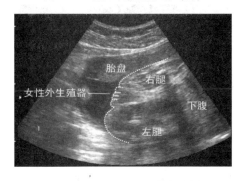

图 1 - 65　胎儿外生殖器声像（女）

二、胎儿附属结构

（一）胎盘

胎盘（placenta）是胎儿与母体间进行物质交换的器官，由羊膜、叶状绒毛膜和底蜕膜构成。底蜕膜构成胎盘的母体部分。足月分娩的胎盘近圆形，直径 16 ~ 20cm、厚 1 ~ 4cm，重约 500g。

早期妊娠胎盘呈均匀增强回声，新月形贴附在子宫内壁上，多附着在前或后壁。妊娠

12周后胎盘回声逐渐减低，超声检查可见清晰的胎盘轮廓，可附着于子宫前壁、后壁、侧壁或宫底部。28孕周后胎盘的正常厚度为2~4cm。胎盘切面可分为三个部分：

①胎盘子面

又称绒毛膜板，在羊水衬托下呈光亮的带，见图1-66；

②胎盘母体面（基底膜）

基底膜与肌层间有时可见长形网条状无回声区，以子宫下段侧壁多见，此为丰富的静脉丛，需要与胎盘早期剥离的血肿、血块鉴别，见图1-67；

③胎盘实质部分

早、中期时实质部分呈均匀细腻的等回声，孕晚期胎盘实质呈分叶状回声，此乃成熟之胎盘。实质内有时可见近圆形或不规则形的无回声区为绒毛间隙即胎盘内母体血池，呈云雾状低回声，扫查过程可见沸水状滚动，内为母血，见图1-68。

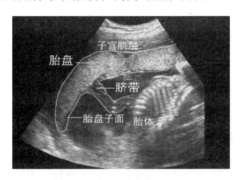

图1-66 胎盘胎儿面声像

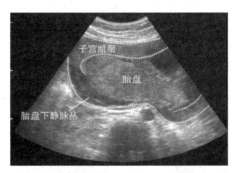

图1-67 胎盘母面胎盘下静脉丛声像

胎盘在妊娠各期有不同的声像表现，根据声像特征可以了解胎盘成熟情况。将胎盘的声像表现分成0、Ⅰ、Ⅱ、Ⅲ级。临床上亦可以简单根据胎盘实质内有无强回声钙化声像，将胎盘进行钙化分度，钙化程度可作为临床对胎盘成熟程度的参考。如果胎盘成熟度提早出现应注意胎盘功能下降。未足月妊娠而出现胎盘Ⅲ度钙化可预示胎盘功能低下，易导致胎儿宫内发育迟缓，若合并羊水过少可引起胎儿宫内死亡。

0级：早、中孕期胎盘，呈均匀等回声，胎盘胎儿面绒毛板平直，胎盘内无分叶状结构，此时胎盘未成熟。

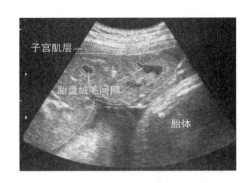

图 1-68 胎盘内绒毛间隙声像

Ⅰ级：晚孕早期，胎盘回声仍较低，绒毛板起伏波浪状，可辨别胎盘小叶，胎盘实质内出现点状强回声，为胎盘成熟早期。此期亦称为胎盘钙化Ⅰ度，见图 1-69。

Ⅱ级：晚孕期后期，胎盘成熟，胎盘母面基底层可见线状高回声。此期亦称为胎盘钙化Ⅱ度，见图 1-70。

Ⅲ级：胎盘老化，功能开始减退，胎盘被分成多小叶状结构，基底层线状高回声连成环状，胎盘实质内散在强回声斑。此期亦称为胎盘钙化Ⅲ度，见图 1-71。

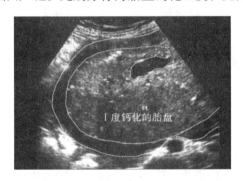

图 1-69 胎盘钙化Ⅰ度声像

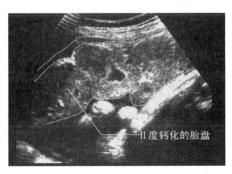

图 1-70 胎盘钙化Ⅱ度声像

（二）羊水

充满在羊膜腔内的液体为羊水（amniotic fluid）。妊娠早期羊水来源主要是母体血清经胎膜进入羊膜腔的透析液。妊娠中期起为胎儿尿液。胎儿通过吞咽羊水使羊水量趋于平衡。母体、胎儿、羊水三者间不断进行液体交换，母儿间通过胎盘交换，母体与羊水间是

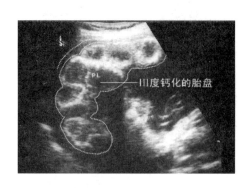

图 1-71　胎盘钙化Ⅲ度声像

通过胎膜交换，胎儿与羊水间通过消化道、呼吸道、泌尿道以及皮肤进行交换，三者间各个环节都需正常才可保持羊水量的相对恒定。妊娠早期羊水量较少，中期后逐渐增加，妊娠足月时羊水量约 800~1200ml。

羊水超声表现为宫腔内胎体周围的液性暗区，被躯干及肢体分隔成可变化的一个个羊水池，羊水池的大小可代表羊水量的多少。

妊娠早、中期的羊水为无回声区，妊娠晚期可无回声区内出现悬浮的颗粒状点，较稀疏，为胎脂、脱落上皮、毳毛、胎粪等的反射。单纯用羊水回声的高低来诊断羊水混浊度或提示有胎粪污染是不适当的，可导致错误诊断，临床意义不大。

超声估测羊水量的方法有多种，简单的方法是选择最大的羊水池，测量垂直的前后径线，正常在 3~7cm。在羊水过少时需测量多个羊水池或取子宫的四个象限羊水深度来校正，四个象限测量值的总和称为羊水指数（amniotic fluid index，AFI），正常 AFI 值在 5~18cm 之间，一般认为 AFI≤5cm 为羊水过少，AFI≥18cm 为羊水过多，也有以 AFI≥20cm 为羊水过多标准。四个象限的测量方法是以母体脐孔为中心划成四个象限，在四个象限的垂直水平面测量出羊水池最大深度，再算出总和。任何一种方法都不能准确测出羊水总量，只要对临床有帮助就可以达到目的。

（三）脐带

脐带（umbilical cord）是胎儿与胎盘相互连接的带状器官，一端连于胎儿腹壁脐轮，另一端连于胎盘胎儿面。妊娠足月时脐带长度约 30~70cm，平均 50cm，直径 1.0~2.5cm，表面被羊膜覆盖。脐带内含一条脐静脉和二条脐动脉。脐静脉管腔较大，壁较薄；脐动脉管腔较小，壁厚，血管周围有胚胎结缔组织称华通胶（Wharton jelly），有保护脐血管的作用。胎儿通过脐带血循环与母体进行营养与代谢物质的交换。

脐带超声表现为漂浮在羊水池中扭曲的绳索样带状物，在早孕末期开始显示，中、晚期时显示清晰。脐带的纵切面为绳索状，三条带状管道呈螺旋状扭曲，见图 1-72。脐带的横切面可见"品"字形排列的二条脐动脉与一条脐静脉，血管周围见密度均匀的低回声为华通胶。超声检查很难测量脐带的长短，在观察脐带时需注意各段脐带的形态，有无过分的扭曲或打结，脐带的粗细，胶质的多少。脐带的彩色多普勒超声检查可测量脐带血流情况，并可辅助诊断脐带绕颈，见图 1-73。

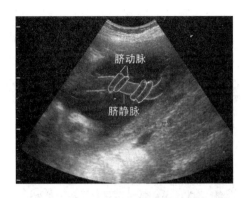

图 1-72 脐带二维声像

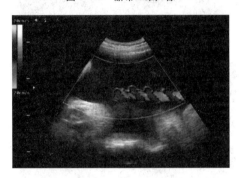

图 1-73 脐带彩超声像

（郝奕）

第三节　正常产褥期子宫

从胎盘娩出至产妇全身器官（除乳腺外）恢复或接近正常未孕状态的期间，称为产褥期（puerperium），一般为 6 周。产褥期变化最大的是子宫，胎盘娩出后子宫逐渐恢复至未孕前的状态过程称为子宫复旧（involution of uterus）。子宫体逐渐缩小，子宫内膜再生，产后 1 周子宫可缩小至如妊娠 12 周子宫大小，产后 6 周恢复至妊娠前子宫大小。产后 1 周宫颈外形及内口逐渐恢复妊娠前宫颈的形态。

超声检查能准确观察到正常子宫复旧的过程，不仅可测量子宫大小的变化，还可以观察到子宫肌层、子宫内膜及子宫腔内的情况，提供对产褥期子宫复旧良好与复旧不良的诊断依据。

（一）子宫复旧径线的测量

子宫复旧以子宫长径的变化明显，每天缩短约 8mm，横径每天缩小约 3mm，前后径变化较小，约 1.5mm，子宫的三径和每天减少 13mm，产后第 10 天子宫三径和约 24cm。

（二）子宫肌层的声像改变

产后第 1 周子宫肌层可见不均匀光点、散在光斑，并见短管道状无回声区，见图

1-74、图1-75，胎盘附着面的同侧肌层较厚，不均反射较为明显，随着产后子宫缩复，肌层的不均反射也逐渐趋向均匀，大多数复旧正常的子宫肌层回声在1周后接近正常子宫肌层回声。

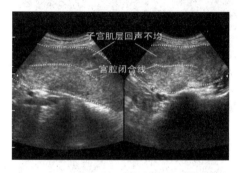

图1-74 产后第1天子宫声像

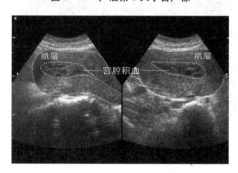

图1-75 产后第4天子宫声像

（三）子宫内膜和宫腔声像改变

产后宫内膜大多数呈线状回声，基底线与肌层的分界不太清晰，内膜多呈密集均匀或稍不均匀的高回声，正常厚度不超过10mm。宫腔线大多无分离，少数可以出现暂时性的宫腔分离及宫腔内液性暗区。根据编者医院的资料，正常产褥初期第1至10天的子宫内膜厚度小于10mm的例数占98%，10～15mm的占2%。若内膜厚度不均，宫腔内出现增强团块状回声，厚度大于15mm，应注意胎盘胎膜残留可能。

（四）子宫形态和宫颈的变化

产后子宫呈扁长形，轮廓清晰，大多数为水平稍前倾位，宫体与宫颈的分界不太明显，宫颈短宽，宫颈管周围呈低回声，横切时呈扁圆形。产后5～7天子宫逐渐恢复至妊娠前子宫的形态，宫体与宫颈的分界逐渐明显，宫颈管的低回声区逐渐缩小，恢复至妊娠前宫颈管的梭形结构。

（五）剖宫产术后子宫的变化

剖宫产术后子宫、子宫内膜及子宫颈管的变化与正常产褥期变化基本一样，复旧过程相对较缓慢，唯一不同之处是子宫下段前壁手术切口处的回声有差别。正常剖宫产术后切口处见疤痕回声，表现为局部肌层稍向外突，肌层呈不均匀高回声，早期可见斑点状强回声（肠线反射），宫腔内无液性暗区，见图1-76。术后第4周切口处强回声消失，基本恢复至近妊娠前声像。

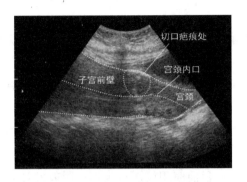

图1-76 剖宫产术后4天子宫声像

(郝奕)

第四节 胎儿宫内状况评估

一、胎位的诊断

超声可观察宫内胎儿的胎势（fetal attitude）、胎产式（fetal lie）、胎先露（fetal presentation）、胎方位（fetal position）。

胎势指胎儿宫内的姿势。正常的胎姿为胎头俯屈，颜部贴近胸壁，脊柱略前弯，四肢屈曲交叉于胸腹前。胎产式指胎体纵轴与母体纵轴的关系。两纵轴平行者称为纵产式，占足月分娩胎儿的99.75%；两纵轴垂直为横产式；两纵轴交叉为斜产式。胎儿在宫内多为纵产式。胎先露指最先进入骨盆的胎儿部分。纵产式有头先露（枕先露、前囟先露、额先露、面先露）、臀先露（混合臀先露、单臀先露、单足先露、足先露）；横产式为肩先露；另外偶见头或臀与胎手、或与胎足同时入盆的为复合先露。

胎方位（胎位）：指胎先露部的指示点与母体骨盆的关系。枕先露为枕骨，面先露为颏骨，臀先露为骶骨，肩先露为肩胛骨。根据指示点与母体骨盆左、右、前、后、横的关系有不同的胎位。

妊娠28周前胎位容易改变，32周后胎位较稳定，先露入盆后不再改变。超声确定胎位很准确，孕晚期尤其在临产前确定胎位对临床决定分娩方式帮助很大。检查时首先判断胎先露，将探头放在耻骨联合上探查，见头颅光环为头位；见臀部或足部为臀位；见肩、手或背为横位。以孕妇腹部的纵切探查胎儿脊柱的位置可决定胎位的左、右及前、横、后。胎儿脊柱在母体乳中线与腹中线间为枕前位/骶前位；乳中线与腋前线间为枕横位/骶横位。脊柱位置在腋前线偏后为枕后位或骶后位。

二、胎儿体重估计

胎儿体重的估计可以反映胎儿生长发育状况，指导分娩方式的选择。胎儿体重的估计是根据胎儿各项生物指标的测值，综合各参数结果经统计学处理而得出。超声体重估计应注意以下几点：

1. 胎儿超声指标的测量一定要准确，准确的测量数据是推算结论的前提。获取标准切面才能保证测量准确。

2. 多项超声指标比单项更准确。因为不同胎儿各部位生长有较大的差异，且一个部位的测量误差可以通过另一部位的准确测量加以纠正。

3. 最常选用指标为胎儿双顶径、股骨的测量，当胎头呈较圆或较长椭圆形时，头围的测量可弥补双顶径测量的不足。

4. 估测公式复杂，可选用目前使用的超声仪器所附有的计算公式及数据，一般仪器内有日本或欧美的胎儿测量参考数据，由于人种和地域存在个体的差异，有条件时应把本地区所取得的资料推算出适用的公式更为合理。估测公式中包含的指标愈多预测体重结果愈准确。

列举几个公式作为参考：

①胎儿体重(g) = 8129 × BPD（mm）- 4409；

②胎儿体重(g) = 4777 × BPD（mm）+ 4285 × 胎儿腹前后径(mm) - 5183；

③胎儿体重(g) = 107 × (双顶径)^3 + 342 × 腹前后径 × 胸前后径 × 股骨长度(式中单位为cm)。

三、胎儿的运动

观察胎儿宫内运动是超声检查评估胎儿生物物理状态的重要环节，而最新的实时三维超声技术（又称四维超声）可以直接观察和记录胎儿运动，达到类似电影的效果，为了解在体胎儿宫内生物物理状态提供了新的有效手段。

（一）头、躯干与四肢的运动

自妊娠8周起超声可观察到胚胎微弱的、上下浮沉较短促的运动；第10～12孕周可有肢体、头、躯干的伸展及旋转运动；第18孕周以后胎儿发育迅速，整体运动空间减少，局部运动明显。胎动次数个体差异很大，孕妇自觉胎动次数与胎儿监护或超声观察下的胎动数相差较大，晚期胎动的观察是胎儿监护和生物物理评分的重要项目。

（二）呼吸样运动

胎儿在14周后即有呼吸样运动，16周后逐渐明显。胎儿的呼吸样运动呈间歇性，呼吸时胸部、腹部向外扩展和回缩，横膈上下运动。

妊娠中期开始观察胎儿呼吸样运动，以腹部的扩展、回缩为主，频率及幅度不规则。妊娠30～34周后呼吸样运动较典型，但不规则，往往是一次或数次吸或呼的动作后停顿一段时间，然后又一次呼或吸的动作。妊娠36周后呼吸样运动次数更多更有力。

胎儿呃逆样运动是一种特殊的呼吸样运动类型，呃逆有阵发性及节律性，胎儿头上抬，下颌微张，胎胸下部及上腹内收，频率约30次/min，发生率为66.7%。有学者认为呃逆样运动是胎儿早期的呼吸运动，有助于胎儿肺血管发育。

（三）吞咽动作

超声观察胎儿吞咽动作最早是妊娠10周5天，明显的吞咽动作需在16~20孕周见到，包括吞、咽的动作。吞咽是间断发生的，频率及间歇无一定规律。吞咽时会出现胎儿的吮吸动作，会把手指或手的其它部分放到唇部作吮吸动作，偶尔可观察到胎儿反吐羊水动作。胎儿的吞咽动作促进了消化道的生长发育。

（四）哈欠样运动

妊娠晚期常可观察到胎儿在宫内的哈欠样运动，冠状面扫查时可见胎儿张大嘴，见图1-77，持续数秒后关闭。胎儿的哈欠样运动也促进了肺的成熟。

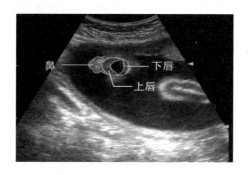

图1-77　胎儿哈欠样运动声像

四、胎儿宫内超声监护

评价胎儿宫内生理状态采用五项胎儿生物物理指标（biophysical profile score，BPS）。BPS最先在1980年由Manning提出，五项指标包括：

①无负荷试验（non-stress test，NST）；

②胎儿呼吸样运动（fetal breath movement，FBM）；

③胎动（fetal movement，FM）；

④胎儿肌张力（fetal tone，FT）；

⑤羊水量（amniotic fluid volume，AFV）。Manning评分标准见表1-21，其临床意义见表1-22。

表1-21　Manning评分法

项目	2分（正常）	0分（异常）
无应激试验 NST（20min）	≥2次胎动伴胎心加速≥15bpm 持续≥15s	<2次胎动；胎心加速 <15bpm，持续<15s
胎儿呼吸运动 FBM （30min）	≥1次，持续≥30s	无；或持续<30s
胎动 FM（30min）	≥3次躯干和肢体活动 （连续出现计1次）	≤2次躯干和肢体活动； 无活动，肢体完全伸展

项目	2分（正常）	0分（异常）
肌张力 FT	≥1 次躯干和肢体伸展复屈， 手指摊开合拢	无活动；肢体完全伸展； 伸展缓慢，部分复屈
羊水量 AFV	羊水暗区垂直直径≥2cm	<2cm

表 1 – 22　Manning 评分法的临床意义

评分	胎儿情况预计
10	无急性、慢性缺氧依据
8（A）	可能有急性缺氧
8（B）	可能有慢性缺氧
6（A）	疑有急性缺氧
6（B）	疑有急、慢性缺氧
4（A）	可有急性缺氧
4（B）	可有急、慢性缺氧
2	急性缺氧或伴慢性缺氧
0	急、慢性缺氧

A：羊水量正常；B：羊水量不正常

五项指标中的 FBM、FM、FT、AFV 均为 B 超检查结果。由于 NST 监护 20min 与 B 超检查 30min 测试时间长，测试者及受试者较难接受，而且费用高，临床上改用超声监测 10min 进行四项生物物理评分，可代替五项测试，不影响 BPS 结果的准确性。评分标准见表 1 – 23。

表 1 – 23　二维超声 10min 胎儿生物物理评分法

项目	分数	标准
FBM	2	10min 内至少有 1 次胎儿呼吸运动，持续 60s 以上
	1	10min 内至少有 1 次胎儿呼吸运动，持续时间不足 60s
	0	10min 内无胎儿呼吸运动
FM	2	10min 内出现 3 次或 3 次以上的躯干、胎头或肢体的活动
	1	10min 内出现 1~2 次躯干、胎头或肢体的活动
	0	10min 内无胎动
FT	2	胎儿肢体或脊柱至少有 1 次活动并且回复原位或胎儿处于良好的屈曲状态
	1	胎儿肢体或脊柱至少有 1 次活动但不回复原位
	0	胎儿肢体或脊柱无屈伸运动，且刺激后无反应
AFV	2	羊水池最大垂直直径 >3.0cm
	1	羊水池最大垂直直径 2.0~3.0cm
	0	羊水最大垂直直径 <2.0cm

注：BPS≥5 分，提示胎儿宫内情况良好；

BPS <5 分、AFV 异常者，提示胎儿宫内情况不良。

胎儿生物物理活动受中枢神经系统支配，中枢神经的各个部位对缺氧的敏感性存在差异。胎儿缺氧时首先 NST 为无反应型，FBM 消失；缺氧进一步加重，FM 消失，最后为 FT 消失。参照此顺序可了解胎儿缺氧的程度，估计其预后，也可减少监测中的假阳性率与假阴性率。

（郝奕）

第五节　胎儿宫内发育指标

超声评估胎儿生长发育是否正常，需要参照妊娠周数和胎龄，根据胎体各部分超声测量值是否与其相符合来综合判断。临床上采用妊娠龄来推算孕龄，评价胎儿发育情况。妊娠龄为受精日前 14 日算起，对于月经周期为 28 天的妇女来说，孕龄即从末次月经第一天算起。若月经周期不规则，或末次月经遗忘，则需根据超声检查胎儿发育推断孕周。超声检查估计孕龄早期可采用胚胎头臀径（CRL），中晚期则通过测量胎儿头双顶径、头围、腹围、股骨长度等判断。超声检查越早估计孕龄越准确，超声估测的孕龄误差为所估计孕龄的 ±8％，也就是说，孕龄越大，误差范围越大。

一、早期妊娠的孕龄估计

对于月经周期不规律、末次月经不清和提前或推迟排卵者，在早期行超声检查，根据胚胎和胎儿发育情况可以准确地推算孕龄。

1. 妊娠囊测量

以妊娠囊大小计测孕周准确性不高，妊娠囊的出现是诊断早孕的依据，而胚胎的出现才能正确判断胎龄。测量妊娠囊可取最大宽径和横径，测量时以内壁间距离为标准，推算孕周的计算方式有多种，因形态不同和个体差异较大的缘故，对临床帮助不大，较少应用。简便估计孕龄的方法有：

（1）孕龄（周）＝妊娠囊最大直径(cm)＋3

（2）妊娠 6 周前妊娠囊直径≤2cm；妊娠 8 周时妊娠囊约占宫腔 1/2；妊娠 10 周时妊娠囊占满子宫腔。

2. 胚胎形态及胎儿顶臀径（CRL）测量

妊娠 5 周，妊娠囊内可见胚胎呈点状高回声，经腹扫查难辨心管搏动，经阴道超声常可见心管搏动。

妊娠 6 周，胚胎呈小芽状，多数能见心管搏动。

妊娠 7 周，胚胎呈豆芽状，胎心搏动明显。

妊娠 8 周，胚胎初具人形，可通过测量顶臀径推算胎龄，顶臀径测量方法：显示胚胎头部至臀部的正中矢状切面，从头部顶点测量到臀部的最低点。

简便估计方法为:CRL(cm) + 65 = 孕龄(周)。

简便估计法在临床上较实用，此法可沿用至 14～15 周，15 周后由于脊椎生理弯曲的出现，顶臀径测量误差较大。

二、中晚期妊娠胎儿超声测量参考值

对孕周较准确的宫内单胎妊娠之胎儿进行超声检查，测量胎儿各部位的径线，进行统计学分析，从而得出胎儿生长发育的超声测量指标，有助于推算孕龄、判断异常。建立正常值应考虑人口、地区、民族的差异，根据本地区的资料确定相应的正常值范围。

（一）双顶径

测量方法：取头部横切面的丘脑平面，此平面要求大脑镰居中，双侧丘脑对称显示，头颅前方显示透明隔及两侧的侧脑室前角，后方显示侧脑室后角。测量时从高回声的头骨板的中点至对侧的中点，也可以从外侧缘测至内侧缘，或内缘测至外缘。

（二）头围

虽然双顶径测量简便实用，但由于胎头发育的不一致性，头型可以是圆形、长椭圆形，此时头围测量比双顶径更能反映胎头增长情况。

测量方法：在双顶径测量平面测量高回声颅骨的周径。可以采用仪器内椭圆形周径测量功能测量，也可以直接用手动描计胎头颅骨周径，还可以采用测量胎头双顶径和枕额径计算头围：头围 = (双顶径 + 枕额径) × 162。

（三）小脑横径

测量方法：取小脑横切面测量小脑左右最宽径。

（四）眼眶间距

测量方法：取胎头经眼眶的横切面，测量双侧眼眶的宽度，可选测双侧眼眶外缘间距、双侧眼眶内缘间距或眼球中心间距，测量时应于注明。一般内侧－内侧间距为外侧－外侧间距的三分之一，测量眼眶中心间距可以粗略判断孕周，一般眼眶中心间距（mm）约等于孕周数，据此可以判断有无眼间距变窄或增宽。

（五）鼻骨和下颌骨

测量方法：测量鼻骨时取胎头面部的正中矢状切面，测量鼻骨长径。测量下颌骨取胎头下颌斜切面，显示一侧下颌骨全长，测量下颌关节至下颌牙槽中点。

（六）心脏大血管

测量方法：测量心脏房、室和心肌厚度等应取心脏四腔心平面；测量大血管时，在主动脉、肺动脉瓣膜水平，瓣膜关闭状态下，测量大血管内径。

（郝奕）

第七章　正常女性生殖器官的超声声像表现

女性盆腔内有多个器官，其中子宫和卵巢随发育期和月经周期的变化有较明显的生理性改变，因此盆腔内图像较复杂。妇产超声检查人员必须熟悉女性内生殖器官解剖结构和形态的特征，了解其各发育期的生理特点及随月经周期变化的规律，最好具有妇科盆腔检查的基本知识与实践经验。

第一节　青春期前女性子宫卵巢声像

对于青春期前女童，妇科检查有其局限性，因此超声成为此期了解盆腔内生殖器最重要的简便无痛检查方法。经阴道扫查是禁忌证，但必要时采用经会阴部扫查方法可以无创而清楚地显示小儿盆腔脏器声像。

青春期前女性分为新生儿期、儿童期和青春前期。新生儿期女婴受胎儿期胎盘大量性激素的影响，子宫有一定程度的发育，内膜亦有增生现象。出生后血中雌激素水平迅速下降以至消失，而幼儿性腺尚未发育，故直至青春前期，生殖器官发育处于安静状态。子宫大小较新生儿期有所缩小。

一、子宫声像

新生儿的子宫宫颈总长度 3.5cm，1 岁后逐渐减少至 2.5cm，子宫颈部较长，宫颈与宫体之比例呈 2∶1，称为幼稚型子宫。此形态持续至青春前期。3 ~ 8 岁间子宫长 1.5 ~ 3cm，宽 0.5 ~ 1cm，宫颈宽度 1.5 ~ 3cm。10 岁子宫增大至 3.5cm 左右，13 岁增大至 6.2cm左右，宫体增大的幅度比宫颈大。子宫矢状切面显示肌层呈均质较低回声，内膜呈线状，有时难以辨认。肌层内血管难以显示。

二、卵巢声像

出生时，女婴卵巢下降至盆腔内正常的位置，偶尔位于盆壁。卵巢形态多变，但通常为对称的细长形。幼女卵巢大小为 3mm × 2.5mm × 1.5mm，以后逐渐增大，直至青春前期大小约为长 24 ~ 41mm，厚 8.5 ~ 19.4mm，宽 15 ~ 24mm，接近成人大小。3 岁前卵巢容积约 1cm³，至青春期前达 9.8cm³，接近成人。在 2 ~ 12 岁的女童有 68% 可以显示卵巢内小囊结构，通常不必诊断，为不同发育期的卵泡，有学者认为正常婴幼儿最大卵泡直径可达

7mm。与成人相比在早卵泡期卵泡的比例更多。通常新生儿卵泡在达到一定的大小时就自然退化，但也可达到数毫米，这种现象在月经前一直都存在，与真正的卵泡不同，其内无发育的卵子。见图1-78。婴幼儿期卵巢血管逐渐增加，6~8岁时接近成人水平。

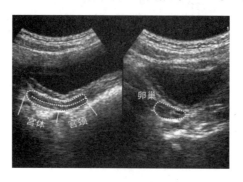

图1-78　幼女子宫卵巢声像

注意：经腹扫查尽可能采用高分辨力探头，在怀疑生殖道畸形的时候可采用经会阴部扫查。

（续雪红）

第二节　生育年龄妇女子宫卵巢声像表现

一、子宫声像

1. 位置和轮廓

子宫位于膀胱后方正中或稍偏一侧，纵切时呈倒梨形，横切面宫底近三角形，体部呈椭圆形。通过显示子宫和宫颈的纵切面，根据宫颈与宫体的位置关系可以判断子宫的倾屈程度，宫体与宫颈的纵轴角度小于90°时，为高度前屈或后屈。

2. 宫体回声

宫体为实质性均质结构，轮廓清晰，周边规整，内部呈均匀中等回声，子宫腔呈线状高回声，宫腔线周围有内膜层围绕，见图1-79、图1-80。三维超声切面成像可显示子宫的冠状切面，子宫内膜和宫腔呈倒置的三角形，此切面在二维扫查时常难以显示。

3. 内膜周期改变

子宫内膜层在月经周期各期有不同表现，参见图1-81。

（1）月经期

即卵泡早期（第1~4日），内膜较薄，厚度约为3~6mm，初为不均匀回声，月经基本干净后表现为均匀的等回声，内膜的分层结构不清，两层内膜间宫腔线清晰。此时卵泡较小。

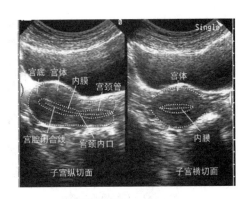

图 1 - 79 ~ 80　宫体回声

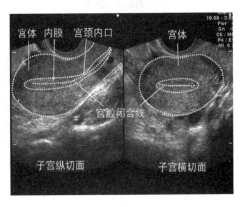

图 1 - 81　子宫纵切面及横切面

（2）增殖期

即卵泡期（第 5 ~ 14 日），内膜腺体增生，内膜功能层表现为低回声，基底层呈高回声，加上宫腔线的高回声形成"三线征"。此期可分早期（见图 1 - 82A）、中晚期（见图 1 - 82B），内膜逐渐增厚，代表了卵泡发育成熟即将排卵。增殖期内膜厚度约 10mm。

（3）分泌期

即黄体期（第 15 ~ 28 日），排卵后 24 ~ 48h 黄体形成后，在孕激素的作用下子宫内膜发生分泌反应，内膜厚度仍少许增加，内膜由基底层开始逐渐向内膜表面转变成较子宫肌层稍强的回声层，见图 1 - 82C。此期卵巢内无回声的卵泡转变成形态多变的**黄体**（后述）。至分泌期内膜厚度可达 10 ~ 13mm，内膜全层呈较均质高回声，见图 1 - 82 之 D。增殖期和分泌期经阴道扫查常可见到内膜蠕动波，是由于子宫肌层的收缩所致，可借此鉴别内膜病变。

4. 宫颈回声

宫颈回声较肌层高，纵切时沿颈管线周围见梭形的低回声，横切时为扁椭圆的低回声，此为有分泌功能的宫颈粘膜上皮层。宫颈纵切面向下可显示阴道回声，中央为高回声的气线，周围为低回声阴道壁。见图 1 - 83。

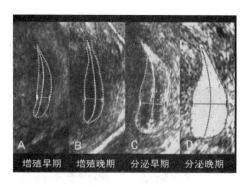

图 1 - 82 月经周期中子宫
内膜变化声像

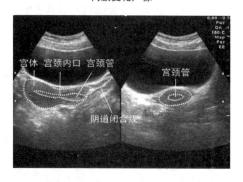

图 1 - 83 宫颈声像（经腹扫查）

5. 子宫彩色多普勒超声表现

子宫内动脉表现为随心动周期发生颜色的闪动，静脉则为持续存在的颜色不随心动周期发生改变。

（1）子宫动脉主干

在子宫下段与宫颈交界水平两侧可显示子宫动静脉明亮的血流信号，记录到子宫动脉血流频谱，其特征为收缩期高速血流、舒张期驼峰样正向血流频谱，阻力指数约为 0.80。妊娠期子宫动脉血流阻力随孕周增加而逐渐下降。

（2）子宫肌层内血流

肌壁内血流信号以浆膜下肌层为多，呈散在分布，子宫中央血流较少。在经阴道扫查时可观察到内膜下动脉并可记录其血流频谱。而子宫内膜内螺旋动脉生理情况下仅在分泌晚期或早期妊娠时可以显示。

二、子宫的测量

子宫的测量包括子宫体和子宫颈大小的测量，行彩超检查时还需进行血流频谱指标的测量。经腹扫查测量时要求膀胱适度充盈，以刚好清晰显示宫底边缘为准。

1. 宫体测量

分别测量长径、前后径和横径三个径线。测量子宫的长径和前后径时，应取子宫纵切面，以清楚显示宫腔线和宫颈管线相连为标准纵切面。长径为宫底部至宫颈内口的距离，正常为5.0~7.5cm；前后径为与宫体纵轴相垂直的最大前后距离，正常为3.0~4.5cm；横径测量取近子宫底部的横切面，显示宫腔线最宽处，两侧宫角处横切面的稍下方（相当于双侧圆韧带基部的位置），测量宫体两侧的最大横径，正常为4.5~6.0cm。不同发育阶段及有无生育史的妇女子宫大小有所差异。青春期前、绝经后的子宫较小，正常生育过的子宫三条径线的和为15~18cm，未生育过的妇女则为12~15cm，绝经后的子宫随绝经的年数增加而逐渐缩小。

2. 宫颈的测量

取子宫体长径、前后径测量的同一平面，宫颈长径为宫颈内口至外口的距离，前后径为垂直宫颈管纵轴的最大前后距离。测量横径时取宫颈横切面最大宽径。正常宫颈长度为2.0~3.0cm，前后径为1.5~2.0cm，横径为2.0~3.0 cm。见图1-84。

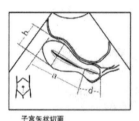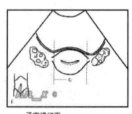

子宫矢状切面　　　　　　　　　子宫横切面
测量子宫长径、前后径、宫颈长径　测量子宫横径
a：子宫长径；b：子宫前后径；c：子宫横径；d：宫颈长径

图1-84　子宫测量方法示意图

注意：子宫大小的判断应重点参考三径之和，因个体差异，常可见单纯某个径线增大，如无临床症状，不能认为是异常。

三、卵巢声像

1. 卵巢位置、大小和声像

卵巢位于子宫体两侧外上方，但位置多变。经阴道扫查在髂内动脉前方容易寻找到卵巢。卵巢最大切面大小约为4cm×3cm×1cm，月经周期中卵巢的大小可有变化，主要由于活动侧卵巢内卵泡发育和排卵所致。声像呈扁椭圆形，边界稍有凹凸，中央部回声略高，周围为皮质，呈低回声，可显示大小不等、边清壁薄的圆形液性暗区，为卵泡声像。见图1-85、图1-86。

2. 卵泡的发育

在月经期，卵巢皮质内可见多个直径在3~5mm的小卵泡，随着月经周期的推移，一侧卵巢内出现主导卵泡并逐渐增大，形成优势卵泡，而其它小卵泡逐渐萎缩。优势卵泡的生长速度大约为1~2 mm/d，直径达18~28mm时成为成熟卵泡，逐渐突出于卵巢表面。测量卵泡的大小对了解其生长发育状态、药物治疗效果以及判断卵泡成熟是十分重要的。显示卵泡的最大切面后测量卵泡的长径和横径，可取其平均值作为卵泡大小的评价标准。

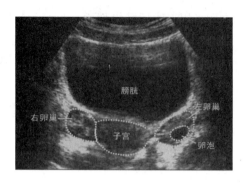

图 1 - 85　卵巢声像图（经腹扫查）

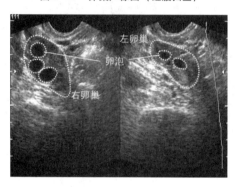

图 1 - 86　卵巢声像图（经阴道扫查）

自然周期中近排卵前的卵泡最大生长速度可达 2 ~ 3 mm/d，随着卵泡直径的增大，血清内雌激素水平不断提高，当卵泡达到成熟阶段时，雌激素水平达到高峰。

3. 排卵的判断

排卵时间的预测主要根据超声测量卵泡大小、血尿 LH 值、基础体温、宫颈粘液以及其它激素水平改变来判断。宫颈粘液评分常作为预测排卵时间的参考依据；血 LH 峰是与排卵关系最密切的指标，LH 峰出现后 24 ~ 48h 发生排卵，尿 LH 峰较血 LH 延后 2 ~ 6h。排卵是一个极其短暂的过程，一般仅需要几秒钟时间，因此超声往往不能直接观察到卵泡破裂消失的过程，只能根据间接征象判断是否发生了排卵。

（1）优势卵泡消失：即原来无回声区的优势卵泡突然消失或变小。

（2）血体形成：卵泡的破裂后迅速缩小，约在 1 ~ 45min 内由于血液的充盈形成囊性血体结构，内为不凝血液或血块，表现为卵巢皮质内无回声区变为边界不清、形态不规则、内壁较卵泡壁稍厚的混合性回声区。

（3）彩超显示卵巢血体周围环状血流信号，可记录到低阻力血流频谱。

（4）盆腔积液：由于卵泡液的流出，可出现子宫直肠陷凹少量积液。

（5）子宫内膜呈分泌期高回声。

4. 黄体

排卵后血体大约持续72 h 左右，随着颗粒细胞或卵泡膜细胞的长入而形成黄体，最后完全代替血体而形成黄体。黄体的声像表现根据排卵后血体内出血的量和时间等发生较大变化，可以表现为具有较厚而不规则的囊壁，内有完全囊性、混合性以及完全实性回声的结构，见图1-87、图1-88、图1-89。月经后期若无妊娠，黄体萎缩，体积缩小。

5. 卵巢彩超表现

经阴道扫查可较准确评价卵巢血供情况。含主导卵泡的活动侧卵巢内血流特征随月经周期发生改变。

（1）月经期

卵巢内血流信号较少，难以记录到血流频谱。动脉频谱为低速高阻型，有时没有舒张期成分。

（2）卵泡期

卵巢内血流信号逐渐增多，愈近排卵血流信号愈丰富，动脉频谱舒张期成分增多，流速增大。卵泡后期可在主导卵泡周围卵泡膜上显示半环状至环状的血流信号，阻力指数（RI）在0.4~0.5，图1-90。

（3）黄体期

黄体形成过程中黄体囊周围血管增生，囊壁上血管扩张明显，产生了特征性的黄体血流，表现为环绕黄体囊的丰富血流信号，见图1-91，血流频谱呈高速低阻型。血流阻力最低时，阻力指数可低达0.40以下，加上二维图像的复杂多变，需与卵巢恶性肿瘤仔细鉴别。

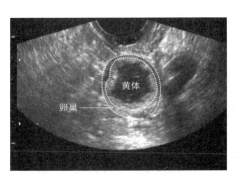

图1-87　黄体声像（囊性为主）

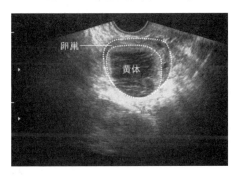

图1-88　黄体声像（混合性回声）

注意：经腹超声常不能清晰地显示卵巢内的细微结构，尤其是在肥胖、盆腔内有占位

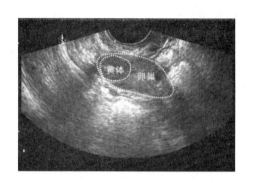

图 1-89 黄体声像 （实性回声）

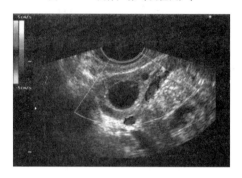

图 1-90 卵泡期卵巢彩超表现

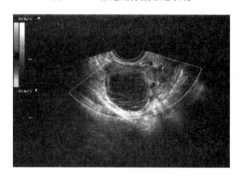

图 1-91 卵巢黄体彩超表现

性病变患者，应选择经阴道超声扫查。对呈混合性或实性回声的出血性黄体有时需行彩超加以鉴别，此时经阴道彩超起重要的作用。

四、输卵管声像

输卵管由子宫角部向外延伸，呈高回声边缘的弯曲管状结构，下方为卵巢及阔韧带，由于输卵管细而弯曲，位置不固定，周围被肠管遮盖，正常情况下不能清楚显示。当盆腔有积液时，输卵管被无回声的液体衬托，可以清晰地显示出来，见图 1-92。经阴道彩超可以显示管壁上少许血流信号，输卵管动脉呈低速中等阻力血流频谱。

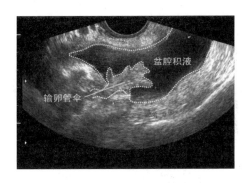

图1-92　盆腔积液输卵管声像

（谷娜）

第三节　绝经期妇女子宫卵巢声像

绝经后卵巢内卵泡的活动已停止，卵泡数目明显减少，卵巢门和髓质的血管硬化，随后发生玻璃样变以至完全闭塞。子宫肌层因无卵巢激素的刺激而逐渐萎缩，宫壁变薄，肌层大部分变为纤维组织，宫体和宫颈均收缩变小，其过程较慢，宫颈较宫体的缩小更慢，因此宫颈与宫体长度的比例逐渐回复到幼女时期一样。内膜腺体萎缩，变薄，在绝经2年后大多数内膜只有一层含小腺体而无螺旋血管的致密基质。

一、子宫声像

子宫体萎小，子宫边界不清，内膜呈线状，无周期性变化，在宫腔闭合线周围显示低回声的结合带，子宫肌层回声不均，普遍回声减低，图1-93。绝经时间较长者浆膜下肌层内有时可见斑点状高回声环，见图1-94。彩超在子宫肌层内较难找到血流信号，子宫浆膜下静脉相对扩张，呈细小裂隙。

二、卵巢声像

绝经1年后的卵巢经腹扫查基本无法显示，经阴道扫查时有时可找到萎缩的卵巢，呈较低回声的实性结节，但无法显示卵泡结构，边界不清。彩超在卵巢内几乎不能探测到血流信号。

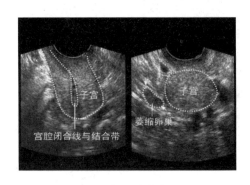

图1-93 子宫体萎小

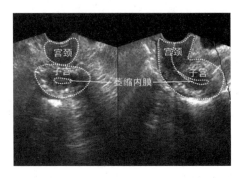

图1-94 绝经时间较长者子宫体

（谷娜）

第四节 盆腔内其他器官结构声像

一、肌肉

内生殖器位于小骨盆内，小骨盆内可显示的盆壁肌肉主要有闭孔内肌、提肛肌。闭孔内肌在子宫下方两侧或阴道两侧，占据小骨盆内前外侧的大部分，取耻骨上横切面加纵切斜扫能清楚显示；提肛肌在闭孔内肌后内侧可显示；梨状肌和尾骨肌因位置较深难以显示；髂腰肌位于骨盆两侧，内呈弱回声，边缘为断续高回声，在腹中线向髋部斜切时可显示。盆腔肌肉结构见图1-95、图1-96。

二、血管

盆腔内的大血管主要为髂外、髂内动静脉。髂外动静脉在子宫底两侧靠髂腰肌前方可显示，呈管道状无回声，动脉可见搏动。内侧为髂内动静脉。

三、输尿管

位于卵巢后方和髂内动静脉前方，与髂内动静脉平行，呈管状无回声结构，可根据其蠕动性判断。但经腹超声检查难以显示。在膀胱三角区有输尿管口,可见"射尿效应"。

四、肠管

因肠腔内气体回声干扰,肠管壁结构难以显示。盆腔内可显示直肠、乙状结肠和部分小肠,因肠内含气体及内容物,肠管呈不规则散在的强回声团,肠壁往往显示不清,肠管可见蠕动,内容物随蠕动而翻动变形,肠管与盆腔附件包块应注意鉴别。

五、盆腔内间隙

子宫颈后方与直肠间有时有少量积液,可显示出子宫直肠陷凹,它是腹膜腔最低部位,常有生理或病理性积液。

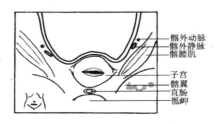

图 1-95 经子宫体横切面盆腔内结构示意图

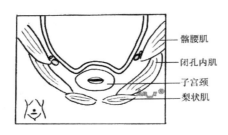

图 1-96 经子宫颈横切面盆腔内结构示意图

(谷娜)

第二篇　放射诊断学

第一章　X线、CT及MRI检查

第一节　X线检查技术

X线检查技术可分为普通X线检查、数字X线成像检查、造影检查三类。

一、普通X线检查

（一）X线的发现

1895年11月8日，伟大的德物理家伦琴（Röntgen）在黑暗的实验室里研究阴极射线管气体放电时，偶然发现附近涂有铂氰化钡的纸板上显示出手的轮廓及骨骼影像。伦琴推断这是一种特殊的射线，由于对这种射线的性质不清楚，便借用数学上代表未知数的符号"X"来代替，称之为（X-ray）。后人为了纪念他，又称之为伦琴射线。

（二）X线的产生

1.X线的产生　一般说来，高速行进中的电子流被物质阻挡即可产生X线。具体讲，X线是真空管内高速行进的电子流轰击钨靶时产生的。为此，X线发生装置主要包括X线管、变压器和操作台。

X线管为一高真空的二极管，杯状的阴极内装有灯丝，阳极由呈斜面的钨靶和附属散热装置组成。变压器包括降压变压器，为向X线管灯丝提供电源，一般电压在12V以内；和升压变压器以向X线管两极提供高压电，需40kV~150kV。操作台主要为调节电压、电流和曝光时间而设置的电压表、电流表、时计和调节旋钮等。在X线管、变压器和操作台之间以电缆相连。

X线的发生过程是向X线管灯丝供电、加热，在阴极附近产生自由电子，当向X线管两极提供高压电时，阴极与阳极间的电势差陡增，电子以高速由阴极向阳极行进，轰击阳极钨靶而发生能量转换，其中1%以下的能量转换为X线，99%以上转换为热能。X线主要由X线管窗口发射，热能由散热设施散发。

2.X线的性质和特性　X线是一种波长很短的电磁波，波长范围为0.006~5 00Å（1Å $=10^{-8}$cm）。目前X线常用的X线波长范围为0.08~0.31Å（相当于40~50千伏时），X

线还具有与 X 线成像相关的下列几个特征：

（1）穿透性：X 线波长很短，具有很强的穿透力，能穿透一般可见光不能穿透的各种不同密度的物质，并在穿透过程中受到一定程度的吸收。X 线的穿透力与 X 线管电压密切相关，电压愈高，所产生的 X 线的波长愈短，穿透力愈强；反之，电压愈低，所产生的 X 线波长愈长，其穿透力也愈弱。另一方面，X 线穿透性是 X 线成像的期础。

（2）摄影作用：X 线能使摄影胶片"感光"。经过 X 线照射后，胶片乳胶中溴化银放出银离子，形成潜影，再经显影和定影处理，银离子还原成银粒子而呈黑色。X 线照射较弱或未经 X 照射的部分，溴化银则由于定影液的作用而部分或全部溶解掉，呈半透明或透明，因而构成一幅反映组织密度不同的影像。

（3）荧光作用：X 线能使荧光物质发生电离或处于激发状态，在其恢复原状的过程中发出微热光线，利用 X 线的荧光作用进行透视。

（4）感光作用：X 线和普通光线一样可使感光材料感光，在胶片上产生黑白效果。

（5）电离反应：X 线可使空气或其他物质发生电离作用，使物质的原子电离为正负离子。X 线进入人体时也产生电离作用，使人体产生生物学方面的改变，它是放射防护学与放射学治疗学的基础。

（三）X 线成像的基本原理

在医学上，X 线之所以能用于疾病的诊断，首先是由于它具有穿透能力，荧光作用与摄影作用等特性。其次是由于 X 线通过人体各种不同组织时，它被吸收的程度不同，到达荧光屏或 X 线片上的 X 线量即有差异，因而在荧光屏或 X 线片上就显示出黑白不同的阴影，形成了"天然对比"。但人体各种软组织和液体的密度又大致相同，在它们之间缺乏天然对比，这就需要用人工的方法来扩大对比进行造影，才能达到诊断的目的，此种方法，即称"人工对比"。

由此可见 X 线图像的形成，是基于以下 3 个基本条件：首先，X 线具有一定的穿透力，能穿透人体的组织结构；第二，被穿透的组织结构，存在着密度和厚度的差异，X 线在穿透过程中被吸收的量不同，以致剩余的 X 线量有差别；第三，这个有差别的剩余 X 线是不可见的，经过显像过程，例如用 X 线片显示，就能获得具有黑白对比、层次差异的 X 线图像。

传统 X 线检查可区分四种密度：高密度的有骨组织和钙化灶等，在 X 线片上呈白色；中等密度的有软骨、肌肉、神经、实质器官、结缔组织以及体液等，在 X 线片上呈灰白色；较低密度的有脂肪组织，在 X 线片上呈灰黑色；低密度的为气体，在 X 线片上呈黑色。病变可使人体组织密度发生改变。例如，肺结核病变可在低密度的肺组织内产生中等密度的纤维化改变和高密度的钙化灶，在胸片上，于肺的黑影的背景上出现代表病变的灰影和白影。因此，组织密度不同的病变可产生相应的病理 X 线影像。

人体组织结构和器官形态不同，厚度也不一样。厚的部分吸收 X 线多，透过的 X 线少，薄的部分则相反，于是在 X 线片和荧屏上显示出黑白对比和明暗差别的影像。所以，

X线成像与组织结构和器官厚度也有关。

由此可见，密度和厚度的差别是产生影像对比的基础，是X线成像的基本条件。而密度与厚度在成像中所起的作用要看哪一个占优势。例如，肋骨密度高但厚度小，而心脏大血管系软组织为中等密度，但厚度大，因而心脏大血管在X线胸片上影像反而比肋骨影像白。

（四）透视检查

X线通过人体受检部位到达荧光屏后产生的明暗不同的影像，即为X线透视。是X线检查中最基本、最简单和使用最广泛的一种检查方法。透视一般在暗室内进行，若有影像增强装置和电视系统亦可在亮室内检查病人。

1. 优点　可移动患者，从各个方向进行观察；直接观察器官形态和动态情况；透视设备简单，操作方便，费用较低，可立即得出结论。

2. 缺点　对比度不足，影像欠清晰，难于观察密度与厚度差异较小的器官以及密度、厚度较大的部位，如头颅、腹部、脊柱及骨盆等；缺乏记录。

（五）普通X线摄影

X线摄影也有两种方式：一种是常规摄影，在摄影订或摄影架上进行。即：被摄体在摄影床或摄影架上摆好体位后进行摄影，是日常开展较多的一种摄影方式。另一种是点片摄影，也称胃肠摄影，是在透视下，利用机器配有的点片装置对观察的部位进行及时而快速的摄影。常用于消化道、胆系造影下的摄影等。

X线摄影的主要优点是：影像较透视清晰；图像可保存；操作人员接受的X线照射量少（对X线的防护较好）；人体大部分部位均可进行，应用较为广泛，不能对病变准确定位，也不能立即获得结果。

近年来广泛使用的CR和DR，因其影像质量明显优于常规模拟X线影像，且防护较好，故有逐步取代常规模拟X线透视和模拟X线摄影的趋势。

（六）特殊摄影

在CT、MRI检查技术出现后，X线特殊检查技术的应用明显减少，其中高电压摄影已成为胸部X线摄影的常规，体层摄影也只在没有CT检查的地区应用。

乳腺X线摄影：乳腺X线摄影的临床应用主要在于乳腺癌的普查和诊断。近期，我国乳腺癌的发病率呈上升趋势，在女性癌谱中仅次于肺癌列为第2位，部分地区已列为第1位。乳腺癌的死亡率列为女性全部恶性肿瘤死亡率的第6位。要降低乳腺癌的发病率和死亡率，推广自查和体检普查，在体体检中发现可疑病变时，应立即进行B超或X线摄影检查优于触诊，可发现临床触诊摸不到的肿块。但是，对年龄较轻、小乳房或致密腺体型乳腺相对较差。以上所述表明，乳腺X线摄影检查仍是当前乳腺癌早期诊断很重要的手段之一。因此，掌握、控制和规范乳腺摄影的技术要点，并加以惯性运行的质量管理，是提高X线摄影在乳腺检查利用率的前题条件。

（1）乳腺摄影体位选择：统计表明，双侧乳腺同时对照，取侧斜位，也称内、外侧斜位（medio-lateral oblique，MLO）和轴位，也称头尾位（cranio-caudal，CC），可满足93%临床诊断者，仅7%需要辅加另外体位或放大摄影。因此，MLO位与CC位可作为乳腺摄影的常规体选择，其中MLO位是最有效的摄影体位，能更清楚地看到乳房上外侧1/4位置内的组织，这个部位是乳癌最好发的部位。

（2）乳腺摄影照片的标记：乳腺摄影照片的标记是非常重要的临床资料。它必须有一个明确、统一、规范的标记。这些标记必须能使诊断医生清楚地读到。

（3）乳腺摄影的质量控制：乳腺摄影的质量控制是乳腺摄影质量管理的主要内容，它涉及乳腺摄影检查中所有的技术环节，是获得稳定的高质量的乳腺X线照片的前提条件。下面介绍美国放射学会（ACR）的质控要求。

1）暗室清洁：在每个工作日开始进行任何照片冲洗之前，要对暗室进行清洁，尤其是冲洗机的送片托盘要重点保洁，以防止灰尘在乳腺照片上形成粒状的白色伪影。

2）增感屏清洁：每周至少一次对乳腺摄影专用增感屏进行清洁和维护，以减少灰尘和污物导致的伪影。

3）洗片机的质控：在每个工作日进行任何照片冲洗之前，要了解洗片机的运行及药液性能的稳定性。

4）暗室灰雾：暗室灰雾检测的目的是保证安全灯的正常工作，不使乳腺照片产生灰雾，照片灰雾会降低影像的对比度。检测的方法是拍摄一张模体影像，在全黑的暗室里取出胶片，乳剂面朝上放在工作台上，用遮光板挡住胶片的一半，打开安全灯2min，然后冲洗照片。ACR的建议标准是有灰雾产生的密度小于0.05（即照片两部分的密度差）。

5）屏-片密着状态：屏-片密着状态测试是将一块15.75%线/厘米的铜网放在装有胶片的暗盒上进行摄影、铜网影像密度掌握在0.7~0.8之间，每半年检测一次。ACR的建议标准是：屏-片密着不良的暗区面积>1cm²时，暗盒不能使用。

6）压迫：压迫技术是提高乳腺摄影质量的重要措施。恰当的压迫可以减少X线照射剂量、降低散射线、改善影像的对比度、锐利度及模糊度。ACR的建议标准是：压迫系统所提供的压力应在111~200牛顿（N）之间。

7）乳腺体模成像：使用乳腺模型可对影像质量的稳定性时行监测。ACR推荐用RMI-156型乳腺体模每月测定一次，或在怀疑影像质量发生变化时对乳腺影像的密度、对比度和一致性进行评估。

二、数学X线成像检查

传统的X线透视（或影像增强器）与屏-片系统获得的是由X线透过人体内部器官和组织后形成的模拟影像（analog image）。数字X线成像检查技术是指应用计算机X线摄影（computed radiography，CR）数字X线摄影（digital radiography，DR）和数字减影血管造影（digital aubtraction angiography，DSA）等设备获得数字影像（digital image）的X线检查技术。从广义上讲，CT也属此技术。

（一）CR

CR 系统最初由日本富士胶片公司于 70 年代开始研制，80 年代初已有市售，现已几度换代，其他若干厂商也有类似产品。开发 CR 系统的基本动机在于使放射学领域中应用最久、也最广泛的常规 X 线摄影信息数字化。

1.CR 系统的构造　CR 系统以 IP 为探测器，利用现有的 X 线设备进行 X 线信息的采集来实现图像的获取。它包括 X 线机、影像板、影像阅读器、影像处理工作站、影像存储系统和打印机。

（1）X 线机：CR 系统所用的 X 线机与 CR 系统的种类有关。CR 系统的激光阅读装置分为暗盒型（cassette type）和无暗盒型（non－cassette type）两种。暗盒型阅读装置的 CR 需要暗盒作为载体，装载的 IP 经历曝光、激光扫描的过程，系统所用的 X 线机与传统的 X 线机兼容，不需要单独配置。无暗盒型 CR 系统的 IP 曝光和阅读装置组合为一体，图像向工作站传输的整个过程都是自动完成的，需要配置单独的 X 线发生装置。

（2）影像板：IP 是 CR 成像系统的关键元件，作为记录人体影像信息、实现模拟信息转化为数字信息的载体，代替了传统的屏－片系统。它既适用于固定式 X 线机，也可用于移动式床边 X 线机，既可用于普通的 X 线摄影，也可用于特殊摄影和街景检查，具有很大的灵活性和多用性，可以重复使用。

IP 的规格尺寸与常规胶片一致，一般有 35cm×43cm（14ft×17ft）、35cm×35cm（14ft×14ft）、20cm×25cm（8ft×10ft）四种规格。根据不同种类的摄影技术，IP 可分为标准型（ST）、高分辨型（HR）、减影型及多层体层摄影型。

新型的成像板改善了敏感度、清晰度和坚韧性，同时与旧的成像板兼容。电子束处理外涂层用于保护成像板免于机械磨损和化学清洁剂的损伤。在正常条件下，成像板的使用寿命为 10000 次。

（3）影像阅读器：影像阅读器是阅读 IP、产生数字影像、进行影像简单处理并向影像处理工作站和激光打印机等终端设备输出影像数据的装置。它具有将曝光后的 IP 由暗合中取出的结构，取出的 IP 等待激光扫描的扫描过程。

在激光扫描仪中，数字化影像被送到灰度和空间频率处理的内部影像处理器中，然后送至激光打印机或影像处量工作站。影像读取完成后，IP 的潜影被消除，重新装入暗合。

（4）影像处理工作站：影像处理工作站具有影像处理软件，可提供不同解剖成像部位的多种预设影像处理模式，产现影像的最优化处理和显示，并且进行影像数据的存储和传输。影像处理工作站吹风机行可影像的查询、显示与处理（如放大、局部放大、窗宽窗位调节、旋转、边缘增强、添加注解、测量和统计等），并可把处理结果输出或返回影像服务器。

（5）监视器：监视器主要用于显示经影像阅读处理器处理过的影像。

（6）存储装置：存储装置用于存储经影像阅读处理器处理过的数据，有磁盘阵列、磁带阵列等等。

2. CR 的成像原理

（1）CR 影像的形成过程

1）成像板置暗盒内，利用传统设备曝光，X 线穿透被照体后与 IP 发生作用，形成潜影。

2）潜影通过激光扫描进行读取，IP 被激励后，以紫外线形式释放出存储的能量。这种现象叫激励发光（photo stimulable luminescertce，PSL）。

3）利用光电倍增管，将发射光转换成电信号，并给予放大。

4）电信号在计算机屏幕上重建成可见影像，并根据诊断的特性要求进行影像的后处理。

影像读取过程完成后，IP 的影像数据可通过施予强光来消除，以便 IP 可重复使用。

（2）CR 系统的工作流程

1）信息采集：传统 X 线摄影中使用增感屏/胶片组合系统的成像方式已众所周知，在 X 线照片上最终形成的影像无法数字化。CR 系统解决的关键问题之一即是开发了一种既可接受模拟信息，又可实现模拟信息数字化的信息载体，即成像板（IP）。这样，采集的信息则可应用数字图像信息处理技术进一步处理，实现数字化处理、贮存与传输。

2）信息转换（transformation information）：CR 系统中，IP 经 X 线照射后被激发（第一次激发）。经第一次激发 IP 上贮存有空间上连续的模拟信息，为使该信息数字化，IP 要由激光束扫描（第二次激发）读出。CR 系统的读出装置中的激光发生器发射激光束（氦－氖 [He－Ne] 激光束波长为 633nm，半导体激光束波长为 670～690nm），在与 IP 垂直的方向上依次扫描整个 IP 表面。IP 上的荧光体被二次激发后发生光激发发光（photo stimulated luminescence，PSL）现像，产生荧光。荧光的强弱与第一次激发时的能是不是精确成比例，即呈线性正相关。该荧光由沿着激光扫描线设置的高效光导器采集和导向，导入光电倍增管，被转换为相应强弱的电信号。继而，电信号馈入模拟/数字（A/D）转换器转换为数字信号。至此，CR 系统完成了模拟信号和破败信号的转换。

事实上，FCR 系统的读出装置是依据 IP 上成像层内晶体的 PSL 特征设计的。FCR 系统中的信息转换部份主要是由激光扫描器、光电倍增管和 A/D 转换器组成的。

3）信息的处理与记录（processing and recording of information）

信息的处理：CR 的信息处理可分为谐调处理、空间频率处理和减影处理。

谐调处理（gradation processing），谐调处理涉及的是影像的对比。传统的增感屏/胶片摄影系统中，最后显示的影像在很大程度上取决于 X 线曝光量，当曝光量过高和过低时，均不会同居到有诊断价值的影像。CR 系统中，X 线剂量和/或能量改变（曝光宽容度）的允许范围则较大，在适当设置的范围内曝光均可读出影像的信号。

中谐调处理中，其中有四个参数决定谐调处理善的非线性转换曲线，即谐调类型、旋转中心、旋转量和谐调曲线移动量。谐调类型是四个参数中最基本的参数，它规定非线性转换曲线的基本形式。FCR 系统有 15 个以上谐调类型的形式，在 FCR 照片上，由字母 A

到 P 中的一个字母标明。其中选择某一种谐调类型，则可实现影像的黑/白翻转；在曲线围绕某一特定的中心点旋转时，依赖旋转中心点的位置和旋转程度均可得到不同的影像对比；当谐调曲线移动时，即可改变影像的总体光学密度。

①空间频率处理（spatial frequency processing）：空间频率处理是指对频率响的调节，从而影响影像的锐度。在增感屏/胶片系统，随着空间频率的增加，频率响应变小，即是说影像内高频率成份的对比将减小。CR 系统中，可通过空间频率处理调节频率响应，如提高影像中高频率成份的频率响应，来增加此部分的对比。

②减影处理：减影大多是数字减影血管造影（DSA）设备的功能，但 CR 系统尚可完成血和造影与非造影影像的减影职能。在时间减影血管造影方式中，CR 系统同样可以摄取蒙片和血管显影照片，并经计算机体件功能实施减影。

③信息的记录：FCR 系统的信息是存贮在光盘中的。如光盘的一面贮量为 1GB，而一幅 CR 影像的存贮空间为 4MB，则每面光盘可存贮 250 幅图像。但是，资料管理系统可提供压缩，如压缩率为 1/20，则每面光盘的存贮量可扩充到 5000 幅影像。

为满足临床诊断目的，FCR 系统信息的记录方式有三种主要类型：a. 激光打印胶片；b. 热敏打印胶片；c. 热敏打印纸。激光打印胶片是常规的记录方式，CR 信息传输到激光打印机，打印机还可同时联接其它成像设备，如 CT、MR、DSA 等，形成网络。

（3）CR 的影像记录

1）CR 的影像采集：光激励荧光体经济界体结构"陷阱"中存储了吸收放的 X 线能量，故也称做"存储"荧光体。在光激励发光过程中，以适当波长的附加可见光能量的激励下，这种俘获的能量能够被释放出来。

采集到的数字化原始数据的影像送入计算机处理，对有用的影像相关区域进行确定，按照用户选择的解剖部位程序，将特体对比度转换成模拟胶片的灰阶影像。最后，影像在胶片上记录或在影像监视器上观察。

2）CR 探测器的特征：CR 成像是基于光激励发光的原理。当一个 X 线光子在 PSP 材料中积存能量时，有三种不同的物理过程在能量转换中发生。能量百先以可见光的形式释放荧光，这个过程是传统 X 线摄影增感屏成像的基础。PSP 材料在晶体结构缺陷中储绝大部分积存的能量，因而得名存储荧光体。这种存储的能量形成潜影，随着时间推移，潜影会由于磷光的产生而自然消退。如果用适当波长的可见光激励，激励发光的过程可以立即释放出部分俘获的能量，发出的可见光通过光电转换为数字化影像信号。

许多化合物具有 PSL 的特性，但具有 X 线摄影所需特性的却为数不多，即普通激光可以产生与激励 – 吸收波峰相匹配的波长，它具有普通光电倍增管输入荧光体容易吸收的激励发射波峰以及潜影稳定性（不会因荧光产生而引起信号明显损失）。适合这些要求的化合物是碱土卤化物，商品名有 Rb – Cl、BaFBr；Eu^{2+}、BaF（Brl）：Eu^{2+}、BaSrFBr：Eu^{2+}。

3）稀土的添加和收过程：微量的 Eu^{2+} 混杂物加在 PSP 中，以改变它的结构和物理特性。微量的混杂物也叫做活化剂，替代了晶体中的碱土，形成了发光中心。由于 X 线吸收而产生的电离在 PSP 晶体中产生电子/空穴对将一个 Eu^{2+} 跃迁到激发态 Eu^{3+}，当 Eu^{3+} 返回到基态 Eu^{2+} 时会产生可见光，以俘获电子的形式存储能量形成潜影。

随着时间的推移，俘获的信号会通过自发荧光呈指数规律消退。一次曝光后，典型的成像板会在 10 分钟到 8 小时之间损失 25% 的存储信号，这个时间段之后逐渐变慢。信号消退给输出信号带来不确定性，可通过固定曝光和读出时间间隔来固定存储信号的衰退，以消除这种不确定性。

（4）CR 的影像读取

1）影像板阅读仪：影像阅读议是读出成像板所记录影像的设备，它的主要指标将直接影响所影像的质量。

2）激励和发射：通常用氦氖（HeNe）（$\lambda = 633 nm$）和"二极管"（$\lambda \cong 680 nm$）产生的激光。一次激光的能量激发荧光体中位于局部 F 中心位置，另一种是"开隧道"到邻近的 Eu^{3+} 复合物，后者更有可能发生，这时电子时入中间能态并释放出非可见光的辐射"声子"。一个 3eV 能量的可见光光子立即跟随此电子经过 Eu^{3+} 复合物的电子轨道落入更稳定的 Eu^{2+} 能级。

3）读出过程

①激光扫描：经过 HeNe 或二极管发出的激光束，再由几个光学组件后对荧光板进行扫描。首先，激光束分割器将激光的一部分输出到监视器，通过参照探测器的应用来补偿强度的涨落。被激励可见光的强度取决于激励激光源的强度。激光束的大啊分能量被批描镜（旋转多角反射镜或摆动式墙面反射镜）反射，通过光学滤过器、遮光器和透镜装置，提供一个同步的批描激光束。

激光束横越荧光体板的速度，要根据激励后发光信号的衰减时间常数来确定（BaF－Br：E^{2+} 约为 0.8ms）这是限制读出时间的主要因素。激光束能量决定着存储能量的释放，影响着批描时间、荧光滞后效果和残余信号。较高的激光能量可以释放更多的俘获电子，但后果是在荧光体层中激光束尝试的增加和被激发可见光的扩散而引起空间分辨率降低。

②PSL 信号的探测器转换：PSL 从荧光屏的各个方向发射出来，光学采集系统（沿扫描方向上位于激光－荧光体界面的镜槽或丙烯酸可见光采集导向体）捕获部分发射的可见光，交将其引入一个或多个光电倍增管（PMT）的光电阴极。从光电阴极发射出的光电子经过一系列 PMT 倍增电极加速和放大。增益（也就是探测器的硬度）的改变可通过调整倍增电极的电压来实现，以获得输出电流满足适宜影像质量的曝光量。PMT 输出信号的动态范围比荧光板高得多，在整个宽曝光范围上可获得高信号增益。

大多数 PSP 阅读仪系统用模拟对数放大器或"平方根"放大器对 PMT 输出信号进行放大。对数转换为一次 X 线曝光量和信号幅度之间提供一种线性关系，平方根放大为量子噪声与曝光量提供线性关系。无论哪种情况，信号的总体动态范围被压缩，以保护在整个有限离散灰阶的数字化精度。

③数字化：数字化是将模拟信号转换成离散数字值的一个过程，信号必须被采样和量

化。采样确定了 CR 探测器上特定区域中 PSL 信号的位置和尺寸,量化则确定了在采样区域内信号幅度的平均值。

(5)四象限理论:在 X 线采集条件不理想的情况下,往往过度曝光或曝光不足,但 CR 系统能把它们变成具有理想密度和对比度的影像,实行这种功能的装置就是曝光数据识别器(exposure data recognizer,FDR)。EDR 结合了先进的图像识别技术,如分割曝光识别、曝光野识别和直方图分析。

1)EDR 的基本原理:EDR 是利用每种成像采集菜单(成像部位和摄影技术)中 X 线影像的密度和对比度具有自己独特的实现的,EDR 数据来自于 IP 和成像菜单,在成像分割模式和曝光野的范围被识别后,就得出了每一幅图像的密度直方图。对于不同的成像区域和采集菜单,直方图都有不同的类型相对应。

EDR 的功能和 CR 系统运作原理将归纳为四个象奶来进行描述。

①第一象限:显示入射的 X 线剂量与 IP 的光激励发光强度的关系。

②第一象限:显示 EDR 的功能,即描述了输入到影像阅读装置(image reader device,IRD)的光激励发光强度(信号)与通过 EDR 决定的阅读条件所获得的数字输出信号之间的关系。CR 系统的特征曲线根据 X 线曝光量的大小和影像的宽容度可以相应改变,以保证稳固的密度和对比。由于在第一象限中 IP 性质的固有性和在第二象限的自动设定机制,最优化的数字影像信息被输送到第三象限的影像处理装置中。

③第三象限:显示了影像的增强处理功能(谐调处理、空间频率处理和减影处理),它使影像能够达到最佳的显示,以求最大限度地满足放射和临床的诊断需求。

④第四象限:显示输出影像的特征曲线。横坐标代表入射 的 X 线剂量,纵坐标(向下)代表胶片的密度。

曝光后 IP 上采集的影像数据,通过分割曝光模式识别、曝光野识别和直方图分析,最后来确定影像的最佳阅读条件,此机制就称为曝光数据识别(EDR)。

2)EDR 的方式

①自动方式:自动调整阅读宽度和敏感度。

②半自动方式:阅读宽度固定,敏感度自动调整。

③固定方式:阅读宽度和敏感度均固定,如同屏 – 片体系中的 X 线摄影。

4.CR 系统的特殊价值　在临床上 CR 系统的特殊价值主要表现在以下方面:

(1)X 线剂量:CR 系统设计的初衷之一是减少 X 线剂量。投照 X 线剂量的降低与 IP 的性能、检测(读出)设备的敏感性、投照部位及投照时的技术参数等多种因素有关。已有的材料证实,应用 FCR 系统成像的 X 线剂量,在胸部投照时为常规 X 线摄影的 1/20 ~ 1/7;在胃肠道造影检查时为 1/20;泌尿与盆腔检查进为 1/8 ~ 1/2。X 线剂量还与 IP 使用的期限有关,事实上超过额定曝光次数的 IP 通常仍可使用,但 X 线曝光剂量将提高,才可继续得到可满足诊断要求的影像。

(2)体检及高危人口的 X 线检查:适龄妇女的乳腺定期体检目前已相当普及,但积累的 X 线剂量过高自身即为一个致癌的危险因素。CR 系统的低 X 线剂量成像则极有利于乳腺普查及其他类似目的体检。此外，对辐射尤其敏感的孕妇及儿童，使用 CR 系统代替传统 X 线摄影则可大大放宽 X 线检查的内容与次数的限度。

（3）国民 X 线剂量：为一个衡量某一国家或地区的人口接受的平均 X 线剂量的参数。这个概念涉及两层含义：一是一般意义上的剂量；二是诱发白血病意义上的剂量。如在日本 1978 年，一般意义上的 X 线摄影的国民 X 线剂量为 10.3mrad/人/年；透视者为 52.3mrad/人/人。若有用 CR 系统，假定 X 线剂量平均下降到常规 X 线检查的 1/5，则一般意义上的国民 X 线剂量为 2.1mrad/人/年；诱发白血病意义上的国民 X 线剂量为 6.0mrad/人/年。这样，具有遗传学意义的 X 线剂量仅为天然辐射剂量的 2% ～ 3%，诱发白血病意义的剂量将下降到天然辐射剂量的 10%。

5. CR 系统的优点

CR 系统有以下优点：

①X 线剂量比常规 X 线摄影显著降低。

②可与已有的 X 线摄影设备匹配工作，放射技师不需特殊训练即可操作。

③具有多种后处理功能，如测量（大小、面积、密度）、局部放大、对比度转换、对比度反转、影像边缘增强、双幅显示以及减影等。

④显示的信息易为诊断医生阅读、理解，且质量更易满足诊断要求。

⑤可数字化存贮，利于并入网络系统；可节省部分胶片，也可节约片库占用的空间及经费。

6. CR 影像的不足

①时间分辨率差，不能满足动态器官的影像显示。

②空间分辨率相对较低。在细微结构的显示上，与常规 X 线检查的屏 – 片组合相比，CR 系统的空间分辨率有时显得不足。

③曝光剂量偏高。临床应用表明，与常规屏 – 片系统相比，除了对信燥比要求不严格的摄影部位外，要获得等同的影像质量，CR 影像所需的曝光剂量高出 30%，甚至更多。

7. CR 影像处理技术　CR 影像处理类型包括影像对比度改变、空间频率调整以及特殊影像算法的实施。

（1）对比度处理：对比处理的日的是改变影像数据的设置，使其对比度等同于传统屏 – 片影像，或者是增强所希望特征的显著性。对比处理又叫做层次处量色调谐调或对比增强。

对比度处理有两咱不同的方法，最常用的技术是按照用户控制的查询表（look – up table，LUT）衙新变换各个像素值。对比度曲线的整体改可以在不同的灰阶等级产生不同的局部对比度。有的厂家用四种不同的参数（GA、GC、GT、GS）来控制此处理过程；有的厂家用两种（平均密度和 LUT 起始）；有的厂家用三种（窗左延伸、窗右延伸、感度测量）；有的厂家处理提供可选择的模仿屏 – 片系统的基本曲线形状（GT），具有增加或减少层次（GC 和 GA）和整体亮度（GS）的能力。有的厂家提供几种预定义的 LUT 中的一种选择。有的厂家提供四种预定义的显示功能（感度测量）。灰阶数据到显示功能的变换通过调整灰阶直方图的显示窗来控制（窗左延伸、窗右延伸）。

第二种对比度处理的类型是通过对滤过后原始影像的操作和更改原始影像的重建来实现对比度的改变。有的厂家动态范围控制（dynamic range control，DRC）处理是可自由选择的，由每一解剖菜单下的三个用户可选参数（核尺寸、曲线类型和加强因于）来控制。

（2）频率处理：数字影像处理的一个目的是增强数据中特性的显著性。影像中这些增强的特性，可以通过它们特定的空间频率来表示。

许多厂家均采用模糊蒙片减影的技术，用所选尺寸的标准值对原始影像进行处理，产生一幅模糊影像。然后将在原始影像中减去模糊影像，产生一幅包含突出高频信息的影像，并使用用户定义的增强因子乘以每一像素来调制高频信息。将结果影像加到原始像并标准化数据组，从而建立频率增强影像。用户可选择的参数包括核尺寸、增强因子。

决定频率处理条件的频率响应方式由三个参数控制，即；

1）频率等级（frequency rank，RN）：涉及由频率处理所增强的影偈频率成份的频带。如前所述，该频带是由不鲜明蒙片的大小决定的。当前的 FCR 系统中，该频带被称为频率值 f_0。在该值区域，频率处理的响应最大（f_0 指标 IP 上的空间频率）。f_0 又分为 10 个频率等级。

2）频率类型（freauency type，RT）和增强程度（degree of enhancement，ER）：这两个参数用于特性化公式的增强因素的函数。当最大程度的增强正常为 1.0 时，RT 可特性化函数。目前 FCR 系统有八种 RT 的类型。RE 指示增强程度撮大值。因此，函数 K（Q）可由下式计算：

K（Q）＝RE×RT（Q）

（3）动态范围控制：CR 系统的动态范围控制（dynamic range control，DRC）采用压缩处理。DR 压缩处理是在谐调处理和空间频率处理的前期自动进行的，日本国东京都国家癌症中心的大谷先生提出的"胸部自动补偿数字过滤"方式为 DR 压缩处理的代表方式。

（4）体层伪影抵制技术：伪影抵制处理采用了一种新的图像处理算法，此过程在谐调处理和空间频率处理之前运算完成。在 CR 的伪影抵制处理中有三个参数可供调节，即 ORN（伪影抵制处理等级）、ORT（伪影抵制处理类型）和 ORE（伪影抵制处理的增强程度）。

（5）能量减影：能量减影的具体实施是有选择地去掉影像中的骨骼和软组织的信息，在同一部位同一次曝光中获得的一幅高能量影像，这两幅影像中的骨骼与软组织信号强度不同，通过计算机加权减影（weighted subtraction）来实现这两幅图像的减影。结果是与骨骼相一致的信号被消除，得到软组织影像；同理，与软组织相一致的信号被削除，得到了骨骼组织的影像。这些减影信号的获得与被照体的厚度和缓组织密度相关。相近密度的骨组织进行同时的曝光，通过减影消除软组织后，对比骨骼信号用 g/m^2 单位能够定量地测出骨组织的密度差异。这种技术被称做双能量吸收（dualenergy absorptiometry，DXA），且被广泛地应用在骨密度的测量中。在 CR 系统中，能量减影，过程是靠两幅以不同能量曝光法和一次曝光法。前者是在曝光中切换 X 线管输出的能量，如 120kVp 和 60kVp，从而得到两幅不同能量的照片，两幅照片曝光间隔必须很短，方可保证两幅影像曝光之间病人的投照位不移动，否则则无法精确重叠减影。尽管两次曝光法的两幅影像也是在不同的时间获得的，但因间隔很短，时间变量可略而不计。一次曝光法则是在暗盒中放置两块 IP，中间放入一块铜块。铜板的厚度经过测算，从而保证曝光时射线穿过第一块 IP 与铜板后被滤过一定比例的较软的（波长较长的）射线，这样，第二块 IP 将接受波长较短的（硬化的）射线曝光。两块 IP 是在同一时间曝光的，故不存在因成像时，间的差别而可能出现的被照位移动，且两幅影像的曝光能量不同，可用于实施能量减影。

8. CR 系统质量控制与性能检测

（1）质量控制与定期维护：定期质量控制检测，对于检查系统性能和维持最优化影像质量尤其重要。

1）技师、医师、物理师、临床工程师的应用培训：技师需要至少一周的岗位培训，放射科医师也应在使用前与应用专家的沟通，按照自己的喜好进行特殊影像处理算法。物理师应该关注处理算法功能。医院工程人员应该接受人简单预防性维护任务和恢复最小程度错误的培训。

2）每天（技师）

①视察系统的运行情况，包括阅读议、ID 终端和影像观察影视器。

②检查照片冲洗机的药液活性、药液增加被充泵或干式相机的运行状况。

③制作激光成像感光测量胶片条并测量照片密度。

④检查胶片供给。

3）每周（技师）

①清洁系统和冲洗机的过滤器和通风孔。

②擦除所有很少使用或没有流通的成像板。

③为冲洗机制做曝光感光测量胶片条，并测量照片密度。

④验证软拷贝观察工作站的监视吕校准（SMPTE 模体），对比度/高度设定在 0% ~ 5% 和 95% ~100% 的小斑块都可见。

⑤检查暗盒和成像板。

⑥采集测试模体影像，并在计算机数据为中编入目录。当超出预设定的界限时，核查系统性能并采取措施。

4）每月（技师）

①照片冲洗机维护，包括药液更换以及药液槽和辊轮的彻底清洁。

②执行量化 QC 模体分析，如低对比、空间对比度、信噪比等的抽查。

③检查照片重拍率、概观曝光指数，确定不可接受影像的产生原因。

④检查 QC 数据为，确定问题的原因并执行校正措施。

5）每半年至一年（医学物理师）

①对所有成像板执行线性/感度测试。

②视察/评估影像质量；抽查影像处理算法的适用性。

③执行验收检测步骤以确定和（或）重新建立基准值。

④检查重拍现象、患者曝光量趋向、QC 记录和设备维修历史。

⑤除了定期检测外，所有的检查都应该在一个"视为需要"的原则下执行。

（2）性能检测

1）荧光板背景噪声：设备清单中列出的所有成像板必须首先经过整个擦除周期，以确何无背影辐射或其他原因造成的残留信号。

2）系统线性、自动动态范围控制和曝光响应：此测试能确定超过 20 位曝光变化时探测器和读出系统的响应在（>100 倍差异）。对摄影 X 线管进行核准，使输出的可重复性（管电压精度优于 ±5%，曝光输出精度 ±2%）和采集几何/接受器的摆放始终体质一致。建议的技术参数为 80kVp、180cm SIDt 和 1mmCu 加 1mmAl 滤过，线束准直在整个接受器区域。向生产商咨询特定的线束能量和球管滤过，以确定正确的曝光值校准。

3）成像板可重复性、密度一致性的伪影分析：探测器自峰的一致性以及探测器之间的一致性要稳定。可生复输出（允许 2% 变动）的 X 线管校准后就可执行此测试。将清单中的每一暗盒/荧光板放置在 X 线束的中心，并使用 80kVp、大 SID（约 180cm）对整个荧光板均匀曝光，大约（5~10mR）的人射曝光量。可重复的几何特性和荧光板摆放必须体质前后一致。

4）荧光板/暗盒流通量：此测试可以联合上述方法一起完成。具有自动装载的系统可以尽快处理 5~10 块每种特定尺寸的暗盒，记录最初阅读开始到最后照片影像（或数字影像）出现的时间间隔，以推算出每小时处理的成像板数量。对于具有内部堆栈和需要手动供给的系统，应该将 10 块暗盒无间隔地送入音读议，记录时间方法同上。流通量的偏差不应超出规格的 10%。阅读时间主要依赖于成像板尺寸，完整的评估应该测试每一尺寸的暗盒。流水线处理过程提高了堆栈中成像板的流通量，因此一幅影像的处理时间（显示或照片输出）将会超过一系列成像板的平均时间。

5）激光束功能：此测试可评估激光束扫描线的完整性、线束振动、信号消退、聚焦等。选择大约 80kVp、180cm SID、大约 5mR 的一次曝光量。将一把钢尺放置在 35cm × 43cm 暗盒的中心，大致垂直于激光束扫描线。检查影像中钢尺的边缘来评估激光束的振动，钢尺边缘应该在照片整个长度内保持笔直且连续。扫描国线沿钢尺边缘由亮到暗过渡时出现过度辐射不足都说明存在计时错误或激光束调制问题。

6）空间分辩率：空间分辨率测试包括每种尺寸和类型成像板（标准和高分辨）的每

幅影像中央和周边的极限分辨率。在每种尺寸暗盒的中央和周边区域，近乎平行的近乎垂直于 X 和 Y 方向放置分辨率测试模体（铅条方波测试卡）。用相对低能量（约 60kVp）的线束对暗盒曝光，180cm SID 和大约 5mR 的曝光量（量子斑点较低），使用阅读/处理算法来增强摄影照片对比度。对于 CRT，将数字影像放大至固有分辨率极限，调节窗宽/窗位使被照体最优化显示。中央和周边分辨率都应该与阅读采样率和荧光体类型组合所特定的最大分辨率相接近。阅读仪扫描和扫印时都是每毫米 10 个像素，最大分辨率为 5LP/mm。不论在水平还是垂直方向上的分辨率比生产商的规格低 10% 以上时，都要进行校正。

7）金属网测试和接受器分辨率一致性：此测试利用屏－片密着测试工具验证荧光板整体视野的聚焦状况。测试每种尺寸的一块暗盒。金属网测试工具直接与 PSP 暗盒接触，用相对较低的线束能量（60kVp）曝光，180cm SID，约 5mR 的剂量（量子斑点应该较低）。使作增强影像对比度的阅读/处理算法，影像应该在整个视野内无畸变且清晰。如果在某一荧光板上金属网存在畸或模糊区，则说明 PSP 探测器应该清洁或维修。不同 PSP 探测器的影像上出现可重复的畸或模糊则说明设备存在故障。

8）低对比感度/探测能力：在调计优良的系统中，对比度分辨率应该受量子统计（成像板中吸收的 X 线）的限制。此测试可以验证 X 线光子统计对常规 X 线成像曝光范围的限制。其他的噪声源（如电子操声、数字化噪声、亮度噪气或固有模体噪声等）都应该在曝光范围内不限制低对比信号的探测。

9）距离精度测量和高宽比测试：距离精度很容易由已知尺寸物体、影像缩小因子和照片上测昨的距离而确定。对于一个影像显示工作站，应该首先对每一 TP/影像矩阵执行像素校准。分辨率测试模体影像可以用于测量水平、垂直或任何倾斜方向的距离精度。对于减小尺寸的照片影像，实际距离是测得的距离和影像减小因子的乘积。真实距离和实测距离的比较，在两个方向上应该在测量误差的 1% ~3% 范围内。

10）擦除周期的精度/完全性：如果 PSP 荧光板不正确擦除或擦除不完全，可能在以后的影像采集中产生类似处理故障的影像伪影。在特殊情况下，芨度过度曝光的接受器可能需要几次"擦除"才能完全消除残余潜影。为了测试擦除能力，在 PSP 的中心密着放置高对比测试体（如分辨率铅条模体），用大约 50mR（80kVp，25mAs，180cm，无滤过）人射曝光量对其曝光。如果曝光量超出 200mR，有些系统的荧光板将会被识别为"过度曝光"而禁止使用，或显示警告信息。用标准算法处理此屏，并请求将此屏从这些系统的内部堆栈中退出。用较小的准直野，大约 1mR 的人射曝光量对屏再曝光（如 80kVp，0.5mAs，280cm，无附加滤过），使用相同的阅读算法进行处理。通过观察分辨率测试模体的残影，来验证先前的高曝光量有无残余信号。

11）影像处理：LUT 的变换和频率增强：这些测试是为了验证生产商提供的各种特殊影像处理算法和用户为临床应用所选择调整的正确功能，目的是测试所采集影像从原始数据到影像数据变换的参数变化和输出确认。

（二）DR

DR 的研制，在 20 世纪 90 年代后期取得了突破性进展，出现了多种类型的平面 X 线摄影探测器（flat panel detector，FPD）。DR 较这 CR 具有更高的空间分辨率、更高的动态范围和 DQE、更低的 X 线照射量，图偈欠更丰富，在曝光后风秒内即可显示图像，大大改善了工作流程，提高了工作效率。根据 DR 成像技术的不同，可分为直接数字化 X 线成像（非晶硒）、间接数字化 X 线成像（非晶硅）、CCDX 线成像、多丝正比电离室（multi－wire proportional chamber，MWPC）成像等。

1. 直接数字化 X 线成像

（1）基本结构：非晶硒平板探测器的结构主要包括以下四部分。

1）X 线转换介质：位于探测器的上层，为非晶硒光电材料，得用非晶硒的光电导特性将 X 线转换成电子信号。

2）探测器单元阵列：探测器单元阵列位行非晶硒的底层，用薄膜晶体管（thin filmtransistor，TFT）技术在玻璃底层上形成几百万个检测单元阵列，每一个检测单元含有一个电容和一个 TFT，而用每一个检测单元对应图像的一个像素。电容储存着由非晶硒产生的相应电荷。

3）高速信号处理：由高速信号处理产生的地址信号顺疗激活各个 TFT，每个储存电容内的电荷按地址信号被顺序读出，形成电信号，然后时行放大处理，再送到 A/D 转换器时行模/数转换。

4）数字影像传输：将电荷信号转换成数字信号，并将图像数据传输到主计算机进行数字图像的重建、显示、打印等。

（2）成像原理：入射的 X 线照射非晶硒层，因导电特性激发出电子－空穴对，该电子－空穴对在偏置电压形成的电场作用下被分离并反向运动，形成电流。电流的大小与入射 X 线光子的数量成正比、这些电流信号被存储在 TFT 的极间电容上。

每个 TFT 形成一个采集图像的最小单元，即像素。每个像素区内有一个场效应管，在读出该像素单元电信号时起开关作用。在读出控制信号的控制下，开关导通，把存储于电容内的像素信号逐一按顺疗读出、放大，送到 A/D 转换器，从而将对应的像素电荷转化为数字化图像信号。信号读出后，扫描电路自动清除硒层中的潜影和电容存储的电荷，为下一次的曝光和转换做准备。

（3）临床应用

1）胸部的应用：从计算机中可进行胸部的正负片反转、选择性开窗显像，突出局部重点，调节窗宽窗位，显示各种级别的灰度层次，可进行灰度处理、边缘处理和局部处理。在一次摄取胸部信息后，可分别从计算机内调出清晰显示肺部、肋骨、心脏、胸椎和起搏器的图像。胸部正位摄影的 X 线曝光量只有 $1 \sim 3mAs$ 左右。

2）头颅和颈椎部位的应用：在头颅和颈椎部位的照射条件同样比增感屏－胶片组合系统低得多。信息被摄取、处理后，可从计算机内调出清晰可见的鼻软组织图像，同时也可清晰显示咽喉部软组织和头颈部软组织的图像，还可清楚显示头颅骨、鼻骨和颈椎骨骼的图像。

3）静脉肾盂造影的应用：能实时采集和存储，能即时回放和图像处理，大大提高了造影检查的成功率，同时使病变的检出率得以提高。

4）胃肠造影的应用：在胃肠道双对比造影检查中，通过边缘增强处理后，使胃肠道的轮廓线、黏膜皱襞、胃小区及胃小沟等图像细节显示更清晰。

5）乳腺检查的应用：数字式乳腺摄影系统使乳腺疾病，尤其是乳腺癌的早期诊断和检出率大大提高。

2. 间接数字化 X 线成像

（1）基本结构：非晶硅平板探测器的基本结构为碘化铯闪烁体层、非晶硅光电二极管阵列、行驱动电路以及图像信号读取电路四部分。

1）碘化铯闪烁体层：探测器所采用的闪烁体材料由厚度为 $500 \sim 600 \mu m$ 连续排列的针状碘化铯晶体构成，针柱直径约 $6 \mu m$，外表面由重元素铊包裹，以形成可见光波导漫射。

2）非晶硅光电二极管阵列：非晶硅光二极管阵列完成可见光图像向电荷图像转换的过程，同时实现连续图像的点阵化采样。探测器的阵列结构由间距为 $139 \sim 200 \mu m$ 的非晶硅光电二极管按行列矩阵式排列，如间距为 $143 \mu m$ 的 $43cm \times 43cm$（17 英寸 × 17 英寸）的探测器阵列则由 3000 行乘以 3000 列，共 900 万个像素构成。每个像素元由具有光敏性的非晶硅光电二极管及不能感光的开关二极管、行驱动线和列读出线构成。

（2）成像原理：非晶硅平板探测器成像的原理：位于探测器顶层的碘化铯闪烁晶体将入射的 X 线转换为呆见光，可见光激发碘化铯层下的非晶硅光电二极管阵列，使光电二极管产生电流，从而将可见光转换为电信号，在光电二极管自身的电容上形成储存电荷。

在中央时疗控制器的统一控制下，居于行方向的行驱动电路与居于列方向的读取电路将电荷信号逐行取出，转换为串行脉冲序列并量化为数字信号。获取的数字信号经通信接口电路传至图像得理器，从而形成 X 线数字图像。

（3）双能量减影：双能量减影主要用于胸部摄影，是指应用两种不同的 X 线光子能量对密度不同胸部曝光，由于骨与软组织的吸收衰减特性，将胸片中骨或软组织的影像成分选择性减去后，生成仅有软组织或骨成分图像的技术。

双能量减影数字胸片的临床意义在于可早期检出肺结节病变。

（4）临床应用：和非晶硒平板探测器一样，非晶硒平板探测器同样具有成像速度快、良好的空间及密度分辨率、高信噪比、直接数字输出等优点，其临床应用基本相同。

3. CCD X 线成像　CCD X 线成像的主要原理是 X 线在荧光屏上产生的光信号由 CCD 探测器接收，随之将光信号转换成电荷并形成数字 X 线图像。

（1）基本结构：CCD 的结构是由数量众多的光敏像元排列组成，光敏元件排列成一行的称为线阵 CCD，用于传真机、扫描仪等；光敏元件排列成一个由若干行和若干列组成的矩阵称为面阵 CCD，用于摄像机、心血管造影机、数字 X 线摄影机、数码相机等。光敏像元的数量决定了 CCD 的空间分辨力。常用的光敏元件有 MOS（metal oxygen semiconductor）电容和光敏二极管两大类。

2）CCD 的成像方式；CCD 被广泛应用于各种间接转换的 X 射线成像装置，包括大面积放射影像系统和图像增强电视系统。目前，数字成像的影像设备有数字化胃肠 X 线机、安适字化乳腺机、常规摄影的数字化 X 线机以及具有动态成像功能的心血管造影 X 线机，它们均以碘化铯作为透过人体的信息 X 线探测器。

3）临床应用：CCD 摄像机与影像增强器相匹配时，常应用于数字减影血管造影（digital subtraction angiography，DSA）、数字胃肠点（DSI）等系统的数字成像，具有图偈清晰、即拍即现、可连续摄片、强大的图像处理功能、X 线照射剂量小的特点。但影像增强器易造成对比度的损失，同时增强管的视野小，观察范围受到局限。

4. 多丝正比电离室 X 线成像　多线正比电离室（multi－wire proportional chamber，MWPC）型直接摄影装置是我国一家研究机构与俄罗斯科学院布续克尔核物理研究所于 1999 年在中国共国研制成功的低剂量直接数字化 X 线机（lowdse digital radiogrophic device，LDRD），或称低剂量 X 线机，它采用一种狭缝式线阵列探测器扫描装置，具有扫描剂量低、动态范围宽、探测面积大（120cm×40cm）等特点。

（1）基本结构：LDRD 系统由扫描机结构、控制板和工作站三部分组成。

1）扫描机构：扫描机构为安装在垂直运动机构上的水平支架，同时装的球管、前准直器、后准直器和探测系统，通过微调机构使 X 线严格保持在同一水平面上。

2）LDRD 的探测系统：探测系统是由多丝正比室和数据系统组成的一个整体。

3）计算机操作系统：计算机操作系统有图像形成、图像处理的各种软件，并控制 X 线机工作，如曝光条件选择、数据采集、图像重建、机械和电气控制（高压启动、旋转阳极、扫描启动和停止）、图像后处理及缓存、检索和控制打印输出等。此外，还用于系统工作状态检测和故障报警等。

（2）成像原理：当 X 线射入漂移电场时，X 光子能量将使漂移电场内惰性气体分子电离、负离子将奔向阴极。当钡离子时入加速电场时，将进一步引起雪崩反应，产生大量的离子去，其数量和直径与电场强度和气压有关。离子去将高速飞向阳极丝，每碰到一次就产生一个高速脉冲信号，将这些脉冲加以计数，就可以得到正比于入射光子的计数值。将水平排列的通道计数器按位置排列，就可得到数字图像的一行记录。在扫描机械的帮助下将这一行行的数字图像列出，就可得到一幅平面数字图像。

（3）临床应用：LDRD 目前大多用于胸部 X 线摄影，有些机型可用于全身其他部位的摄影。它的后处理功能除了窗宽、窗位调节外，还有：

1）灰度处理：主要用于调整显示器上图像的对比度和密度，以求影像最佳显示。

2）边缘锐化处理：LDRD 系统中的图像边缘锐化和 CR 系统一样，也是通过对空间频率的调节来实现的。只是 LDRD 系统影像工作站已设计好两个档次，边缘锐化 1 和边缘锐化 2，且每个档次又分 1、2、3、4 等四个级别，以对图像进行不同程度的调节。

3）骨密度测量；LDRD 系统具有骨密度测量功能，能方便、快捷、准确地为放射科医师对某些疾病的影像诊断提供有用的参考指标。

4）局部处理与整幅处理：局部处理是指对图像的局部进行有关技术的处理，如进行开窗透视，以观察重叠区域的信息，扩大诊断范围。整幅处理是对图像进行各项参数的调节。

（三）DSA

血管造影时，血管与骨骼及软组织重叠，影像不清。DSA 则是利用电子计算机处理数字化的影像信息，以消除骨骼和软组织影的减影技术，这是新一代血管造影的成像技术。DSA 设务均附有磁盘录像（VDR）或磁带录像（VTR），造影后能适时地看到图像，不用等待冲洗胶片，也能及时作修正或补充检查，对有诊断价值和需要会诊的画面，可用多幅相机选择地拍成相片，既经济又方便。

1. DSA 成像基本原理与设备　数字成像是 DSA 的基础。数字减影的方法有几种，常用的是时间减影法（temporal subtraction method），介绍如下。

经导管向血乱摊派内团注水溶性碘对比剂，在对比剂到达感兴趣血管之前和血管内出现对比剂、对比剂浓度处于高峰和对比剂被廓清这段时间内，使检查部位连续成像。在这系列图像中，取一帧血管内不含对比剂的图像作为蒙片和一帧含有对比剂的图像（这两帧图像称为减影对），用这两帧图像的数字矩阵，经计算机数字减影处理，使骨骼及软组织的数字相互抵消。这样，经计算机行减影处理的矩阵再经数字/模拟转器转换为图像，则骨骼及软组织影像被消除掉，只留有清晰的血管影像，达到减影目的。此种减影图像因系在不同时间所得，故称时间减影法。血管内不含对比剂的图像作为蒙片，可同任一帧含对比剂的图像作减影对，进行减影处理，于是可得不同期相的 DSA 图像。时间减影法所用的各帧图像是在造影过程中所得为，任何运动均可使图像不尽一致，造成减影对的图像不能精确重合，即配准不良，致使血管影像不够清晰。

DSA 设备主要是数字成像系统，采用 DF，先进设备则用平板探测器代替 IFTV。显示矩阵为 1024×1024。行三维信息采集以实现三维图像显示，明显提高了 DSA 的显示功能。

2. DSA 检查技术　根据将对比剂注入动脉或静脉而分为动脉 DSA（intraarterial DSA，IADSA）和静脉 DSA（intravenous DSA，IVDSA）。由于 IADSA 血管成像清楚，对比剂用量少，所以现在都用 IADSA。

IADSA 的操作是将导管插入动脉后，向血管内注入肝素以防止导管凝血。将导管尖插入感兴趣动脉开口，导管尾端接压力注射器，团注对比剂。注入对比剂前将影屏对准检查部位。于造影前及整个造影过程中，根据需要以每秒 1 帧或更多的帧频，摄照 7～10 秒。经操作台处理即可得 IADSA 图像。

3. DSA 的临床应用　DSA 由于没有骨骼与软组织影的重叠，使血管及其病变显示更为清楚，已代替了一般的血管造影。用选择性或超选择性插管，可很好显示直径在 $200\mu m$ 以下的血管及小病变。可实现观察血流的动态图像，成为功能检查手段。DSA 可用较低浓度的对比剂，用量也可减少。

DSA 适用于心脏大血管的检查。对心内解剖结构异常、主动脉夹层、主动脉瘤、主动脉缩窄和分支狭窄以及主动脉发育异常等显示清楚。对冠状动脉也是最好的显示方法。显示颈段和颅内动脉清楚，用于诊断颈段动脉狭窄或闭塞、颅内动脉瘤、动脉闭塞和血管发育异常，以及颅内肿瘤供血动脉的观察等。对腹主动脉及其分支以及肢体大血管的检查，DSA 也同样有效。

DSA 设备与技术已相当成熟，快速三维旋转实时成像，实时的减影功能，可动态地从不同方位对血管及其病变进行形态和血流动力学的观察。对介入技术，特别是血管内介入技术，DSA 更是不可缺少的。

三、造影检查

对于缺乏天然对比的人体组织结构或器官，可通过"人工对比"的方法，将高于或低于该组织结构的特质引入器官内或其周围间隙，使之产生对比显影，称为造影检查；所引入的物质称为对比剂或造影剂。造影检查扩大了 X 线检查的范围，因而应用广泛。

（一）对比剂

对比剂的种类很多，可分为阳性对比剂和阴性对比剂两大类。

阳性对比剂原子序数高、比重大，常用的有钡剂和碘剂。钡剂是医用硫酸钡，主要用于消化道造影检查。碘剂分为无机碘制剂、有机碘制剂两类：无机碘类对比剂不能作血管内注射，多用于逆行肾盂造影、膀胱造影、尿道造影、经"T"形管胆道造影和窦道造影等；有机碘制剂又分为水溶性碘剂和脂溶性碘剂两类。常用的是水溶性碘剂，该类碘剂包括离子型对比剂和非离子型对比剂，适用于各种经血管造影、中枢神经系统检查和 CT 的增强检查。非离子型对比剂毒副作用比离子型对比剂小。

阴性对比剂常用的有空气、二氧化碳和氧气。主要用于关节腔、软组织间隙、盆腔和腹腔造影检查，目前应用不多。

（二）造影前准备和方法

1. 造影前准备

（1）造影前应详细了解病情，确定要检查的项目和目的。

（2）造影检查时常使用麻醉药（如普鲁卡因）和碘造影剂，这些药物常引起过敏反应，所以在检查前应做过敏试验，并详细询问有无过敏史，过敏试验阴性者才可使用。

（3）病人的准备：造影前应向病人详述造影过程，取得病人的配合，以免精神紧张影响检查，必要时给予少量镇静剂。腹部脏器造影必须先清洁肠道，以免肠内粪便遮盖病变；胃肠道造影除应清除胃内容物及潴留液外，造影前 4～6 小时应禁食或前 3 天进少渣饮食；为防止感染，对造影器官应注意消毒，如子宫输卵管造影前冲洗阴道等。

（4）根据需要做肝肾功能检查。

（5）如在造影过程中出现严重的过敏反应，包括周围循环衰竭和心脏停搏、惊厥、喉水肿、肺水肿和哮喘发作等，遇此情况，应立即停止造影并进行抗休克、抗过敏和对症处理，以防危及生命。

2. 常用造影检查方法

（1）支气管造影：随着胸科的发展，支气管造影已成为诊断胸部疾病的重要方法之一。用支气管造影诊断某些支气管疾患和支气管癌的价值尤为显著。造影一般较安全，但病人有一定的痛苦，因此，要掌握好适应证及禁忌证。

1）适应证：

①原因不明咯血；

②支气管扩张（可明确扩张的部位、范围、形态和程度等）；

③支气管先天性异常；

④肺不张，可了解支气管狭窄或阻塞的原因；

⑤了解肺内肿块及结节与支气管的关系；

⑥其他肺部疾病，如慢性肺化脓症，支气管胸膜瘘，支气管囊肿及肺隔离症等。

2）禁忌证：

①高度衰弱或有严重心、肺、肾、肝功能不良者；

②肺及支气管的急性炎症和进展期浸润性肺结核；

③近期内有大咯血的病人，一般在咯血停止 7 ~ 10 天后方可行造影检查；

④支气管哮喘患者；

⑤对药物有过敏史者应慎重选择麻醉剂、造影剂，或禁忌检查。

3）造影方法：支气管造影时需把造影剂导入支气管内，使第五级近侧的支气管充盈，方能满足诊断的需要。各种方法中以插管法最为常用。病人取坐位或侧卧位，用 14 ~ 16 号清洁导管，行喉部喷雾麻醉后，在明视下或透视下经鼻腔或口腔插入导管达会咽部。患者头后仰，令其深吸气或咳嗽时迅速将管插入气管内，确定导管在气管内时，透视下将导管尖端置于气管隆突上 2cm 处固定，分别麻醉两侧支气管。常用 10% 普鲁卡因 5 ~ 10ml。满意后注入造影剂利用体位变化分别充盈两侧气管。支气管充盈良好即摄左、右斜位及后前位片。

术后处理：造影满意后，即可拔出导管，并鼓励病人将造影剂咳出。如行咽部麻醉者，需待麻醉剂作用消失后再进饮食，以免食物误入气管。

注意事项：术前应对病人说明造影的目的，检查过程及注意事项，做好深呼吸气及憋气训练等，以消除病人的恐惧和顾虑，以取得病人的合作。此外，术前应做碘过敏试验和麻醉药物过敏试验。对磺胺药过敏者应避免使用。术前半小时皮下注射阿托品 0.5mg，造影前 4 小时病人应禁食。

（2）消化道造影：消化道瞎摸常规检查主要包括钡餐检查、钡灌肠及双重造影。钡餐造影检查：用于观察食道、胃十二指肠、小肠、结肠的形态、位置及功能上的变化。为了减轻病人的痛苦，避免接受过多的 X 线照射缩短检查时间，一般有目的做选择性分段检查。造影前患者 12 小时禁食，3 天前停服不透 X 线的药物，如铋剂和钙剂。

对小肠钡餐造影，在口服造影剂后，应每隔半小时左右复查一次（透视），根据小肠的动力缩短或延长复查时间间隔。采用仰卧位，观察小肠黏膜、轮廓、管径的大小、肠祥的排列和分布、移动度和动力。

结肠钡餐检查时，钡剂在结肠内停留时间长，移动缓慢。一般在小肠排空后每隔 2~3 小时复查一次即可。18~24 小时可充盈降结肠和乙状结肠。

钡灌肠检查系用稀钡自直肠灌入结肠，观察结肠病变。造影前 6 小时禁食，造影前两小时用 1500ml 生理盐水或肥皂水做清洁灌肠，两小时后开始造影。

胃双垂对比低张造影是用于浓度较高的硫酸钡涂于胃壁和密度低的气体充于胃腔，使钡气形成对比分明的形像。由于用于低张药物，气体将胃腔扩大，黏膜皱襞摊平，可显示出胃小沟和胃小区等微细结构。造影前先注射 654－220mg。服钡后将发泡剂与消泡剂一起服下。然后使病人转动的变体位，使钡剂均匀涂布于胃壁上，并适时拍片。

（3）心血管造影：心血管造影是将造影剂注入到心脏和大小血管内，借以显示心脏大血管的内部解剖结构和循环功能的一种特殊 X 线检查方法。

①静脉心血管造影：即将造影剂经外周静脉（通常为肘静脉、大隐静脉、股静脉等）快速注入，而使右心、肺血管和左心、主动脉等逐步显影。根据先测定的循环时间推断造影剂到达各部位的时间，进行连续快速摄片，即可获得心脏大血管循环过程的影像。此法简便，不必插导管可观察胸内循环与全貌，尤其适用于不能作心导管检查的患者；

②选择性右心造影：系经静脉插入导管向心脏或大血管内注入造影剂来显示右侧心腔或肺血管的方法。适用于右心和肺血管异常。以及紫绀属先天心脏病等。最大的优点是造影剂集中，避免重迭，故显影效果比较满意；

③左心室造影：系用心导管自周围动脉插入，经主动脉、主动脉瓣口进入右心室，将造影剂直接注入或心室，主要用于左心室和主动脉疾病的诊断。如诊断二尖瓣关闭不全、室间隔缺损、主动脉瓣狭窄、左室流出道狭窄等具有重要价值；

④胸主动脉造影：主要应用经皮穿刺或切一股动脉以小肱动脉插入导管。多选用右侧股动脉将导管置于升主动脉中段，以压力注射器快速注入造影剂使胸主动脉显影，直接显示主动脉本身病变，如先天性主动性缩窄、主动脉瘤、主动脉瓣关闭不全等，也适用于主动脉与肺动脉、右心等处的异常交通、胸内肿块的鉴别诊断等。注处造影剂时应压紧两侧颈动脉，以防止大量高浓度的造影剂涌入脑循环。

心血管造影注意事项：心血管造影比较复杂，具有危险性，应慎重应用，严格掌握指征。具体病例，包括适应症、造影方法和投照程序的选择，要由研后决定。造影前应做好充分准备工作，如病人思想顾虑、紧张心情都要除掉，做好过敏试验，术前使用镇静剂及抗生素等。造影前详查仪器设备是否正常运行，以免术中发生故障。做好必要的安全措施。导管尖端的位置必须正确。

对急性肾疾患和肾功能衰竭、严重的肝脏疾病、造影剂过敏或显著过敏疾病者，心力衰竭者禁忌。

（4）泌尿系造影：可显示泌尿器官的解剖结构，做好碘过敏试验。目前用的造影术有肾盂膀胱和尿道造影，对观察腔内病变比较好，腹膜后充气造影，多用于观察肾和肾上腺。肾血管、肾实质病变采用肾动脉造影。

1）排泄性尿路造影：又称静脉肾盂造影，是泌尿系常用的造影方法。本法根据有机碘液如泛影葡胺在静脉注射后，几乎全部经肾小球滤过而进入肾小管，最后排入肾盏、肾盂及输尿管、膀胱内腔的解剖形态或肾脏的排泄功能。

适应证：

①原因不明的血尿、脓尿；

②证实尿路结石的部位和了解有无阴性结石；

③肾、输尿管本身疾病，如结核、肿瘤、先天畸形和变异、肾盂、输尿管积水等；

④腹后壁包块，了解包块与泌尿系的关系，排除是否泌尿器管疾病；

⑤因某些条件限制，而需静脉法了解双肾功能情况，并借此还可达到膀胱造影。

禁忌证：

①对碘过敏者；

②严重肾功能障碍者；

③严重心血管疾病，肝功能极差者；

④急性泌尿道炎症，严重肾绞痛和严重血尿者。检查前应清除肠道粪便和气体，一笛膜是造影前 1 天进少渣饮食并服缓泻剂。

限制饮水 6～12 小时，以免造影剂被稀释。需作碘过敏试验。本法有常规法和各种不同剂量法，如双剂量法、大剂量静脉滴注法和肾实质造影法等。

2）逆行肾盂造影：即膀胱镜检查时，将输尿导管经膀胱镜放入输尿管，并注入造影剂而使肾盂肾盏显示。一次注射是 5～10ml 12.5% 碘化钠或 10%～25% 泛影葡胺。注射造影剂应缓慢，压力不可过高，造影剂显示不能太多。以免造影剂逆流，影响诊断。一般导管前端不超过第二腰椎，造影剂注完后立即摄片。

3）膀胱及尿道造影：膀胱造影是将导管由尿管插入膀胱，抽出余尿，注入 3%～6% 碘化钠溶液 100～200ml 或适量空气，以观察膀胱的大小、位置、形态与邻近器官的关系。对诊断膀胱结石肿瘤、憩室、炎症、畸形、前列腺肿大具有良好效果。对于大出血病人不宜做此造影，大量血尿更不宜膀胱充气造影，以免发生气栓。尿道造影是将导管插入前尿道，或将注射器直接抵注尿道口，注入 12.5% 碘化钠或 15%～25% 泛影葡胺。然后患者取 45 度斜卧位，近检查台侧腿弯曲，对侧腿抬直，用沙袋垫腰背部使患者舒适，进行摄片，或排尿时摄片。尿道急性炎症，出血或其他因素使尿道黏膜脆弱时，不宜造影。

4）腹膜后充气造影：是将气体注入腹膜后间隙内，以显示肾脏和肾上腺的轮廓、腹膜后肿块以及肿块与肾脏的相互关系。造影前 1 天，肛门、骶尾部剃毛，肥皂水清洗皮肤。晚上睡眠充分，服用镇静剂，检查前2小时，清洁灌肠。常用骶骨前穿刺法，病人位于检查台上取侧卧或胸膝位，局部消毒，麻醉。穿刺于尾骨中部，中线旁2～3cm处，刺入深约8cm。抽之若无回血，可注入少量气体，如无其他反应，则可注入适量气体。注完后改变体位，透视观察气体分布情况，然后摄片。或同时做静脉尿路造影。病人全身情况衰竭穿刺部位有炎症者，不宜做此造影。

5）腹主动脉造影与选择性肾动脉造影：腹主动脉造影与选择性肾动脉造影均经皮作股动脉穿刺，置导管于腹主动脉，导管尖端到达肾动脉开口附近，快速注射60%～76%泛影葡胺30～60ml，连续摄影，显潮头股动脉和两侧肾动脉。将导管插入一侧肾动脉作选择性肾动脉造影，能避免其他腹部血管的干扰，更发地观察一侧肾血管情况，使肾实质显影更浓，有利于病变诊断和鉴别。

（5）膝关节造影：关节间隙同其组成的骨骼具有明显的对比，但形成关节的各种软组织，如滑膜、软骨、半月板、韧带等密度一致，在平片上缺乏自然对比，故需要关节造影。

1）适应证：半月板损伤、十字韧带损伤和关节游离体等。

2）禁忌证：有近期外伤、关节及其周围急性感染以及怀疑关节恶性肿瘤时，不宜做膝关节造影。

3）操作方法：病人仰卧于检查台上，常规皮肤消毒，一般选髌骨外上角或内上角为穿刺点，局部麻醉后，用19～20号穿刺针自髌骨与股骨之间刺入滑囊内，试抽无回血后，注入造影剂，选择不同位置，拍片。

4）注意事项：

①穿刺时应尽量避免反复多次穿刺，以免造影剂外溢而影响诊断；

②如造影剂用空气，操作时应注意，千万不要将气体注入血管，以免发生气栓；

③如用碘造影剂，应做过敏试验。

（6）气脑造影：气脑造影是经腰椎穿刺，将气体注入脑脊液通路，显示脑室及颅内蛛网膜下腔。

1）适应证：用于脑萎缩性占位性病变的诊断。低压性（大剂量）气脑造影用于无颅内压增高或轻微增高者，高压性（小剂量定向）气脑造影可用于有颅内压增高者，但严重增高者禁用。

2）禁忌证：昏迷、严重心血管疾病、颅内出血或感染者禁用。

3）操作方法：取坐位做腰椎穿刺，加行脑室充气，头位前倾，听眦线与水平呈15°角，使气体循第四脑室中孔引入；头位前倾不足，气体可能进入颅底池；过于倾气体则积聚于小脑延髓池内，如行颅底池充气，则头位水平或后仰。气体选用过滤空气或氧气。

①低压性气脑造影绰：腰穿后测压，如压力不高，可先放出少量脑脊液后再注气，每次吸出5～10ml脑脊液后徐徐注入气体，速度为每分钟2ml，如此反复进行；

②高压性气脑造影：适用于轻度颅压高者。选用注射器抽好过滤空气，穿刺成功后立

即连接装有气体的注射器，缓缓注入 5ml 气体，然后放松指压力使脑脊液缓缓流入针管内，如此反复在密闭系统中进行气体与脑脊液交换，每次 1 ~ 2ml，每分钟不超过 2ml。注气与放出脑脊液之比为 5:4 ~ 3。

4）注意事项：术前 6 小时应禁食。烦躁者应给镇静药，颅内压过高者，应用甘露醇等脱水减压，并做好手术准备。

（7）脑室造影：脑室造影是经颅骨钻孔术，将气体或碘液直接注入脑室以显示脑室系统，前者称脑室气体造影，后者称脑室碘液造影。

1）适应证：颅内压力增高明显者，颅中线或后颅凹病变，阻塞性脑积水，脑深部病变以及其他方法不能确诊者。

2）禁忌证：弥漫性脑肿胀，颅内炎症，视力极度减退，昏迷及严重心血管疾病禁用。

3）操作方法：

①脑室气体造影：通常于右额骨或顶骨钻孔，行侧脑室前角或三角区穿刺，小儿可在囟门或颅缝穿刺。抽出脑脊液后用滤过空气或氧气行气液等量交换，每次 5 ~ 10ml 直至脑室内液体抽尽或抽出混杂气泡的脑脊液为止。注气量应视仰卧水平投照片，气柱至少低于空间孔为宜，如病人无不良反应，注气后应立即摄片。常规位置有前后位，后前位，左、右侧位等，并根据需要摇动头部将气体引向病变区域再行特殊体位摄片；

②脑室碘液造影：脑室碘液造影所用造影剂为 60% 碘酞葡胺（Conray）、60% 碘卡明（Bis – Conray）以及无离子型有机碘制剂 60% 阿米培克（Amipaque）。造影方法是在右发际中线旁 2.5 ~ 3cm 处，经颅骨钻孔直接穿刺侧脑室前角，放置塑料引流管。如有脑脊液流出，应先注入 5ml 气体行仰卧水平侧位摄片，以证实穿刺针是否位于脑室内，如位置适当，则以造影剂与脑脊液各 5ml 混合液立即注入并顺序报仰卧侧位水平片、前后位及 30 度额枕位片。视病情需要，如疑及大脑半球或侧脑室病变，应加摄后前位及左、右侧位片。由于造影剂弥散和吸收迅速，故以上位置应在 6 ~ 10 分钟内完成。

4）注意事项：脑室气体造影后，颅内压力可能更加增高，因此只有在确定开颅术后方能进行脑室造影。碘液造影由于造影剂迅速被吸收，引起反应轻微，但如果造影剂误入声蛛网膜下腔，则可引起严重抽搐，故术前应给镇静、抗痉剂，并做碘过敏试验。

（8）脑血管造影

1）适应证：主要用于脑血管疾病诊断、颅内占位病变定位诊断、颅内肿瘤定位及定性诊断、外伤性颅内血肿、术后观察以及颅骨、头皮、眼及颜面部疾病的诊断。

2）禁忌证：严重动脉硬化、心肾功能不良、血与造血器疾病及对造影剂过敏者为脑血管造影禁忌证。

3）操作方法：常用颈动脉造影显示大脑前动脉和后脑中动脉检查幕上病变；椎动脉造影显示大脑动脉和小脑动脉检查幕下病变；全脑血管造影可同时显示颈动脉和椎动脉系统，适于全面观察头颈部血管情况。

①颈动脉造影：最常用穿刺法。患者仰卧，肩部垫同，头后仰，使颈动脉更近表皮常

规消毒，以甲状软骨下缘以下，颈动脉搏动最明显处，以0.5%普鲁卡因行皮内浸润麻醉。手持动脉穿刺针，以迅速有力的动作刺入，待有搏动性动脉血涌出时，插好针芯将穿刺针放平，沿动脉走行方向轻轻将针送入动脉腔内1~2cm，以达固定目的。待拍片准备就绪后，即将造影剂10ml迅速注入，并于2秒内注完。在注入8ml时立即摄取第一张动脉期侧位片；隔2秒钟摄第二片，为静脉期之再隔2秒摄第三片，为静脉窦或深静脉期。在病变时，根据血液循环时间的改变，摄片时间宜相应地地提前和推后。如无双相摄片设备，一般需做二次注射，摄正侧位两组片。如摄片满意可将针拔出，并用力压迫局部5~10分钟以止血。如经皮肤穿刺失败者，可采用皮肤切开暴露颈总动脉，在直视下进行穿刺；

②椎动脉造影：可行颈部经皮直接穿刺法，但成功率较低。现常用经股动脉导管法，经股动脉插入导管，前端送入椎动脉以行造影；

③全脑血管造影：现多采用经股动脉导管法，将导管分别送入两侧颈总动脉及椎动脉分别造影以观察全脑血管。也可经肱动脉行全脑血和造影。

4）注意事项：

①造影前6小时禁食，1小时前给予镇静剂，并做好造影剂和麻醉剂过敏试验；

②造影一般用局部麻醉，小儿和不合作者可用全麻；

③造影时应做好急救准备及急救药品。

（9）脊髓造影

1）适应证：椎管内肿瘤、脊蛛网膜粘连、脊椎与椎间盘病变、黄韧带肥厚以及某些外伤、炎症和血管畸形、术后症状复发等。

2）禁忌证：椎管内出血，不论继发于何种疾病或造影穿刺损伤出血（可延后二周再检查）及穿刺部位炎症均属禁忌，不宜手术治疗者也应视为相对禁忌症。

3）并发症：早期发热、头痛，原有症状或脊髓压迫症加重，个别可引起肺栓塞或急性脊髓坏死。晚期可有蛛网膜炎、神经根炎等。

4）操作方法：局部消毒后行小脑延髓池或腰椎穿刺。穿刺成功后，针及注射器固定好，并以均匀压力缓缓连续注入碘苯酯，避免分段注射或抽吸脑脊液与造影剂混合后注入，因可使造影剂分散，影响检查与诊断。注入碘苯酯造影剂后，依靠患者体位改变，来观察造影剂的椎管内的流动情况，发现病变之所在，并适时点片。根据病变情况可反复进行观察。

5）注意事项：

①脊髓造影应于一般腰穿检查后2周进行；

②做好造影剂过敏试验；

③造影前禁食，造影前1小时服镇静剂；

④用有机碘制剂脊髓造影后，头部抬高卧床24小时，并多饮液体，以减轻腰脊穿刺后的头痛。

（10）子宫及输卵管造影：子宫输卵管造影是将造影剂经子宫口注入，以显示子宫颈管、子宫腔及两侧输卵管的一种 X 线检查方法。根据子宫、输卵管的位置、大小、形态等做出判断。此外造影剂对输卵管尚有扩张及滑润作用，可使不畅通的输卵管又畅通，故子宫输卵管造影不但起诊断作用，偶尔还具有治疗作用。

1）适应证：

①不孕症，确定输卵管阻塞部位；

②先天性子宫畸形；

③子宫内膜疾病；

④疑有输卵管积水者。

2）禁忌证：

①体温在 37℃以上者；

②患有严重结核或心脏病者；

③对碘质过敏者；

④急性生殖器炎症；

⑤刮宫术后 30 天不宜做此造影。

3）操作方法：患者取截石位，用窥阴器暴露宫颈，宫颈钳夹住宫颈的前唇，将造影用的锥形橡皮头固定在离导管末端 1.5cm 处。在透视下，将导管骨缓慢注入造影剂 3～6ml，待子宫输卵管全部充盈后停止注射，拍第一张片。24 小时再拍第二张片。

注意事项：

①造影时间应选择在月经后 4～10 天内进行，不宜安排在月经前 1 周内，因此时子宫内膜肥厚影响诊断；

②造影前 1 天做过敏试验；

③造影前应清洁外阴并排尿，以免感染或影响子宫位置；

④注入造影剂时，应密切观察，防止进入宫旁静脉；

⑤精神紧张者可注射阿托品或度冷丁。

(11) 下肢静脉造影

1）适应证：了解静脉阻塞的原因、部位和性质对了解静脉曲张的范围和交通支情况；静脉手术的术前检查。

2）禁忌证：碘过敏者；急性栓塞性脉管炎。

3）操作方法：分顺行性静脉造影和逆行性静脉造影两种。

①下肢顺行性静脉造影：患者仰卧位，下肢稍外旋。常规消毒后，用 9 号静脉针直接穿刺足背浅静脉，穿刺成功后，在踝关节处用止血带扎紧，阻断浅静脉回流，使对比剂进入深静脉。对比剂常用复方泛影葡胺或非离子型对比剂，浓度 30%～40%，总量 50～60ml，在 30 秒内注完。在透视下观察静脉及其交通支和瓣膜情况，显影满意后即刻点片。

②下肢逆行性静脉造影：一般采用经皮穿刺插管法，在健侧股静脉穿刺后插管，将 7F 导管末端置于患侧股总静脉。30%～40% 复方泛影葡胺 15～20ml，5～10 秒内注完。曝

光时嘱患者屏气后增加腹压，使对比剂逆向充盈下肢静脉。在透视下观察股静脉和大隐静脉瓣膜功能情况，显影满意后即刻点片。

4）摄影技术：下肢顺、逆行性静脉造影的摄影位置均为小腿正、侧位，必要时加照斜位，可采用分段摄片。

（熊春来）

第二节　CT检查技术

电子计算机X线体层摄影（CT）发明于本世纪60年代末，其利用围绕人体作圈形旋转的X线管对人体组织连续扫描，以测得各瞬间人体横断面中不同部位透过的X线量等多种数据，经电子计算机运算和信号转换处理后，显示出器官或病灶的形态、大小、部位及邻近组织的关系等。目前临床上主要用于颅脑、肝胆、胰腺、盆腔等处占位性病变和血管性病变的诊断，也可用于全身其他部位的检查。

CT的数学基础是1917年由澳大利亚数学家Radon证明的，即任何物体可以从它的投影无限集合来重建其图像，该原理首先应用于天体观察。到1963年由美国科家Cormack发明了用X线投影数据重建图像的数学方法，到1972年由英国工程师Hounsfield基于这些理论制成了第一台头颅CT机。1979年Housfield和Cormad教授一起，获得了诺贝尔医学生理学奖。1974年由美国工程师Ledley设计出了全身CT机。近年来就CT机提高扫描速度、检查效率、图像质量和尽量简便操作方面作了很多改时，滑环CT、螺旋CT和超高速CT相继问世，有关的应用软件如仿真内镜等也已开发出来。

一、普通CT

主要有以下三部分：

①扫描部分，由X线管、探测器和扫描架组成，用于对检查部位进行扫描；

②计算机系统，将扫描收集到的信息数据进行存储运算；

③图像显示和存储系统，将计算机处理、重建的图像显示在显示器（影屏）上并用照相机将图像摄于照片上，数据也可存储于磁盘或光盘中。

扫描方式不同，有旋转式和固定式。X线管采用CT专用X线管，热容量较大。探测器用高转换率的探测器，其数目少则几百个，多则上千个。目的是获得更多的信息量。计算机是CT的核心，控制着CT的性能。计算机用多台微处理机，使CT可同时行多种功能运转，例如同时行图像重建、存储与照相等。普通CT装置将逐步由SCT或MSCT装置所取代。

二、螺旋CT

通常的CT机X线管供电是通过高压电缆和发生器相连，并作圆周的往返运动。每次扫描都经过启动、加速、匀速采集数据、减速、停止几个过程，使扫描速度难以大幅度提高，而且电缆在长期往返缠绕运动中容易折断而出现难找的故障。在这种情况下，滑环技术（slip ring）便应运而生。其方法是通过碳刷与金属滑环接触而馈电或传递信号。滑环有高压滑环和低压滑环之分，前者传递 X 线发生器的输出电压为数万伏，后者传递 X 线发生器的输入电压仅为数百伏。采用滑环技术，使 X 线管可以连续旋转，缩短了层间的延缓时间，短于 5 秒，提供了发展容积采集 CT 扫描的途径。

在滑环技术基础上而产生的螺旋扫描技术，将 CT 技术又推上了一个新的阶段。X 线管由以往的往返运动变成单方向连续旋转运动，同时在患者检查床以均匀速度平移前时或后退中，连续采集体积数据进行图像重建，螺旋 CT 一词系来自在扫描过程中，线焦点围绕患者形成一螺旋线行径。常规扫描与螺旋扫描方式双被称为体积扫描（voluine scan）。由于它的三维数据采集使 CT 血管成像（CTA）成为可能。

螺旋 CT 在 CT 发展史中是一个重要的里程碑，也是今后 CT 发展的方向。近年开发的多层螺旋 CT，进一步提高了螺旋 CT 的性能。多层螺旋 CT 可以是 2 层、4 层、8 层、10 层乃至 16 层。设计上是使用锥形 X 线束和采用多排宽探测器。例如 16 层螺旋 CT 采用 24 排或 40 排的宽探测器。多层螺旋 CT 装置（例如 16 层）与一般螺旋 CT 相比，扫描时间更短，管球旋转 360°一般只用 0.5s，扫描层厚可更薄，一般可达 0.5mm，连续扫描的范围更长，可达 1.5cm，连续扫描时间更长已超过 100s。

螺旋扫描工作方式的一个重要参数是螺距（pitch），它的含义为在 X 线管旋转 360°的时间内患者床所移动的距离与准直器断面之比。螺旋扫描方式因为速度高，对其他 CT 部件也提出了更高要求，如探测器、X 线管、计算机等。为了保证短时间扫描时仍能得到高质量的图像，探测器就需进一步向提高效率，并减少其几何尺寸的方向发展；而 X 线管要大热容量（目前已达到 5MHU）、高散热率（现已达 0.80MHU/min）。无轴承式旋转阳极 X 线管的问世，它在高速旋转时很少发热，因而增加了 X 线管的热容量。为了满足实时重建以及 3D 和 CTA 的重建要求，工作站方式被广泛采用，它具有高性能计算机处理单元（CPU）和阵列处理机（AP），还有大容量的内存和外部设备。

SCT 给操作带来很多方便：检查时间缩短，增加了患者的流通量子容易完成难于合作或难于制动患者或运动器官的扫描；一次快速完成胸、腹部和盆部的检查；有利于运动器官的成像和动态观察；对比增强检查时，易于获得感兴趣器官或结构的期相表现特征。获得连续层面图像，可避免层面扫描中所致小病灶的漏查。在图像显示方式上也带来变化，连续层面数据，经计算机后处理可获得高分辨力的三维立体图像，实行组织容积和切割显示技术、仿真内镜技术和 CT 血管造影等。还可行 CT 灌注成像。

在临床应用上，多层螺旋 CT 可行低辐射剂量扫描，给肺癌与结肠癌的普查创造了有利条件；扫描时间的缩短，使之可用于检查心脏，包括冠状动脉刊心室壁及瓣膜的显示，而且通过图像重组处理可以显示冠状动脉的软斑块。MSCT 所得的 CT 血管造影使肢体末梢的细小血管显示更加清楚。CT 灌注成像已用于脑、心脏等器官病变毛细血突破血流动力学的观察，通过血容量、血流量与平均通过时间等参数的测定，可评价急性脑缺血和急性心肌缺血以及判断肿瘤的良性与恶性等。SCT，特别是 MSCT 拓宽了检查与应用范围，改变了图像显示的方式，提高了工作效率，也提高了诊断水平。

MSCT 的应用也来一些诸如患者扫描区辐射量增加和图像数量过多，引起解渎困难等问题。对此已引起关注，并加以解决。MSCT 每次检查将提供数百帧甚至更多的横断层图像，按常规办法进行解读和诊断，是极为费时和困难的。如果由计算机重组的图你，例如二维或三维的 CT 血管造影，则较为省时和容易。当前重组图像已可做到自动与实时。其次利用计算机辅助检测，对具体病例的大量图像先由计算机进行浏览，用 CAD 行诊断导向，则可简化解读与诊断的程序，省时、可靠。当前 CAD 在乳腺疾病及肺部疾病的应用上忆取得较为成熟的经验。

三、超高速 CT（ultrafast CT）

超高速 CT 也称电子束 CT（EBCT），它运用了高真空、超高压、电磁聚焦偏转、二次电子发射、光纤、特殊靶金属等现代高新科学技术，利用 130kV 的高压使电子枪产生电子束并加速。利用聚焦装置使电子束聚成一个特定的焦点（1mm×1.2mm），再由强力电磁偏转线圈使电子束按规定的角度作同步偏转，射向 4 个固定的钨环靶以产生旋转 X 线源，它取消了 X 线管曝光时同时进行机械旋转的取样方式，并对扫描对象进行扫描。X 线穿透扫描对象后，被静止的高灵敏探测器阵列接收，这是两组排列在靶金属对面的探测器阵列。接收的数据经预处理后由光缆送至计算机，并重建图像。由于其扫描时间为 50～100 毫秒，所以使得对心脏、冠状动脉和血管的研究成为可能。在使用造影剂时，能够得到最佳的造影图像。其慢速、快速成像分别为 9 层/s 和 34 层/s。就其扫描速度来说，是一般 CT 的 40 倍、螺旋 CT 的 20 倍。对不合作患者（小儿、老年人及烦躁患者等）检查时，不会因运动而产生伪影，从而保证得到清晰的图像。

电子束 CT（EBCT）兼有普通 CT、螺旋 CT 和超高速 CT 的功能，特点是扫描速度快（50ms/层）、成像速度快（34 层/s）、能较长久保持高检测精度。适用于冠心病预测、心脏瓣膜病变的诊断、心肌病和心包疾病的诊断、先天性心脏病的诊断、肺动脉栓塞的诊断和大血突破病变的诊断，还可以通过电影扫描序列对关节运动功能作出评估。EBCT 扫描时间短，有利于对小儿、老年和急症患者的检查。

但 EBCT 昂贵，检查费用较高，有 X 线辐射，心脏造影需注射对比剂，又有 MSCT 及 MRI 的挑战，因而限制了它的广泛应用。

四、CT 检查技术

（一）普通 CT 扫描

患者卧于检查床上，摆好位置，选好层面厚度与扫描范围，并使扫描部位介入扫描架的孔内，即可进行扫描。大多用横断面扫描，层厚用 5 或 10mm，特殊需要可选用薄层，如2mm。患者要不动，胸、腹部扫描要停止呼吸。否则可造成伪影，影响图像质量。

1. 平扫　是指不用造影增强或选影的普通扫描。一般都是选作平扫。

2. 造影增强扫描　是经静脉注入水溶性有机碘剂，如60%～76%泛影葡胺60ml后再行扫描的方法。

3. 造影扫描　是先作器官或结构的造影，然后再行扫描的方法。

上述3种扫描在普通CT、螺旋CT和电子束CT上均可进行，也是CT检查的基本扫描方法，特别是前2种。

在工作中常提及高分辨力CT（high resolution CT，HRCT），是指获得良好空间分辨力CT图像的扫描技术。在SCT装置上不难完成。如用普通CT装置，则要要求短的扫描时间；薄的扫描层厚，如1～1.5mm；图像重建用高分辨力算法，矩阵不低于512×512。

高分辨力CT，可清楚显示微小的组织结构，如肺间质的次级肺小叶间隔，小的器官如内耳与听骨等。对显示小病灶及病变的轻策变化优于普通CT扫描。

（二）图像后处理技术

螺旋CT，扫描时间与成像时间短，扫描范围长，层厚较薄并获得连续横断层面数据，经过计算机后处理，可重组冠状、矢状乃至任意方位的断层图像，并可得到其它显示方式的图像。

1. 再现技术　再现技术（rendering technic）有3处，即表面再现（surface rendering）、最大强度投影（maximum intensity projection，MIP）和容积再现（volume rendering）技术。再现技术可获得CT的三维立体图像，使被检查器官的影像有立体感，通过旋转而可在不同方位上观察。多用于骨骼的显示和CT血管造影（CT angiography，CTA）。

容积再现技术：是利用全部体素的CT值，行表面遮盖技术并与旋转相结合，加上假彩色编码和不同程度的透明化技术（transparency），使表面与深部结构同时立体地显示。例在胸部用于支气管、肺、纵隔、肋骨和血管的成像，图像清晰、逼真。

CTA：是静脉内注入对比剂后行血管造影CT扫描的图像重组技术，可立体地显示血管影像。目前CTA显示血管较为完美，主要用于脑血管、肾动脉、肺动脉和肢体血管等。对中小血管包括冠状动脉都可显示。CTA所得信息较全，无需插管，创伤小，只需静脉内注入对比剂。因之，已成为实用的检查方法。CTA应用容积再技术可获得血管与邻结构的同时立体显示。仿真血管内镜可清楚显示血管腔。用于诊断主动脉夹层和肾动脉狭窄等。

组织容积与切割显示技术：使用显示组织如肿瘤的软件，可行肿瘤的定量与追踪观察。切割显示软件根据感兴趣区结构的CT值，可分离显示彼此重叠的结构，如肺、纵隔和骨性胸廓。

2. 仿真内镜显示技术　仿真技术是计算机技术，它与CT或MRI结合而开发出仿真内镜功能，下节详细叙述。

（三）CT灌注成像

CT灌注成像是经静脉团注有机水溶性碘对比剂后，对感兴趣器官，例如脑（或心脏），在固定的层面行连续扫描，得到多帧图像，能守寡不同时间影像密度的变化，绘制出每个像素的时间－密度曲线，而算出对比剂到达病变的峰值时间（peak time，PT）、平均通过时间（mean transit time，MTT）、局部脑血容量（regional cerebral blood volume，rCBV）和局部脑血流量（regional cerebral blood flow，rCBF）等参数，再经假彩色编码处理可得四个参数图。分析这些参数与参数图可了解感兴趣区毛细血管血流动力学，即血液灌注状态。所以是一种功能成像。当前主要用于急性或超急性脑局部缺血的诊断、脑梗死及缺血半暗带的判断以及脑瘤新生血管的观察，以便区别脑胶质细胞瘤的恶性程度。也应用于急性心肌缺血的研究，其结果已接近 MR 灌注成像。近来也有用于肺、肝、胰和肾的研究报告。

CT 灌注成像比 MR 灌注成像操作简单、快捷，是有发展前途的成像技术。

（熊春来）

第三节　MRI 检查技术

磁共振（magnetic resonance）是一种核物理现象，是研究具有磁矩原子核在静磁场中与电磁波辐射相互作用的科学。布罗克（Bloch）与潘尔塞尔（Purcell）于 1946 年首先报道这一现象并应用于波谱学。1971 年达玛蒂安（Damaeian）提出可用这种现象所获得的信号使癌成像。1973 年劳特布尔（Lauterbur）使用人体模型拍摄了最初的体层图像。磁共振利用原子核自旋运动的特点，使用磁场标定人体层面的空间位置，再用无线电流（射频脉冲）进行序列照射，激发原子核而主生磁共振现象。在停止无线电波照射后，被激发的原子核自动恢复到静态场的平衡状态，而把吸收的能量释放出来。这个能能量信号可用探测器检测，输入计算机经过处理，再用转换器把图像重建出来。

磁共振成像（magnetic resonance imaging，MRI）　1980 年临床应用以来，经过不断改进，目前 MR 图像已可与 CT 媲美，特别在颅脑中枢神经等方面甚这优于 CT，且按目前已知资料，MRI 应用的磁场和射频对人体不产生的害作用。

一、MRI 成像原理

磁共振成像是利用人体内自然存在的大量氢原子核，在强大静磁场与交变磁场中的运动信号，通过计算机处理后，呈现出人体组织的断层图像。其基本过程如下：

第一，将氢原子核放入固定的强大磁场，使其沿着一个方向进行排列，这叫原子核的进动（旋转着排列），其频率与主磁场的强度成正比，这时不释放能量，无信号。

第二，给人体无线电脉冲即 RF（射频）磁场，两者频率相等，使生共振，即沿 RF磁场重新排列，这时要吸收能量。

第三，当 RF（射频）停止以后，其质子要回到原来的位置，这时要释放出能量（电磁波）。

第四，用线圈接受这个能量（电磁波），通过电子计算机换算成图像，即为磁共振图像。

二、MRI 设备

磁共振成像设备主要有两个部分构成：

①信号发生和采集部分；

②数据处理和图像显示部分。第一部分需要两场，即强磁场和射频场，其基本部件有磁体，梯度系统和射频系统。

第二部分为图像重建过程，其基本部件包括模数转换器、计算机及附属设备。

（一）磁体部分

磁体提供主磁场，一般来说磁场强度越高，所获得的信号越强。（场强用 T - Tesla 表示，$1T = 10$ 高斯），磁体一般有 4 种。

1. 永久磁体　不用充电，固定的永磁体。

2. 常导磁体（阻抗磁体）　电源通过线圈产生磁场，用电量大，用大量水。

3. 混合型磁体　结合永磁和常导型磁体特点。

4. 超导型磁体　线圈用超导材料在低温（$-289℃$）下，电阻等于0，故不消耗电。

三种磁体的优缺点

永磁：优点：

①防护费用低，不消耗电及制冷剂；

②边缘磁场小，对周围环境影响小；

③由于磁力线方向垂于孔径，可以使用螺旋管射频线圈，有利于提高信噪比。

缺点：

①重量大，0.3T 磁体高达 100 吨；

②磁体稳定性差，要求室温波动1℃；

③场强低，最高 0.3T；

④磁场不能关闭。

常导：优点：

①造价人低；

②重量小，5 吨；

③磁场可关闭，切断电源，即可关闭磁场。

缺点：

①耗电量大；

②产热高，要大量循环水；

③场强低，0.2T。

超导：优点：

①场强高，现可达到4.7T，用于人体0.35~2.0T；

②磁场稳定性、均匀度高，不受外界强度影响；

③磁场可关闭。

缺点：

①需要制冷剂，液氮价格高；

②设备财置费高。

（二）梯度系统

梯度是由 x、y、z 三个方向的梯度线圈构成，每组梯度线圈有两个电流方向不同的线圈，通过其电流变化在主磁场上施加一个很弱的依次变化的梯度磁场，这个梯度磁场提供了扫描物体的空间分辨率。

（三）射频系统

用来发射射频脉冲，使磁化的质子吸收能量产生共振，在弛豫过程中质子释放能量，其信号由检测系统接受，因此射频系统主要由发射和接收两部分构成，其部件包括发射器、功率放大器、发射线圈、接收线圈、低噪声信号放大器等。

（四）计算机系统

是磁共振扫描机中仅次于磁体的昂贵部分，其性能要求大大高于 X - CT 所使用的计算机。磁共振扫描可采集的数据量很大，对计算机的数据处理，存储能力和运算速度要求很高。

（五）辅助设备

操纵台、射频屏蔽，磁屏蔽。

三、MRI 特点

MRI 是通过对静磁场中的人体施加某种特定频率的射频（radio frequency，RF）脉冲，使人体组织中的氢质子受到激励而发生核磁共振现象，并利用氢质子在弛豫过程中发射出射频信号（MR 信号）而成像的。与包括 CT 在内的其他影像技术相比，MRI 具有以下显著的特点：

1. 无电离辐射，因而对人体安全、无创；

2. 对脑和软组织分辨力极佳，能清楚地显示脑灰质、脑白质、肌肉、肌腱、脂肪等软组织以及软骨结构，解剖结构和病变形态显示清楚、逼真；

3. 多方位成像，能对被检查部位进行轴、冠、矢状位以及任何倾斜方位的层面成像且不必变动病人体位，便于再现体内解剖结构和病变的空间位置和相互关系；

4. 多参数成像，通过分别获取 T_1 加权像（T_1 weighted image，T_1，WI）、T_2 加权像（T_2 weighted image，T_2WI）、质子密度加权像（proton denaity weighted image，PDWI）$T_2 *$ WI、重 T_1WI、重 T_2WI，取得组织之间与病变之间在 T_1、T_2、$T_2 *$ 和 PD 上的信号对比，对显示解剖结构和病变敏感；

5. 除了能进行形态学研究外，还能进行功能、组织化学和生物化学方面的研究。

正是由于上述特点，使该项技术的较短的时间内得到了广泛的应用。由于该技术所具有的潜力，也使它成为目前发展最为迅速的医学影像技术之一。

四、MRI 检查技术

MRI 成像技术有别于 CT 扫描，安不仅可行横断面，还可行冠状面、矢状代名词及任意斜面的直接成像。同时还可获得多种类型的图像，如 T_1WI、T_2WI 等。若要获取这些图像必须选择适当的脉冲序列和成像参数。

（一）序列技术

MRI 成像的高敏感性基于正常组织与病理组织弛豫时间 T_1 及 T_2 的不同，并受质子密度、脉冲序列的影响，常用的脉冲序列有：

1. 自旋回波（Spin Echo Seguence，SE）序列　SE 序列是其他脉冲序列的基础，其序列组成是 90°，−180°，−90°，−180°……90°脉冲为射频激励脉冲，它为处于主磁场中的原子核提供共振能量，使原子核在主磁场中的自旋状态发生改变，当 90°射频激励脉冲停止后，开始由于自旋原子核具有自旋频率和相位一致性，可释放出部分能量，这就是自由感应衰减。由于主磁场的不均匀和梯度磁场的作用，各原子核自旋速率很快失去一致性，每个原子核所处的相位也就失去一致性，称失相位，自由感应衰减很快人。180°脉冲为相位重聚脉冲，它使失去相位的原子核产生相位重聚而释放能量，这个能量是自旋原子核所释放，称自旋回波，过一定时间后重复 90°~180°。该序列组成称自旋回波序列。

2. 反复恢复（inversion recovery，IR）序列　该序列采用多次"180°−90°−180°"脉冲组合形式获得回波信号及重建图像。其特点为具有较强的 T_1 对比，短反转时间（inversion time，TI）的反转恢复序列，同时具有强的 T_2 对比，也可根据需要设定 T_1，饱和特定组织产生具有特征性对比的图像，如短 T_1 反转恢复（short T_1 inversion recovery，mSTIR）、液体衰减反转恢复（fluid attenuated inversion recovery，FLAIR）等序列。常规 IR 法的 TI 值在 500~700ms 之间，若使 TI 值缩短至 100~200ms 时，称为 STIR 法，有抑制脂肪的作用。若使用较长的 TI 值 1500~2000ms 时，称为 FLAIR 法，有抑制水作用。

3. 快速自旋回波（turbo SE，TSE；fast SE，FSE）序列　采用"180°−90°−180°…"脉冲组织形式构成。其图像对比性特征与 SE 相似，磁敏感性更低，成像速度加快，使用大量 180°射频脉冲，射频吸收量增大，其中 T_2 加权像中脂肪高信号现象是 TSE 与 SE 序列的最大区别。

4. 梯度回波（Gradient Echo，GRE）序列　CRE 序列又称场回波序列（fieldecho，FE），通过有关梯度场的翻转而产生回波信号。GRE 序列多采用小角度激励脉冲，弛豫时间明显短于 SE 序列；并且通过读出梯度磁场的翻转进行相位重聚，因此，GRE 扫描速度比 SE 序列快。

5. 快速剃度自旋回波（TGSE）序列　TGSE 是在 TSE 的每个自旋回波的前面和后面，

再产生若干个梯度回波，使 180°翻转脉冲后形成一组梯度和自旋的混合回波信号，从而提高单位重复时间（TR）的回波数。该序列具有 SE 及 TSE 的对比特点，且较之具有更高的磁敏感性，采集速度进一步加快。

6. 单次激发半傅里叶采集快速自旋回波（half - fourier acquisition single shot turbo SE, HASTE）序列　本序列在一次激励脉冲后使用 128 个 180°聚焦脉冲，采集 128 个回波信号，填写在 240×256 的 K 空间内。HASTE 序列具有 TE 序列 T_2 加权图像的特征，每幅图像仅需一次激励便可完成数据采集，高速采集可冻结呼吸及其他生理性运动。因此该序列多用于有生理性运动器官的 T_2 加权成像。

7. 平面回波成像（echo planar imaging，EPI）　该技术是迄今最快的 MRI 成像技术，它是在一次射频脉冲激励后在极短的时间内（30ms～100ms）连续采集一系列梯度回波，用于重建一个平面的 MRI 图像。EPI 技术已在临床广泛应用，单次激发 EPI，以扩散成像、灌注成像、脑运动皮层功能成像为目前主要的应用领域，多次激发 EPI 则在心脏快速成像、心脏电影、血管造影、腹部快速成像等领域取得进展。

（二）MRI 检查方法

MRI 因具有鲜明的软组织对比、多参数、多方位成像的优势，以及无骨骼伪影干扰和血管流空效应等特性，故在脑、脊髓、肌肉和骨骼系统的应用方面明显优于 CT。MRI 影像具有良好的组织对比，但正常与异常组织的弛豫时间有较大的重叠，其特异性仍较差。为提高 MRI 影像对比度，一方面着眼于选择适当的脉冲序列和成像参数，以更好地反映病变组织的实际大小、程度及病变特征；另一方面则致力于人为地改变组织的 MRI 特征性参数，即缩短 T_1 和 T_2 弛豫时间。MRI 对比剂可克服普通成像序列的限制，它能改变组织和病变的弛豫时间，从而提高组织与病变间的对比。

1. 检查前的准备及注意事项　人体原子核接受电磁能并在弛豫过程中释放出来，形成磁共振信号，供临床诊断和分析。磁共振检查不像 CT 扫描那样要受到 X 线的辐射损伤，它是一种崭新的无创性影像学检查手段，对患者既安全又可靠，不会造成任何损害。

（1）患者受检前的准备：在进入 MRI 检查室之前，医生应对患者做适当的解释工作，以消除其思想顾虑。

1）详细询问病史，结合申请单上临床提供的症状、体征和实验室检查，确定最佳的扫描部位及层面选择，以便有的放矢地检查出病变的部位、范围等。

2）检查患者是否为磁共振检查的禁忌证，如是否有心脏起搏器、人工心脏瓣膜、眼球异物及动脉瘤夹等。

3）进入检查室以前取下患者身上的一切金属物质，如假牙、发卡、钥匙、手表、手机等，检查眼部前应洗掉眼影等化妆品。

4）幼儿、烦躁不安及幽闭恐惧症患者应给予适量镇静剂。中风、脑瘤伴颅内高压患者应先给予降颅压措施，以避免呕吐而造成窒息或吸入性肺炎。

5）预先向患者解释检查过程中的一些现象，如梯度场启动所引起的噪声等。

（2）注意事项

1）医用磁共振的磁场一般在 2.0T 以下，对人体并无有害的生物学效应，虽然梯度磁场引起的场强变化使受激励的组织发生生物电流感应，但电流十分微弱，远远低于能够刺激心脏、神经细胞与肌肉纤维所需的强度。但是，即使微弱的磁场也是足以造成心脏起搏器及神经刺激器失灵，因此带有上述仪器者禁止进入磁共振室。

2）在磁场内的射频脉冲可使受检组织与植入体内的金属物体温度轻微上升，较大的金属物，温度可上升 1~2℃。动脉瘤夹含镍量较高，在强磁场中会主生较大的扭矩，有导致动脉瘤破裂的危险。

3）迄今为止尚未发现医用磁共振设引起人体基因的异或婴儿发育障碍，但检查妊娠期妇女应十分慎重，尤其是妊娠的前 3 个月做此项检查。

4）心电监护仪、人工呼吸机、心脏起搏器等抢救设备不能进入强磁场的检查室，因此，危重病人应避免在抢救期受检。

5）超导型 MR 机采用液氦与液氮制冷，密封管道一旦漏气，氮气下沉，使空气层逐渐变窄，影响患者的氧气供应，应随时注意检查。

2. 常规 MR 扫描　常规 MR 扫描一般是以轴位扫描为主，根据不同情况再选用矢位或（和）冠位扫描；脊髓常规 MR 扫描则以矢位扫描为主，需要时再辅以轴位或冠位扫描。

T_1WI 图像对不同软组织结构有良好的对比度，适于观察软组织的解剖结构；T_2WI 和 PdWI 显示病变的信号变化明显，利于观察病理变化。T_1WI、T_2WI 或 PdWI 图像的结合则有助于病变的定位、定量和定性诊断。

3. 增强 MR 扫描　MRI 应用初期，无需对比剂增强被认为是 MR 检查的一大优点，当前已否定这种观点。实践证明，MR 对比剂增强扫描已经成为不可忽略的临床检查方法，其临床应用日益广泛，应用经验日益成熟。

MRI 对比剂按增强类型可分为阳性对比剂（如钆－二乙三胺五乙酸，即 Gd－DTPA）和阴性对比剂（如超顺磁氧化铁即 SPIO）。按对比剂在体内分布分为细胞外间隙对比剂（如 Gd－DTPA）、细胞内分布或细胞结合对比剂（如肝细胞靶向性对比剂钆卞氧丙基四乙酸盐 Gd－EOB－DTPA），网状内皮细胞向性对比剂（如 SPIO）和胃肠道磁共振对比剂。

目前临床上最常用的 MRI 对比剂为 Gd－DTPA。其用药剂量为 0.1mmol/kg，采用静脉内快速团注，约在 60 秒内注射完毕。对于垂体、肝脏及心脏、大血管等检查还可采用压力注射器行双期或动态扫描。常规选用 T_1WI 序列，结合脂肪抑制或磁化传递等技术可增加对比效果。最大增强时效为注药后 20~60 分钟，一般没有副反应或极轻微。增强 MR 扫描的主要用途如下。

（1）发现病变：平扫 MR 成像是呈等信号病变、未显示多发或细小病变、未确诊或可疑病变等，增强 MR 扫描多数可进一步确定或排除病变的存在。

（2）病变定位：增强 MRI 有利于判病变的起源，伸延范围及与周围组织结构的关系，为临床诊断、治疗提供依据。

（3）病变定性：增强 MRI 提供病变的内部结构、边缘状况、血液供应等信息，有助于肿瘤与非肿瘤病变、良性与恶性肿瘤的鉴别诊断，甚至可作出病理性质的预测。

（4）病变与水肿的鉴别：增强 MR 扫描上病变常有不同程度的强化，故可与无强化的水肿区鉴别。

（5）术后改变与肿瘤复发的鉴别：术后改变包括脑水肿、出血、软化、坏死、囊变、纤维化和钙化，与术后肿瘤复发的鉴别临床上较为困难。增强 MR 扫描上肿瘤复发常有不同程度的强化，从而可与无强化或强化甚微的术后改变相鉴别。

（三）MR 血管造影技术

磁共振血管造影（magnetie resonance aniography，MRA）是对血管和血流信号特征显示的一种技术。MRA 是一种完全非损伤性血管造影的新技术，与 CT 及常规放射学相比具有特殊的优势，它不需使用对比剂，流体的流动即是 MRI 成像固有的生理对比剂。流体在 MRI 影像上的表现取决于其组织特征，流动速度、流动方向、流动方式及所使用序列参数。

MRA 的基原理是液体的流速效应，即常规 SE 序列与 GRE 序列中的流空效应和流入性增强效应。加快扫描速度，变快速流空现象为相对慢速增强，利用相位效应改善血流与静止组织的对比度，抑制无关的噪声与伪影，即可获得一个断层明亮的血管影像，将许多断层血管叠加就可重建烦忧清晰完整的血管图像。

（四）MR 电影成像技术

磁共振电影（magnetic resonance cin，MRC）成像技术是利用 MRI 快速成像序列对运动脏器实施快速成像，产生一系列运动过程的不同时段（时间）的"静态"图像。把这些"静态"图像对应于脏器的运动过程依次连续显示，就可产生运动脏器的电影图像。MRC 成像不但具有很好的空间分辨力，而且具有优良的时间分辨力，对运动脏器的运动功能评价有较大价值。

对于无固定周期运动的脏器，如膝关节、颞颌关节等，其 MRC 的方法可将其运动的范围一分成若干相等的空间等分，在每一个等分点采集一幅图像，随后把每个空间位置的图像放在一个序列内连续显示即成为关节运动功能的电影图像。

（五）MR 水成像技术

磁共振水成像（MR hydrography）技术主要是利用静态液体具有长 T_2 弛豫时间的特点。在使用重 T_2 加权成像技术时，稀胆汁、胰液、尿液、脑脊液、内耳淋巴、唾液、泪水等流动缓慢或相对静止的液体均呈高信号，而 T_2 较短的实质器官及流动血液则表现为低信号，即可使含液体的器官显影。

MR 水成像技术作为一种安全、无需对比剂、无创伤性的影像学检查手段，已经提供了有价值的诊断信息，在某种程度上可代替诊断性 ERCP、PTC、IVP、X 线椎管造影、X 线涎管造影及泪道造影等传统检查。MR 水成像技术包括 MR 胰胆管成像（MRCP）、MR 泌尿系统成像（MRU）、MR 椎管成像（MRM）、MR 内耳成像，MR 涎腺管成像、MR 泪道成像及 MR 脑室系统成像等。

（六）脑功能成像

脑功能性磁共振成像（functional MRI，fMRI）能提供脑部的功能信息，它包括扩散成像（diffuaion imaging，DI）、灌注成像（perfusion imaging，PI）和脑活动功能成像，3 处不同功能成像的生理基础不同。

（七）MR 波普技术

磁共振波谱（magnetic resonance spectroscopy，MRS）技术是利用 MR 中的化学位移现象来测定分子组成及空间分布的一种检测方法。该技术与 MRI 相互渗透，产生了活体磁共振波谱分析技术及波谱成像技术，故对一些由于体内代谢物含量改变所致的疾病有一定的诊断价值。

在均匀磁场中，由于同种元素的同一种原子其化学结构的差异，导致其共振频率也不相同，此种频率差异称化学位移。故 MRS 就是某种原子的化学位移分布图。其横轴表示化学位移，纵轴表示各种具有不同化学位移原子的相对含量。目前常用的局部 1H 波谱技术，是由一个层面选择激励脉冲紧跟二个层面选择重聚脉冲，三者相互垂直，完成"定域"共振，使兴趣区的 1H 原子产生共振，其余区域则不产生信号。定域序列的一个主要特点是能在定域区产生局疗匀场。脉冲间隔时间决定回波时间。在 H 波谱中，回波时间通常为 20ms～30ms，此时质子波谱具有最确定的相位，从而产生最佳分辨的质子共振波谱。

五、MRI 成像的临床医学应用适应证及禁忌证

（一）中枢神经系统 MRI 适应证

MR 对中枢神经系统病变效果最佳，总的来说颅脑脊髓器质性病变都有相应的磁共振信号改变。

1. 脑血管病变　脑缺血、脑梗塞、脑出血、蛛网膜下腔出血、硬膜下血肿、脑血管畸形、动脉瘤、隐性血管畸形及海绵状血管瘤等。

2. 感染与炎症　各种细菌与病毒引起的脑炎及脑膜炎、结核及寄生虫感染等。

3. 脑部退行性变　脑皮质及脑髓质萎缩、Alzheimeri 氏病、皮层下动脉硬化性脑病、帕金森氏综合征、舞蹈病、一氧化碳中毒、霉变甘蔗中毒、Leigh 氏病、甲状旁腺功能低下及铅中毒等。

4. 脑白质病变　脱髓鞘病、髓鞘发育不良、白质退行性变及多发硬化等。

5. 颅脑肿瘤　幕上幕下肿瘤，如胶质瘤、颅咽管瘤、垂体瘤、室管膜瘤、脉络丛乳头状瘤、脑膜瘤、畸胎瘤、脊索瘤、髓母细胞瘤、脑干肿瘤、听神经瘤、三叉神经瘤及转移瘤等。

6. 颅脑外伤　各种原因造成的脑挫裂伤、脑内血肿、蛛网膜下腔出血、硬膜外及硬膜下血肿及脑疝等。

7. 脑室及蛛网膜下腔病变　脑积水、蛛网膜囊肿、室管膜囊肿、各种脑室肿瘤、寄生虫及感染等。

8. 颅脑先天发育畸形　大脑及小脑皮质发育不良、胼胝体畸形、神经管闭合异常、Dandy – walker 综合征、Chiari 畸形、脑神经元移行畸形、神经纤维瘤及结节性硬化等。

9. 脊椎及脊髓病变　外伤、椎间盘突出、椎管狭窄、脊椎结核、感染及肿瘤、脊髓畸形、出血、炎症、肿瘤、脊髓洞症等。

CT 与 MRI 在颅内病变中的应用与比较：

1. MRI 优于 CT 的病变

（1）多发性硬化及其他脱髓鞘疾病；

（2）动脉硬化性皮质下脑病；

（3）后颅凹及脑干病变（肿瘤、梗塞）；

（4）脑实质外少量液体潴留；

（5）CT 伪影多的致密异物；

（6）某些代谢性与退行性疾病。

（7）颞叶癫痫。

2. CT 优于 MRI 的病变

（1）急性外伤及骨折；

（2）急性出血，尤其蛛网膜下腔出血；

（3）可疑脑膜瘤；

（4）不合作的病人；

（5）动脉瘤使用银夹或心脏起搏器病人；

（6）钙化病灶。

（二）胸部

MRI 的优越性可以三维成像，冠状面显示主动脉脉窗，肺尖部或邻近横膈的肿块较好。MRI 对肺癌侵及纵隔、肺门的诊断价值较大，能显示肺内的肿块、纵隔内淋巴结转移、肿块包绕大血管、肿块压迫支气管树，这些可见对临床选择治疗方案与估计预后甚为重要。

由于流空效应，血管是黑影，从 MRI 像上很容易分辨纵隔和肺门血管与肿瘤或转移的淋巴结，后者呈中等信号的灰影，与周围信号的脂肪组织有良好的对比。

MR 显示包绕大血管非常清楚，特别是肿瘤包绕上腔静脉，肺动脉以及肺静脉在术前可以判断清楚，对预计手术切除的可能性帮助很大。

MR 冠状面对显示主动脉弓下、隆突下以及锁骨上淋巴结转移比横断面清楚。此外冠状面能发现普通片不易显示的上肺沟病灶，对诊断较小肺上沟癌很有价值。

MRI 由于软组织分辨率高，对鉴别放疗后癌肿复发或放射性纤维变化比 CT 和平片准确，SE 成像序列 T_2 加权像上放射性纤维的 T_2 弛豫时间短，呈较低信号的灰影，而癌肿的

T_2 弛豫时间长，呈高信号的白影。

MRI 对纵隔内占位病变的鉴别具有很高的价值，能鉴别实质性肿瘤，囊性以及血管性病变。

（三）心脏与大血管（需用心电图门控）

可以在不同截面显示心脏大血管内腔和壁的形态的整体结构，包括房室间隔，房室和半月瓣、乳头肌、心包等。MRI 对下列疾病有优良的诊断价值。

1. 缺血性心脏病，尤其陈旧性心梗、室壁瘤。

2. 各型原发心脏病，尤其肥厚型。

3. 心包疾患，包括心包积液、缩窄性心包炎。

4. 心脏肿瘤与心旁、纵隔肿块的诊断和鉴别诊断。

5. 先心病，包括某些四联症、三尖瓣畸形、大动脉转位等。

6. 腹主动脉疾患及畸形。

7. 动脉瘤、夹层动脉瘤。

（四）腹部

1. 肝　从 T_1 加权像上可以显示肝解剖结构较清楚，如肝静脉左中右三支汇入下腔静脉。MR 对肝脏常见的占位病变如肝癌、肝转瘤、血管瘤及囊肿的鉴别很有价值，可以显示肿块挤压血管而产生的血管弯曲移位，甚至血管内的瘤栓亦可显示。在 SE 多回波像上随着 T_2 加权的增加，信号强度的变化可以分辨肝内肿瘤的良恶性。恶性肿瘤的信号强度增加的幅度小，而良性肿瘤增加的幅度大。

2. 胰　不如肝显示的好，约 60% MRI 可以看到胰腺。胰腺的 MR 影像与 CT 相仿，对显示胰头癌阻塞胆管部最清楚。从横断、冠状面 T_2 你上很易分辨扩张的胆总管和肝内扩张的胆管，皆为白影。胰头癌为中等信号的灰影。MR 对诊断胰腺囊肿准确性很高，为长 T_1 长 T_2 信号。

3. 肾　肾门脂肪组织为高信号，肾盂肾盏和输尿管因含尿液 T_1 加权像为低信号，肾皮质信号高于肾髓质，但比肾门及肾周围脂肪组织的信号低。

MR 诊断肾盂、肾盏积水比较准确，对鉴别肾盂周围的囊肿与肾窦瘤脂肪瘤容易而准确。肾癌的 MR 表现差别较大，在 SE 序列中可以从低信号到高信号，必须结合病史及其他检查。透时细胞癌大片坏死，表现为不均匀的高信号。

4. 肾上腺　显示率与 CT 相似，右侧为 86%～90%，左侧为 73%～100%。

（五）盆腔

因没有运动伪影，解剖与病理的分辨率超过 CT，尤其可以做三个方位截面，对估计前列腺的大小很有帮助。

1. 膀胱　检查前让病人饮水使尿液充盈膀胱，尿的 T_1 和 T_2 弛豫时间均长，因此 T_1 加权呈低信号（黑），T_2 加权呈高信号（白）。

因长期梗阻引起的膀胱壁增厚，MR 表现为均匀的中等信号癌肿为不均匀的高信号。

2. 前裂腺　为均匀中等信号，T_2 加权像强度亦增加。目前 MR 不能鉴别良性前列腺增生与前列腺癌。因为两者往往同时并存，特别多见于老人，两者均表现为结节状，信号不均匀。

3. 子宫　矢状面最清楚，能辨认子宫内膜及肌层、内膜为低信号，肌层为中等信号，宫颈管为高信号，可以分辨宫颈的前唇与后唇。子宫肌瘤在 SE 序列上信号强度可以低于正常子宫或与子宫的信号相似。由于不同程度的退行性变，肌瘤内信号强度也不均匀，有高信号区，子宫内膜癌往往显示内膜信号强度高，厚而不规则，有时可见肿瘤侵入肌层。

4. 卵巢　从三个截面均可看到卵巢，T_1 加权像呈低或中等信号，T_2 加权像信号强度增加，有时与周围脂肪不易分辨。

卵巢囊肿 T_1 为中等信号，T_2 为边缘光滑的高信号肿块，皮样囊肿含脂肪多，T_1 也为高信号。浆液性囊肿，可以有各种不同的表现，主要因囊液内含蛋白质的多少而有不同的信号。

5. 直肠　注入空气后直肠 MR 成像能显示清楚直肠壁和横行皱襞，矢状位可显示较小的位于前后壁的癌灶。也能显示肿瘤突入肠腔所造成的肠腔狭窄以及向肠腔周围侵犯。

（六）四肢及关节

MR 加用表面线圈，可以显示关节解剖，区分关节内不同的组织，如关节软骨和半月板等。关节软骨含水 75% ~ 80%。故表现为高信号，而半月板为低信号，类似韧带和肌腱。

（七）磁共振检查的禁忌证

1. 带有心脏起搏器及神经刺激器者；

2. 曾做过动脉瘤手术及颅内带有动脉瘤夹者；

3. 曾做过心脏手术并带有人工心脏瓣膜者；

4. 有眼球内金属异物或内耳植入金属假体者。

下列情况检查时慎重对待：

1. 体内有各种金属植入的患者；

2. 妊娠妇女；

3. 癫痫患者；

4. 危重病人需要使用生命支持系统者；

5. 幽闭恐惧症患者 T_1。

（张丽蕊）

第二章 CT 在疾病诊断中的应用

第一节 CT 在肺结核病诊断中的应用

1. CT 检查特点　用于结核病的诊断，CT 检查具有以下特点：

（1）避免影像的重叠，有利于发现胸部隐蔽区的病变。

（2）可清楚显示各型肺结核不同时期的病变，如有无空洞、少量积液和肺结核球等。

（3）可显示早期血行播散性粟粒结节影像。

（4）可更准确地显示肺门及纵隔淋巴结肿大及其强化状况，对确定原发型肺结核更为有利。

（5）显示包裹性脓胸的脓腔。

（6）可显示结核性支气管狭窄或扩张。

（7）可用于评价肺结核损毁肺的功能状况。

（8）有助于胸部疾病的 CT 定位穿刺活检及定位引流等介入性诊疗技术的应用。

（9）HRCT 影像有助于评价肺结核病灶是否为活动性，可清晰显示标志活动性肺结核的支气管播散性病灶、实变病变中的微小空洞等。

【适应证】

（1）鉴别肺部实变阴影是否为肺结核病变，如肺段性或亚段性肺实变时，CT 可诊断病变内部是否存在局限融解或微小空洞，其周围有无腺泡结节征等。

（2）用于肺结核球或结核干酪团块状阴影的鉴别诊断，在 CT 影像上评价病变内部的微小钙化、微小空洞，发现平片上不易诊断的病灶周围炎等。

（3）评价肺结核空洞是否闭合消失，若仅观察肺结核空洞缩小情况，拍摄胸部 X 线平片即可。

（4）临床怀疑为急性血行播散性肺结核，CT 扫描可早期发现弥漫分布的粟粒结节。

（5）临床考虑为原发综合征或纵隔淋巴结核时，可进行 CT 增强扫描，评价肺门和纵隔淋巴结的强化特点，有助于诊断。也可用于原发综合征和纵隔淋巴结核的疗效评价。

（6）评价支气管狭窄的特点，诊断支气管壁的微小钙化等，有助于支气管结核的诊断。

（7）评价肺结核的活动性，决定是否进行抗结核治疗或停止抗结核治疗。

（8）肺内病灶的 CT 定位穿刺检查。

【禁忌证】

（1）放射性疾病患者。

（2）孕妇。

2. 方法

（1）摄影体位：病人仰卧于摄影台上，两臂放于身旁。身体正中矢状面与台面垂直。

（2）体表定位点：从胸部正位平片上，确定病灶中心对应于体表的相应点为"体表定位点"。

（3）层面选择：从侧位片中测量病灶中心至后胸壁皮肤面的距离，减去放大率即为欲断中心层。然后上、下分别加或减 0.5～2.0cm（根据病灶大小决定）断取数张。

（4）体层方式：直线轨迹或弧线轨迹 30°～40°。当病灶密度较低，且直径在 2cm 左右的小病灶，可选用直线轨迹 10°～15°。

（5）记录：由摄影技师认真填写检查申请单的相关项目和技术参数，并签名。

【注意事项】

1. 在从肺尖至肺底连续无间隔扫描基础上，必须对病灶局部进行 2～3mm 的薄层扫描，以充分显示其特征性表现。

2. 对肺结核结节、球形或块状病灶在局部 CT 薄层扫描的基础上，应该进行 CT 增强扫描。通常进行三期扫描，即在每秒注射造影剂，如碘海醇（欧乃派克）或碘普胺（优维显）2.5～3.0ml 的速率下，进行增强早期（动脉期）（20s 左右）、实质期（60～90s）和延时期（120～180s，有时达 240s）扫描，以观察病灶的强化特点。

3. 对于血行播散性肺结核和怀疑肺结核支气管播散性病变者，在常规扫描的基础上，必须进行大间隔的薄层（1～1.5mm）高分辨 CT（HRCT）扫描。

4. 怀疑肺结核合并支气管扩张者，病灶局部亦应进行薄层高分辨 CT 扫描。

（熊春来）

第二节　CT 在心血管疾病诊断中的应用

【概述】

CT 冠状动脉成像和心脏三维重建技术的应用，是 1998 年以来无创影像学检查手段进展最大、最快的一个方面。对于冠状动脉中、高度狭窄的阴性预测价值较高，在冠状动脉中、高度狭窄的筛查方面可部分取代有创的冠状动脉造影检查。

CT，即电子计算机辅助断层扫描（computed tomography，CT），是一种无损伤性检查技术，它是利用 X 线穿过人体后产生的 X 线衰减值为成像数据，借助电子计算机进行计算处理而重建成图像，故 CT 图像是一个数字化的图像。CT 的密度分辨率较高，是普通 X 线检查的 10 倍，能发现普通 X 线照片上所不能发现的病变；对病变的定性和定位诊断的准确性较高。注射造影剂后的 CT 增强扫描，更能提高病灶的检出率及定性诊断的准确性。

目前 CT 技术发展迅速，使 CT 在心血管系统疾病诊断中的作用更为显著：第一种是 CT 血管造影（CT angiography，CTA），突出显示局部血管的解剖结构，使大血管的显示更为清晰，易于病变的诊断，主要用于主动脉及其主要分支血管结构显示；冠状动脉的显示，为术后评价冠状动脉旁路开放情况提供了一个新的有实用价值的方法。第二种是电影CT（cine-CT），即对同一层面在心动周期的不同时期成像，再以电影的形式连续重放，以便动态观察血流和心脏的功能变化。第三种是超高速CT（ultrafax CT），成像速度明显加快，能准确显示心脏、冠状动脉及大血管的形态结构及功能情况。

【心血管系统 CT 检查的禁忌证】

没有绝对的禁忌证，但下列情况应不做或慎做：

1. 碘过敏者，禁做增强扫描。

2. 肾衰或肾功能不全者，禁做增强扫描。

3. 严重的心衰，心功能不全者。

4. 呼吸困难不能平卧者。

5. 精神病不能很好配合者，如必须检查则应先给镇静药，并有医生在场观察。

【方法】

1. 仰卧，先做一定位像。

2. 平扫：从主动脉弓平面向下连续扫描，致膈肌平面，层厚/层距 = 10mm/10mm。如欲观察腹主动脉或主动脉夹层动脉动脉瘤须了解下界时，应继续向下扫描。

3. 增强扫描：一般心血管系统 CT 检查均需静脉注射含碘造影剂，方法有团注加快速滴注或团注加动态扫描，可使扫描范围内的心脏大血管保持较高的造影剂血浓度，增强 CT 检查的效果。

4. 特殊情况下的扫描方法：对小病灶（直径小于 1cm 者），可采用局部薄层扫描（层厚 1~5mm），或采用局部重叠扫描（进床距离小于层厚）；常规扫描后还可进行冠状或矢状位重建。

【注意事项】

1. 怀孕期间，做 CT 检查要慎重，应对腹部采取一定的保护措施，以免 X 线对胎儿造成影响。

2. 检查之前，应先照 X 线平片和断层照片。

（熊春来）

第三节　冠状动脉粥样硬化性心脏病

近年来，从提高诊治效果和降低死亡率出发，临床上提出慢性心肌缺血综合征和急性冠状动脉综合征 2 种综合征的分类。慢性心肌缺血综合征（chronic ischemic syndrome）包括隐匿型冠心病、稳定型心绞痛和缺血性心肌病等。急性冠状动脉综合征（acute coronary syndrome，ACS）包括：非 ST 段抬高型 ACS（NSTE-ACS）和 ST 段抬高型 ACS（STE-ACS）两大类。非 ST 段抬高型 ACS 包括不稳定型心绞痛（unstable angina，UA）、非 ST

段抬高型心肌梗死（non - STsegment elevation myocardial infarction，NSTEMI），ST 段抬高型 ACS 主要是 ST 段抬高型心肌梗死（STsegment elevation myocardial infarction，STEMI）。

【流行病学】

国内外各国冠心病发病率情况不同，甚至同一国家不同地区，不同种族其发病率存在很大差异。1978 年 WHO 公布的欧洲 12 个国家心肌梗死发病率，芬兰最高，男性 730/10 万，女性 160/10 万；男性最低为罗马尼亚 150/10 万，女性最低为保加利亚 20/10 万。性别差异很明显，男性 3 ~4 倍于女性。

我国冠心病发病率低于国际水平。1987 ~1989 年监测了不同地区 17 个单位，山东青岛男性冠心病发病率最高为 108.7/10 万，安徽滁县男性最低为 3.3/10 万。1987 ~1989 年及 1992 ~1993 年资料完整的 12 个监测区报告，男性发病率≥50/10 万的监测区有北京、河北、内蒙、辽宁、黑龙江和新疆，25/10 万 ~50/10 万的监测区有沈阳和吉林，而上海、江苏、安徽均在 10/10 万以下，表明我国冠心病的发病率有显著地区差异，北方高于南方。我国近期公布的 14 组人群（25 ~74 岁）冠心病事件标化发病率，男性为 1/10 万 ~183/10 万，女性为 10/10 万 ~113/10 万，同样北方高于南方。

【病因】

1. 年龄　冠状动脉粥样硬化性心脏病多见于 40 岁以上的人。动脉粥样硬化的发生可始于儿童，而冠心病的发病率随年龄增加而增加。

2. 性别　男性较多见，男女发病率的比例约为 2:1。因为雌激素有抗动脉粥样硬化作用，故女性在绝经期后发病率迅速增加。

3. 家族史　有冠心病、糖尿病、高血压、高脂血症家族史者，冠心病的发病率增加。

4. 个体类型　A 型性格者（争强好胜、竞争性强）有较高的冠心病患病率，精神过度紧张者也易患病。可能与体内儿茶酚胺类物质浓度长期过高有关。

5. 吸烟　吸烟是冠心病的重要危险因素。吸烟者冠心病的患病率比不吸烟者高 5 倍，且与吸烟量成正比。吸烟者血中一氧化化碳血红蛋化碳血红蛋白增高，烟中尼古丁收缩血管，以致动脉壁缺氧而造成动脉损伤。

6. 高血压　高血压是冠心病的重要危险因素。高血压病人患冠心病者是血压正常者的 4 倍，冠心病病人中 60% ~70% 患有高血压。动脉压增高时的切应力和侧壁压力改变造成血管内膜损伤，同时血压升高促使血浆脂质渗入血管内膜细胞，因此引起血小板聚积和平滑肌细胞增生，发生动脉粥样硬化。

7. 高脂血症　高胆固醇血症是冠心病的重要危险因素。高胆固醇血症（总胆固醇 >6.76mmol/L、低密度脂蛋白胆固醇 >4.42mmol/L）者较正常者（总胆固醇 <5.2mmol/L）冠心病的危险性增加 5 倍。近年的研究表明，高甘油三酯血症也是冠心病的独立危险因素。高密度脂蛋白对冠心病有保护作用，其值降低者易患冠心病，高密度脂蛋白胆固醇与总胆固醇之比 <0.15，是冠状动脉粥样硬化有价值的预报指标。最近的研究发现，血清 α - 脂蛋白 [Lp（α）] 浓度升高（>0.3g/L）也是冠心病的独立危险因素。

8. 糖尿病　糖尿病是冠心病的重要危险因素。糖尿病患者发生冠心病的危险性比正常人高2倍；女性糖尿病患者发生冠心病的危险性比男性患者高3倍，且易发生心力衰竭、卒中和死亡。高血糖时，血中糖基化的低密度脂蛋白增高，使经低密度脂蛋白受体途径的降解代谢受抑制；同时高血糖也使血管内膜受损，加之糖尿病常伴脂质代谢异常，故糖尿病者易患冠心病。

9. 肥胖和运动量过少

①标准体重（kg）＝身高（cm）－105（或110）；

②体重指数＝体重（kg）／（身高 m）2。

超过标准体重20％或体重指数＞24者称肥胖症。肥胖虽不如高血压、高脂血症、糖尿病那么重要，但肥胖可通过促进这三项因素的发生发展而间接影响冠心病。运动能调节和改善血管内皮功能，促使已患冠心病患者其冠脉侧支循环的建立，运动量少易致肥胖，因此应充分认识到治疗肥胖症的紧迫性和增加运动量的重要性。

10. 其他

（1）饮酒：长期大量饮高度白酒对心脏、血管、肝脏等脏器的功能有损伤作用，可招致酒精性心肌病、肝硬化、高血压的发生；而适量饮低度数的有色酒（例如葡萄酒）可降低冠心病的危险性，因为饮酒可使高密度脂蛋白浓度增高。

（2）口服避孕药：长期口服避孕药可使血压升高、血脂增高、糖耐量异常，同时改变凝血机制，增加血栓形成机会。

（3）饮食习惯：进食高热量、高动物脂肪、高胆固醇、高糖饮食易患冠心病，其他还有微量元素的摄入量的改变等。

【诊断】

1. 病史、症状

典型的症状为劳力型心绞痛，在活动或情绪激动时出现心前区压榨性疼痛，部分患者向左肩部或/和左上臂部放散，一般持续5～10分钟，休息或含服硝基甘油等药物可缓解。部分伴有胸闷或以胸闷为主，严重者疼痛较重，持续时间延长，休息或睡眠时也可以发作。病史提问要注意诱因、疼痛的部位、持续时间，有无放散，伴随症状及缓解方式。

2. 体检发现

一般早期无明确的阳性体征，较重者叮有心界向左下扩大，第一心音减弱，有心律失常时可闻及早搏、心房纤颤等，合并心衰时两下肺可闻及湿罗音，心尖部可闻及奔马律等。

3. 实验室检查

冠心病的生化学检查根据不同的临床类型而不同。一般有：

（1）血清高脂蛋白血症的表现（胆固醇、甘油三酯、LDL－C增高）；血糖增高等。

（2）如出现心肌梗死，可出现血清心肌酶检查的异常（肌酸激酶、乳酸脱氢酶、谷氨酸草酰乙酸转氨酶增高；尤其CK－MB增高；LDH1/LDH2＞1等）有诊断价值。

（3）心肌梗死时血清肌红蛋白、肌钙蛋白都可增高。

【辅助检查】

1．心电图

心电图反映心脏的电活动，在临床对冠心病出现的心律失常、心肌缺血、心肌梗死（病变的定位、范围、深度等）诊断有较高的敏感性和重要的诊断意义。

2．动态心电图

由于DCG可连续记录24h患者在日常生活中的心电图而不受体位的影响，因此它能够捕捉患者常规心电图不能记录到的短阵心律失常和一过性心肌缺血。对无症状心肌缺血、心绞痛、心律失常的诊断及评价药物疗效具有重要作用。

3．心电图运动试验

心电图运动试验是通过运动增加心脏的负荷，使心脏耗氧量增加。当运动达到一定负荷时，冠状动脉狭窄病人的心肌血流量不随运动量而增加，即出现心肌缺血，在心电图上出现相应的改变。对无症状性心肌缺血的诊断；急性心肌梗死的预后评价有意义。

4．心脏药物负荷试验

某些药物如双嘧达莫、腺苷、多巴酚丁胺等可以增快心律，增加心肌的耗氧量或"冠脉窃血"诱发心肌缺血，引起心绞痛或心电图ST段改变。利用这些药物的特性，对疑有冠心病但因年老体弱或生理缺陷等不能做运动试验者进行药物负荷试验，提高诊断率。

5．经食管心房调搏负荷试验

将电极导管置于食管近心脏左心房水平的位置，用程控心脏刺激仪发放脉冲起搏心房，使心律加快，从而增加心脏的耗氧量诱发心肌缺血。

6．X线胸片

可显示继发于心肌缺血和（或）心肌梗死的肺淤血、肺水肿和心脏–左室增大，及对病情判断和预后评估有重要意义。对某些机械并发症如心室壁瘤、室间隔穿孔（破裂）以及乳头肌功能失调或断裂诊断也有一定的帮助。

7．冠状动脉造影（含左室造影）

冠状动脉造影目前仍是诊断冠心病，选择冠心病病人手术和介入治疗适应证的可靠方法。使用按冠脉解剖构型的导管，经外周动脉将导管插入并送至冠状动脉开口，把造影剂直接注入左、右冠状动脉，显示冠脉及其分支的解剖形态、病变部位和病变程度。

8．心脏CT、磁共振成像、多层螺旋CT冠状动脉造影

（1）心脏CT通过快速多层扫描和图象重建技术，可以生成非常清晰精妙的冠状动脉图象。早期人们应用影像增强透视或X线照片（含电影片）检测冠状动脉钙化。CT，尤其是电子束CT（EBCT）和螺旋CT的应用进一步提高了对冠状动脉钙化检测的效用和效率，特别是应用积分系统进行的定量分析。一项研究纳入了568例样本，其中冠心病患者376例，无冠心病者142例（均经冠状动脉造影证实），旨在验证EBCT对冠心病的诊断价值。结果表明，EBCT检查冠状动脉钙化和积分对冠心病诊断的敏感性、特异性和准确性

分别为 83%、66.8%、77.5%，且冠心病患者的冠状动脉钙化积分明显高于无冠心病者。由于 EBCT 是以电子束旋转产生 X 线以代替常规 CT 机的 X 线管球与检测器旋转的机械扫描，因而扫描速度快（50ms/100ms），时间分辨力、密度分辨力和空间分辨力高，能够清楚的显示心脏及冠状动脉的解剖结构及病理改变。电影扫描和血流扫描还可评价室壁运动，定量评估心室功能，了解心肌和冠状动脉血流灌注状况，在冠心病的预测和诊断、冠状动脉搭桥和 PTCA 治疗后的随访中均有重要价值。

（2）MRI：亦是无创的检查技术，对冠状狭窄（>50%）和 CABG 桥血管阻塞的诊断、冠脉狭窄介入治疗适应证的选择以及介入和手术治疗后的随访及其疗效的观察都有初步的和良好的价值。

（3）冠状动脉造影：是近年来广泛应用于临床的诊断冠心病的有创技术，被公认为诊断冠心病的"金标准"。结合左心室造影，冠状动脉造影可以揭示冠状动脉狭窄或阻塞性病变的程度、分布、某些粥样硬化病变的特征、侧支循环状态以及左室整体和节段性运动功能等，为冠心病和冠状动脉病变疑难病例的确诊、介入和（或）搭桥手术治疗适应证的选择、疗效验证等提供确切的诊断依据。但冠状动脉造影属有创性技术，可能产生一定的并发症，严重者可以死亡，因而临床应用时应严格掌握适应证。

9. 超声心动图

超声心动图是诊断冠心病不可缺少的手段，它以简便、无创、重复性好而广泛应用于临床诊断、术中观察、术后及药物治疗评价等方面。

10. 核素显像

核素心肌灌注显像是筛选冠状动脉造影最有价值的无创性手段。负荷心肌灌注显像阴性基本可排除冠脉病变。单纯心肌缺血，在负荷心肌显像图可见到沿冠脉分布的心肌节段有明显的放射性稀疏（减低）或缺损区，在静息显像图上，该局部有放射性填充，证明此心肌节段为缺血性改变，此类患者应行冠状动脉造影，明确冠脉狭窄的部位、确定治疗方案。此外，此检查方法也对心肌梗死、心梗合并室壁瘤的诊断；评估存活心肌、评价血管重建术的疗效和冠心病人预后等也是一项重要的检查手段。

（熊春来）

第三章　磁共振检查技术的应用

心脏磁共振检查技术

随着自旋回波（SE）和快速/超快速脉冲序列含 EPI（回波平面成像）的进展，磁共振成像（MRI）已成为观察心血管系统形态和功能的主要影像学技术之一。特别是 MR 心肌灌注成像（MR myocardial perfusion imaging，MRMPI），可以用于评价冠状动脉造影不能揭示的心肌微循环灌注，对梗死和存活心肌的检测有重要价值。当前 MRMPI 采用的成像序列为 Turbo FLASH 序列，可在一个心动周期采集 3～4 个层面，覆盖心室大部，时间及空间分辨率高，能够真实地反映心肌灌注及其透壁程度，尤其能够显示对于缺血及坏死最敏感的心内膜下心肌病变。

【适应证】

1. 心脏肿瘤。

2. 先天性心脏病。

3. 心肌病。

4. 冠心病。

5. 瓣膜病。

【禁忌证】

1. 装有心电起搏器者。

2. 使用带金属的各种抢救用具而不能去除者。

3. 术后体内留有金属夹子者。检查部位邻近体内有不能去除的金属植入物。

4. 早期妊娠（3 个月内）的妇女应避免磁共振扫描。

【检查方法】

1. 平扫

（1）检查体位：病人仰卧在检查床上，取头先进，人体长轴与床面长轴一致，双手置于身体两旁或胸前。

（2）成像中心：线圈横轴中心对准胸部中点，移动床面位置，使十字定位灯的纵横交点对准胸部中点，即以线圈中心为采集中心，锁定位置，并送至磁场中心。

（3）扫描方法：

①定位成像：采用快速推荐成像序列同时做冠、矢、轴三方向定位图，在定位片上确定扫描基线、扫描方法和扫描范围；

②成像范围：从心底及大血管根部到心尖部；

③推荐成像序列：SE 序列或适宜的快速序列，常规做横断面 T1WI、冠状面或斜状面 T1WI 成像。必要时可根据病情以及磁共振设备条件辅以其他的推荐成像序列；

④成像野（FOV）：35 ~ 40cm。可根据临床检查要求设定扫描范围及成像野；

⑤成像层厚：5 ~ 10mm；

⑥成像间距：为相应层厚的 10% ~ 20%；

⑦矩阵：128 × 256 或 256 × 512 等；

⑧根据所使用全身磁共振机的性能决定心脏门控的形式和方法。

2. 增强扫描

（1）快速手推注射方法：注射完对比剂后即开始增强后扫描，成像程序一般与增强前 T1WI 程序相同，部分病例可根据需要在增强后加延迟扫描。常规做横断面、矢状面及冠状面 T1WI。

（2）磁共振注射器注射方法：注射完对比剂后即开始增强后扫描，成像程序一般与增强前 T1WI 程序相同，部分病例可根据需要在增强后加延迟扫描。常规做横断面、矢状面及冠状面 T1WI。

【注意事项】

1. 掌握适应证和禁忌证。

2. 做好检查前准备工作。

3. 检查中密切观察病人反应，有异常及时处理。

肺部磁共振检查技术

【适应证】

1. 肺部良、恶性肿瘤和肿瘤样病变的诊断和鉴别诊断。

2. 纵隔肿瘤、淋巴结肿大和大血管病变的诊断和鉴别诊断。

3. 肺血管性病变的诊断和鉴别诊断。

4. 胸部手术后疗效的评价。

【禁忌证】

1. 装有心电起搏器者。

2. 使用带金属的各种抢救用具而不能去除者。

3. 术后体内留有金属夹子者。检查部位邻近体内有不能去除的金属植入物。

4. 早期妊娠（3 个月内）的妇女应避免磁共振扫描。

【检查前准备】

1. 认真核对磁共振成像（MRI）检查申请单，了解病情，明确检查目的和要求。对检查目的要求不清的申请单，应与临床申请医生核准确认。

2. 确认病人没有禁忌证。并嘱病人认真阅读检查注意事项，按要求准备。

3. 进入检查室之前，应除去病人身上携带的一切金属物品、磁性物质及电子器件。

4. 告诉病人所需检查的时间，扫描过程中平静呼吸，不得随意运动，若有不适，可通过话筒和工作人员联系。

5. 婴幼儿、焦躁不安及幽闭恐惧症的病人，根据情况给适量的镇静剂或麻醉药物。一旦发生幽闭恐惧症立即停止检查，让病人脱离磁共振检查室。

6. 急症、危重症病人，必须做磁共振检查时，应有临床医师陪同。

7. 器械准备

（1）磁共振机。根据检查部位选用相应的专用线圈或特殊的线圈。

（2）准备磁共振对比剂，必要时使用。

【方法】

1. 平扫

（1）检查体位：病人仰卧在检查床上，取头先进，人体长轴与床面长轴一致，双手置于身体两旁。

（2）成像中心：线圈横轴中心对准胸部中点，移动床面位置，开定位灯，使十字定位灯的纵横交点对准胸部中点，即以线圈中心为采集中心，锁定位置，并送至磁场中心。

（3）扫描方法：

①定位成像：采用快速推荐成像序列同时做冠、矢、轴三方向定位图，在定位片上确定扫描基线、扫描方法和扫描范围；

②成像范围：自胸廓入口到肺下界；

③推荐成像序列：SE 序列或快速序列，常规做横断面 T1WI、T2WI，冠状面或矢状面 T1WI 成像。必要时可根据病情以及磁共振设备条件辅以其他的推荐成像序列。对于血管瘤、肿物、淋巴结的鉴别可使用梯度回波脉冲序列；

④成像野（FOV）：35～40cm。可根据临床检查要求设定扫描范围及成像野；

⑤成像间距：为相应层厚的 10%～20%；

⑥成像层厚：5～10mm；

⑦矩阵：128×256 或 256×512 等；

⑧其他：根据所使用全身磁共振机的性能决定心脏门控的形式和方法。

2. 增强扫描

（1）快速手推注射方法：注射完对比剂后即开始增强后扫描，成像程序一般与增强前 T1WI 程序相同，部分病例可根据需要在增强后加延迟扫描。常规做横断面、矢状面及冠状面 T1WI。

（2）磁共振注射器注射方法：注射完对比剂后即开始增强后扫描，成像程序一般与增强前 T1WI 程序相同，部分病例可根据需要在增强后加延迟扫描。常规做横断面、矢状面及冠状面 T1WI。

（熊春来）

第四章　骨与软组织

　　骨、关节系统包括颅骨、脊柱、胸廓、骨盆、四肢、全身各关节以及骨、关节周围软组织等部分。疾病多而复杂，除骨关节外伤、炎症有肿瘤等疾病外，全身性疾病如营养代谢和内分泌等疾病也可引起骨骼的改变。X线检查能反映这些疾病的一定病理改变。因此X线检查和诊断在骨关节系统中应用相当普遍。

第一节　检查技术

一、X线检查

（一）透视

　　骨与关节系统的X线检查，一般不采用透视。透视主要用于金属异物的寻找和定位，四肢外伤性骨折与脱位，以及骨折整复时应用。另外，有些结构毛复杂部位的骨折与脱位，常需先经透视选择好投照位置，然后摄片，才能清楚地显示出病变来。

（二）摄片

　　骨与关节系统的X线检查，以摄片为主。摄片时应注意以下几点：

　　1. 一般均采用正侧位，包括四肢长骨、关节和脊柱。必要时可加摄斜位、切线位和轴位片。

　　2. 四肢长骨摄片应包括邻近一个关节。脊柱摄片时应包括相邻节段的脊椎，如照腰椎应包括下部胸椎或骶骨上部，以便定位、识别和计数。

　　3. 平片应包括所摄骨及关节周围的软组织。

　　4. 必要时摄双侧片对比。两侧对称的部位，如一侧有改变但不够明显时，应在同一技术条件下摄对侧同一部位片。

二、CT检查

　　CT以高密度分辨力和横断面成像为特点。骨一般先用X线摄片以发观病变，了解病变性质与范围。当临床和X线诊断有疑难时可选用CT作进一步检查。对骨骼解剖较复杂的部位如骨盆和脊柱，可首选CT。

（一）平扫检查

　　检查时尽量将病变部分及其对侧部分同时扫描，以便作两侧对照观察。躯干四肢的CT检查一般作横断扫描，头面部还可作冠状扫描。依据病变的可能性质和范围决定层厚，一般为 2mm ～ 5mm，由于骨和软组织的 CT 植相差较大，一般对同一层图像需用较低的窗位和较窄的窗宽（如 L60，W300）来观察软组织，并用较高的窗位和较大窗宽（如 L400，W1500）来观察骨组织。

（二）增强检查

对于软组织病变和骨病变的软组织肿块常须进行增强扫描以便了解病变是否强化，强化的程度和有无坏死等。增强扫描对确定病变的范围和性质常有较大的帮助。

（三）造影检查

临床疑有椎管受侵时，可向硬膜囊内注射专用的非离子型有机碘对比剂，然后再作 CT 扫描，即脊髓造影 CT（CTM）。

三、MRI 检查

MRI 也是检查骨和软组织话语的重要手段，它以高组织分辨力及任意切面成像为特点。对各种正常软组织如脂肪、肌肉、韧带、肌腱、软骨和骨髓等，病变如肿块、坏死、出血、水肿等都能很好显示。但是 MRI 对钙化和细小骨化的显示不如 X 线和 CT。因此对多数骨和软组织病变的 MRI 检查应在 X 线平片的基础上进行。

（一）平扫检查

MRI 检查需要根据受检部位选择不同特殊的线圈与之相适应，目的是提高信噪比（signal noise ratio，SNR），使图像更清晰。自旋回波和快速自旋回波的 T_1WI 和 T_2WI 是基本的扫描序列。脂肪抑制 T_1WI 和 T_2WI 也是常用的序列，由于脂肪组织的高信号受到压抑，病变组织与正常组织的信号差别可更加明显，也可用于检测组织和病变中的脂肪成分。层面方向可根据部位和病变选用横断、冠状、矢状或各种方向的斜切面。一般而言，对一个部位至少应有包括 T_1WI 和 T_2WI 在内的两个不同方向的切面检查。

（二）增强检查

MRI 动态增强扫描，可显示不同的组织以及病变内不同成分的信号强度随时间的变化情况，据此可以了解它们的血液灌注，有助于对病变性质的判定。

（胡正君）

第二节　正常影像学表现

（一）成人的骨与关节

1. 骨干

（1）骨膜：正常情况下骨膜和骨周围的软组织密度相同，在 X 线片上不显影。

（2）骨皮质：X 线片上表现为密度均匀的致密阴影。在长骨骨干中部较厚，向两端逐渐变薄。

（3）骨松质：X 线片上表现为网状阴影，密度较骨皮质为低，骨小梁清晰可见。

（4）骨髓腔：X线片上表现为密度较低的透明影，其两端逐渐消失在骨松质内。

2. 骨端　长骨端主要有骨松质组成，骨皮质变薄并包绕骨端，骨端边缘光滑。

3. 关节　是连接两块或两块以上骨骼的结构。

（1）骨性关节面：X线所见的关节面实际上是关节软骨深层的菲薄钙化带和其下的薄层致密骨质，可称为骨性关节面。X线片上表现为边缘锐利光滑的线样致密影，通常凹侧骨性关节面较凸侧厚。

（2）关节间隙：为两个相对骨端的骨性关节面之间的透亮间隙，由于关节软骨与其他软组织密度一致而不能辨别，X线片上显示的关节间隙实际上代表关节组成骨骨端的关节软骨和解剖学上真正的关节腔。

（3）关节囊：由于其密度与周围软组织相同，一般平片上不能显示，有时在关节囊外脂肪层的衬托下可见其边缘。

（4）韧带：某些大的关节如膝、髋和踝关节等周围的韧带，可在脂肪组织的对比下显示，其他一般不显影。

（二）儿童的骨与关节

1. 长骨

（1）骨干：X线表现为密度均匀致密影，外缘清楚，在骨干中部最厚，越近两端越薄。骨干中央为骨髓腔，含造血组织和脂肪组织，X线表现为由骨干皮质包绕的无结构的半透明区。骨皮质外面和里面（除关节囊内部分的骨表面以外）均覆有骨膜，前者为骨外膜，后者为肌内膜。骨膜为软组织，CX线上不能显影。CT上骨皮质为高密度线状或带状影，骨髓腔视骨髓性质不同而密度不一，可为软组织密度影（红髓）或脂肪密度影（黄髓）。MRI上骨皮质在 T_1WI 和 T_2WI 上均为极低信号影而骨髓腔可为中等信号影（红髓）或高信号影（黄髓）。正常骨膜在 CT 和 MRI 上均不能显示。

（2）干骺端：干骺端的密度较低，X线片上表现为灰黑色。

（3）骨骺：X线片上表现为小点状骨性致密影。骺软骨不断增大，其中的二次骨化中心也不断由于骨化而增大，形成松质骨，边缘由规则变为光滑整齐。CT上骺软骨为软组织密度影，其中的骨化中心的结构和密度类似干骺端。在 MRI SE 序列上骺软骨为中等信号影而骨化中心的信号特点与干骺端类似。

（4）骺板（骺盘）：骺板是软骨，X线片上呈横行半透明线，居骺与干骺端之间，称之为骺线（epiphyseal line）。骺板不断变薄，最后消失，即骺与骨干结合，完成骨的发育，X线表现为骺线消失。原骺线所在部位可见不规则线样致密影为骨骺瘢痕。骺线在 CT 片上的密度和在 MRI 上的信号特点与骺软骨相似。

（三）骨龄

在正常情况下骨龄与个体的年龄是一致的，根据正常男女人体各骨骨化中心的出现时的年龄，和骺与干骺端愈合时的年龄（均有一个正常范围），可制定一个正常骨龄标准，用这个标准来判定个体骨的发育情况即骨龄判断。此法虽不够准确，但简便易行，为较多人采用。也有人根据儿童随年龄增长而出现骶的有规律性 X 线形态变化来判断骨龄，这个方法比较准确，但因程序比较复杂，较少直用。

骨龄是判断骨骼发育的参考资料之一。但因种族、地区及性别而有所不同，正常标准还有一个范围。所以在进行骨龄判定时，也须考虑到这些因素。

（四）脊椎

脊椎由各椎骨及其间的椎间盘组成。脊柱通常由 7 个颈椎、12 个胸椎、5 个腰椎、5 个散椎和 4 个尾椎组成。颈椎、胸椎和腰椎都分节并可自由活动，骶椎和尾椎则分别连成骶骨和尾骨。胸椎和腰椎的数目可以相互之间多 1 个或少 1 个，例如 11 个胸椎和 6 个腰椎，或者 13 个胸椎和 4 个腰椎。腰椎和骶椎之间也可有朵的变异。正面观察，脊柱由颈椎至尾椎呈一条直线；侧面观察，初生婴儿的脊柱只有一向后凸出的变度，至儿童能够站立以后，脊柱显示四个弯曲。

正位片上，椎体呈长方形，从上向下依次增大。椎体主要由松质骨构成，纵行骨小梁比横行骨小梁明显，周围为一层骨皮质，密度均匀，轮廓光滑。椎体两侧有横突影，其内侧可见椭圆形环状致密影，为椎弓根的横断面投影，称椎弓环。椎弓根的上下方为上下关节突的影像。椎弓板由椎弓根向后内方延续，并于中线联合成棘突，呈尖向上的类三角形线状密影，投影于椎体中央偏下方。椎体上下缘的致密线状影为终板（end plate），彼此平行。

在侧位片上，椎体也是呈长方形，其上下缘与前后缘成直角，椎弓居其后方。在椎体后方的椎管显示为纵行的半透明区。椎弓板位于椎弓根与棘突之间。棘突在上胸段斜向后下方，不易观察，在腰段则向后突，易于显示。上下关节突分别起于椎弓根与椎弓板连续处之上、下方，下关节突在下个脊椎上关节突的后方，以保持脊椎的稳定，不向前滑。脊椎小关节间隙为匀称的半透明影。颈、胸椎小关节侧位显示清楚，腰椎者则正位清楚。椎间盘的纤维软骨板、髓核及周围的纤维环系软组织密度，故呈宽度匀称的横行半透明影，称之为椎间隙（intervertebral space）。椎间孔居相邻椎弓、椎体、关节突及椎间盘之间，呈半透明影，颈椎斜位显示清楚，胸腰椎侧位清楚，呈类圆形。

在脊椎的 CT 横断面像上，在经过椎体中部的层面上有时可上见椎体、椎弓根和椎弓板构成椎管骨环，环的两侧有横突，后方可见棘突；椎体的断面则呈后缘向前凹的圆形。在经过椎体上部和下部的层面上椎体断面呈后缘前凹的肾形，其后外侧方可见椎间孔和上下关节突。黄韧带为软组织密度，附着在椎弓板和关节突的内侧，厚约 2mm ~ 4mm。硬膜囊居椎管中央，呈软组织密度，其与椎管骨壁间有数量不等的脂肪组织。在椎间盘层面上，可见椎间盘影，其密度低于椎体，CT 值为 50Hu ~ 110Hu。

在 MRIT$_1$WI 和 MRIT$_2$WI 上脊椎各骨性结构的皮质呈低信号，而骨髓呈高或等一高信号。椎间盘在 MRIT$_1$WI 上信号较低且不能区分纤维环和髓核，在 MRIT$_2$WI 上纤维环为低信号、髓核为高信号。脊髓在 MRIT$_1$WI 上呈中等信号，信号高于脑脊液；在 MRIT$_2$WI 上则脑脊液信号高于脊髓。在分辨力高的 MRIT$_2$WI 上可见神经根穿行于高信号的脑脊液中，位于椎体前、后缘的前纵和后纵韧带在T_1WI和T_2WI上均为低信号，一般不能与骨皮质区别。

（五）软组织

骨肌系统的软组织，包括肌肉、血管、神经、关节囊和关节软骨等，由于组织密度差不大，缺乏明确的自然对比，X线片上无法显示其各自的组织结构，观察受到较大的限制。在一帧对比度良好的X线平片上，仅可通过较低密度的脂肪组织形成的对比观察到皮下脂肪层和大致的肌间轮廓，其余则均为一片中等密度影像。在CT图像上，躯干和四肢的最外层是线样中等密度的皮肤，其深部为厚薄不一低密度的皮下脂肪层，其内侧和骨的四周是中等密度的肌肉。由于肌肉之间有脂肪性低密度的间隔存在，因此据各肌肉的解剖位置和相互关系，不难将它们辨认。血管和神经多行于肌间，在周围脂肪组织的衬托下呈中等密度的小类圆形或索条影，增强扫描血管呈高密度影显示更清楚且易于与并行的神经区别。关节囊可因囊壁内外层间的或囊外的脂肪而辨认其轮廓；关节附近的肌腱和韧带亦可为周围的脂肪所衬托而得以显示，上述结构也均呈中等密度影。

在MRI上，韧带、肌腱、纤维软骨和空气均呈低信号，肌肉和透明软骨呈中等偏低信号。正常成人骨髓因含脂肪成分而在T_1WI和T_2WI上均呈较高信号。MRI能清楚显示脊椎、椎管和椎间盘，并能显示椎管内软组织，包括韧带、硬膜囊、脑脊液和脊髓等结构。

（胡正君）

第三节　基本病变影像学表现

（一）骨质疏松

骨质疏松的X线表现主要是骨密度减低。在长骨可见骨小梁变细、数量减少、间隙增宽，骨皮质变薄和出现分层现象。在脊椎、椎体内结构呈纵形条纹，周围骨皮质变薄，严重时，椎体骨结构消失。椎体变扁，其上下缘内凹，而椎间隙增宽，呈梭形，致椎体呈鱼脊椎状。疏松的骨骼易发生骨折。椎体有时可压缩呈楔状。骨质疏松的CT表现和征象评价与X线表现基本相同。MRI除可见骨外形的改变外，老年性骨质疏松由于骨小梁变细和数量减少以及黄髓的增多，骨髓在T_1WI和T_2WI上信号增高，骨皮质变薄及其内出现线状高信号代表哈氏管扩张和黄髓侵入；炎症、外伤等的周围骨质疏松区因局部充血、水肿而表现为边界模糊的长T_1、长T_2信号影。

引起骨质疏松的原因比较复杂，目前尚无明确分类。从病变的范围上，一般分为全身性和局限性两类。前者常见于老年人、停经后妇女、营养不良、代谢和内分泌障碍、酒精中毒以及长期使用激素等原因引起的广泛性骨质疏松。后者多见于肢体废用、炎症、肿瘤等引起的局限性骨质疏松。

（二）骨质软化

骨质软化的 X 线表现与骨质疏松有相类似之处，所不同的是骨小梁和骨皮质边缘模糊，系因骨组织内含有大量未经钙化的骨样组织所致。由于骨质软化，承重骨骼常发生各种变形，如膝内翻、三叶形骨盆等。此外，还可见各种假骨折线，表现为宽约 1mm～2mm 的光滑透明线，与骨皮质垂直，边缘稍致密，好发于耻骨支、肱骨、股骨上段和胫骨等。在儿童期可见于骺端和骨骺的改变。

在成骨过程中，骨样组织的钙盐沉积发生障碍，即可引起骨质软化。其原因可以是维生素 D 缺乏，肠道吸收功能减退，肾排泄钙磷过多和碱性磷酸酶活性减低。骨质软化是全身性骨病，常发生于生长期为佝偻病，于成人为骨软化症。

（三）骨质破坏

骨质破坏的 X 线表现是局部骨质密度减低，骨小梁稀疏和正常骨结构消失。骨松质的早期破坏可形成斑片状的骨小梁缺损。骨皮质破坏在早期发生于哈氏管而导致它的扩大而在 X 线上呈筛孔状。骨皮质内外表层的破坏，则呈虫蚀状。当骨破坏进展到一定程度时，往往有骨皮质和松质的大片缺失。CT 易于区分松质骨和皮质骨的破坏，松质骨的破坏表现为斑片状松质骨缺损区；骨皮质破坏表现为其内的筛孔样破坏和其内外表面的不规则虫蚀样改变、骨皮质变薄或斑块状的骨皮质缺损。在 MRI，骨破坏表现为低信号的骨质为不同信号强度的病理组织所取代，骨皮质破坏的形态改变与 CT 所见相同，松质骨的破坏常表现为高信号的骨髓为较低信号或混杂信号影所取代。

骨质破坏见于炎症、肉芽肿、肿瘤或肿瘤样病变，骨质破坏的形状及大小因病变性质和发展阶段而异。因此，应当观察破坏区与正常骨质分界是否清楚，破坏区的部位、大小、形态以及周围有无骨膜增生等，进行分析，才可能判断其性质。

（四）骨质增生硬化

骨质增生硬化的 X 线有现是骨质密度增高，伴或不伴有骨骼的增大变形。骨小梁增粗、增多、密集，骨皮质增厚。明显者，甚至难于分清骨皮质与骨松质。发生于长骨可见骨干粗大，骨髓腔变窄或消失。骨质增生硬化的 CT 表现与其 X 线平片的表现相似。MRI 上增生硬化的骨质在 T_1WI 和 T_2WI 上均为低信号，松质骨的信号也较正常为低。MRI 可以很好地显示骨质增生造成的骨形态的改变。

骨质增生硬化见于多种疾病。多数是局限性骨增生，见于慢性炎症、外伤后的修复和某些原发性骨肿瘤，如骨肉瘤，或成骨性转移瘤。少数为全身性骨增生，骨皮质与骨松质多同时受累，见于某些代谢或内分泌障碍如甲状旁腺功能低下或中毒性疾病，如氟中毒。

（五）骨膜增生

骨膜增生的 X 线表现，在早期是一段长短不定、与骨皮质平行的细线状致密影，同骨皮质间可见 1mm～2mm 宽的透亮间隙。继而骨膜新生骨增厚，常见的有与骨皮质表面平行排列的线状、层状或花边状骨膜反应。骨膜增生的厚度与范围同病变发生的部位、性质和发展阶段有关。一般发生于长骨骨干的明显，炎症者较广泛，而肿瘤者则较局限。随着病变的好转与痊愈，骨膜增生可变得致密，逐渐与骨皮质融合，表现为皮质增厚。痊愈后，骨膜新生骨还可逐渐被吸收。如引起骨膜反应的病变进展，已形成的骨膜新生骨可被破坏，破坏区两侧的残留骨膜新生骨呈三角形，称为 Codman 三角。

骨膜反应的 CT 表现与 X 线平片的表现相似。MRI 显示骨膜反应要早于 X 线和 CT，早期的骨膜反应在 T_1WI 为中等信号，T_2WI 为高信号，骨膜新生骨在各序列均为低信号。CT 和 MRI 的空间分辨力不及平片，不能如平片一样显示骨膜的精细有形态与结构。

骨膜增生多见于炎症、肿瘤、外伤、骨膜下出血等。

（六）软骨钙化

可为生理性的或病理性的，肿瘤软骨钙化是病理性的钙化，瘤软骨钙化的 X 线表现为颗粒状、小环或半环状的致密影，数量不等，可在瘤体内广泛分布或局限于某一区域。CT 能显示平片不能见到的钙化影，瘤软骨钙化的形态同 X 线所见。MRI 对发现和确定细小的钙化不敏感。

（七）骨质坏死

骨质坏死（necmsis of bone）是骨组织局部代谢的停止，坏死的骨质称为死骨（seques-rtum）。形成死骨的主要原因是血液供应的中断。组织学上是骨细胞死亡、消失和骨髓液化、萎缩。在坏死早期骨小梁和钙质含量无何变化，此时 X 线上也无异常表现。当血管丰富的肉芽组织长向死骨，则出同破骨细胞对死骨的吸收和成骨细胞的新骨生成。这一过程延续时间很长。

死骨的 X 线表现是骨质局限性密度增高。其原因一是死骨骨小梁表面有新骨形成，骨小梁增粗，骨髓内亦有新骨形成即绝对密度增高；二是死骨周围骨质被吸收，或在肉芽、脓液包绕衬托下，死骨亦显示为相对高密度。骨质坏死多见于慢性化脓性骨髓炎，也见于骨缺血性坏死和外伤骨折后。

（八）骨内矿物质沉积

某些矿物质（如铅、磷等）进入人体，大部沉积于骨内，多集中在正处于生长发育中的干骺端，表现为多条横行的带状致密影，互相平行，厚薄不一，氟可刺激成骨细胞活跃，使骨质增生；氟与骨基质中的钙质结合称为氟骨症。

（九）骨骼变形

骨骼变形多与骨骼人小改变度存，可累及一骨、多骨或全身骨骼。局部病变或全身性疾病均可引起。如骨的先天性发育异常、创伤、炎症以及代谢性、营养性、遗传性、肿瘤均可使骨局部膨大、变形；发育畸形可使一侧骨骼增大；脑垂体功能亢进使全身骨骼增大；骨软化症和成骨不全使全身骨骼变形。

（十）周围软组织病变

许多骨骼疾病可引起或伴有周围软组织改变，而软组织病变也可导致骨骼改变。外伤和感染引起软组织肿胀时，X 线表现为局部软组织肿胀，密度增高，软组织的正常层次模糊不清。开放性创伤，产气菌感染软组织骨可见气体。软组织肿瘤或恶性骨肿瘤侵犯软组织时，可见软组织肿块。各种原因引起的肌萎缩，X 线表现为肌肉萎缩变薄。外伤后发生骨化性肌炎，可见软组织内钙化与骨化。

（胡正君）

第四节　骨骼与软组织的创伤

一、长骨骨折

【影像学表现】

1. X 线平片

（1）骨折的基本 X 线表现：X 线片上骨折断裂处呈不规则的透明线，称为骨折线，在骨皮质显示清楚整齐，在骨松质表现为骨小梁中断、扭曲、错位。当中心 X 线通过骨折断面时，则骨折线显示清楚，否则可显示不清，甚至难于发现。严重骨折常致骨变形。嵌入性或压缩性骨折骨小梁紊乱，甚至局部骨密度增高，而可能看不到骨折线。

（2）骨折的类型：根据骨折的程度或分为完全性和不完全性。根据骨折线的形状和走向，可将骨折分为横行、斜行和螺旋形骨折。复杂的骨折双可按骨折线形状分为 T 形、Y 形等。根据骨碎片情况可分为撕脱性、嵌入性和粉碎性骨折。

（3）骨折的对位和对线关系：完全性骨折，要注意骨折断端的移位。确定移位时，在长骨以骨折近段为基准，借以判断骨折远段的移位方向和程度。骨折断端可发生内外或前后移位，上下断端亦可相错重叠或分离，重叠时必然有内外或前后移位。骨折端还可有成角，即两断端纵轴形成大小不等的交角。此外，骨折还可发生旋转移位，即断端围绕该骨纵轴向内或向外回旋。

上述骨折断端的内外、前后和上下移位称为对位不良，而成角移位则称为对线不良。骨折的对位及对线情况与预后关系密切，故应注意观察。X 线摄影包括正、侧位，而观察旋转移位。则需包括上下两个关节。在骨折复位后复查时，应应意骨折断端的对位与对线关系。

（4）骨折断端的嵌入：骨折断端互相嵌入时，称"嵌入性骨折"。多发生于股骨颈，临床诊断有时困难。X 线平片并不显示透亮的骨折线，反而表现为条带状高密度影，为相互嵌入的骨折端重叠所致，骨皮质与骨小梁断裂相错。患肢缩短变形，但断端移位不明显，要注意与重叠移位的区别。

（5）儿童骨折的特点：儿童长骨发生骨折与成人不同，易发生骺离骨折和青枝骨折。儿童长骨骨骺尚未与干骺端结合，外力可经过骺板达干骺端引起骨骺分离，即骺离骨折，X 线表现为骺线增宽，骺与干骺端对位异常，儿童骨骼的柔韧性大，外力不易使骨质完全断裂，仅表现为局部骨质和骨小梁的扭曲、皱褶、凹陷或隆起，即青枝骨折（greenstick fracture）。

（6）骨折的愈合：骨折愈合是一个连续的过程，其基本过程是先形成肉芽组织，再由成骨细胞在肉芽组织上产生新骨即骨痂，使骨折断端连接并固定。

骨折后，在骨折断端之间、骨髓腔内和骨膜下形成血肿。2～3天后血肿开始机化形成纤维性骨痂，进而骨化形成骨性骨痂，此时，X线片上可见骨折线变得模糊不清。

随着骨性骨痂的不断增多，骨折断端不再活动，即达临床愈合期。此后，骨痂不断增多，使骨折联接坚实，骨折线即消失而成为骨性愈合。为了适应负重和活动的需要，愈合的骨折还要进行改建，使承力部骨小梁致密，不承力的骨被吸收，而骨不足处，则经骨膜生骨而补足，使断骨恢复正常形态，但如变形严重则不能恢复。

骨折愈合的速度与患者年龄、骨折类型及部位、营养状况和治疗方法有关。一般，儿童、肌肉丰富区骨折、嵌入性骨折愈合快，而老年、关节内骨折、骨折断端移位严重、营养状态差或并发感染者，则愈合慢，需时较长。

（7）骨折的并发症：常见的并发症如下，在治疗过程中复查进应注意：

①骨折延迟愈合或不愈合：骨折不愈合的X线表现是骨折断端为骨密质封闭，致密光整，或骨折断端吸收变尖，有时可形成假关节。骨折延迟愈合是骨痂形成或没有，骨折线消失延迟或长期存在；

②骨折畸形愈合：可有成角、旋转、缩短和延长畸形；

③外伤后骨质疏松：由于活动减少引起失用性骨质疏松。轻者可恢复，重者则持续较久，且影响功能；

④骨关节感染：见于开放性骨折或闭合性骨折手术复位后；

⑤损伤性骨化（骨化肌炎）：关节扭伤、脱位及关节附近的骨折，特别是肘关节，骨膜剥离后，形成骨膜下血肿。若处理不当，血肿较大，经机化、骨化后，在关节附近的软组织内可有广泛的骨化，影响关节活动功能；

⑥创伤性关节炎：关节内骨折整复不良或骨干骨折成角畸形愈合，因关节面不平整，可引起创伤性关节炎；

⑦关节僵硬：受伤肢体经长时间固定而不注意功能锻炼时，将使静脉血和淋巴液回流不畅，患肢组织中有浆液纤维性渗出物和纤维蛋白沉积，可使关节内、外组织发生纤维粘连；同时，由于关节囊及周围肌肉的挛缩，关节活动可有不同程度的障碍，称关节僵硬；

⑧急性骨萎缩：即损伤所致关节附近的痛性骨质疏松，亦称反射性交感神经性骨营养不良。因骨折后反射性神经血管营养不良引起。常发生在手、足部位。表现为疼痛、肿胀、关节活动受限。骨折后早期患肢抬高、积极主动功能锻炼，促进肿胀消退，可以预防其发生。如有发生，经过积极功能练习、物理治疗和局部封闭等，病变可以缓解；

⑨缺血性骨坏死：骨折使某一骨折段的血液供被切断导致其缺血性坏死。常见的有股骨颈骨折后股骨头缺血性坏死。

（8）常见部位的骨折：

①Colles骨折：为桡骨远端2cm～3cm以内的横行或粉碎骨折，远侧段向背侧移位，

断端向掌侧成角畸形，可伴尺骨茎突骨折；

②肱骨髁上骨折：多见于儿童。骨折线横过喙突窝和鹰嘴窝，远侧端多向背侧移位；

③股骨颈骨折：多见于老年。骨折可发生于股骨头下、中部或基底部。断端常有错位或嵌入。

头下骨折在关节囊内，易引起关节囊的损伤，影响关节囊血管对股骨头及颈的血供，使骨折愈合缓慢，甚至发生股骨头缺血性坏死。

2. CT检查　CT不作为长骨骨折常规检查方法，但对于骨盆、髋、肩、膝等关节以及脊柱和面骨外伤的检查非常重要，可以了解这些解剖结构比较复杂的部位有无骨折和骨碎片的数目及位置，三维重建时可以立体显示骨折的详情。

3. MRI检查　MRI在显示骨折线方面不及CT，但可清晰显示骨折断端及周围出血、水肿和软组织损伤情况，以及邻近组织和脏器的损伤情况。

骨挫伤（bone bruise）是外力作用引起的骨小梁断裂和肌髓水肿、出血、在平片和CT上常无异常发现。骨挫伤区在T_1WI上表现为模糊不清的低信号区，在T_2WI上表现为高信号，骨挫伤一般局限于干骺端也可伸延到骨干。骨挫伤可以自愈，短期随访骨内的异常信号影消失。

【诊断与鉴别诊断】

影像学检查发现骨折线，结合患者的局部外伤史，骨折即可确诊。但仍需注意骨干骨折线应同骨滋养埃及影区别，干骺端的骨折线需同骺线区别。发现骨折线还应注意邻近无骨质破坏，以除外病理性骨折的可能。

二、脊椎骨折

【影像学表现】

1. X线表现　椎体骨折最常见的是椎体压缩变扁，在正位片上显示为椎体上部的塌陷，上方边缘有折断和下凹现象，椎体一侧或两侧骨皮质有向内凹陷折断，有时椎体的横径稍有增宽，直径稍变窄。椎体上部的骨松质增密，骨小梁排列紊乱。椎体上面的椎间隙和上面一个椎体的下缘显示正常。在侧位片上，压缩的椎体呈现楔形改变，椎体前方变窄，后方较宽，上缘向下倾斜，骨皮质有折断和凹陷征象。严重的病例，椎体可产生移位或脊柱后突畸形。椎体骨折亦可没有压缩而在椎体边缘出现骨折线或呈小片骨撕裂等，但均少见。

枢椎齿状突骨折常呈横断形，齿状突和环椎多向下前方移位，常合并环枢椎脱位。

椎弓骨折常见于下腰段，腰椎斜位片观察更清晰，关节突骨折以腰段和颈段较多见，常伴有脊椎脱位。棘突和横突骨折可单独出现，亦可并发于椎体骨折，骨折线常呈横形或斜形，棘突骨折于侧位片容易发现，横突骨折易见于正位片。

2. CT检查　CT可以充分显示脊椎骨折、骨折类型、骨折片移位程度、椎管变形和狭窄以及椎管内碎片或椎管内血肿等。还可以对某些脊髓外伤情况作出判断。

椎体骨折可分为爆裂骨折和单纯压缩骨折。前者表现为椎体垂直方向上的粉碎骨折，正常的外形与结构丧生，骨折片向左右前后各个方向移位因而椎体呈楔形改变。后者仅表现为椎体密度增高而不到骨折线，在矢状重建像上见椎体变扁呈楔形。CT 较容易发现各种附件骨折和椎间小关节脱位，如椎弓骨折、椎有折和横突骨折等。CT 检查的重点是了解有无骨折片突入椎管以及骨折移位对脊髓的压迫情况。

3. MRI 检查　在脊柱外伤，MRI 可用以观察椎体骨折，椎间盘突出和韧带撕裂。同时还可以观察脊髓挫裂伤和脊髓受压等。脊柱骨折可见以下情况：

（1）爆裂骨折：除能显示 CT 所见的骨折情况外，在矢状和冠状位上可见椎体上下骨板的皮质骨低信号带失去完整性，凹凸不平或部分嵌入椎体。由于受伤椎体内的渗出和水肿，再 T_1WI 上呈低信号，再 T_2WI 上呈高信号。骨折线也呈相对的长 T_11WI 和 T_2WI 信号。

（2）单纯压缩骨折：在矢状面上可见典型的楔形改变，受伤脊椎的信号改变与暴裂骨折相同。

（3）骨折脱位：错位的椎体或突入椎管的游离骨折片可压迫和损伤脊髓，附件骨折和椎间关节脱位在 MRI 上也易于发现。

（4）椎间盘损伤：损伤的椎间盘呈退行性改变，信号变低，在矢状面 T_2WI 上显示最好。

（5）韧带断裂：脊柱的韧带在各成像序列中均呈低信号，损伤或断裂后其低信号影失去正常的连续性且因水肿或（和）出血而表现为不同程度的高信号影。

（6）脊髓损伤：外伤骨折后脊膜囊和脊髓可受压、移位，严重时脊髓内可见出血、水肿甚至脊髓横断。MRI 还能观察到神经根撕脱和硬膜囊撕裂等情况。

【诊断与鉴别诊断】

脊柱外伤性骨折应主意与脊椎病变所致的椎体压缩形鉴别，后者常见椎体或附件骨质破坏，波及椎间盘时可见椎间隙变窄，椎间盘破坏或消失，椎旁可见脓肿或软组织肿块形成等。结合临床病史不难鉴别。

脊柱结构比较复杂，且邻近脊髓、神经根，外伤后诊治不当，常引起多种并发症。X 线平片由于其前后结构重叠，征象观察受到较大的限制。因此，脊椎骨折，特别是爆裂骨折，在 X 线平片的基础上应进一步行 CT 检查，必要时还需行 MRI 检查。

三、肌腱与韧带损伤

【影像学表现】

X 线平片一般见不到肌腱和韧带损伤的直接征象。

CT 尤其是 MRI 可直接显示肌腱和韧带，对诊断帮助较大。损伤后可见其边缘模糊、肿胀、失去正常形态甚至呈碎片状。伴有出血时可见韧带内和周围不均匀的较高密度影。CT 还可以清晰地显示撕脱骨折和关节内积液。

肌腱和韧带在 MRI T_1WI 和 T_2WI 图像上均表现为很低的信号，断裂时，无论在 T_1WI

还是 T_2WI 上断裂处均表现为高信号。部分断裂时低信号的韧带或肌腱内出现高信号区，但仍可见部分低信号的纤维影保持连续性。完全断裂时带状低信号影完全中断，为水样信号区取代，其位置和走行方向可发生改变。

（胡正君）

第五节　骨与软组织的化脓性感染

一、急性血源性骨髓炎

急性血源性骨髓炎是一种严重的骨关节感染，多见于 12 岁以下儿童，男多于女，约 4 : 1。好发于长管状骨，尤以下肢股骨下端和胫骨上端为多，约占 60%，其次是肱骨和桡、尺骨。其致病菌多来自身体其他部位的感染灶，经血路至长骨干骺端形成脓肿。

【影像学表现】

1. X 线表现

（1）早期骨髓炎：发病 1～2 周内，X 线检查看不出明显骨质变化，主要为软组织肿胀，皮下脂肪层因肿胀而增厚，密度增高，并有粗大的网状结构。肌间脂肪线移位、模糊、消失，脓肿所在部位均匀性密度稍高的阴影。

（2）急性期：长骨干骺端由于循环增加而出现轻微的局部脱钙，随后由于骨质逐渐吸收，骨小梁变模糊甚至破坏或消失，并迅速向周围扩散。病灶范围广泛者可达骨干的大部分或全部，但很少跨过骺板累及骨髓，或穿过关节软骨进入关节。

（3）病变累及皮质发生破坏，并且由于骨膜被分离而营养中断、血管栓塞以及脓液的压迫，皮质逐渐坏死成为死骨。X 线表现为白色致密影，其形态、范围不一，呈小骨片或长条状。

（4）病变穿破骨皮质和形成骨膜下脓肿的同时，刺激骨膜增生，形成密度不均、边缘不整的致密骨质，可呈平行状、层状或花边样形态。如骨膜增生显著并包围全骨或大部骨干，即称包壳，包壳被突破，则可见边缘不整的瘘孔病变继续发展侵及软组织而形成瘘道。

骨髓炎治疗后，临床恢复较快，X 线改变缓慢，往往临床感染症状已消失数周而 X 线改变仍在继续进行。

2. CT 检查　CT 能很好地显示急性化脓性骨髓炎的软组织感染、骨膜下脓肿、骨髓内的炎症、骨质破坏和死骨。特别是能发现 X 线片不能显示的小破坏和小的死骨。

3. MRI 检查　在确定急性化脓性骨髓炎的髓腔侵犯和软组织感染的范围方面，MRI 优于常规 X 线和 CT。骨髓的水肿、渗出和坏死在 T_1WI 均表现为低信号，与正常的骨髓信号形成明显的对比。在与骨干长轴平行的矢状或冠状层面上，骨髓腔受累的范围显示良好。在病变早期的 T_1WI 上病变区与正常骨髓分界模糊，出现骨质破坏后分界趋向清楚。受累骨周围软组织肿胀，肌间隙和皮下脂肪模糊不清。在 T_2WI 上充血水肿的肌肉和脓肿呈高信号，增强后脓肿壁可出现明显强化。

【诊断与鉴别诊断】

急性化脓性骨髓炎有时须注意与表现不典型的骨结核或一些骨肿瘤如骨肉瘤鉴别。注意到其急性起病，患肢大范围间断性的骨质破坏和一定程度的骨膜增生，可以区别。

总之，急性化脓性骨髓炎主要表现是不同范围的骨质破坏，不同程度的骨膜增生和死骨。虽然是以骨质破坏为主，但修复与骨质增生已开始，在骨质破坏周围有骨质密度轻度增高现象。

二、慢性骨髓炎

急性骨髓炎的治疗不及时或治疗不彻底，可转变为慢性。其特征是遗留慢性病灶、死骨及窦道；也有一开始就表现为慢性过程。造成慢性骨髓炎与细菌毒力低，或机体抵抗力差，或治疗方法不当等诸多因素有关。

【影像学表现】

1. X 线平片　主要表现在骨破坏区周围可见骨质增生硬化现象。骨膜新生骨增厚并同骨皮质融合，呈分层状，外缘呈花边状，使骨干增粗，轮廓不整。骨内膜也增生，致使骨密度明显增高，甚至骨髓腔闭塞。但如未痊愈，仍可见骨质破坏和死骨。

慢性化脓性骨髓炎痊愈时，骨质破坏与死骨消失，骨质增生硬化逐渐吸收，骨髓腔沟通。如骨髓腔硬化仍不消失，虽然长期观察认为病变已静止，但当机体抵抗力降低时仍可复发。化脓性骨髓炎的慢性期，有时可有一些特殊影像表现。

慢性骨脓肿系慢性局限性骨髓炎。多见于长骨干骺端骨松质中，以胫骨两端和桡骨下端为常见。X 线表现为长骨干骺端中心部位的圆形、椭圆形或不规则形骨质破坏区，边缘较整齐，周围见骨硬化带。破坏区中很少有死骨，多无骨膜增生，也无软组织肿胀或瘘管。

硬化型骨髓炎又称 Garre 骨髓炎，少见，特点为广泛的骨质增生硬化，致使局部骨密度很高，骨皮质增厚，骨髓腔变窄，骨干增粗，边缘不整。

2. CT 检查　慢性化脓性骨髓炎的 CT 表现与 X 线表现相似，骨皮质明显增厚、髓腔变窄甚至闭塞、骨质密度增高，并易于发现 X 线片不能显示的死骨。

3. MRI 检查　慢性化脓性骨髓炎的骨质增生、硬化、死骨和骨膜反应：在 T_1WI 和 T_2WI 上均呈低信号。肉芽组织和脓液在 T_1WI 上为低或稍高信号而在 T_2WI 呈高信号。瘘管内因含脓液常在 T_1WI 上呈稍高信号而在 T_2WI 上呈高信号，依层面方向不同可表现为点状或不规则粗细不均的索条影从骨内脓腔向皮肤表面伸延。

【诊断与鉴别诊断】

慢性化脓性骨髓炎的特点为残存的骨破坏、大量的骨质增生和可有死骨形成，识别不难。但由于抗生素的广泛应用，细菌毒力较低或耐药株的增加，典型、严重、长期不愈的慢性骨髓炎已很少见。相反，却常有多种不典型的 X 线表现。如感染仅限于骨膜下，则表现为骨膜增生，而无明显破坏，少数病例甚至伴似恶性骨肿瘤或其他骨疾病，应注意分析鉴别。

三、软组织感染

软组织感染是指原发于软组织的感染，常继发于软组织损伤、骨膜炎或骨髓炎等疾病。主要病理改变为充血和水肿，继之可形成局部脓肿，一般脓肿沿肌肉间隙扩散；慢性期在感染病灶可出现钙化，受炎平的长期刺激，病灶边缘可形成纤维组织包膜。

【影像学表现】

X 线显示软组织感染有较大的限度，患部应行 CT 或 MRI 检查。

1. CT 检查　感染急性期的充血、水肿在 CT 上显示为皮下脂肪层密度增高，所累及的肌影增大、密度减低，肌间隙模糊。脓肿形成后，局部肿胀的软组织中呈圆形或类圆形的分叶状块影，边界比较清楚，中央部分密度较底提示组织坏死液化。增强后坏死灶周围出现环状强化带，代表肉芽组织形成的脓肿壁。

2. MRI 检查　对软组织感染的急性期 MRI 较平片和 CT 敏感，在 T_1WI 上表现为低或等信号，在 T_2WI 上表现为高信号，可呈片状或羽毛状，境界不清，可有不同程度较缓慢的强化。脓肿显示为圆形、类圆形或分叶状的异常信号影，T_1WI 为低信号，T_2WI 多为高信号。脓肿边缘可为一层低信号的纤维包膜影，其厚薄比较均匀，边界较光整，可与肿瘤性病变区别。

3. 超声检查　软组织脓肿呈边缘不规则的圆形或类圆形无回声区，或由脓屑所致细小的内部回声。与囊肿的薄壁、光滑的无回声区，和肿瘤的边界不规整的均质性与非均质性的肿块图像有一定区别。结合临床可以确诊。

四、脊柱结核

脊柱结核（tuberculosis of spine）占全身结核的首位，其中，椎体结核约占 99%，椎弓结核占 1% 左右。在整个脊柱中，腰椎发病率最高，胸椎次之，胸腰段占第三位，颈椎和骶尾部较少。本病以儿童患者多见，30 岁以上发病率明显下降。

【影像学表现】

1. X 线平片

（1）骨破坏及椎体变形：依病型不同，开始破坏亦不同。边缘型之破坏，初期出现在椎体之上或下面，以后再椎体内发展。中心型病灶先出现在椎体中央部，病变扩展则椎体边缘也将受累。骨膜下型病灶可引起数个相连椎体受累，各椎体前缘出现凹陷状缺损，椎体破坏后，易因受压而变扁，呈楔状变形，以胸椎结核多见。

（2）椎间隙变窄或消失：病灶发展至椎体上及下面时，椎间盘血液供应受到障碍，即出现椎间隙变窄。此种征象出现之早晚，与病理类型有关。病变严重破坏后，可使椎间隙消失。在诊断脊椎结核时，椎间隙的改变为较重要的 X 线征象。

（3）脊柱后突畸形：与破坏之程度及部位有关。胸椎之正常弯曲度向后，负重在前方，椎体破坏易使椎体前方负荷更多而造成病理性后弯，发生于颈椎或腰椎结核之后弯皆较轻微，常仅显病变部位变直。

（4）脓肿：病灶周围软组织干酪性坏死形成脓肿，脓肿可沿固有组织间隙流注，引流很长距离，并于皮肤破溃，形成窦道。腰椎结核形成腰大肌脓肿，表现为腰大肌轮廓不清或呈弧形突出。胸椎结核形成椎旁脓肿，表现为胸椎两旁梭形软组织肿胀影。颈椎结核形成咽后壁脓肿，表现为咽后壁软组织影增宽，并呈弧形前突。结核性脓肿无红、热、痛，故又称"寒性脓肿"。

（5）死骨：脊椎结核灶中心有时见"砂粒"状死骨；若脊椎结核合并病理性压缩骨折后的碎骨片引起骨内小动脉栓塞，或骨膜下脓肿广泛破坏了骨膜血管，均可造成椎体大部分缺血坏死，表现为椎体密度增高。

2. CT 检查　CT 显示椎体及附件的骨质破坏、死骨和椎旁脓肿优于平片。椎体骨质破坏可引起椎体塌陷后突以致椎管狭窄，CT 可以显示这一改变。结核性脓肿的位置因发病部位而异，呈液性密度，注射对比剂后周缘有环形强化。CT 还可发现椎管内硬膜外脓肿。

3. MRI 检查　脊椎结核的骨破坏区在 T_1WI 呈低信号，T_2WI 为高信号并混有少许低信号影。骨破坏区周围骨髓因反应性水肿在 T_1WI 上也呈低信号而 T_2WI 上呈高信号。矢状面和冠状面图像有利于椎椎间盘的观察。如椎间盘受累可见椎体终板破坏、椎间隙变窄和 T_2WI 上椎间隙信号增高。结核性脓肿在 T_1WI 上呈低信号、T_2WI 上呈高信号，其内可见斑点状或索条状低信号影，代表脓肿内的纤维化或钙化，增强后脓肿壁可强化。由于 MRI 可多平面成像，对脓肿的部位、大小、形态和椎管内侵犯的显示优于平片和 CT。

五、长骨结核

肱骨、桡骨及腓骨之结核易发于骨干之下部，胫骨及肌骨结核易见于骨干上部，股骨结核尤易见于大粗隆部。按发病部位之不同可分为干骺部结核（常为单发性病灶）及骨干囊状结核（常为多发性病灶）。

【影像学表现】

1. X 线平片　骺和干骺端是结核在长骨中的好发部位。干骺端结核病灶内干酪坏死物可形成脓肿。X 线片可见骨松质中出现一局限性类圆形、边缘较清楚的骨质破坏区，邻近无明显骨质增生现象。骨膜反应少见即使有也较轻微，这与化脓性骨髓炎显然不同。在骨质破坏区有时可见碎屑状死骨，密度不高，边缘模糊，称之为"泥沙状"死骨，也和化脓性骨髓炎明显不同。病变早期，患骨即可见骨质疏松现象。病变发展易破坏骺而侵入关节，形成关节结核。干骺端结核很少向骨干发展，但病灶破坏骨皮质和骨膜，穿破软组织而形成瘘管，并引起继发感染，此时则可出现骨质增生和骨膜增生。

骨干结核少见，可发生于短骨或长骨。侵犯短骨的多发于 5 岁以下儿童的掌骨、跖骨、指（趾）骨，常为多发。初期改变为骨质疏松，继而在骨骨形成囊性破坏，骨皮质变薄，骨干膨胀，故又有骨囊样强震核和骨"气鼓"之称。

2. CT 检查　CT 可显示低密度的骨质破坏区，其内可见多数小斑片状高密度死骨影。病骨周围软组织肿胀，结核性脓肿密度低于肌肉，注射对比剂后其力缘可有强化。

3. MRI 检查　多数骨破坏区与结核性脓肿中 T_1WI 呈低信号，T_2WI 为混杂高信号。脓肿壁可强化。周围骨髓水肿也呈 T_1WI 低信号而 T_2WI 高信号。

【鉴别诊断】

骨结核进展缓慢，好侵犯邻近关节软骨和骺软骨。以骨质破坏相对比较局限、患肢骨质疏松为其特点。干骺端结核应与慢性骨脓肿鉴别，后者破坏区不侵犯骨骺，边缘整齐，有硬化边，患骨无骨质疏松。

（胡正君）

第六节　骨肿瘤与肿瘤样病变

一、骨瘤

骨瘤（osteoma）是一处成骨性良性肿瘤，以致密骨小梁结构过度增殖所形成。它随人的发育而逐渐生长，当人体生长成熟后，大部分肿瘤停止生长。多数肿瘤单发于颅面骨，有的可长入副鼻窦内。多发生在 25 岁以前，性别无明显差异。

【影像学表现】

1. X 线平片　骨表现圆形致密隆起，边缘光滑，无骨膜反应，基底呈波浪状与骨板相连，或有副鼻窦内的骨性突起。

2. CT 检查　CT 能更好地显示 X 线平片上骨瘤表现的各种征象，并可发现位于骨性外耳道、乳突内侧等隐蔽部位的较小骨瘤。

3. MRI 检查　致密型骨瘤在 T_1MI 和 T_2MI 上均呈边缘光滑的低信号或无信号影，其信号强度与邻近皮质一致，与宿主骨骨皮质间无间隙。邻近软组织信号正常。

【鉴别诊断】

1. 骨软骨瘤　发病年龄相同，多见于长骨干骺端，有软骨帽和滑囊。

2. 骨血血瘤　颅面部骨血管瘤多发于青少年，表现为生长缓慢的骨性肿块。X 线片上有骨质破坏和垂直状骨针。

3. 骨赘　颅骨因外伤等产生骨膜下血肿，血肿吸收后钙化、骨化，形成局限性骨质增生，增生部位与损伤部位相一致。

二、骨软骨瘤

骨软骨瘤（osteochondroma）又称骨疣，是最常见的良性肿瘤。实质上是骨生长方向的异常和长骨干骺区再塑型的错误。它的结构包括正常骨，上覆盖有正常软骨帽。因其有自身的骨骺板，所以到生长年龄结束时，骨软骨瘤生长也停止。仅有1%的骨软骨瘤可恶变。

【影像学表现】

1. X线平片　软骨瘤的基本X线征象包括骨质囊状破坏，另外病灶区有软骨钙化。后者为软骨瘤定性征象。软骨瘤其他征象包括髓腔内软骨瘤膨胀性破坏与钙化，发生于骨皮质则于此区一侧局限性膨出呈球形，有硬化环。生长在骨膜的软骨瘤，肿瘤突入软组织内形成软组织肿块，肿块内有钙化。

2. CT检查　可显示软骨帽和钙化带，且远比X线平片敏感。对发生于椎骨或骨盆等不规则骨的骨软骨瘤，平片显示肿瘤形状不整、又可疑恶变者，CT诊断价值很大。

3. MRI检查　对软骨帽、瘤蒂与骨干骨脂肪等显示很好，但不是本病的主要检查目的。

【鉴别诊断】

1. 骨瘤　局限于颅骨和下颌骨，无软骨帽、属于真性骨瘤。

2. 骨旁骨瘤　起自一侧骨皮质，同时向骨内生和而产生骨化团块，X线显示其表面呈不规则分叶状。

三、骨样骨瘤

骨样骨瘤（osteoid osteoma）是一个孤立性、小圆形或圆形的痛性病变，属少见良性肿瘤。好发年龄为15～25岁，好发部位以下肢长骨为主。病因迄今不清，究竟属真性肿瘤还是反应性骨病损，尚有争议。

【影像学表现】

1. X线平片　长管骨发病在增厚的骨皮质硬化区内，可见大少不等圆形或卵圆形在透亮区，即所谓瘤巢。瘤巢的透亮表示其成熟，其内可见不规则的钙斑。脊柱骨发病易累及椎板，腰椎多见，次为颈椎、胸椎及骶椎。发生在小儿，本病可引起骨与关节畸形，亦可引起骨骼增长畸形，宜早期手术切除。

2. CT检查　瘤巢所在的骨破坏区为类圆形低密度灶，其中央可见瘤巢的不规则钙化和骨化影，周边密度较为肿瘤未钙化的部分。骨破坏区周围有不同程度的硬化环、皮质增厚和骨膜反应。

3. MRI检查　肿瘤未钙化的部分在 T_1WI 上呈低到中等信号、T_2WI 上呈高信号，钙化部分在 T_1WI 和 T_2WI 上均呈低信号，肿瘤增强后强化明显。瘤巢周围骨质硬化呈低信号。肿瘤周围的骨髓和软组织常有充血水肿，呈长 T_1、长 T_2 信号，并可有一定程度的强化。部分肿瘤甚至伴有邻近关节积液和滑膜炎症。

【鉴别诊断】

本病主要区别良性骨肿瘤包括良性骨母细胞瘤、单发性内生骨瘤、骨皮质脓肿等。此外，还需与骨梅毒患者区别。

四、骨巨细胞瘤

骨巨细胞瘤（giant cell tumour）是一种常见的骨肿瘤，分为良性、恶性。在骨肿瘤中居第三位，好发年龄为 20～40 岁，男女发病率相近。好发于四肢长骨骨端部，以股骨下端和胫骨上端最多见（占65%）。

【影像学表现】

1. X 线平片　为长骨骨端的溶骨性破坏，界限不清楚，骨密质膨胀变薄，呈肥皂和泡样改变，无反庆性新生骨，少有骨膜反应，可侵入关节软骨，可有硬化圈、软组织肿块。可见病理骨折征。

2. CT 检查　骨巨细胞瘤在 CT 平扫表现为位于骨端的囊性膨胀性骨破坏区，骨壳基本完整，但多数可有小范围的间断。骨破坏与正常骨小梁的交界部多无骨增生硬化带。骨壳外缘基本光滑，内缘多呈波浪状为骨壳内面的骨嵴所致，一般无真性骨性间隔，平片上所见的分房征象实为骨壳内面骨嵴的投影。骨破坏区内为软组织密度影，无钙化和骨化影，如肿瘤出现坏死液化则可见更低密度区。囊变区内偶尔可见液－液平面，即两种不同性质液体的水平界面，通常下部液体较上部液体密度高，并随体位而改变。其成因可能是坏死组织碎屑或血细胞的沉积。生长活跃的骨巨细胞和恶性巨细胞瘤的骨壳往往不完整并可见骨壳外的软组织肿块影。增强扫描肿瘤组织有较明显的强化，而坏死囊变区无强化。

3. MRI 检查　肿瘤在 T_1WI 上多呈低或中等信号强度，在 T_2WI 上多为高信号。坏死囊变区在 T_1WI 上信号较低而在 T_2WI 呈高信号。肿瘤内出血在 T_1WI 和 T_2WI 上均为高信号。液一液平面在 T_1WI 上常下部信号高于上部，而 T_2WI 上则相反。若肿瘤内有含铁血黄素沉积区则在 T_1WI 和 T_2WI 上均为低信号。

【诊断与鉴别诊断】

良性骨巨细胞瘤应与骨囊肿等鉴别，恶性骨巨细胞瘤应与骨肉瘤鉴别。骨巨细胞瘤以糯相对较高的发病年龄，骨端的发病部位和膨胀性骨破坏为特征。同时它又是一比较特殊的肿瘤，多数为良性，但亦有部分为生长活跃性和少数恶性。病理上有以分级法表明肿瘤的生物学行为，1 级为良性，2 级为生长活跃或侵袭性，3 级为恶性。作影像诊断时除拟诊肿瘤的细胞类型外，还须注意有无恶性征象及恶性程度，提供临床以作治疗上参考。

五、骨肉瘤

骨肉瘤（osteosarcoma）也称成骨肉瘤，在原发性恶性骨肿瘤中最常见，其恶性程度高，发展快。好发于青少年，多见于长管状骨干骺端。

【影像学表现】

1. X 线平片　肿瘤破坏开始于干骺端的一侧皮质骨下，溶骨破坏迅速发展，形成一边缘不规则的透明样缺损。骨皮质常被穿破，骨膜下有明显的新生骨增生，表现为典型的 Codman 氏三角及日光放射样阴影。由于骨肉瘤具有肿瘤性骨的形成，故肿瘤本身常有密度增深阴影，呈条纹状排列或纹理粗乱影像。肿瘤大时可在皮质旁见有软组织阴影。

2. CT 检查　溶骨性骨破坏 CT 表现为骨松质斑片状缺损，骨皮质表面或全层虫蚀状、斑片状破坏。肿瘤骨表现为骨松质内斑片状高密度影和骨皮质增厚。软组织肿块常偏于一侧或围绕病骨生长，其边缘大多模糊，与周围正常的肌肉、神经和血管分界不清，其内常见囊变区。CT 发现肿瘤骨较平片敏感，瘤骨分布在骨破坏区和软组织肿块内，密度差别较大。肿瘤侵及邻近血管神经等结构时，CT 表现为肿瘤直接与其相贴或包绕它们，之间无脂肪层。肿瘤沿髓腔蔓延时同，CT 表现为低密度的骨髓被软组织密度的肿瘤所取代。行 CT 增强扫描时肿瘤实质呈明显强化，使肿瘤与周围组织分界清楚。

3. MRI 检查　大多数骨肉瘤在 T_1WI 上表现为不均匀的低信号，而在 T_2WI 上表现为不均匀的高信号。肿块外形不规则，边缘多不清楚。骨质破坏、骨膜反应、瘤骨和瘤软骨钙化在 T_2WI 上显示最好，均表现为低信号影，其形态与 CT 所见相似。MRI 的多平面成像可以清楚地显示肿瘤与周围正常结构的关系，也能清楚显示肿瘤在髓腔内以及向骨骺和关节腔的蔓延。

【诊断和鉴别诊断】

骨肉瘤无论在临床还是在 X 线诊断上，早期均比较困难，因此应坚持临床、影像学及病理学三结合原则。当临床症状明显，X 线表现较典型时，一般可确立诊断，但多数病例临床及影像学表现并不典型。有时甚至病理切片也难确立骨肉瘤诊断。

诊断时需除外骨髓炎或疲劳骨折中的骨膜反应，穿刺可鉴别。溶量型病变中有时需与纤维内瘤、网织细胞肉瘤、骨巨细胞瘤相鉴别，这些骨肿瘤大多无骨膜反应，且病程长、进展慢。成骨型者需与软骨肉瘤、硬化性转移癌、皮质旁肉瘤相鉴别。

六、软骨肉瘤

软骨肉瘤（chonrosarcoma）是常见的恶性肿瘤之一，但少于骨肉瘤。分为原发性和继发性两类，后者继发于良性软骨来源的肿瘤。好发年龄为 30 岁以上成年人；好发部位为长骨，其次为髂骨。

【影像学表现】

1. X 线平片　原发性软骨肉瘤，表现不一，一般呈一透明的假囊肿样缺损，其中夹杂有不规则的斑点状或骨片，或在囊内产生大量棉絮状钙化块，遮蔽正常骨被破坏的缺损区，形成致密的骨化阴影，一旦肿瘤突破骨皮质侵入软组织，即可形成毛发蓬松状增深阴影。

周围型软骨肉瘤多为继发性。继发于骨软骨瘤者，肿瘤与相应骨皮质相连，顶部有一较厚的软骨帽，形成界限模糊的软组织肿块，内有较多的不规则钙化灶。此型软骨肉瘤手术后易复发，复发后骨质破坏区扩大，常形成较大的软组织肿声，内见钙化灶。

2. CT 检查　平扫有助于发现骨破坏区残骨、瘤骨、肿块内的小片状、环状及半环状钙化灶。CT 增强扫描后肿瘤边缘及分隔强化明显。

3. MRI 检查　能清楚地显示肿瘤的轮廓及向髓内和软组织侵犯的范围。肿瘤常呈分叶状，信号不均匀，其信号特点与其组织成分和恶性程度有关。低度恶性者内含透明软骨成分，T_1WI 上呈低信号，T_2WI 上呈均匀高信号；高度恶性者内含黏液和软骨细胞，T_1WI 呈低信号，T_2WI 上呈不均匀中等信号，瘤内骨化和钙化灶呈低信号。骨外软组织呈分叶状，T_1WI 和 T_2WI 上多呈低信号，行 MRI 增强扫描骨内肿瘤呈中等强化，软组织肿块强化明显，但坏死区无强化。

【诊断和鉴别诊断】

根据临床表现及影像学检查，一般可作出诊断。但有时亦需依靠病理学检查方法确诊。中央型软骨肉瘤常需与内生软骨瘤、骨感染等鉴别。周缘型常需与皮质旁骨肉瘤鉴别。

七、转移性骨肿瘤

转移性骨肿瘤是指原发于骨外器官或组织的恶性肿瘤，通过血液循环或淋巴系统转移至骨骼，并断续生长，形成子瘤。好发年龄 40~60 岁，多来自远处的癌转移；儿童则多来自成神经细胞瘤。好发部位为躯干骨骼，常发生骨内转移的肿瘤依次为乳腺癌、前列腺癌、肺癌、肾癌等。

【影像学表现】

1. X 线平片　溶骨性病灶常呈多发性齿形缺损，分散在多数骨内，很少引起骨皮质膨胀及骨膜反应，有时为单发性病灶，范围大而广泛时可发生病理性骨折。肾癌、甲状腺癌、结肠癌、神经母细胞瘤多为溶骨性。前列腺癌、肺癌、胃癌多为成骨性。成骨性骨转移瘤表现为圆形或不规则形致密影，边界不清，骨小梁紊乱、粗糙。

2. CT 检查　CT 显示骨转移瘤远较 X 线平片敏感，还能清楚显示骨外局部软组织肿块的范围、大小以及与邻近脏器的关系。溶骨型转移表现为松质骨或（和）皮质骨的低密度缺损区，边缘较清楚，无硬化，常伴有不太大的软组织肿块。成骨型转移为松质骨内斑点状、片状、棉团状或结节状边缘模糊的高密度灶，一般无软组织肿块，少有骨膜反应。混合型则兼有上述两型表现。

3. MRI 检查　对显示骨髓组织中的肿瘤组织及其周围水肿非常敏感，因此能检出 X 线平片、CT 甚至核素骨显像不易发现的转移灶，大多数骨转移瘤在 T_1WI 上呈低信号，在高信号的骨髓组织的衬托下显示非常清楚；在 T_2WI 上呈程度不同的高信号，脂肪抑制疗列可以清楚显示。

【诊断与鉴别诊断】

多数转移癌通过原发病损、病史及病程可明确诊断，但有部分病例至死查不出原发病灶。有时转移癌确诊需经穿刺抽吸活组织检查来确定。

多发病灶需与骨髓瘤鉴别，独立病损常需与原发性骨恶性肿瘤、骨感染等鉴别。

八、软组织肿瘤

软组织肿瘤是骨骼肌肉系统中常见病。软组织肿瘤分良性和恶性两类。常见的良性肿瘤有脂肪瘤、血管瘤、滑膜瘤和神经类肿瘤，恶性软组织肿瘤包括脂肪肉瘤、平滑肌肉瘤、纤维肉瘤、神经纤维肉瘤和滑膜肉瘤等。

X 线平片对软组织肿瘤的诊断价值不大。CT 多数情况下能很好显示软组织肿瘤，可辨认脂肪、出血和钙化，对肿瘤定性诊断有帮助。

MRI 增强扫描对鉴别肿瘤和非肿瘤病变、良性与恶性肿瘤、肿瘤本身与瘤周水肿等有一定帮助。一般软组织的良性肿瘤形态规则、范围局限、密度或 MRI 信号均匀，增强扫描多为均匀强化；而恶性者形态多不规则，易侵犯周围组织，密度或 MRI 信号不均，均强多为不均匀强化。但仅根据上述特点对软组织肿瘤的良、恶性作鉴别，对某些组织起源的肿瘤定性诊断仍有一定困难。

（胡正君）

第七节　椎间盘病变与椎管狭窄

一、椎间盘突出

椎间盘由髓核、纤维环与软骨板三部分构成。椎间盘突出，即纤维环破裂而髓核突出。纤维环后部最薄，与后纵韧带疏松相连，因此髓核大多向后侧突出，压迫与刺激神经根，引发临床症状。

【影像学表现】

1. X 线平片　X 线平片可见：

①椎间隙均匀或不对称性狭窄，特别是后宽前窄；

②椎体边缘，尤其是后缘出现骨赘，系因椎间盘是行性变所致，诊断需与临床资料结合。

此外，脊椎排列变直或有侧弯现象。髓核向椎体脱出称为 Schmorl 结节，可于椎体上或下面显示一圆形或半圆形凹陷区，其边缘有硬化线，可对称见于相邻两个椎体的上下面，并累及几个椎体，常见于胸椎，临床上多无症状。

椎间盘结构属软组织密度，X 线不能直接观察，仅靠椎间隙和椎体骨质改变等间接征象，推测病变的存在，诊断受到较大的限制。因此，临床拟诊椎间盘突出的患者，一般都应行 CT 或 MRI 检查。

2. CT 检查　椎间盘膨出的 CT 表现为椎间盘的边缘均匀起超出相邻椎体终板的边缘，椎间盘后缘与相邻椎体终板后缘形态一致即向前微凹，也可呈平直或对称性均匀一致的轻度弧形。椎间盘突出时，直接征象是突出于椎体后缘的局限性弧形软组织密度影，其内可出现钙化；间接征象是硬膜外脂肪层受压、变形甚至消失，硬膜囊受压和一侧神经根鞘受压（图2-1、2-2）。CT显示颈椎间盘突出要比腰椎困难，主要是由于颈椎间盘较薄，颈段硬脊膜外脂肪少，对比差的缘故。

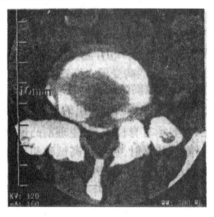

图2-1 腰椎间盘突出，后纵韧带钙化

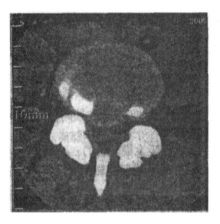

图2-2 腰椎间盘突出，右侧隐窝变窄

3. MRI检查 MRI能很好地显示各段椎间盘。椎间盘突出时，T_1WI矢状面突出椎间盘呈半球状，知舌状向后方或侧后方伸出，其组织的信号强度呈现与该变性椎间盘相等的信号强度。横断面上变性的椎间盘局限突出于椎体后缘，呈三角形或半圆形，边缘规则或略不规则，T_1WI其信号与邻近椎间盘相仿。T_2WI上突出的椎间盘信号远远比相应节段CSF及脂肪信号低，因此较易显示硬膜外脂肪，神经根及脊髓受压情况，表现为硬膜囊外脂肪移位、消失，神经根鞘袖受压向背侧移位，硬脊膜囊变形，脊髓组织明显受压。MR可观察髓核与椎间盘本体失去连续性而形成的游离碎片，存在于硬膜外间隙内，此软组织团块可位于椎间隙的上方或下方。

【诊断与鉴别诊断】

椎间盘突出症多有典型的临床表现，CT和MRI上见到突出于椎体后方的局限性类圆形椎间盘结构，硬膜外脂肪、硬膜囊、神经根受压移位，诊断多可成立。歪典型的须与以下病变鉴别：

①硬膜外瘢痕：有手术史，位于硬膜囊和手术部位之间，MRI上信号低于椎间盘，增强较椎间盘明显；

②肿瘤：椎管内硬膜外月中瘤如神经纤维瘤、淋巴瘤、转移瘤等可形成类似椎间盘突出样肿块，但其密度较突出的椎间盘低，常有较明显的强化并往往合并有椎骨的破坏或（和）椎间孔扩大；

③椎间盘炎及骨髓炎常伴有骨破坏和骨增生硬化。

二、椎管狭窄症

椎管狭窄（the lumbar canal stenosis）。依据其病因可分先天性、发育性椎管狭窄和继发性椎管狭窄，后者包括退行性、医源性、创伤性和其他椎弓峡部裂滑脱等所致椎管狭窄。临床上多见的为退行性椎管狭窄。

【影像学表现】

1. X线平片　脊椎退变最常见表现为椎体边缘部骨质增生、硬化。脊柱失稳表现为椎体移位及旋转。韧带钙化或骨化多见于后纵韧带和黄韧带。侧位平片测量椎管矢状径对骨性椎管狭窄有诊断意义。一般颈椎管矢状径正常 >13mm，10mm～13mm 时为相对狭窄，<10mm 为狭窄；腰椎管矢状径正常 >18mm，15mm～18mm 为相对狭窄，<15mm 为狭窄。

2. CT检查　可显示后纵韧带及黄韧带肥厚、钙化或骨化，椎间盘膨出或突出，椎体边缘或椎间关节骨质增生，脊柱滑脱等；还可显示椎管变形、狭窄，神经根管、侧隐窝狭窄及硬膜囊、脊髓受压，硬膜外脂肪线受压、消失等征象。CT上测量椎管狭窄径线较 X 线平片更为精确，但 CT 扫描层面需平行于椎间盘，其诊断参考标准与 X 线平片上的标准基本一致。

3. MRI检查　显示椎管狭窄包括下列几个方面：
①椎体、椎间关节增生及黄韧带、后纵韧带肥厚钙化或骨化，椎间盘膨出或突出；
②椎管、椎间孔及侧隐窝变形狭窄；
③硬膜外脂肪受压、或消失；
④硬膜囊前或侧后缘受压变形及移位；
⑤脊髓受压、移位，重者可出现缺血、坏死及囊变；
⑥椎管内占位性病变或邻近结构的病变侵入枪管内。

【鉴别诊断】

1. 腰椎间盘突出症　腰椎间盘突出症多见于青壮年，起病较急，有反复发作、时好时坏的病史，腰痛合并有放射性腿痛。在体征上，多显示有脊柱侧弯，生理前凸度变小或消失，在下腰部棘突旁 1～2cm 处有压痛，并向一侧下肢入射，直腿抬高试验和加强试验阳性。腰椎椎管狭窄症多见于 40 岁以上的中年人，起病缓慢，与中央型椎间盘突出常为突然发病不同，主要症状是腰痛、腿痛和间歇性跛行。腰痛主要在下腰部及骶部，站立行走时加重，坐位及侧卧位屈髋时轻。腿痛主要因骶神经根受压所致，常累及两侧，咳嗽时常不加重，但步行时加重，或伴有下肢感染异常，运动乏力，特称为马尾性间歇性跛行。

2. 马尾肿瘤　以夜间卧床休息时加重，伴有神经根定位体征，X 线平片椎管呈膨胀性改变，并有相应的脊髓造影特征。

3. 血管性间隙性跛行　有动脉硬化病史，伴下肢周围动脉动减弱或消失，必要时作动脉造影。

4. 腰椎关节突关节综合征　此种腰痛和下肢痛多见于中年女性，无明显外伤史，轻微腰部动作即引起突发腰痛和下肢痛，活动困难，而无下肢间隙性跛行。行按摩可立即恢复正常，不行处理一般约 2 ~ 3 周恢复正常，影像学检查无特殊征象。

（胡正君）

第三篇　核医学

第一章　心血管系统

第一节　心肌灌注显像

【原理】

心肌灌注显像是利用正常或有功能的心肌细胞具有摄取某些显像剂的功能，且其摄取量与局部心肌血流量成正比的特性，应用 γ 照相机或 SPECT 进行心肌平面或断层显像，正常或有功能的心肌显影，放射性分布均匀；缺血或坏死心肌则不显影（放射性分布缺损）或影像变淡（放射性分布稀疏），从而达到评价心肌血供和诊断心肌疾病的目的。

【适应证】

1. 冠心病心肌缺血的早期诊断，估价心肌缺血的部位、范围及程度。

2. 心肌梗死的评价。

3. 心肌细胞活力的判断。

4. 冠状动脉搭桥术或成形术前病例选择和术后疗效评估。

5. 探测冠状动脉成形术后再狭窄。

6. 心肌病的诊断与鉴别诊断。

【禁忌证】

只要病人能耐受检查，心肌灌注显像无绝对禁忌证（但运动与药物负荷试验除外）。

【显像剂】

1. ^{99m}Tc – MIBI（^{99m}Tc – 甲氧基异丁基异腈）应用最广泛，常用剂量 555 ~ 740MBq（15 ~ 20mCi）。

2. ^{201}TI 回旋加速器生产，常用剂量 74 ~ 148MBq（2 ~ 4mCi）。

【显像方法】

1. 病人准备

（1）做负荷心肌显像时，停用 β 阻滞剂和减慢心率的药物48h，停用硝酸脂类药物12 ~ 24h。

（2）^{201}TI 心肌显像时最好空腹。

（3）注射^{99m}Tc – MIBI 后 30min，病人进食脂肪餐可以减少肝脏的干扰。

2. 显像仪器　平面显像采用 γ 照相机显像或 SPECT，断层显像应用单探头或多探头 SPECT 检查。

3. 显像方案及采集条件

（1）平面显像：常规取前后位，左前斜 30 ~ 45° 和左前斜 70°3 个体位。探头配置低能通用型或高分辨率准直器，^{201}TI 能峰为 80keV，窗宽 25%。^{99m}Tc 能峰为 140keV，窗宽 20%。矩阵 128 × 128 或 256 × 256，每个体位采集 10min 或预置计数 5×10^5 ~ 6×10^5。采集时探头应尽量贴近体壁，以提高分辨率和灵敏度。

（2）断层显像：受检者取仰卧位，双上臂抱头并固定，探头贴近胸壁，视野包括全心脏。探头从右前斜位 45° 至左后斜位 45° 旋转 180°，采集 32 帧图像。根据计数率的高低，每帧采集 20 ~ 30s。^{201}TI 和^{99}mTc 能窗设置同平面显像，矩阵 64 × 64。探头配置低能通用型或高分辨准直器。采集结束后应用专用软件将心肌短轴断面图像展开成平面图像，构成一幅二维的彩色靶心图，以不同颜色定量显示心室各壁的分布状态，或以变黑图方式直观地显示出病变的部位及范围。

（3）门控心肌显像：^{99m}Tc – MIBI 图像较^{201}TI 为好。平面和断层显像采集方法同上。用 ECGR – R 波作为门控信号，平面像每个心动周期采集 16 帧，R – R 窗宽为 15%，矩阵 128 × 128，断层像每个心动周期采集 8 ~ 12 帧，R – R 窗值为 20%，矩阵为 64 × 64，由于每帧包含 8 ~ 12 分图，故采集时间要明显延长，以保证重建图像有足够的计数，减少统计误差对图像的影响。

4. 影像处理

（1）影像重建：处理软件采用滤波反投影法进行断层影像重建，滤波函数类型和截止频率的选择应根据计数等因素来决定，重建心脏短轴，水平长轴和垂直长轴断面影像，每个断面厚度一般是 6 ~ 9mm。

（2）极坐标靶心图：在重建心肌短轴断层图像后，形成各个短轴心肌断面的剖面曲线，将心尖至基底部各断面的周边剖面曲线按同心圆方式排列，圆心为心尖部，圆最外层为基底部即靶心图。将原始靶心图上每个扇形区记数的百分值同该区的正常百分值进行逐个比较，凡低于正常均值 ±2.5 个标准差（±2.5s）的部位用黑颜色显示称变黑靶心图，提示该区域的心肌灌注不正常。用靶心图来显示心肌放射性分布可相对客观和形象地评估正常、可逆性灌注缺损和固定性灌注缺损的范围，并可定量测定有病变心肌占左室心肌的百分率。

（3）门控断层显像：重建短轴，水平长轴和垂直长轴三个断层影像，每个轴向断面在每个心动周期可获得 8 ~ 12 帧影像。左室射血分数（LVEF）等。局部室壁运动可测定局部心肌增厚率与直接观察室壁运动情况。

【影像分析】

1. 正常影像

（1）平面图像：静息状态下，一般仅左心室显影，呈马蹄形；右心室及心房心肌较薄，血流量相对较低，故显影不清。心腔和心底部位显像剂分布较低，心尖部心肌较薄，分布略稀疏，其他各心肌壁分布均匀。不同体位可以显示左心室壁的不同节段，前位显示前侧壁、心尖和下壁；45°LAO 显示前壁、下壁、心尖和后侧壁；左侧位显示前壁、心尖、下壁和后壁较好。

（2）断层图像：心脏的长、短轴影像形态各不相同，短轴断层影像是垂直于心脏长轴从心尖向心底的依次断层影像，第一帧图像为心尖，最后一帧为心底部，影像呈环状，该层面能较完整地显示左室各壁及心尖的情况；心脏的长轴断层影像均类似于马蹄形，水平长轴断层是平行于心脏长轴由膈面向上的断层影像，能较好地显示间壁、侧壁和心尖；而垂直长轴断层是垂直于上述两个层面由室间隔向左侧壁的依次断层影像，可显示前壁、下壁、后壁和心尖。左心室心肌的各断面影像，除心尖区和左心室基底部显像剂分布稍稀疏外，其余各壁分布均匀，边缘整齐。

2. 异常影像

（1）可逆性缺损：在负荷影像存在有缺损，而静息或延迟显像出现显像剂分布或充填，常提示心肌可逆性缺血。

（2）部分可逆性缺损：负荷试验显像呈现显像剂分布缺损，而再分布或静息显像时心肌显像剂摄取增加，但仍低于正常水平，或缺损区明显缩小，提示存在部分心肌可逆性缺血。

（3）固定缺损：运动和静息（或延迟）影像都存在缺损而没有变化。这种影像通常提示心肌梗死或瘢痕组织。

（4）反向再分布：表现为心肌负荷显像呈正常分布，而静息或延迟显像为分布稀疏或缺损；或者负荷心肌显像出现显像剂分布缺损，静息或再分布显像时其缺损更严重。这种情况常见于严重的冠状动脉狭窄、稳定性冠心病以及急性心肌梗死接受了溶栓治疗或经皮冠状动脉成形术治疗的患者，也可出现在个别的正常人，出现此种现象原因尚无定论。

【临床意义及评价】

1. 冠心病心肌缺血的诊断　心肌显像（运动/静息或再分布）对冠心病心肌缺血诊断具有独特的价值，其灵敏度和特异性均在90%左右，并能大致提示冠状动脉病变的部位和范围，明显优于心电图等检查。

2. 冠状动脉疾病的危险度分级　在已确诊为冠心病的患者，负荷心肌灌注显像对于估计进一步心脏事件发生的危险性是非常有效的，冠状动脉病变愈严重，运动心肌灌注显像异常愈明显。

3. 协助血运重建治疗病例的选择　患者如果在 2 个以上的心肌节段有可诱导的缺血，提示适合于血管再通治疗。

4. 急性心肌梗死的诊断　心肌灌注显像对急性心肌梗死的早期诊断是极其敏感而可靠的方法，通常在心肌梗死后 6h 几乎均表现为灌注异常。

5. 急性胸痛的评估　10%的急性胸痛患者在出院后 48h 内可能发展为急性心肌梗死，

而医院的监护室又不可能容纳如此大量的患者。静息心肌灌注显像的应用为这类患者发现心肌缺血和梗死提供了一种有效的手段，可作为急诊首诊方法。

6. 指导溶栓治疗　在急性心肌梗死后，动态的心肌灌注显像能观察到心肌灌注缺损的大小随着患者成功的再灌注而缩小。

7. 急性心肌梗死预后的早期估计　心肌梗死后的患者，症状限制的运动负荷或药物负荷心肌灌注显像可为危险度分级和预后提供重要的信息，为临床医师采取相应处理对策提供帮助。在梗死后病情稳定的患者，心肌灌注缺损的大小也是反映预后的指标。

8. 缺血性心脏疾病治疗后的疗效评估　心肌灌注显像定量分析和负荷试验是评价冠心病疗效的首选方法。

9. 心肌病的诊断或鉴别诊断　扩张型心肌病的心肌影像表现为普遍性分布稀疏，伴有心腔扩大，心肌壁厚度变薄；肥厚型心肌病的心肌壁增厚，心腔变小，非对称性间壁肥厚者，心肌显像可见室间壁与左室后壁的厚度比值大于1.3。

10. 心肌炎的诊断　在病毒性心肌炎患者，心肌灌注显像可表现为不规则放射性分布稀疏，可累及多个室壁，心室腔一般不扩大。

11. 微血管性心绞痛的诊断　应用心肌灌注显像时，约有半数的患者表现为不规则的放射性分布异常，提示心肌有缺血改变。应用^{201}Tl心肌显像时，多数患者伴有洗脱减低。

【注意事项】

1. 对冠心病心肌缺血的诊断一定要结合负荷（运动或药物）试验及静息心肌灌注显像。

2. 检查前病人需停服有关药物，如抗心律失常或减慢心率以及硝酸脂类药物等，并取得病人合作。

3. ^{201}Tl心肌灌注显像检查时病人空腹，在注射^{201}OTl后让病人坐起，可减少腹腔内脏及肺中因^{201}Tl浓聚增加对心肌影像的干扰。

4. 用^{99m}Tc - MIBI作显像剂，其标记率应大于95%，静脉注射后30min进食脂肪餐，以排除胆囊内放射性干扰，如肝区放射性清除慢，可鼓励病人适当活动。

5. 检查过程中应使病人保持体位不动，并嘱病人在检查中保持平稳呼吸，以减少因膈肌运动对心肌显像的影响。不合作病人应加以固定。

6. 详细了解病史，结合病人年龄、性别、典型症状以及其他检查结果，进行综合分析，才能得到更全面的诊断结果。

7. 心率变化太大或心律不齐频繁者不宜做门控心肌灌注显像。

（熊春来）

第二节　心脏负荷试验

一、运动试验

【原理】

运动负荷试验的目的是为了增加心脏的代谢需求，测试冠状循环随着心脏血流需求不断增加的适应能力以及是否诱发心肌缺血。正常冠状动脉有较强的储备能力，当躯体剧烈运动时，全身血容量增加，心脏负荷加重，心肌耗氧量增大，并通过神经体液调节，使冠状动脉扩张，血流量增加，心肌收缩功能增强。而在冠状动脉狭窄时，静息状态下，动脉狭窄区的心肌仍能维持其供血，因此，心肌显像时其显像剂分布与正常区可能无明显差异或仅轻度减低，但在运动负荷的情况下，供血正常的心肌血流呈 3~5 倍增加，显像剂摄取也随之增多，而冠脉狭窄区的心肌，则不能随运动相应的增加血液灌注，使病变区与正常区心肌的显像剂分布差异增大，有利于显示缺血病灶和鉴别缺血病变是可逆性还是不可逆性。

【适应证】

1. 配合心肌灌注显像诊断冠心病心肌缺血或了解心肌缺血性质。
2. 配合心功能显像以了解心脏储备功能情况。

【禁忌证】

主要有不稳定心绞痛、急性心肌梗死、充血性心力衰竭期、急性心肌炎、心包炎、心内膜炎、严重主动脉瓣狭窄、严重心律紊乱、急性感染、严重肺部疾病、年老体弱及行动不便者。

【显像剂】

同心肌灌注显像。

【显像方法】

1. 病人准备　检查前一天停用茶碱类及普奈洛尔等 β 受体阻滞剂等药物，检查当天用清淡饮食，忌饮含咖啡类饮料；运动前常规建立静脉输液通道，便于给药和进行急症抢救。

2. 运动方案　常用的有踏车运动，也可采用平板运动。最广泛使用的方案是由 Bruce 设计的方案。

（1）运动前建立通畅的静脉注射通道。

（2）将心电监护仪的电极按规定位置固定在患者胸前。

（3）观察心电图与血压的变化，每 3min 测定一次，直至运动试验结束后，心电图心率、血压恢复正常。

（4）采用分级式次级量踏车运动，一般从 30W 开始，每 3min 增加 20~30W 重量。

（5）当运动达到最大心率的 85% 时，或出现心绞痛、衰竭、呼吸困难、心律紊乱、血压下降（或收缩压降低达 20mmHg）、心电图 ST 段斜型下移 >1mm 等情况时为止。

（6）做心肌灌注显像的患者，在达标时静脉注射显像剂，注射后继续运动 1min。通常注射^{99m}Tc - MIBI 20mCi 后 1h 进行断层或平面显像（近年多主张 15min 显像），如应用^{201}TlCl 则注射 74 ~ 111MBq（2 ~ 3mCi）后 10min 行运动负荷心肌显像，3h 后作延迟或再分布显像。

3. 显像仪器　同心肌灌注显像。

4. 显像方案及采集条件　同心肌灌注显像。

5. 影像处理　同心肌灌注显像。

【影像分析】

同心肌灌注显像。

【临床意义及评价】

同心肌灌注显像，并可以提高诊断心肌缺血的敏感性和特异性。

【注意事项】

1. 进行运动负荷试验时，应严格掌握适应证并密切观察病人的病情变化，一旦出现心绞痛、呼吸困难、血压降低、心律紊乱等情况应立即停止运动并进行抢救。

2. 运动试验场所应配备必备的抢救设备和药物，以便于及时实施抢救，如除颤器、心电监护仪、氧气及常用的急救药品。

二、药物负荷试验

【原理】

药物负荷试验的基本原理与运动负荷试验相同，不同的是利用药物（冠状动脉扩张剂）来扩张冠状动脉，达到增加心肌血流的作用。潘生丁的作用是通过抑制细胞对腺苷的吸收，使得可激活特异性受体的内源性血管扩张剂 - 腺苷在组织或血液中的浓度增高，利用腺苷强有力的扩张冠状动脉作用，增加冠脉血流量。因此，腺苷与潘生丁的作用很相似。多巴酚丁胺是一种增强心肌收缩力的药物，通过作用于心肌 β_1 受体，使心率增快、收缩压升高、心肌收缩力增强、心肌耗氧量增加，达到与运动符合试验相类似的作用。

【适应证】

1. 同运动试验。

2. 尤其适用于年老体弱或肢残不适合运动试验者。

3. 适用于冠状动脉成形手术或溶栓等治疗后的疗效观察与预后估计。

4. 对于应用 β 受体阻滞剂治疗的患者，由于运动负荷不能使心率足够增加，也可进行药物负荷试验。

5. 此外有完全性左束支传导阻滞的患者，也可应用双嘧达莫试验，以免出现人为的灌注缺损。

【禁忌证】

1. 有不稳定心绞痛、急性心肌梗死、支气管哮喘、低血压等不宜采用双嘧达莫试验。

2. 对于有急性心肌梗死、支气管哮喘、慢性阻塞性肺病、Ⅱ－Ⅲ级房室传导阻滞、低血压、充血性心力衰竭等不宜作腺苷试验。

3. 有不稳定心绞痛、严重心率紊乱、高血压患者不宜行多巴酚丁胺试验。

【显像剂】

同心肌灌注显像。

【显像方法】

1. 病人准备　检查前1天停用双嘧达莫及茶碱类药物，在注射药物前及过程中均应常规记录血压、心率及心电图等指标。

2. 给药方案

（1）双嘧达莫试验：为最常用的药物，按0.56mg/kg体重加入5%葡萄糖溶液中（稀释成5mg/ml浓度）静脉缓慢注射，4min内注射完(0.142mg/（kg·min)）。在输注结束后4min可以达到最大扩管作用，然后注射心肌灌注显像剂。其显像剂剂量与显像时间同运动负荷试验。

（2）腺苷试验：按0.14mg/（kg·min）剂量静脉缓慢滴注，共滴注6min，在第3min时于对侧肘静脉注射心肌灌注显像剂。

（3）多巴酚丁胺试验：开始按5μg/（kg·min）静脉滴注，以后逐级增加用量至10～20μg/（kg·min），每级维持3～5min，最大可达40μg/（kg·min）。当达到预计心率时或其他终止指标时（同运动试验），静脉注射心肌灌注显像剂，并再继续滴注多巴酚丁胺1min。

3. 显像仪器　同心肌灌注显像。

4. 显像方案及采集条件　同心肌灌注显像。

5. 影像处理　同心肌灌注显像。

【影像分析】

同心肌灌注显像。

【临床意义及评价】

同心肌灌注显像，并可以提高诊断心肌缺血的敏感性和特异性。

【注意事项】

1. 试验中密切观察病情变化，并监测病人心率、血压以及心电图的变化。

2. 需备有氧气、除颤器、心电监护仪及常用的急救药品。

3. 双嘧达莫试验中出现持续心绞痛、支气管痉挛或其他严重副作用者，给予氨茶碱250mg加入25%葡萄糖或生理盐水10ml内，缓慢静脉注射，一般注入75～100mg即可使症状缓解。

4. 腺苷的副作用以胸痛最常见，其他尚有头疼、面部潮红、上腹部不适等，一般于减慢滴注速度或停止滴注腺苷 1~2min 后自行缓解。

5. 多巴酚丁胺最常见的副作用有心悸、心前区闷痛、头疼、面部潮红、呼吸急促等，少数病例可诱发室性早搏，一般均较轻微，无需特殊治疗，若出现明显的心绞痛或频发室性早搏者，可以将多巴酚丁胺的滴注速度降低一级，同时静脉注射心肌灌注显像剂，及时终止试验。

（熊春来）

第三节　心肌灌注显像硝酸甘油介入试验

常规心肌灌注显像方法常低估心机活力，即有部分严重缺血仍存活的心肌表现为固定性缺损而被判为坏死或瘢痕化心肌。用 SPECT 显像，通过采用增加冠状动脉血流的药物介入。或通过 Tl 延迟显像或再注射显像，增加缺血区心肌对显像剂的摄取，从而提高对心肌活力检测的敏感性。

【原理】

硝酸甘油及硝酸异山梨酯均为硝酸酯类药物，是一种扩张血管的药物。它们能扩张动脉、静脉和冠状动脉系统，降低体循环阻力，降低心脏前、后负荷，降低心肌耗氧量，改善心肌组织的血供和心肌代谢状态，改善缺血而存活心肌的血流灌注，不仅可提高心肌缺血诊断的准确性，且可用于评估心肌存活。

【适应证】

1. 提高诊断心肌缺血的准确性，负荷心肌灌注显像图像上见到心肌节段明显稀疏或缺损，静息心肌显像前可口含硝酸甘油。

2. 评估心肌存活，静息心肌灌注显像图像上有心肌节段性明显稀疏或缺损区，临床诊断考虑有心肌梗死者。

【禁忌证】

血压低于 90/60mmHg 者。

【显像剂】

同心肌灌注显像。

【显像方法】

1. 病人准备　询问病史，如病人一直服用长效硝酸酯类药物，检查前应停药24h；如病人未服用过硝酸盐类药物，应小心谨慎；如适应证不明确，不应滥用。

2. 给药方案

（1）诊断心肌缺血：负荷显像图上见到呈心肌节段性放射性缺损区或明显稀疏区时，在静息显像注射显像剂前先舌下含硝酸甘油0.6mg，5min 时静脉注射显像剂1.5~2.0h 行心肌显像。

（2）评价心肌存活：可采用两种方法。

1）静脉注射法：静脉泵入硝酸异山梨酯从 $30\mu g/min$ 开始。每 $3min$ 增加 $5\mu g$，同时监测血压与 ECG，当平均动脉压下降 $8\sim10mmHg$ 时，静脉注入显像剂，$1.5\sim2.0h$ 行静息显像，其结果与首次静息心肌灌注显像图进行对照分析。硝酸异山梨酯的总剂量一般为 $10\sim38mg$。

2）口服法：舌下含服硝酸甘油 $0.6mg$，$5min$ 时静脉注射显像剂，$1.5\sim2.0h$ 行心肌显像，其结果与首次静息心肌灌注显像进行对照分析。

3. 显像仪器　同心肌灌注显像。

4. 显像方案及采集条件　同心肌灌注显像。

5. 影像处理　同心肌灌注显像。

【影像分析】

同心肌灌注显像。

【临床意义及评价】

同心肌灌注显像，并可以提高诊断心肌缺血的敏感性和特异性，进行心肌活力的评估。

【注意事项】

1. 以提高诊断心肌缺血准确性为目的者，应严格按适应证执行，即在首次心肌显像图上有放射性缺损区或明显稀疏区者。

2. 在应用硝酸甘油前应测血压，血压低于 $90/60mmHg$ 者不用，以防发生低血压。

3. 静脉泵入硝酸异山梨酯时，要按规程进行，必须监测血压和 ECG。

4. 长期口服长效硝酸甘油类药物患者，此试验的敏感性可能降低，可采用其他方法评价心肌存活。

（汤科）

第四节　急性心肌梗死显像

【原理】

急性心肌梗死显像是利用急性梗死的心肌组织具有选择性地浓聚某些放射性药物的特点，通过显像使梗死灶显影，而正常心肌不显影，通过对异常浓聚区的部位、范围以及浓聚程度的分析达到对急性心肌梗死的诊断。

【适应证】

1. 急性心肌梗死后超过 $48h$，血清 CK－MB 已恢复到正常水平者。

2. 在心脏复律后的患者。

3. 近期行心脏手术后。

4. 以前有 ECG 异常的患者，如束支传导阻滞者。

5. 临床症状和 ECG 均不典型、常规方法难以确诊者。

【禁忌证】

以患者能耐受此项检查，并少搬动病人为原则（能平卧20min保持安静不移动体位）。无绝对禁忌证。

【显像剂】

1. ^{99m}Tc – 焦磷酸盐（^{99m}Tc – PYP）常用剂量555～740MBq（15～20mCi）。

2. 抗肌凝蛋白抗体心肌梗死灶显像 ^{99m}Tc – 抗肌凝蛋白单克隆抗体，常用剂量555～740MBq（15～20mCi）；^{111}In – 抗肌凝蛋白单克隆抗体，常用剂量74～185MBq（2～5mCi）。

【显像方法】

1. 病人准备 无特殊准备，病人需能耐受检查，急性心肌梗死病人应尽量减少搬动。

2. 显像仪器 平面显像采用γ照相机显像或SPECT，断层显像应用单探头或多探头SPECT检查。

3. 显像方案及采集条件

（1）^{99m}Tc – PYP：静脉注射后2h，高分辨、低能平行孔准直器在心前区行前位、30～45°左前斜位和左侧位平面显像，能峰为140keV，窗宽20%，采集矩阵128×128，放大2倍。也可作断层显像，行180°断层采集，通常断层显像的灵敏度高于平面显像。

（2）^{111}In – 抗肌凝蛋白单克隆抗体：静脉注射后24h和48h进行心前区前位、左前斜位和左侧位平面或断层显像。能谱峰173keV和247keV，应用中能平行孔准直器。SPECT显像时，采用64×64矩阵，从右前斜至左后斜旋转180°采集，每帧采集30s。

4. 影像处理

（1）平面采集时待采集结束后进行九点加权平滑处理后即可进行目测法或分级定量分析。

（2）断层显像时可依据^{99m}Tc – MIBI显像条件进行图像重建，得到水平长轴、垂直长轴和短轴图像，然后判断病变的定位、定性和程度。断层方法由于无组织重叠，诊断准确性较平面显像高。

【影像分析】

1. 正常影像 正常人心肌不显影，但应用^{99m}Tc – PYP显像时，胸骨、肋骨及脊柱等骨骼可显影。

2. 异常影像 急性心肌梗死时，病变心肌可出现不同程度的放射性异常浓聚，根据其放射性强度不同，常将^{99m}Tc – PYP异常图像分为5级：

0级，心肌部位无显像剂浓聚；

Ⅰ级，心肌区有可疑显像剂浓聚；

Ⅱ级，心肌部位有明显显像剂浓聚，其强度低于胸骨；

Ⅲ级，心肌病变部位的放射性浓度与胸骨相等；

Ⅳ级，其浓聚高于胸骨。

一般Ⅱ级以上为阳性。应用^{111}In – 抗肌凝蛋白单克隆抗体显像时，除梗死灶可疑显影外，肝脏和脾脏也可见显像剂摄取。

【临床意义及评价】

1. 急性心肌梗死的诊断 $^{99m}Tc-PYP$ 显像对于急性心肌梗死的探测的灵敏度取决于梗死后显像的时间，通常在发生胸痛后 $4 \sim 8h$ 即可出现阳性，$5d$ 内可持续显影，$48 \sim 72h$ 阳性率最高，2 周左右转为阴性，在发病后 2 周内的阳性率为 95% 左右，特异性大于 90%。但对于较小的和非穿透性（如心内膜下）梗死的阳性率较低。

2. 急性心肌梗死灶大小及预后的估计 估计梗死面积大小对了解急性心肌梗死患者的病情及预后有重要价值。用 $^{99m}Tc-PYP$ 显像计算的梗死面积与组织学测量的梗死重量之间有良好的相关性。

3. 不稳定心绞痛 近半数的不稳定心绞痛患者心肌亦可蓄积 $^{99m}Tc-PYP$ 和 $^{111}In-$ 抗肌凝蛋白单克隆抗体。

4. 心脏移植患者的评价 应用 $^{111}In-$ 抗肌凝蛋白单克隆抗体显像对心脏移植患者排异反应的探测有重要作用。当出现排异反应时，心肌可出现显像剂的摄取。

5. 心肌炎的评价 有活动性心肌炎的患者，可观察到弥漫 $^{111}In-$ 抗肌凝蛋白单克隆抗体摄取，其阳性率（55%）比心内膜活检的阳性率（22%）更高。

【注意事项】

1. 心肌梗死灶显像对显像剂的要求较高，$^{99m}Tc-PYP$ 需新鲜配制，标记后在 10min 内静脉注射。其放射化学纯度应大于95%，还原水解 ^{99m}Tc 小于5%，$^{99m}TcO_4^-$ 小于1%。过量的还原水解 ^{99m}Tc 被积蓄在肝内，可对心脏下壁形成散射效应，而过量游离 ^{99m}Tc 使血池本底增高，降低显像结果的对比度。

2. 在显像时病人体位必须仔细放置，心脏下横膈和胸骨可作为前后位和左前斜位显像时的参考位置。

3. 平面显像要作多体位显像，以帮助对各部位室壁的观察，前位对前壁、心尖部、右心室及下壁病变诊断有帮助，左前斜位及左侧位对后壁、后侧壁、间壁及下壁病变有帮助。

4. 显像时间 $^{99m}Tc-PYP$ 在急性心肌梗死发生 12h 后方能显影。$48 \sim 72h$ 阳性率最高，2 周后转阴，$^{111}In-$ 抗肌凝蛋白单克隆抗体显像在急性心肌梗死发生 9d 后放射性明显减低。因此，应及时在急性心梗发生后 $7 \sim 20$ 天内显影合适。连续显影可提高诊断准确性降低假阳性和假阴性率，但缺点是显像时间在注射药物后 $24 \sim 48h$，对早期诊断不宜。

5. 注意心肌炎、心肌心包病变、心脏电转复术后、外科手术后、乳腺疾患、骨骼和骨骼肌损伤等病变造成的 $^{99m}Tc-PYP$ 摄取导致的假阳性。

6. 有些不稳定心绞痛（8% ~33%）患者可能会在 $^{99m}Tc-PYP$ 显影时呈阳性，应密切结合临床及其他辅助检查。

（汤科）

第五节　静脉显像及深静脉血栓显像

【原理】

将显像剂自静脉注射后，应用γ照相机进行快速动态显像，可以观察显像剂随静脉血流流经右心房的全过程，从而了解上、下腔静脉的通畅情况。下肢静脉系统有深、浅静脉之分，深、浅静脉之间有丰富的交通支相连，如果在注射部位的近心端适度结扎止血带，阻断浅静脉，则远心端静脉注射的显像剂可经深静脉回流，从而选择性地使深静脉各段依次显影。应用放射性核素标记的纤维蛋白原是探测活性血块形成最常用的药物。

【适应证】

1. 上、下腔静脉阻塞综合征的诊断与病变程度的判断。

2. 下肢水肿原因的鉴别诊断。

3. 探测下肢深静脉血栓。

【禁忌证】

无明确禁忌证。

【显像剂】

1. 用于静脉显像的显像剂是任何能用于首次通过法心血池显像的显像剂。

2. 用于深静脉血栓的显像剂^{99m}Tc – 大颗粒聚合白蛋白（MAA）下肢深静脉显像：最为常用，剂量为 111 ~ 148MBq（3 ~ 4mCi），体积 5ml。

【显像方法】

1. 病人准备　检查前无需特殊准备。

2. 显像仪器　采用γ照相机显像或 SPECT。

3. 显像方案及采集条件

（1）检查体位：无需特殊准备，病人一般取仰卧位。

（2）仪器条件：探头配置低能通用或低能高分辨型准直器，能峰 140keV，窗宽 20%，矩阵为 64 × 64 或 128 × 128。

（3）检查方法及采集条件：基本方法类似于动脉造影法。上腔静脉显像时，行右肘静脉穿刺，快速"弹丸"式注射显像剂，立即进行动态采集；下腔静脉显像时，行一侧股静脉穿刺作"弹丸"注射，立即采集图像；下肢深静脉 – 下腔静脉显像时，则需两侧足背静脉同时穿刺，在不松开止血带条件下同步注射显像剂，并立即进行动态采集，采集完成后，松开止血带，下肢活动 5min 后再重复采集观察显像剂清除情况。一般腔静脉系统的动态采集速度为 0.5 ~ 1.0s/帧，采集 2s 以上，矩阵 64 × 64；外周静脉系统采集的速度为 2.0 ~ 2.5s/帧，采集 30s 以上。必要时可行从注射点至心房水平范围的匀速显像，扫描速度以 40cm/min 为宜。深静脉血栓探测时，双侧踝关节扎止血带阻断静脉回流，由双足背静脉同时等速注入等量^{99m}Tc – MAA，体积 5ml，启动γ照相机或 ECT 装置进行动态采集，或自下而上进行全身显像（速度为 40cm/min），获得从胫静脉到下腔静脉的连续显影，5min 后作延迟显像。下肢静脉采集结束后，最好再加做肺显像检查，同时获得常规肺灌注显像，以了解有否肺栓塞的情况。

【影像分析】

1. 正常图像　肘静脉"弹丸"注射显像剂后约 2～3s 上腔静脉显影，腔静脉影像与右侧无名静脉影呈锐角相连，影像清晰，随后显像剂迅速进入右心房；自股静脉注射显像剂后，下腔静脉迅速显影，其影像短而直，上方与右心房相连，下方与髂总静脉相连，影像分布均匀。下肢深静脉血栓显像中，两侧下肢静脉同步注射后，动态显像可见两侧下肢静脉放射性呈同步上行，呈现连续而清晰的血管影，分布对称而较均匀，入腹后向上汇合成下腔静脉，松开止血带后的延迟影像，局部无显像剂滞留，肺显像无显像剂分布稀疏或缺损。

2. 异常图像　常见的异常图像有静脉血管呈局限性狭窄或闭塞，显影时间延迟，远端静脉内出现显像剂滞留以及出现静脉侧支循环通道等。下肢深静脉血栓显像中，根据病变静脉血管病变的程度不同，可表现为静脉血管完全梗阻、不完全梗阻和下肢静脉功能不全（下肢浅静脉曲张、增粗或扭曲等）。由于血栓的聚集黏附作用，有时在延迟影像上可见"热区"，但此种改变也可出现在放射性示踪剂被静脉瓣摄取的情况下。如果同时伴有肺栓塞时，可见肺灌注缺损。

【临床意义及评价】

1. 上腔静脉阻塞症　表现为相应血管变细或中断，右心显影时间延迟。根据阻塞部位不同，可出现相应的侧支血管通道显影，呈网状或树枝样血管影，称为"飞舞征"。

2. 下腔静脉阻塞症　表现为下腔静脉影像中断，远端静脉内显像剂滞留，伴有相应的侧支循环通道影，其影像与上腔静脉阻塞相似，并可见"飞舞征"。

3. $^{99m}Tc - MAA$ 静脉显像对深静脉血栓的诊断准确率达 80～90%，敏感性 90% 以上，并可同时诊断肺栓塞。

【注意事项】

1. 如果预计短时间内需重复检查，一般不选用 $^{99m}TcO_4^-$，可选择能被某些脏器迅速摄取的显像剂如 $^{99m}Tc -$ 植酸钠，$^{99m}Tc - DTPA$（或 EC）；如果行上腔静脉显像，一般不用 $^{99m}Tc - MAA$，以免肺影干扰上腔静脉影像。

2. 下肢深静脉显像时，阻断浅静脉要适度。

3. 显像剂的放射性强度和 MAA 的颗粒数：一般成人为 111～185MBq（3～5mCi）为宜，儿童用药强度酌减，计算公式为小儿投予量 = ［身长（cm）/174］× 成人投予量。采用 $^{99m}Tc - MAA$ 时，MAA 的颗粒数一般成人为一次用量 20～60 万，对于疑有重度肺血管床受损和严重肺动脉高压的病人，应考虑改用其他检查方法。

4. 有严重过敏史者，可考虑改行其他方法检查。

5. 下肢深静脉显像时，阻断浅静脉要适度。

（汤科）

第六节　首次通过心血池显像

【原理】

该法是将显像剂作"弹丸"式静脉注射后，立即启动具有高灵敏的γ相机进行快速心血管动态照相，然后通过专用软件和感兴趣区勾画出左或右心室，获得显像剂首次通过左、右心室的系列影像及心室容积曲线，由此可以得到有关心功能的参数。

【适应证】

1. 了解心脏各房室位置、形态和大小，观察心脏各房室、大血管及肺的显影顺序和时间。

2. 先天性心内分流的定性和相对定量测定。

3. 冠心病患者心室壁运动的观察与心室功能的判断，以及预后与疗效评估。

4. 心功能测定。

【禁忌证】

婴幼儿不宜短时期内反复检查。

【显像剂】

$^{99m}TcO_4^-$或^{99m}Tc标记物，如HSA，RBC，DTPA，MIBI等，可根据其他所需的结合显像项目选用。常用剂量555～925MBq（15～25mCi），儿童按11MBq（0.3mCi）/kg计算，显像剂体积小于1ml。

【显像方法】

1. 病人准备　用$^{99m}TcO_4^-$作为显像剂者，检查前1h口服过氯酸钾400mg封闭甲状腺。

2. 显像仪器　平面显像采用γ照相机显像或SPECT。

3. 显像方案及采集条件

（1）静息显像：患者仰卧位，配备低能型通用准直器或低能高灵敏准直器。将探头置于胸前部，左前斜30°或前位。预设采集程序：矩阵64×64，20～50帧/s，能窗20%，采集时间20～30s。"弹丸"式注射显像剂的同时，开启γ相机（或SPECT）系统进行图像采集。

（2）负荷试验：通常采用踏车运动的方法，患者取坐位，γ相机探头与患者的相对位置同前，运动达到终点后停止，立即静脉"弹丸"式注射显像剂，同时进行图像采集，采用参数同静息显像。

【结果与分析】

可以得到心室收缩及舒张功能的参数，但相比平衡门控心血池显像，意义较小。其优点是首次通过时从时间上可以将左、右心室短暂分开，不存在相互重叠因素的影像，其结果应该更可靠，尤其是对于右心室功能的测定，优于X线心血管造影；缺点是"弹丸"注射技术及仪器的灵敏度要求较高，注射显像剂的剂量也较大，而且不能进行多体位的显像。

【临床意义及评价】

同平衡门控心血池显像，但意义没有平衡门控心血池显像大。

【注意事项】

1. 要求有高质量的示踪剂"弹丸"，其体积小于 1ml，活度不小于 740MBq。

2. 选择合适的较大的静脉血管注射，注意注射方法，应使显像剂进入心室时尽可能集中。

3. 频发心律不齐或早搏患者不适合作此法，因为其结果分析是根据至多 8～10 个心动周期的数据得来。

（汤科）

第七节 平衡门控心血池显像

【原理】

平衡门控心血池显像是利用心电图的信号来确定图像信息采集与心动周期的容积组分之间的关系，目前常用多门电路技术。给病人静脉注射 99mTc 标记红细胞或人血清白蛋白等血池显像剂并在血池内达到平衡后，以受检患者自身的心电 R 波等为 γ 相机门控装置的触发信号，按设定的时间间隔连续采集心室的影像，通过多个心动周期影像的叠加，获得 R－R 间期内一系列的图像。通常一个心动周期采集 16～32 帧图像，每帧图像相当于心动周期的不同部分；由于一个心动周期的信息量很低，获得的图像质量差，因此，需连续采集 300～400 个心动周期按对应的时间进行数据叠加，使之达到足够的计数密度，最后显示出反映心动周期中不同时相的系列影像，并生成心室容积曲线，计算心室功能参数。通常一次注射显像剂后，可在 4～6h 内进行多次连续显像，以动态观察心室功能的变化。应用门电路心室显像采集软件进行心室平面或断层显像、计算机图像处理，获得左、右心室的收缩期、舒张期功能指标以及振幅图、时相图、时相电影和室壁运动等资料。

为了评价心脏的储备功能，提高诊断缺血性心脏疾病的敏感性，必要时可进行心功能负荷试验，其方法与心肌显像基本相同，不同的是显像需在负荷试验过程中进行，即达到预计心率或其他参数时即刻进行采集，以反映负荷状态下的心功能。

【适应证】

1. 冠心病心肌缺血的早期诊断。

2. 各种心血管疾病需了解左或右心室功能者。

3. 心血管病手术或药物治疗后疗效评价。

4. 左、右束支传导阻滞的诊断。

5. 预激综合征的诊断。

6. 左心室室壁瘤的诊断。

7. 监测某些化学药物对心脏的毒性作用。

— 325 —

【禁忌证】

静息显像无绝对禁忌证，运动负荷试验的禁忌证见本章"心脏负荷试验"一节有关内容。

【显像剂】

1. $^{99m}Tc-RBC$ 体内标记法　先给病人静脉注射亚锡PYP 1～2支（按每千克体重注射氯化亚锡20μg），30min后静脉注入 $^{99m}TcO_4^-$ 洗脱液，平面显像555～740MBq（15～20mCi），断层显像740～925MBq（20～25mCi），15min后即可开始检查。

2. $^{99m}Tc-RBC$ 体外标记法　先从病人肘静脉抽取血液5～10ml（肝素抗凝），加入亚锡焦磷酸盐瓶中，混合静置30min后，加入 $^{99m}TcO_4^-$ 洗脱液于瓶中混合，静置15min后，用无菌无热原生理盐水洗涤去掉游离 ^{99m}Tc，所得 $^{99m}Tc-RBC$ 给受检者静脉注入。本法现已较少采用。

3. $^{99m}Tc-$ 人血清白蛋白（$^{99m}Tc-HSA$）使用剂量与 $^{99m}Tc-RBC$ 体内标记法相同。

【显像方法】

1. 病人准备　无特殊准备，病人需能耐受检查，安置心电图电极，连接R波触发器，观察心电信号显示良好。

2. 显像仪器　平面显像采用γ照相机显像或SPECT，断层显像应用单探头或多探头SPECT检查。

3. 显像方案及采集条件　给病人连接心电图电极，进行前位、45°左前斜位和左侧位平面采集。采集矩阵64×64，放大1.6～2.0倍，每个心动周期采集16～20帧，或每帧采集20～50ms，每个体位投影采集300s。计数叠加。如进行门控心血池断层显像时，则显像剂的剂量要适当增加（740～925MBq），通常每个心动周期要分成8～10帧，采集时探头自右前斜45°至左后斜45°旋转180°采集，每5.6°采集一个投影，每个投影至少采集60s，共32个投影。为了解心脏的储备功能，提高诊断缺血性心脏疾病诊断的敏感性，必要时进行心功能负荷试验，其方法与心肌灌注显像基本相同，即在心血管医师或有经验的医师指导下，给患者加以次级量运动或药物负荷试验。与心肌灌注显像负荷试验不同的是显像需在负荷试验过程中进行，即达到预计心率或其他参数时即刻进行采集，以反映负荷状态下的心功能。

4. 影像处理　采集结束后，应用门控心血池计算机软件进行图像处理，获得左、右心室的收缩期、舒张期功能指标，以及振幅图、时相图、时相电影和室壁运动等资料。或应用门控心血池断层处理软件进行断层重建，获得不同断层面心血池的收缩期与舒张期系列影像。

【结果与分析】

1. 心室功能参数　常用的指标有3类。

（1）反映心室收缩功能的参数：左或右心室射血分数（EF）、心输出量（CO）、每搏容量（SV）、高峰射血率（PER）、1/3射血分数（1/3EF）等；

（2）心室舒张功能参数：高峰充盈率（PFR）、高峰充盈率时间（TPFR）、1/3 充盈率（1/3FR）和 1/3 充盈分数（1/3FF）等；

（3）反映心室容量负荷的参数：收缩末期容积（ESV）和舒张末期容积（EDV），用于评价心力衰竭和严重的收缩功能减低患者合理治疗后心室大小的变化。正常情况下，静息状态与运动负荷时心脏功能指标有明显差别，且各仪器间亦有一定差异。通常在静息状态下，左心室的总体 EF 和局部 EF 均 >50%，右心室 EF >40%，否则为 EF 值减低；而负荷试验后射血分数的绝对值应比静息时增加 5% 以上，负荷后 EF 值无明显增加甚至下降均提示为心脏贮备功能异常；负荷后舒张末期容量也相应增加，收缩末期容量相对减少。需注意的是，有较多心律不齐的患者，可导致对心室功能参数的估计过低。PFR 是指早期舒张充盈相的最大斜率，是临床上最常用的舒张期功能指标，其正常值 >2.1EDV/s，不同仪器可有一定差异。PFR 值的变化与心脏负荷（主动脉压和左心房流入的容积）情况、心率、左心室射血分数（LVEF）和病人年龄有密切关系，通常每分钟心率增加 10 次，PFR 增高 0.4。

2. 局部室壁运动与功能分析　通过电影显示可以直观地了解心室各壁的运动情况。通常将心室壁的运动分为正常、运动减低、无运动和反向运动 4 种类型。平衡法适合于定量测定左心室局部功能，为了对心室局部的功能进行定量分析，通常可利用计算机软件将心室分为 5~8 个扇形区域，并分别计算出各个区域的局部射血分数（REF）和室壁轴缩短率，其原理与测定整体心室功能相同。正常情况下，各个节段的轴缩短率均 >20%、左室的 REF >50%，但相当于间壁的节段可以略低。

3. 时相分析　心室影像的每一个像素都可以生成一条时间 - 放射性曲线，由于心室的运动呈周期性变化，因而所得的时间 - 放射性曲线也呈周期性变化，通过对曲线进行正弦或余弦拟合（即傅里叶转换）可以获得心室局部（每个像素）开始收缩的时间（即时相）以及收缩幅度（振幅）2 个参数。用这两个参数进行影像重建可以获得心室的时相图、振幅图和时相电影 3 种功能影像及时相直方图。

（1）时相图：是以不同的灰度或颜色反映心肌壁发生收缩的时间，灰度越高示时相度数越大，即开始收缩的时间越晚。心房与心室开始收缩的时间相差甚远，故表现为完全不同的灰度或颜色，而左、右心室各壁的收缩基本同步，故表现为相同的灰度或颜色，无明显的分界线。

（2）时相直方图：为心室时相度数的频率分布图，纵坐标代表分布的频率，横坐标为时相度数（0~360°）；正常情况下，心室峰高而窄，心房及大血管峰低且较宽，两峰的时相度数相差近 180°，心室峰底的宽度称为相角程，反映心室最早收缩与最晚收缩时间之差，其参数是反映心室协调性的重要指标，正常心室相角程 <65°。

（3）振幅图：是以不同颜色反映心脏各部位收缩幅度的大小，灰度高提示幅度大，正常左心室收缩幅度明显大于右心室及心房、大血管，局部室壁运动障碍时则表现为病变处灰度减低。

（4）时相电影：将心脏各部位开始收缩的时间以一种显著标志（如黑色或白色）依次进行动态显示，即可直观地观察心肌激动传导的过程；如果有传导异常或室壁运动障碍，则其收缩的顺序和颜色就会发生改变。

【临床意义及评价】

1. 心肌缺血的早期诊断　冠心病心肌缺血患者，由于心室的储备功能受损，心脏功能参数多有不同程度的改变，表现为负荷试验后 EF 绝对值升高不明显（＜5%），甚至减低，节段性室壁运动异常、局部射血分数减低以及时相图的相角程增宽等，舒张期功能指标变化将更加明显，其敏感性约为 90%，并随着成功的治疗而改善。

2. 冠心病的病情程度与预后估计　心脏功能测定能准确反映病情的严重程度和预测心脏事件的发生。

3. 室壁瘤　可见心室影像形态失常，室壁瘤部位呈局限性向外膨出，心动电影显示有反向运动，局部射血分数减低，心室轴缩短率呈负值；时相分析见附加的"室壁瘤"峰，相角程明显增宽。对心尖及前壁室壁瘤的诊断符合率达 95%，亦可用于判断手术后疗效和鉴别左心室真性与假性室壁瘤。

4. 心脏传导异常　时相分析可以显示心肌激动的起点和传导的途径，对判断其传导异常有重要价值。当束支传导阻滞时，表现为阻滞的心室时相延迟，时相图上色阶发生改变，相角程增宽，左、右心室峰分界清楚，甚至心室峰出现双峰。预激综合征时表现为预激的起点和旁路部位时相提前，时相图色阶改变，相角程有不同程度的增宽，其诊断符合率约为 90%。通过时相电影显示能更直观地显示传导异常的部位、范围及程度。

5. 心血管疾病疗效评价　应用核素显像测定心脏功能，不仅方法简便、对病人无创伤和痛苦、可以重复检查，而且其结果准确可靠，重复性好。因此，可用于心血管疾病药物或手术治疗前后心功能的定量评价及疗效监测。

6. 充血性心力衰竭　舒张期功能测定对于心力衰竭患者的心室功能估计是一个重要手段，在充血性心力衰竭的患者中，近半数患者舒张期功能异常，并随着治疗后心力衰竭的好转而改善。

7. 心肌病的辅助诊断　扩张型心肌病心室显像表现为整个心腔明显扩大，形态失常，室壁运动呈广泛性减低，心室整体功能不同程度下降。时相图或振幅图上呈现"补钉（patchy）"样或"花斑"样改变。肥厚型心肌病的典型改变为左心室腔变小变形，肥厚的心肌壁影使左心室血池周围形成一圈显像剂分布空白区，尤其是左、右心室之间更明显，但 LVEF 正常或增高，呈高动力收缩功能，特别是 1/3 EF 增高，射血期延长，约 80% 以上的患者舒张期快速充盈功能受损，顺应性降低，PFR 和 1/3 FR 下降。门电路心室断层显像还可见左心房扩大。

8. 慢性阻塞性肺病与肺心病　伴有左心室正常的右心室功能障碍和心腔扩大通常见于慢性阻塞性肺病，而与左心衰有关的肺血管充血通常都合并有左心室增大或功能异常。

9. 化疗对心脏毒性作用的监测　核医学方法已经成为评估和监测心脏损害、指导停药时间和用药累积剂量的重要手段，而且其结果重复性好。最常用的监测指标为 LVEF，但舒张期功能障碍的监测可能是反映心脏毒性作用更灵敏的指标。

【注意事项】

1. 应用^{99m}Tc 体内标记红细胞血池显像前，应停用干扰红细胞标记的药物，如肝素、甲基多巴、肼苯哒嗪、地高辛、哌唑嗪、普奈洛尔以及碘油造影剂。

2. 在检查过程中应密切观察病人情况，注意是否有异常不良反应，有些病情危重的患者，更应重视。

3. 在 30°～45°左前斜位时应转动探头观察图像，以使左右心室达到最佳分隔的角度进行采集。如果左、右心室分隔不佳，会影响检查结果。

4. 保证病人的心电图导联接触良好，心电示波上病人的 R 波清楚并可见正常触发信号。

5. 如果病人装了起搏器，起搏信号有时与 R 波的信号均被计算机接受，此时，应重新调整起搏器与 R 波的振幅，以便计算机能准确识别 R 波。

6. 在采集过程中病人不得移动体位。

（汤科）

第二章 呼吸系统

第一节 肺灌注显像

肺灌注显像剂为 99mTc 标记的大聚合人血清蛋白颗粒（^{99}mTc – MAA）或^{99}mTc 标记的微球，其直径约 $10 \sim 30 \mu m$，一次用量 $0.5 \sim 1.5mg$，约合 $10 \sim 30$ 万颗粒。当试剂注入静脉后，随血液进入右心，在右心内与血液充分混匀，然后经肺动脉随血流灌注入肺内血管床，较大的颗粒可暂时栓塞肺毛细血管前血管，较小者栓塞肺毛细血管。（^{99}mTc – MAA）栓塞肺内各部位血管床的量与该局部的血流灌注量成正比，因此用扫描机或 γ 照相机所摄得的（^{99}mTc – MAA）栓塞于肺内的放射性分布影像，即为肺内血流灌注的影像，放射性较高处示该局部血流灌注较好，较低处示该处血流灌注较差。如某部位放射性缺如，则示该处无血流灌注，说明灌注该处的血管原来已有阻塞或闭塞。正常人肺内放射性分布基本均匀，由于血流量和（^{99}mTc – MAA）受重力影响，坐位注射时肺尖放射性稍低，仰卧位注射时，背侧肺内放射性稍高。一次显像，被阻塞的血管数只占肺毛细血管前血管和毛细血管总数的万分之几和百万分之几，故不致引起明显的血液动力学改变和肺功能变化。

【原理】

利用放射性颗粒在肺毛细血管内暂时的嵌顿，得到肺血流灌注平面影像或断层影像。由于放射性颗粒在肺内的分布与肺动脉血流灌注成正比，因而肺灌注显像代表着肺动脉血流分布。

【适应证】

1. 肺动脉血栓栓塞症的诊断与疗效判断，结合肺通气显像及下肢深静脉核素造影可明显提高诊断的准确性。

2. COPD 等肺疾患肺减容手术适应证的选择、手术部位和范围的确定及残留肺功能的预测。

3. 原因不明的肺动脉高压或右心负荷增加。

4. 先天性心脏病合并肺动脉高压以及先天性肺血管病变患者，了解肺血管床受损程度及定量分析，药物与手术疗效的判断，手术适应证的选择。

5. 有关疾病（胶原病、大动脉炎等）可疑累及肺血管者。

6. 判断成人呼吸窘迫综合征和慢性阻塞性肺部疾病（COPD）患者的肺血管受损程度与疗效判断。

7. 肺部肿瘤、肺结核、支气管扩张等患者，观察其病变对肺血流影响的程度与范围，为选择治疗方法提供适应证以及对疗效的判断。

【禁忌证】

1. 严重过敏者慎用。

2. 严重肺动脉高压伴右心功能不全者禁用。

【显像剂】

核素标记的大颗粒聚合人血清白蛋白（MAA）或微球（HAM）等。MAA 目前应用更广泛。

【方法】

1. 平面显像

（1）病人准备：病人于检查前安静平卧，可给予吸氧 10min，以避免因肺血管痉挛所造成的局部肺放射性减低。

（2）注射示踪剂：患者一般取平卧位，注射前将 ^{99m}Tc - MAA 悬浮液振荡摇匀，静脉缓慢注射，成人使用活度一般为 111 ~ 185MBq（3 ~ 5mCi），含蛋白颗粒 2×10^5 ~ 7×10^5 个，平均 3.5×10^5 个，注射体积≥1ml，注射后 5min 即可显像。如检查是否有肺动脉高压血流分布图像时，可采用坐位注射。

（3）检查体位：根据临床实际需要，一般平面显像常规取 8 个体位，即前后位（ANT）、后位（POST）、左侧位（LL）、右侧位（RL）、左后斜位（LPO）、右后斜位（RPO）、左前斜位（LAO）、右前斜位（RAO）。

（4）仪器条件：将双肺同时包括在探头视野内，选用低能通用型准直器，建议每个体位采集计数为 500K，采集矩阵为 128 × 128 或 256 × 256，如采用 256 × 256 矩阵，计数应增加。能峰 140keV，窗宽 20%。

2. 断层显像　病人准备与注射示踪剂同平面显像。病人取仰卧位，双臂抱头，使探头尽量贴近胸部。探头配以低能高分辨率或低能通用型准直器，旋转 360°，每 6° 或 5.6° 采集一帧，每帧采集 20 ~ 30s，共采集 60 帧或 64 帧，能峰 140keV，窗宽 20%，采集矩阵 64 × 64 或 128 × 128。采集过程中嘱病人平稳呼吸，以减少呼吸运动对肺显像的干扰。为避免呼吸运动对图像的影响，还可以采取呼吸门控采集。原始数据经滤波后行反向投影等断层图像处理，得到肺水平切面、冠状切面及矢状切面断层图像，层厚 3 ~ 6mm。

【正常影像】

1. 平面影像

（1）前位：右肺影像似长三角形，形态完整，肺底部呈弧形，受呼吸影响边缘略有不齐。左肺上部与右肺对称，下部受心脏挤压较窄而长。双肺尖、周边和肺底显像剂分布略显稀疏，其余部分显像剂分布均匀。双肺间空白区为纵隔和心脏影。左肺显像剂分布较右肺稍淡，其下叶受心脏的影响稀疏区更为明显。

（2）后位：左右肺影大小基本相同，中间呈条状空白区，为脊柱及脊柱旁组织所构成，双肺内显像剂分布均匀，上部及周边稍稀疏。该体位显露双肺最充分，对全面观察肺内血流分布较好。

（3）侧位：右侧位肺影似三角形，前缘较弯向前突出，约呈120°弧线，后缘向下垂直约呈160°弧线。左侧位形态似椭圆形，前下缘受心脏影响略向内凹陷。双肺因受重力的影响下部显像剂分布较上部略高。

（4）斜位：双肺斜位影像大致类似一个长三角形。双肺内的显像剂分布下部高于上部，肺的叶间裂处多显示长条状显像剂分布稀疏带，边缘处常向内略凹陷。前斜位时，双侧肺门区呈显像剂分布减低区。左前斜位肺前缘可显示弧形显像剂分布缺损区，是心脏位置所致。双侧后斜位的后上部可因肩胛骨和肌肉的重叠常显示显像剂分布减低区。

2. 断层显像　肺断层显像通常以人体纵向为长轴，重建双肺的横断面、冠状面和矢状面，以此种方式克服肺组织间的重叠干扰。

（1）横断面：双肺的横断面形状似一对平放的"蚕豆"，其断面至上而下依次排列。最先显示的断面为肺尖、中间的空白区为脊柱；随着肺影增大，双侧对称的肺门影出现，前方逐渐增宽的空白区是纵隔和心影。在接近肺底时因隔肌的影响仅显露双肺外缘轮廓。

（2）冠状面：该层面的方向是从前向后依次排列，外形近似于前位像。起初的右肺冠状面呈不规则椭圆状，左肺似长条状。随着肺影逐渐增宽，双肺呈长椭圆形，之后逐渐似长三角形，中间的空白区是心影和纵隔，其后的空白区为脊柱影。

（3）矢状面：肺矢状面是从右肺至左肺方向依次进行排列。开始为右肺下角影，随切面增加肺影变大，近似右侧位肺影。之后右肺中心逐渐出现扩大的显像剂分布稀疏区和缺损区，依次为肺门、纵隔和心影位置。随着心影空白区增大，右肺纵隔面影像似勾状。左肺矢状面与右肺相似，并与右肺断面相对应。

【异常影像】

依据肺内显像剂分布、肺的形态以及左右肺的相对位置变化来判断异常影像。

1. 显像剂分布异常　可见于下列几种情况：

（1）一侧肺不显影，多见于肺门部肿块压迫肺动脉，一侧肺动脉发育不良或由于心脏扩大压迫左下肺动脉等因素所致。

（2）肺叶或肺节段性显像剂分布缺损区，此种情况是肺动脉血栓栓塞形成的特殊表现。

（3）散在性显像剂分布不均，常见于肺部充血、水肿或炎症等。

（4）条索状、圆球状或不规则局限性显像剂分布缺损区，主要见于肺部炎症和肺内占位性病变。

（5）显像剂逆向分布，即肺尖部的显像剂分布高于肺底部。常见于肺动脉高压时肺血流分布逆转、肺心病和二尖瓣狭窄等情况。

2. 形态和位置异常　双肺可因周边器官或组织的病变导致灌注影像的形态失常和位置发生改变。常见的原因有胸腔积液或膈上病变使双肺下叶受挤压位置上移，有时纵隔内的肿瘤可将肺脏推向对侧，使正常肺灌注影像的形态和位置发生改变。这些原因在肺灌注显像分析时应注意鉴别。

【注意事项】

1. 一次检查注射的蛋白颗粒数不宜过大，对一侧肺缺如、肺叶切除或已知肺血管床明显受损害者，注射颗粒数要相应减少。

2. 标记后的 $^{99m}Tc-MAA$ 一般要在 4h 内使用，否则会降解失效。

3. 准备氧气和急救药品。

4. 儿童做肺灌注显像时要按每千克体重 2~3MBq（0.05~0.08mCi）。

5. $^{99m}Tc-MAA$ 为悬浮液，抽取药时和注射前需振荡摇匀，注射时尽量避免回血，以防止血液与 MAA 凝聚成更大颗粒，引起不应有的栓塞，或造成持续不退的肺内大"热点"。

6. 由于 MAA 入血后受重力的影响，易向肺的低下部位沉降，故注射时应采用平卧位。只有在检查是否有肺动脉高压时，才使用坐位注射。

7. 注射速度要缓慢，特别是在肺血管床破坏严重的患者，如在慢性肺心病时，绝不可采用"弹丸"注射，以免引起急性肺动脉压增高造成意外。

附：肺灌注显像的临床应用

肺灌注显像又称肺血流显像，是将略大于肺毛细血管直径的放射性微粒注入静脉，微粒在经过右心到达肺动脉时已与肺动脉血液混合均匀。乃随肺动脉血随机地灌注到肺的毛细血管床而栓塞在该处，局部栓塞的昔与该处的灌注血流量成正比。当某支肺动脉狭窄或完伞阻塞，其供血区的放射性微粒将减少或缺如。对放射性微粒在肺内的分布进行显像，所显示各部位的放射性分布即反映各部位血流灌注的多少。可用于肺栓塞、肺动脉高压、肺癌的诊断、肺癌的三维适形放疗、预测肺癌放射性肺损伤、预测肺切除术后肺功能、先心病血液分流中的应用等。最常用的显像剂是 ^{99}Tc 标记的大颗粒聚合人血清白蛋白（$^{99}Tc-MAA$）。检查前患者无需准备，取仰卧位静脉注射 1~3mCi 的 $^{99}Tc-MAA$，之后即行前位、后位、左前斜、右后斜、右前斜、左后斜六体位静态采集，必要时加做断层采集。

一、肺栓塞（PE）

放射性核素肺通气显像的作用是提高肺动脉灌注显像的特异性，灌注缺损但通气正常是 PE 的特征表现。20 世纪 70~80 年代放射性核素肺动脉灌注显像的假阳性率较高，特异性为 60%~70%。近年来，结合肺通气显像、增强螺旋 CT 及 MRI 检查。急性肺栓塞诊断的特异性明显提高。采用 PISA-PED 诊断标准。仅肺灌注扫描结合胸片检查。敏感性、特异性分别为 92%、87%。结合临床评价，阳性灌注显像的阳性预测值达 99%。一个接近正常的或异常但无节段缺损的灌注显像，结合其临床可能性，其阴性预测值达 97%。采用标准化临床评估和灌注显像，可以高精确性排除肺栓塞诊断，阳性预测值达 96%，阴性预测值达98%。灌注显像必须在发生肺栓塞症状的24h内完成，因为肺栓塞发生数小时尤其是数日后，栓子已发生自溶，这时有些显像结果就转为正常，易致判断错误。谭业颖等进行了肺灌注/通气显像与螺旋CT肺动脉造影诊断肺栓寒的对比研究结论：对叶及段肺动脉栓塞，两种方法敏感性基本相同；对亚段肺动脉栓塞，肺灌注/通气显像略高；肺血管轻度栓塞时，螺旋CT肺动脉造影略高。亦有研究证实MR诊断啼栓塞与单光子发射型计算机断层扫描（SPECT）具有较好的一致性。核素肺灌注显像不仅是诊断肺栓塞的重要方法，而且可以准确观察急性肺栓塞溶栓治疗前后肺血流灌注的动态变化过程，其显像方法简便、无创，是评价疗效和随诊观察的理想常规方法。目前，^{99}Te－MAA肺灌注显像结合^{99}Tc－锝气体（technegas）肺通气显像诊断肺栓塞是最有效和准确的非创伤性方法。目前评价肺灌注显像有两种不同观点：第一，认为核素显像作为一种方法简便、灵敏度高、可早期做出诊断的非创伤性检查方法，对肺栓寒的诊断和治疗具有重要意义，可作为肺动脉造影前筛选及临床疗效观察的霞要手段之一。也有学者认为，肺栓塞时行核素肺灌注显像文献报道均提示它敏感性高、特异性较低且易夸大病情。究其原因可能与核素灌注时的于扰因素太多，只要是导致肺动脉压增高的因素存在，如多个肺段性肺灌注缺损，就可能引起肺灌注异常，导致误认为肺栓寒的可能性达100%，而大部分情况下肺动脉仅部分阻塞或没有发生阻塞。肺部其他基础性疾病如肺部炎症、慢性阻塞性肺疾病、占位性病变压迫、心脏扩大、肺实质性病变等也可导致肺灌注异常，因此核素肺灌注显像只能作为临床筛查的检查方法，当双肺核素灌注正常时基本上可排除肺栓塞的可能。虽然肺动脉造影（PAA）目前通常被公认是诊断PE的"金标准"，但由于有创伤，且有一定的操作难度，国外学者多主张在核素肺灌注、通气联合显像有疑问时，病人又有抗凝血禁忌时考虑一'。实际上急性PE病人病情危急，早期进行PAA检查难以实现。对高度怀疑肺栓塞患者螺旋CT增强肺动脉造影（SCTPA）对检出段以上PE有明硅优势，V/Q显像在检出亚段PE上有优势，两者均为无创检查，相瓦结合同时发挥了核素肺V/Q显像的高敏感度和SCTPA的高特异性的优势，可减少误诊及漏诊。所以结合胸片、SCTPA、肺灌注/通气显像诊断PE以指导评价治疗，以及对PE可疑人群的监测为一种行之有效的方法。仁者见仁智者见智。只有各种检查手段相互印证，才能有利于提高诊断的准确性。

二、肺动脉高压

放射性核素肺通气（灌注）显像是较早被广泛用于肺动脉高压的临床诊断和鉴别诊断的无创检查方法；肺灌注显像，在肺动脉压力轻度升高时，肺背侧、腹侧放射性核素分布比与正常对照组之间有显著差异，它客观、敏感地判定肺动脉压力的变化，其主要原理是反映肺部血流灌注的变化情况，对慢性血栓栓塞性肺动脉高压患者的诊断敏感性和特异可分别达96%和81.1%；也可应用于慢性血栓栓塞性肺动脉高压（CTEPH）和特发性肺动脉高压（IPAH）的鉴别诊断。Park等认为，PAH患者肺灌注显像的动态变化可以反映肺血管的病变程度，定性分析只能大概判断肺动脉高压的程度，定量分析则更为准确。

Tanaka 纠较早研究肺灌注显像定量分析与肺动脉压之间的关系，通过左侧和右侧卧位时左肺和右肺肺灌注放射性计数的改变来估测肺动脉高压。肺灌注显像能较好地测定肺动脉压力，但由于肺动脉高压患者往往伴有不同程度的肺血管床损伤，若损伤区位于肺尖或肺底局部，必将影响平面影像判断肺动脉高压的准确性，导致假阳性或假阴性出现的可能。

三、诊断肺癌

（一）肺癌诊断

^{99}Tcm－MIBI 在肺癌诊断中有重要意义，如肺灌注显像时发现明显圆形放射性分布浓聚区，且患者有长期吸烟史和近期咳嗽、咳血痰的病史，应考虑肺癌，但确诊尚须结合肺部 CT 等检查。^{99}Tcm－MIBI 亲肿瘤显像在肺癌诊断中应用日渐广泛，未来可作为常规检查。

（二）肺癌的三维适形放疗

肺灌注显像在Ⅲ期 NSCLC 放疗计划优化方面能提供很多信息，特别是对于肺灌注缺损明显的患者更有价值。进一步的临床结论还需要大样本、前瞻性随机对照研究。

（三）预测肺癌放射性肺损伤

赵路军等发现灌注受损是肺癌患者的常见表现，中央型肺癌灌注受损较重，放射治疗后多数病例肺灌注受损有所改善；放疗前和放疗中，肺灌注受损范围的变化和放射性肺损伤的发生无明显相关性。

（四）预测肺切除术后肺功能

Konietzko 指出放射性核素肺灌注显像法可用于术前估计局部肺功能和预测病人肺功能能否耐受手术。使用肺灌注显像预测术后肺功能的方法评价手术风险时，多数学者以 FEV1 预测值≥0.8L 为阈值。由于受检者年龄、性别、身高和体重不同，使用同一标准是否合适有待进一步积累和总结资料。

核素检查即^{99}Tc－MAA 肺灌注显像 SPECT 扫描是诊断肺移植是否成功的金标准，显像不仅可以观察移植肺的血流情况，而且可以显示对侧自体肺的血流情况，能更清楚地了解两肺间的血流灌注差异。但对于肺移植后可能发生的各种并发症，核素检查则不如 X 线影像学检查有优势。

（五）先心病血液分流中的应用

谭敏等采用放射核素肺灌注显像评价小儿先天性右心肌梗阻性疾病双向 Glenn 术后肺血流分布，证实了放射核素肺灌注显像能明确反映搏动性双向 Glenn 术后肺血流改善状况。肺灌注扫描作为一种无创性检查手段，而且可直接观察肺血流分布等优点，在左向右分流型先天性心脏病合并肺动脉高压病人的手术后随诊中不但可以比较准确地了解肺动脉高压的转归情况和转归时间，为临床提供客观证据，同时它又可作为回顾性研究，重新评价术前肺动脉高压的情况，这对进一步提高肺动脉高压的术前诊断水平和手术适应证的选择，皆有其独特的优势和实用性。

（汤科）

第二节　肺气溶胶通气显像

采用雾化装置将放射性示踪剂雾化成粒径大小不一的气溶胶微粒，经呼吸道吸入后，依微粒直径的不同将分别沉降在咽喉、气管、支气管、细支气管和肺泡壁上，体外采用γ相机或 SPECT 可使气道及肺显像。常用的气溶胶显像剂是由气溶胶雾化器将 Tc – DTPA（二乙三胺五醋酸）溶液雾化而成，雾化颗粒大小与气溶胶沉积部位直接相关，当气溶胶颗粒直径 >10μm 的微粒主要沉积于细支气管；直径为 3 ~ 5μm 的颗粒都沉积于肺泡之中，更小者易经过气道呼出体外。由于一次吸入的气溶胶颗粒在肺内只有 5% ~ 10% 沉积，因此显像时应反复吸入气溶胶。

【原理】

将放射性气溶胶经呼吸道进入双肺，其在肺内的分布与肺的通气量成正比。通过体外放射性显像装置，显示双肺各部位的放射性分布及动态变化影像，以此估价肺的局部通气功能及气道通畅情况，对支气管黏膜丝毛廓清机能、肺上皮细胞通透性等也能作出评估。

【适应证】

1. 了解呼吸道的通畅情况及各种肺疾病的通气功能变化，诊断气道阻塞性疾病。

2. 评估药物或手术治疗前后的局部肺通气功能，观察疗效和指导治疗。

3. 与肺灌注显像配合鉴别诊断肺栓塞和肺阻塞性疾病。

4. COPD 患者肺减容手术适应证选择、手术部位和范围确定及预测术后残留肺功能。

【禁忌证】

无明确禁忌证。

【显像剂】

常用的放射性气溶胶为 ^{99m}Tc – DTPA 溶液，也可使用相类似的放射性药物溶液（如 ^{99m}Tc – EHIDA 等）。用气溶胶雾化器雾化为直径 <10μm 的颗粒 3 ~ 10μm 的颗粒沉积于细支管，1 ~ 3μm 的颗粒可达肺泡），一次吸入的气溶胶颗粒肺内沉积约 5% ~ 10%。有条件者也可使用 ^{99m}Tc 气（Technegas）进行肺通气显像，由于其颗粒小且更为均匀，故中央气道沉积较少，肺组织显像质量更优，显像方法与前者基本相同。

【方法】

1. 显像仪器条件

（1）气溶胶雾化器：接通雾化器各管口及医用氧气，使之处于工作状态。

（2）γ 照相机或 SPECT 探头配置低能通用准直器，能量 140keV，窗宽20%。图像矩阵同灌注显像条件，采集 500K/帧计数。

2. 操作程序

（1）显像前准备：向受检者解释检查程序，嘱用嘴咬住口管，使用鼻夹，试吸氧气，使之适应此种呼吸。

（2）放射性气溶胶吸入：将 740 ~ 1480MBq（20 ~ 40mCi）^{99m}Tc – DTPA 溶液，体积为 2 ~ 4ml，注入雾化器，控制气流量为 8 ~ 10L/min，使其充分雾化，经过过滤，产生雾粒大小合适的气溶胶。嘱受检者尽可能多地吸入气溶胶雾粒，吸入时间约为 5 ~ 8min。

（3）图像采集：受检者取卧位，采集前位、后位、左侧位、右侧位 4 帧影像或增加前后斜位共 6 ~ 8 帧影像。

【注意事项】

1. 放射性显像剂应符合放化纯度要求，放射性活度总量不应低于 110MBq，体积不大于 4ml。

2. 影响放射性气溶胶在肺内分布的因素与气溶胶颗粒大小、受检者吸入过程中的呼吸方式和气管的解剖结构有关。因此应让受检者吸入气溶胶时平稳呼吸，以免呼吸频率加快，使气溶胶均匀分布于末稍肺组织，减少中央气道沉积增多。同时应嘱受检者减少吞咽动作，以免放射性气溶胶进入上消化道，影响图像质量，氧气流量应低于 7L/min，以保证雾粒质量。

3. 受检者要练习空白吸入。如有痰时，应随时咳出后再行吸入雾粒。对哮喘患者必要时可在雾化剂中加入少量解痉。

附：肺通气显像剂 – Technegas 的制备及与其他显像剂的比较

Technegas（锝气体）是一种用 ^{99}Tcm 标记的超细碳微粒放射性粉雾剂，已用作肺通气显像。Technegas 颗粒直径细微（5 ~ 20nm）、大小均匀，末梢气管渗透能力强，肺通气成像效果佳；且一旦沉积在肺内，20min 内不会消除，也不会重新分布，适合进行多角度及体层显像；加之其具有制备方便、价格低廉、应用范围广、能量和半衰期合适的特点，目前在国外核医学界已广泛应用于诊断肺栓塞、评价慢性阻塞性肺病、支气管哮喘及肺癌等患者的肺通气功能状况。

一、Techmgas 制备方法

Technegas 由 特 制 仪 器（Technegas Generator，Tefley Manufacturing Ltd.，svdney´AustmHa）制备完成，该仪器为一密闭装置，内壁四周衬有铅屏，配有微电脑处理系统，可以自动完成除加样外的所有生产步骤。其体积较小，可以自由推动。Techmegas 的制备步骤如下：

（1）发生装置于使用前 8h 左右通电。

（2）通入纯氩气，气流量保持在 12L/min 以上。否则，装置将不会继续进行以后操作。

（3）用无水酒精湿润石墨坩埚内壁。目的是消除固体—液体界面，避免加入 ^{99}Tcm 淋洗液后产生气泡，受热沸腾后溅出坩埚外。

（4）打开发生装置前下方的抽屉，置坩埚于两电极之间。将 0.1mL（370MBq）^{99}Tcm

淋洗液置于坩埚中。

（5）关上抽屉，通电使坩埚加热至1500℃，使水分蒸发。如果希望加大放射性活度，此时可以重新打开抽屉，再往坩埚中添加^{99}Tcm淋洗液。

（6）装置在经过气流量、铅屏密封与否等一系列自检后，加大电流，急速升温至2500℃，持续15~20s，形成的Technegas弥散入装置顶部的铅室里。与纯氩气充分混合。此时，患者就可以吸入Technegas了。同时。装置自动进入倒计时状态–10min。即患者的吸入过程必须在10min内完成。

（7）切断电源与氩气。将发生器推到患者床边，开始给患者吸入Technegas。

（8）吸入完毕后，关闭发生装置。否则，机器将在10min倒计时结束后自行关闭。这是装置自动采取的质量控制措施，原因是如果超过10min，放射性颗粒将凝聚成大颗粒，待患者吸入后便沉积在大气道内，影响图像质量。

（9）重新接上电源与氩气，残留在装置内的放射性颗粒可以自动被内部的填料吸收。

（10）关机，切断电源和氩气。

二、Technegas 吸入方法

患者取仰卧位，夹住鼻夹，口咬咬嘴，用一根聚己烯蛇形管将Technegas发生器连接于咬嘴，必要时可加氧于气流中。工作人员用手动操作阀控制气体释放。按标准程序，吸气方式有两种：

①患者呼气至FRC（功能残气量），然后吸入Teohnegas至潮气量，再屏气5~10s。这种呼气–吸气–屏气的程序重复至γ照相机记录计数2000/s。如果患者严格按照规定呼气或吸气，则Technegas将优先沉积在肺基底部；

②患者以潮气量呼吸30~40s，直至达到足够的计数速率。

在吸气管道里有一个单向阀，迫使呼出的放射性气体进入羊毛过滤器。

三、图像质量

Technegas的肺通气成像效果颇佳，其一旦沉积在肺内，20min内不会消除，也不会重新分布，适合进行多角度及体层显像；而正是基于这个特性，Technegas无法进行呼吸道纤毛运动显像及肺上皮细胞通透性测定。

（一）Technegas 面与体层图像的比较

平面图像的局限性：由于正常组织覆盖在病灶上以及胸壁的本底效应，都会明显影响图像的灵敏度。体层图像比平面图像易发现轻微病变，即Ⅱ级（外周肺放射性分布不均匀）病变。在重症病例中，两者表现一致。

（二）与其他肺通气显像剂比较

1. ^{91}Krm

^{91}Krm属于真正的惰性气体。在稳定的潮气量吸气的条件下，其在肺内的分布较为真

实地反映局部换气,便于研究气体的即时呼吸情况,所以从生理学观点出发,^{91}Krm 是肺通气显像的"金标准"。但是,在实际的临床应用中。它存在以下缺点:需预先准备,价格昂贵,半衰期太短(13s),显像只能反映单次吸入的通气分布,且不能长存使用,不能用于急诊检查。

Teehnegas 与^{91}Krm 在肺内的分布基本一致。JameB JM 等以 40 例患各种呼吸道疾病的患者为对象,将 Technegas 与^{91}Krm 成像法进行比较:多数病例中,两种图像相似,但有 5 例患者的两种图像差异较大,可能原因有:

①两者的放射性标记方式和吸入方式不同;

②^{91}Krm 图像反映通气,而 Technegas 图像反映总气量;

③两者 γ 光子能量不同。

此外,他们发现在 Teohnegas 图像中,近一半患者存在"热区",30% 的患者肺底沉积现象严重,特别是肺纤维化患者。

Cook C 等指出。^{91}Krm 的吸入不太需要患者的配合,而使用 Technegas 的主要局限性就是某些患者不能顺应其吸气方式。在呼吸国难的患者中,Technegas 图像质量较^{91}Krm 成像质量差。此外,他们观察到 60% 患者在胃内有 Technegas 沉积,但不干扰读片。

2. ^{133}Xe

^{133}Xe 于 1955 年首次应用于通气显像至今已近半个世纪。^{133}Xe 通气显像可以根据放射性气体吸入、平衡、呼出分为三个时相显像。其中,清除影像可以反映各部位的呼气功能和气道通常情况。正常情况下,肺内各部位放射性同时逐步降低,在 2~3min 基本消失,异常表现为局部放射性下降缓慢。通常认为,清除时间在 3~6min 之间,气道轻度狭窄;6~10min 为中度狭窄;大于 10min 为中度狭窄。通过^{133}Xe 通气检查,经常可以发现被 X 射线检查漏诊的轻到中度气道病变,还可以用于计算肺通气量、肺活量、平均通过时间和通气率。虽然^{133}Xe 是一种比较实用的显像剂,但是需事先准备,通气设备复杂,空气污染严重。而且,这种气体所发射的能量(80 keV)低于最佳光子能量,影响成像质量。Sullivan PJ 等研究 50 例可疑 PE(肺栓塞)患者,其中 49 例用 Technegas,46 例用^{133}Xe。发现 Technegas 图像质量不如^{133}Xe 的有 3 例,相似的有 37 例,优于后者的有 10 例,通过二者的比较,这 10 例患者中有 6 例获得较为肯定的高概率 PE 诊断,2 例被诊断出 PE,而依据^{133}Xe 图像则没有确诊。

Satoh K 等指出,Technegas 体层图像较^{133}Xe 体层图像可以发现更细微的病变。

3. 其他^{99}Tcm - 气溶胶

对一批正常青年人进行 Technegas 及^{99}Tcm - DTPA(^{99}Tcm - 二亚乙基三胺五乙酸)气溶胶通气显像后提出,由于^{99}Tcm - DTPA 气溶胶胶粒大,阻塞在较大气道中,不能很好到达肺实质内;而 Techneegas 胶粒极微,中央气道沉积少,外周肺组织显影较好。所以,后者图像清晰,图像质量高。Peltier P 等对 50 例呼吸道病变患者分别吸入 Technegas 与^{99}Tcm - phytate 气溶胶后行通气显像,结论是:如果将所有的评估标准一起考虑(末梢渗透性、支气管和消化道中的放射性、整个图像的质量等），Technegas优于⁹⁹Tcm-phytate气溶胶，但在绝大多数患者中，两者在图像质量上的差异并不影响解释通气状态的一致性。

（三）与其他影像学诊断方法比较

1. X射线胸片、CT

Nakallo S等认为，放射科医师用目测法评价X射线胸片、CT图像中肺气肿严重程度较困难，且评价结果因人而异。高分辨率CT是根据肺叶内的局部低衰减区诊断肺气肿，若全小叶气肿则可能被漏诊。此外，高分辨率CT虽然分辨率高，可以发现<5mm的气肿病灶，但仅能提供病灶形状和数量等信息，而Technegas图像可显示肺气肿不同程度的改变，如放射性分布不均匀、热区、缺损。Technegas SPECT三维不规则分析方法可以对病灶进行定量分析，进行临床分级。所以，Technegas SPECT比高分辨率CT更早发现气肿改变，更易发现全小叶气肿。

2. 支气管内镜

发生在婴幼儿的功能性支气管狭窄往往会引发支气管炎，甚至肺炎。通常对可疑患儿进行支气管内镜检查，但这是一种侵入性方法，对婴幼儿患者危险性很大。Kropp J等对17例患儿分别进行Technegas通气显像和支气管镜检：通气显像示11例带有明显的通气缺陷，经过支气管镜检，其中9例被确诊，2例正常；通气显像提示正常的6例，支气管镜检结果均正常。他们认为，如果通气显像正常，就不必对可疑患儿做进一步的支气管内镜检查。

（汤科）

第三节　临床应用

一、肺动脉血栓栓塞的诊断和评价

（一）肺动脉血栓栓塞的诊断

肺栓塞发病早期多数无典型的临床症状、体征，不易与其他病症相鉴别，常延误诊断。临床上选择肺灌注/肺通气和双下肢深静脉核素显像作为可疑性肺栓塞的首选检查方法之一，其诊断准确性在临床应用中得到肯定。早期肺栓塞在肺灌注显像图上表现节段性显像剂分布缺损区，且缺损区多半与肺叶、肺段或亚肺段的解剖定位相一致。而同期肺通气显像（或X线胸片）则显示正常影像，此现象称之肺通气/灌注显像（V/Q）不匹配，这种现象是肺栓塞的主要特征。如同期进行双下肢深静脉显像，可显示静脉血栓的存在或深静脉梗阻及侧支静脉循环形成，则对诊断更有价值。

（二）肺栓塞治疗后的临床评价

急性肺栓塞病人一旦诊断成立，在条件允许的情况下应尽早进行溶栓或抗凝治疗。一般治疗10~15d后，通过再次肺灌注显像/肺通气显像和双下肢深静脉显像观察，可以了解治疗后患者的疗效。可以多次进行。

二、预测肺肿瘤术后残留肺的功能

肺肿瘤术前准确预测术后残留肺的功能非常重要，应用肺灌注显像能够提供较为可靠数据。可使得部分病变较大或肺功能受损的病人获得手术治疗的可能性，具有很高的临床价值。

三、肺动脉高压的诊断

肺动脉高压时肺灌注显像的典型表现是双肺尖部显像剂分布明显高于肺底部，呈倒"八"字形，双肺内显像剂分布严重不均匀。如果肺灌注/通气显像联合应用，可以鉴别原发性和继发性肺动脉高压。原发性肺动脉高压在肺通气显像时受损部位呈显像剂分布缺损区，而肺灌注显像则显示相应缺损区内有显像剂填充，称之"逆向不匹配"现象，这种特点有助于肺动脉高压鉴别和治疗方法的选择。

四、大动脉炎累及肺动脉的观察

肺灌注显像可以显示受累及肺动脉所属的肺叶和肺段呈单发或多发的显像剂分布缺损区，通气显像则大致正常，其特征与肺栓塞相似，但与后者的不同之处在于双下肢深静脉显像时，无深静脉炎和血栓形成的表现。

五、慢性阻塞性肺部疾病的诊断及疗效观察

COPD 在肺灌注显像图上主要表现为斑片状显像剂分布减低区或缺损区，且不呈节段性分布。肺通气显像常因支气管的损伤程度不同和不完全阻塞，显示放射性颗粒中央气道沉积和周边性气道的沉积，形成多处不规则的放射性"热点"，常与显像剂分布减低区混杂分布。COPD 早期肺通气/肺灌注显像显示的显像剂分布不均匀现象二者大致相匹配。随着病情进展至晚期，肺通气功能受损的范围与血流灌注的影响不完全相同，可出现部分病变部位肺通气/肺灌注显像不一致现象。

六、先天性心脏病右至左分流的诊断和定量分析

正常肺灌注显像的显像剂不通过左心系统进入体循环。当先天性心脏病存在右向左分流时，放射性蛋白颗粒可随分流的血液分布到肺脏以外血供丰富的脏器，如肾脏，脾脏等。右至左分流量越大肺脏以外脏器显影越明显，其中以肾脏显影最为清晰，通过肾脏显影情况可以初步判断分流量的大小。

（汤科）

第三章 神经系统

第一节 脑血流灌注显像

【原理】

某些具有小分子、零电荷、脂溶性高的胺类化合物和四配基络合物等可通过正常血脑屏障，被脑细胞所摄取，经代谢后形成非脂溶性化合物，从而能较长时间滞留脑内以满足显像的要求。这类物质在脑内的存留量与局部脑血流量呈正比，静脉注射后，通过断层显像设备所获得的局部脑组织的放射性分布即反映局部脑血流量（regional cerebral blood flow，rCBF）。

【适应证】

1. 缺血性脑血管病的诊断、血流灌注和功能受损范围的评价。

2. 癫痫病灶的定位诊断、儿童良性癫痫和儿童特发性癫痫的辅助诊断和鉴别诊断。

3. 痴呆的诊断与鉴别诊断。

4. 评价颅脑损伤后或其手术后脑血流灌注与功能。

5. 评价脑肿瘤的灌注情况。

6. 畸形（AVM）。

7. 诊断脑死亡。

8. 情绪障碍包括焦虑症、恐惧症、强迫症和癔症、精神分裂症、睡眠障碍的功能损伤定位及辅助诊断。

9. 其他 偏头痛、儿童孤独症、注意缺陷多动障碍、抽动障碍、学习障碍、精神发育滞迟的功能损伤定位、治疗方法的筛选和疗效评价。

【禁忌证】

无明确禁忌证。

【显像剂】

1. 常用^{99m}Tc – 双半胱乙酯（ECD）作为脑血流灌注显像剂，用量 500～740MBq，其次有^{123}I – 异丙基安菲他明（IMP）、^{99m}Tc – 六甲基丙烯胺肟（HMPAO）和^{133}Xe。

2. 显像剂要求 使用^{99m}Tc 标记化合物时，^{99m}Tc 标记化合物放化纯度应＞90%；使用^{99m}Tc – HMPAO 时，应在标记后 30min 内使用。

【检查方法】

1. 病人准备

（1）使用 ^{99m}Tc – ECD 或 ^{99m}Tc – HMPAO 时，注射前 30 ~ 60min 受检者空腹口服一定剂量的过氯酸钾（成人 400mg），以封闭甲状腺、脉络丛和鼻黏膜，减少 $^{99m}TcO_4^-$ 的吸收和分泌。不同年龄的使用不同，详见表 3 – 1。

表 3 – 1　不同年龄封闭药品的使用量

年龄	复方碘溶液	过氯酸钾
1 岁以内	每天 1 滴	150mg
1 ~ 4 岁以内	每天 2 滴	300mg
4 岁以上	每天 3 滴	400mg

（2）使用 ^{123}I – IMP 时，要用复方碘溶液封闭甲状腺，一般在检查前 2 ~ 3 天开始服用，检查后仍需服用 2 ~ 3d，即连续服用 5 ~ 6d。用量，成人每次 3 ~ 5 滴，每日 3 次。

（3）在安静无异常刺激的条件下由静脉引入显像剂。

2. 显像方法

（1）调节探头的旋转半径和检查床的高度，使其适于脑显像的要求。

（2）受检者平卧于检查床上，头部枕于头托中，用胶带固定体位，保持体位不变直至检查完毕。

（3）若采用体外 OM 线显像时，调节头托使眼外眦和外耳道的连线与地面垂直。

（4）使用 ^{133}Xe 显像时，接通呼吸机，将呼吸面罩戴在口鼻上，适当加压确保密封性，以防止 ^{133}Xe 泄漏。

（5）显像期间把检查房内的灯光调暗，保持室内安静。

（6）选定仪器条件：

①SPECT 探头配置低能高分辨型、通用型或扇型准直器；

②探头旋转半径为 12 ~ 14cm；

③采集矩阵 128 × 128，旋转 360°，5. 6 ~ 6. 0°/帧，共采集 64 帧影像；

④采集时间： ^{123}I 标记物 40 ~ 60s/帧， ^{99m}Tc 标记物 15 ~ 20s/帧；

⑤倍数放大：圆形探头（φ400mm）Zoom 1.00，矩型探头（500mm × 370mm）Zoom 1.6 ~ 1.78；

⑥能峰 140keV，宽度 20%；

⑦脑组织的净计数率 40 ~ 80K/帧或者 3 ~ 5K/s；

⑧ ^{133}Xe 动态 SPECT（D – SPECT）显像探头配置扇束准直器，能峰 80keV，宽度 20%。其他条件同上述。

3. 图像处理

（1）影像重建条件：一般按照厂家提供的断层处理程序进行，如有必要，可根据具体采集条件和影像情况确定影像重建参数。

（2）定量分析法：

①在断层影像某区域和镜像部位提取计数，计算比值；

②利用扇形区分割法提取某扇面区域和镜像扇面均数，计算比值。

【影像分析】

1. 正常影像　SPECT脑血流灌注断层影像可见两侧大脑皮质、基底节神经核团、丘脑、小脑放射性较高，呈对称性均匀分布，且脑灰质、白质对比度好，影像轮廓清晰。全脑平均血流量CBF的参考值为(44.2 ± 4.5)ml/$(100g \cdot min)$。

2. 异常影像　至少2个断面上有一处或多处大脑皮质异常的放射性减淡缺损区或异常浓聚灶，其范围$>2cm \times 2cm$；脑室及白质区域扩大或尾状核间距增宽；两侧丘脑、尾状核及小脑较明显不对称等均视为异常。

【临床意义及评价】

1. 短暂性脑缺血发作和可逆性缺血性脑病的诊断　短暂性脑缺血发作（TIA）是颈动脉或椎－基底动脉系统的短暂性血液供应不足而引起的脑缺血发作。临床表现特点为：发病突然，持续时间短，恢复快，常有反复发作的病史，逆性缺血性脑病（PRIND）则恢复较慢。

一般认为皮质rCBF低于23ml/$(100g \cdot min)$时，才会出现临床症状。当rCBF逐渐恢复，数值超过此限后，症状消失，但rCBF可能仍未恢复到正常范围，处于慢性低灌注状态。长期处于慢性低灌注状态的患者若不及时治疗可能导致不可逆脑缺血，最终发展为脑梗死。故早期发现慢性低灌注状态，对于患者的治疗和预后非常有意义。

TIA和PRIND患者神经系统检查及CT和MRI检查结果多为阴性，而rCBF断层影像可发现近50%患者脑内存在缺血性改变，特别是可发现慢性低灌注状态的存在，病变部位表现为不同程度的放射性减低或缺损区，阳性检出率高于CT或MRI。脑SPECT显像发现TIA于其发作24h内的敏感度约为60%，一周后下降至约40%，如使用CO_2、乙酰唑胺和潘生丁等反映脑血管储备能力的物质进行介入试验可显著提高敏感性，有助于慢性低灌注状态病灶的检出。

2. 脑梗死诊断　rCBF显像在发病早期即可检出，脑梗死区呈局限性或大范围的放射性减淡或缺损。小的腔隙性梗塞在SEPCT显像时常为阴性，而CT和MRI的阳性检出率高。但rCBF显像可检出脑内交叉性小脑失联络征象和少数病例可能出现的过度灌注现象等。

3. 早老性痴呆的诊断与鉴别诊断　早老性痴呆又名阿尔茨海默病（Alzheimer's disease，AD），是一种弥漫性大脑萎缩性退行性疾病，SPECT显像表现为以双侧顶叶和颞叶为主的大脑皮质放射性对称性明显减低，多不累及基底节和小脑。而多发性脑梗塞性痴呆则表现为大脑皮质多发性散在分布的放射性减低区，且往往累及基底节和小脑。帕金森病（Pakinson's disease，PD）痴呆表现基底节放射性减低，大脑皮质也可见减低区。斯－里－奥三氏综合征主要表现为额叶放射性减低或缺损。

4. 癫痫灶定位诊断　癫痫发作期局部血流增加，病灶放射性分布明显增高，而发作间期局部血流减低，病灶放射性减低或缺损。

5. 脑肿瘤手术及放疗后复发与坏死的鉴别诊断　rCBF 断层影像对脑肿瘤的诊断不能提供有决定性意义的信息，但对诊断脑瘤术后或放疗后的复发有一定价值。

6. 脑功能研究　rCBF 状况在一定程度上反映人脑功能活动，因此应用 rCBF 影像与各种生理刺激试验可研究人脑对各种不同生理刺激的反应与解剖学结构的关系。

7. 其他方面的研究　如偏头痛和精神分裂症。精神分裂症患者脑血流从前到后发生阶梯性改变，最严重的损害位于额叶，左侧重于右侧，常见左侧基底节和左颞叶放射性分布异常；精神严重抑制者或抑郁症额叶和顶前叶放射性减低。脑外伤的血肿或挫伤处放射性分布减低，脑外伤后遗症常可显示血供障碍。遗传性舞蹈病两侧基底节和多发大脑皮层出现放射性减低区。脑动静脉畸形处血流灌注明显减低。

【注意事项】

1. 数据采集时患者头部位置变动，会严重影响影像质量，重建的断层影像见脑内各结构紊乱。为防止头部移位，要用胶带强制固定。对神经或精神症状明显、小儿和不能合作的病人，预先应给予镇静剂。

2. 封闭不够，使用 ^{99}mTc 标记化合物时即便放化纯度 > 90%，但若未使用过氯酸钾封闭脉络丛、鼻黏膜或封闭不够时，有时可见静脉窦轻度显影，特别是鼻黏膜内放射性浓集明显，影响影像的清晰度。

3. 有条件者可应用 PET 进行脑血流灌注显像。

（胡正君）

第二节　脑血流灌注显像介入试验

脑灌注血流显像介入试验是指利用介入因素，包括药物干预、器材干预、物理干预、生理负荷（冷、热、声、光）和各种治疗等，使脑的血流灌注和功能发生改变的诊断和研究方法。SPECT 脑灌注显像介入试验须用 2 次静脉注射法，比较介入前和介入后的影像和局部脑血流。常用的药物负荷试验有：CO_2 试验、乙酰唑胺试验等，过度换气试验的作用原理与上述药物负荷类似，也是通过 CO_2 分压来调节脑血管阻力。其他负荷试验还有通过体位急剧改变来观察血流反应性的直立负荷试验，颈动脉压迫试验和 Wada 试验等。通过药物激发引起癫痫发作，进行显像，确定癫痫病灶所在部位，可为手术提供定位信息，也是脑灌注显像介入试验在临床应用成功的范例。

【原理】

由于脑部供血系统具备一定的储备能力，仅脑储备血流下降时，常规的脑血流灌注断层显像往往不能发现异常。因此，通过介入试验了解脑血流和代谢的反应性变化可以提高缺血性病变特别是潜在的缺血性病变的阳性检出率。脑血流灌注显像介入试验是指利用介入因素，包括药物干预、器材干预、物理干预、生理负荷（冷、热、声、光）和各种治疗等，使脑的血流灌注和功能发生改变的诊断和研究方法。

【适应证】

1. 致痫灶定位，在癫痫发作间期和发作期显像，协助判断定位致痫灶的位置。

2. 在醒觉期（棘波发放间期）和睡眠期（棘波发放期）显像，辅助诊断和鉴别诊断儿童良性癫痫。

3. 评价脑血管的储备能力，预测脑血管意外。

4. 早期诊断短暂脑缺血性发作（TIA），检测隐匿性脑缺血性病灶和小梗死灶。

5. 判断脑部疾病的治疗效果和预后，包括脑血管病、Alzheimer 病、Parkinson 病等。

6. 短期显效药物介入试验，如乙酰唑胺介入试验前后。

7. 生理功能或神经心理学研究，在生理刺激或神经心理学各种作业负荷前后显像。

8. 针刺治疗穴位选择或原理研究，观察针刺前和针刺中局部脑血流和脑神经细胞功能活动情况。

9. 前后对照，用于不能短期内观察到对照性结果的检查和介入研究，如长期显效的药物介入治疗，体外反搏治疗和外科手术治疗前后等。

【禁忌证】

无明确禁忌证。

【显像剂】

国内常用^{99m}Tc – ECD。

【检查方法】

1. 介入方法

（1）药物介入试验：包括乙酰唑胺介入试验、美解眠药物诱发试验、尼莫地平介入试验、乙酰肉毒碱介入试验、抗胆碱药物介入试验、抗精神药物介入试验、潘生丁介入试验、腺苷介入试验、CO_2 负荷试验等。

（2）人为干预介入试验：包括过度换气诱发试验、剥夺睡眠诱发试验、睡眠诱发试验、直立负荷试验、颈动脉压迫试验（Matas 试验）、Wada 试验等。

（3）生理刺激试验：包括肢体运动、视觉、听觉刺激试验、躯体感觉刺激试验等。

（4）认知作业试验：包括记忆试验、听觉语言学习试验、计算试验、思索试验等。

（5）物理性干预试验　包括磁场干预试验、低能激光照射试验、针刺激发试验等。

2. 显像方法

（1）连续双次显像：指在同体位下介入试验前和在介入试验中或后，间隔 25～30min 进行 2 次 SPECT 显像。介入试验前显像剂静脉注射^{99m}Tc – ECD370MBq（10mCi），小儿按 14.8kBq(0.4mCi)/kg 给药，注射后 5min 显像。在介入试验中或完成后时，再次静脉注射 555MBq（15mCi），小儿按 22.2kBq(0.6mCi)/kg 给药，5min 后再次显像。

（2）双次显像：适于不能在同体位进行介入试验的显像，如癫痫发作间期和发作期、药品治疗前后、手术治疗前后、认知作业等。2 次显像的体位尽可能一致。^{99}mTc – ECD 用量参照第一节，但介入试验后的注射剂量应为介入试验前的 1.4～1.6 倍。

3. 图像处理

（1）影像组合显示：将介入试验前和介入试验中或后断层影像归一化后在同一屏幕上组合显示，使其位置、大小和色调一致。

（2）数字减影技术

①一般减影，以介入试验中或介入试验后的投影数据或断层影像为被减像，以介入试验前投影数据或断层影像为减像，得到实际介入试验投影数据或断层影像；

②匹配减影，非同体位双次显像时，两次显像的体位很难一致，匹配两次横断层影像的 X 轴、Y 轴和 Z 轴后再进行减影；

③差值减影，用上述方法获得介入试验前、中或后的断层影像，可继续作为被减像，以介入试验前影像作为减像，得到差值像，更直观地显示脑局部血流灌注和功能的变化。

（3）定量分析法：除可采用第一节的方法外，还可以在介入试验前、中或后的断层影像某区域和镜像部位提取计数，计算变化率，评价介入试验对脑局部血流灌注和功能的影响程度。

【影像分析】

参见本章第一节。

【临床意义及评价】

本检查主要用于评价脑循环的储备功能，对缺血性脑血管病的早期诊断很有价值。详见本章第一节。

【注意事项】

1. 介入试验特别是药物介入试验，可能会产生一些不同程度的副反应。在进行介入试验前必须熟知所实施介入试验的原理、方法、注意事项和可能出现的副反应及相应的危险，要针对介入试验可能出现的问题，准备必要拮抗药品和抢救措施，防止发生意外。

2. 在进行癫痫诱发介入试验时，如果有条件最好使用脑电图仪监测，当典型癫痫波出现或出现临床发作，应立即注射脑灌注显像剂，同时终止诱发。

3. 剥夺睡眠诱发试验虽然简便，但难度较人，有时很难坚持不睡眠，故在试验前一定要向受检者交待清楚本试验的意义求得配合；对于儿童患者要嘱家长积极配合，确实做到不睡眠达 18～24h 以上。

4. 数字减影技术难度较大，其关键点在于头部固定、层与层的一致和像素的匹配。如果在位置，层与层不一致或像素不匹配的情况下做减影处理，势必造成假性脑内结构的错乱，影像模糊，分辨率下降。

（胡正君）

第三节　脑脊液间隙显像

【原理】

脑脊液（CSF）显像是将不参与代谢过程，只是作为指示剂的水溶性显像剂，注入到蛛网膜下腔后，它将混合在 CSF 中参与 CSF 循行，指示 CSF 的生成数量、速率和被吸收入血的过程。在体外用显像装置追踪，以此来了解和判断 CSF 循环动力学功能，以助疾病的诊断。

【适应证】

1. 交通性脑积水的诊断。

2. 脑脊液漏的定位。

3. 脑脊液分流术后评价。

4. 梗阻性脑积水梗阻部位的定位。

【禁忌证】

无明确禁忌证。

【显像剂】

1. ^{99m}Tc – 二乙三胺五醋酸（DTPA）用量 37 ~ 185MBq，体积 1ml。

2. ^{111}In – DTPA 半衰期 2.8d，主要的能量 173keV 和 247keV 用量 37MBq（1mCi），体积 1ml，适合观察 48 ~ 72h CSF 循环情况，对脑脊髓膜的辐射量不大。

【方法】

1. 病人准备

（1）检查前向受检患者简要说明本检查的价值和临床意义，解除患者对穿刺操作的顾虑和紧张情绪，求得积极配合。

（2）疑有 CSF 漏者，在检查前用棉球堵塞双侧鼻孔或双侧外耳道，防止含有显像剂的 CSF 外溢干扰影像和污染检查床台。检查后测定鼻栓和耳塞是否有放射性，以证实 CSF 漏是否存在。

（3）腰椎穿刺术。采用常规方法，由神经科专科医师实施。

（4）小脑延髓穿刺术。采用常规方法，由神经科医师实施。

2. 显像方法

（1）SPECT 探头配置低能通用型准直器。

（2）给药方式：在严格无菌操作下常规腰穿成功后，接上装有显像剂的注射器，用缓慢流出的 CSF 稀释至 2 ~ 3ml，再缓慢将显像剂推注到蛛网膜下腔，然后放入针芯，起针盖敷料术毕。对颅压较高的患儿应按压腰穿局部 2 ~ 3min，防止显像剂外溢。腰穿后 4 ~ 6h 内要求受检者全身放松，尽量去枕平卧，防止出现低压性头痛。

（3）影像采集条件：一般分别于注射后 1、3、6、24h 进行前位和后位全脑脊蛛网膜下腔显像。使用 ^{99}mTc – DTPA 时探头配置低能通用型准直器，能峰 140keV，窗宽 20%；使用 ^{111}In – DTPA 时探头配置中能准直器，能峰取 173 和 247keV，窗宽 20%。两者采集矩阵皆为 256×1024，扫描速度 15～20cm/min。1h 后的各次显像，加做头部前位、后位、左侧位和右侧位，采集矩阵 256×256；时间采集方式，每次采集时间要求放射性计数一致，以便对比各次结果。对 CSF 循环速度较慢者，可延迟至 48h 或 72h。

3. 图像处理

（1）影像组合显示：将全脑脊腔影像和脑池影像或全脑脊腔断层像归一化后，在同一屏幕上组合显示，使其位置、大小和色调一致。

（2）定量测定：用感兴趣区（ROI）勾画技术将全脑脊腔分割成 4 段，头部为 C，脊髓腔为 S，S 的下 2/3 为 L，C + S 为 T。^{111}In – DTPA 注入后 15min 进行全脑脊腔显像，求得全脑脊腔的总计数 T_{15} 作为 100% 的基数，比较不同时间的比率。

【影像分析】

1. 正常脑池影像　注入显像剂后 1h，显像剂达颈段蛛网膜下腔，小脑延髓池显影，3～6h 颅底各基底池、四叠体池、胼胝体池和小脑凸面陆续显影。前位及后位影像呈向上"三叉形"，基底为基底池和四叠体池的重叠影像，中央为胼胝体池，两侧为外侧裂池，其间空白区为左右侧脑室。24h 可见放射性主要集中在大脑凸面，呈"伞"状分布，上矢状窦内可有显像剂浓聚。脑室始终不显影。各时相显像两侧对称。

2. 正常脑室影像　一侧侧脑室注入显像剂几分钟后，除对侧侧脑室不显影外，全脑室系统均显影，并迅速到达基底池。

【临床意义及评价】

1. 交通性脑积水的诊断　交通性脑积水又称为正常颅压性脑积水，主要是蛛网膜下腔因出血、炎症、损伤而粘连，或受外压导致脑脊液循环障碍或吸收不良，侧脑室积液扩大而失去泵功能。脑池影像的典型表现是显像剂可随脑脊液反流进入侧脑室，使侧脑室持续显影，3～6h 前、后位影像为"豆芽状"，同时脑脊液循环障碍或清除缓慢，24～48h 大脑凸面及上矢状窦区显像剂分布极少。非交通性脑积水脑室内无显像剂浓聚。此检查在交通性脑积水的诊断与鉴别诊断中具有较高的临床价值。

2. 脑脊液漏的定位诊断　脑脊液漏口及漏管部位出现异常显像剂聚集影像或鼻道或耳道棉拭子可检测到放射性，有助于病变部位的定位诊断。

3. 梗阻性脑积水的诊断　脑室显像可见脑室系统一定部位脑脊液循环受阻，脑室扩大。中脑导水管阻塞表现为对侧侧脑室立即显影，而第三脑室以下脑脊液间隙持续不显影。室间孔完全阻塞显像剂在该侧侧脑室持久滞留，第三脑室以下脑脊液间隙和对侧侧脑室完全不显影。第四脑室出口阻塞影像特点为全脑室明显扩大，基底池和小脑延髓池持续不显影。

4. 脑脊液分流术后评价　术后产生的分流通道阻塞，采用脑脊液显像能定性判断梗阻部位以及定量评价术后效果，该法安全可靠、操作简便、合乎生理条件要求、具有其他医学影像学检查不可比拟的优越性，是评价脑脊液分流术最有临床实用价值的检查方法。

【注意事项】

1. 实施腰椎穿刺术和小脑延髓池穿刺术时要严格遵守无菌操作规范。

2. 腰椎穿刺后要求患者全身放松，去枕平卧 4~6h。若患者出现穿刺后低压性头痛，平卧 4~6h 改善不明显时，可嘱患者平卧多饮盐开水，必要时静脉点滴 10% 的葡萄糖盐水 500~1000ml。对一些颅压较高的病人，预防由于 CSF 压力突变产生脑疝，穿刺术前做好抢救准备，穿刺成功后 CSF 流出量和显像剂注入量应等体积。

3. 小脑延髓池穿刺术的穿刺部位险要，邻近生命中枢→延髓，难度较大，技术要求高，应由神经科专科医师实施，并严格遵守指征，慎重行事，以保安全。小脑延髓池穿刺术适于因局部软组织炎症粘连，腰椎板融合术后等不能施行腰穿者。

（胡正君）

第四节　放射性核素脑血管显像

【原理】

放射性核素脑血管显像（radionuclide cerebral angio - graphic imaging）是将体积小（< 1ml）、比活度高的 $^{99m}TcO_4^-$ 或 ^{99m}Tc - DTPA、^{99m}Tc - GHA 等不能通过血脑屏障的显像剂自肘静脉快速注射后，用 SPECT 对头颈部即刻以帧/2~3s，连续采集 30~60s，即可显示显像剂在脑血管内充盈、灌注、清除的全动态过程，并可见颈动脉、大脑前、中、后动脉的走行和形态结构影像。应用计算机技术在颈动脉、大脑半球设置 ROI，得到两侧的血流灌注和清除速度等半定量指标。

【适应证】

1. 脑死亡诊断。

2. 动静脉畸形诊断。

3. 颈动脉狭窄及阻塞诊断。

4. 缺血性脑血管病诊断。

5. 脑占位性病变诊断。

【禁忌证】

无特殊禁忌证。

【显像剂】

$^{99m}TcO_4^-$、^{99m}Tc - DTPA 或 ^{99m}Tc - GHA。常用成人剂量：500~740MBq。

【检查方法】

1. 病人准备　无特殊准备。

2. 显像方法　采用快速注射法将显像剂引入体内。

3. 图像处理　连续显示各帧影像，全过程定性分析获得的影像，利用感兴趣区技术绘制时间放射性曲线，必要时做半定量处理。

【影像分析】

正常脑血管动态影像分为 3 个时相：

1. 动脉相 两侧颈内动脉、大脑前动脉及中动脉显影、颅底 Willis 环陆续显影，呈对称五叉形，历时约 4s。

2. 脑实质相 显像剂进入微血管，放射性弥漫性分布于大脑半球，历时约 2s。

3. 静脉相 上矢状窦等静脉窦显影，脑实质放射性逐渐减少，历时约 7s。

【临床意义及评价】

1. 脑死亡诊断 放射性核素脑血管显像可见颈总动脉显影时相延迟和来自颈外动脉的大脑外周少量放射性分布，而颈内动脉，大脑前、中动脉始终不显影，其原因是当大脑发生不可逆坏死而液化时，颅内压增高致使显像剂通过颈动脉到达颅底后不能灌注到颅内动脉中去。此检查对脑死亡诊断具有很大的临床价值。

2. 动静脉畸形诊断 放射性核素脑血管显像示动脉相中畸形部位有明显的异常放射性浓聚，浓聚影消退快，静脉窦提早显影。

3. 颈动脉狭窄及阻塞诊断 影像可见病侧颈动脉影像变细甚至中断，其相应供血区的脑实质延迟显影且影像减淡。烟雾病是颈内动脉虹吸部及大脑前、中动脉的进行性狭窄或闭塞，伴有基底部位的毛细血管扩张和广泛侧支循环形成的脑血管病。影像可见动脉相中双侧颈内动脉显影后，放射性滞留在脑基底部并逐渐扩散，大脑前动脉和中动脉显影明显延迟，受累区域的脑血流灌注减低。

4. 缺血性脑血管病诊断 动态影像受累血管血流灌注减低或缺损，双侧病变时阳性检出率下降。脑梗死静态影像起病 1 周内可无异常，2~4 周梗死区出现明显异常放射性浓聚，阳性率可达 80%。

5. 脑占位性病变诊断 脑动脉瘤和脑膜瘤在动态影像上呈局限性浓聚影，且长时间不消退。

【注意事项】

1. 床边"弹丸式"注射要保证质量，防止血管外渗漏，同时显像剂推注与 SPECT 数据采集的开始时间要配合一致。

2. 不合宜人群：

（1）有严重过敏史者，可考虑改行其他方法检查。

（2）对于疑有重度肺血管床受损和严重肺动脉高压的患者，应考虑改行其他方法检查。

（3）肾脏功能严重受损者、严重水肿者

3. 检查前禁忌：

（1）进行放射性核素脑血管显像检查，必须注射放射性核素标记的药物，患者检查前需向首诊医师详细咨询相关情况，并签字确认同意行放射性核素脑血管显像检查。

（2）显像前去除身体上的金属物品以防导致伪影。

（3）近期使用钡剂者，患者须将钡剂排出后再预约检查。

4. 检查时要求：

（1）在显像过程中让要放松平躺，不得移动躯体。

（2）应由神经科专科医师实施腰椎穿刺术和小脑延髓穿刺术。

（胡正君）

第五节　脑静态显像

【原理】

在生理条件下由于存在血脑屏障，$^{99m}TcO_4^-$ 或 $^{99m}Tc-DTPA$、$^{99m}Tc-GHA$ 等显像剂不能进入脑细胞，但脑部病变处因血脑屏障破坏而使显像剂入脑，在病变部位出现异常放射性聚集。注药后 30min 行前位、左侧位、右侧位、后位、必要时加顶位的脑静态显像（cerebral static imaging）。

【适应证】

1. 脑肿瘤的诊断。

2. 脑梗死的诊断。

3. 颅内炎症的诊断与定位。

4. 硬膜下血肿的诊断与定位。

5. 癫痫。

6. 伴发或不伴发局部神经系统定位症状的持续性头痛。

7. 原发性癌疑有颅内转移。

8. 伴有局部神经系统定位症状的颅内疾病。

9. 探测颅内压增高的原因。

10. 脑血管疾病与脑瘤的鉴别诊断。

11. 脑瘤及其他治疗后随访。

12. 脑脓肿。

13. 慢性硬脑膜下血肿。

14. 震颤麻痹。

15. 精神分裂症和烦躁狂忧郁症。

16. 早老性痴呆。

【禁忌证】

无特殊禁忌证。

【显像剂】

$^{99m}TcO_4^-$、$^{99m}Tc-DTPA$ 或 $^{99m}Tc-GHA$ 等。成人剂量：500~740MBq。

【检查方法】

1. 病人准备　无特殊准备。

2. 显像方法　静脉注射显像剂后 20～30min 即可行前位、左侧位、右侧位、后位显像，必要时加顶位显像。

3. 图像处理　联合显示各体位图像，必要时进行感兴趣区半定量分析。

【影像分析】

正常影像两侧大脑半球呈放射性空白区，头颅外周、颅底及各静脉窦可见明显放射性浓聚区。

【临床意义及评价】

1. 脑肿瘤的诊断　对位于大脑半球的肿瘤，特别是脑膜瘤、听神经瘤、转移瘤以及高度恶性胶质瘤等诊断率较高，可达95%以上，病变部位表现为局部异常放射性浓聚。

2. 脑梗死的诊断　脑梗死发生后1周影像可无异常变化，2～3周阳性率可达80%，8周后逐渐转阴。病变部位表现为与受累血管一致的放射性异常浓聚区，多呈楔性。

3. 颅内炎症的诊断与定位　脑脓肿呈"轮圈"状放射性浓聚影像；病毒性脑膜炎表现为双侧或单侧颞部局限性放射性浓聚，额叶、顶叶也可受累。

4. 硬膜下血肿的诊断与定位　硬膜下血肿于前位脑静态显像上见患侧脑外缘呈边界分明的月牙型放射性增浓，即"新月征"，阳性率可达90%。

【注意事项】

1. 本显像常与放射性核素脑血管显像联合进行，注意正确把握显像最佳时间。

2. 注意鉴别各种体位的正常放射性浓集区。特别是脉络丛，封闭不佳可致假阳性结果。

3. 脑显像浓聚灶无疾病特异性，须密切结合病史、体检，特别是神经科检查所见，分析判断。

4. 幕下或大脑半球深部中线的占位病变，不易探出。

【观察要点】

1. 正常大脑半球内放射性较低，而颅骨、头皮及面骨放射性高，形成周边高、内侧低的分布。

2. 颅内占位性病变，如脑瘤、脑脓肿、血肿等，可引起异常放射性浓集区，应作多体位显像。

3. 脑积水、较大颅内囊肿可致脑内放射性空白区。

4. 脑死亡、个别高颅压亦可致脑空白区。

（胡正君）

第四章 内分泌系统

第一节 甲状腺静态显像

甲状腺静态显像是利用甲状腺组织具有摄取和浓聚 131I 或摄取 99mTc – 过锝酸盐的能力。甲状腺自血液循环中摄取放射性碘或锝后，通过显像仪器在体外显示甲状腺内显像剂的分布，用于观察甲状腺的位置、形态、大小以及功能状况。锝与碘同属一族，都能被甲状腺组织摄取和浓聚，但锝不能被有机化，故 $^{99m}TcO_4^-$ 甲状腺显像只能反映甲状腺的摄取功能，不能反映碘代谢状态或有机化情况。^{99m}Tc 的物理特性优于 ^{131}I，其图像质量比 ^{131}I 好，是目前最常用的甲状腺显像剂。但寻找异位甲状腺和甲状腺癌转移灶时，仍宜用 ^{131}I 为佳。

【原理】

甲状腺静态显像是利用甲状腺具有摄取和浓聚放射性碘或摄取 ^{99m}Tc – 过锝酸盐的功能，通过显像仪器显示其甲状腺位置、大小、形态及其放射性分布状况，用于诊断和鉴别诊断某些甲状腺疾病。

【适应证】

1. 了解甲状腺的位置、大小、形态及功能状态。

2. 甲状腺结节的功能评价。

3. 异位甲状腺的诊断。

4. 估计甲状腺重量。

5. 判断颈部肿块与甲状腺的关系。

6. 寻找甲状腺癌转移病灶，评价 ^{131}I 治疗效果。

7. 甲状腺术后残余组织及其功能的评估。

8. 各种甲状腺炎的辅助诊断等。

【禁忌证】

妊娠、哺乳期妇女禁用 ^{131}I 行甲状腺显像，但使用 ^{99m}Tc – 过锝酸盐无特殊禁忌，宜停止哺乳 48h。

【显像剂】

1. $^{99m}TcO_4^-$　常规静脉注射剂量 111～185MBq（3～5mCi）。

2. ^{131}I – 碘化钠溶液　常规甲状腺显像空腹口服剂量为 18.5MBq（500μCi）；寻找甲状腺癌转移灶，行全身显像时空腹口服剂量为 74MBq（2mCi）。

3. ^{123}I – 碘化钠溶液　常规显像空腹口服剂量为 7.4 ~ 14.8MBq（200 ~ 400μCi）。

【检查方法】

1. 病人准备　甲状腺^{99m}TcO$_4$$^-$显像，病人无需作特殊准备；甲状腺^{131}I显像，根据情况停用含碘食物及影响甲状腺功能的药物1周以上，引入显像剂当日空腹。

2. 显像方法

（1）甲状腺^{99m}TcO$_4$$^-$显像：静脉注射显像剂后 20 ~ 30min 进行甲状腺显像。病人取仰卧位，肩下垫一枕头，颈部伸展，充分暴露甲状腺部位。采用低能高分辨平行孔准直器或针孔准直器，能峰 140keV，窗宽 20%，矩阵 128 × 128 或 256 × 256，放大 2 ~ 4 倍。采用定时或定计数采集图像，根据计数率大小确定采集时间，通常预置计数 200 ~ 500K 或采集 150 ~ 200s。常规采集前位像，必要时采集斜位或侧位图像。

（2）甲状腺癌转移灶和异位甲状腺显像：一般应用^{131}I显像。空腹口服^{131}I后24h行颈部甲状腺和异位甲状腺显像，范围包括颈部和胸骨后。寻找甲状腺癌转移灶显像时，空腹口服^{131}I后 24 ~ 48h 进行全身显像，必要时加做 72h 显像，在进行 24h 显像前需排空大便。病人一般取仰卧位，应用高能平行孔准直器，能峰 364keV，窗宽 20%。

（3）甲状腺^{123}I显像：空腹口服^{123}I后 6 ~ 8h 显像，应用低能准直器或针孔准直器，能峰 159keV。

（4）甲状腺断层显像：静脉注射^{99m}TcO$_4$$^-$ 296 ~ 370MBq（8 ~ 10mCi）后20min应用 SPECT 行断层显像，采用低能高分辨平行孔准直器，采集矩阵 64 × 64 或 128 × 128，放大 2 倍，探头旋转 360°共采集 64 帧；对于吸锝功能良好者，每帧采集 15 ~ 20s，或每帧采集 80 ~ 120K 计数。采集结束后进行断层重建，获得横断面、矢状面和冠状面影像。也可采用高分辨率针孔准直器行甲状腺断层显像，病人取仰卧位，肩部垫高，病人颈部尽量伸展，探头自甲状腺右侧到左侧旋转 180°，采集 30 帧（每帧 6°），每帧 20 ~ 30s，矩阵 128 ×128。应用针孔准直器采集时，不宜用身体轮廓采集，以尽量保持准直器与甲状腺距离相等，否则将影响检查结果，其断层重建方法与平行孔相同，但影像分辨率高于平行孔准直器，该法适合于甲状腺结节，尤其是探测较小结节。

（5）甲状腺重量的估计：根据在前位甲状腺影像获得甲状腺面积和左右两侧甲状腺的平均高度，代入下式计算甲状腺重量。

甲状腺重量（g）＝甲状腺正面投影面积（cm^2）×甲状腺两叶的平均高度（cm）×k，k 为常数，介于 0.23 ~ 0.32，随显像条件不同而有差异，各单位可建立特定仪器条件的 k 值。

【影像分析】

1. 正常影像　甲状腺呈"蝴蝶"或"H"形，但可有多种形态变异。甲状腺两侧叶显像剂分布均匀，中央高于周边，边缘较齐整；因峡部较薄显像剂分布稀疏，影像不明显。少数患者可见甲状腺锥体叶显影。在^{99m}TcO$_4$$^-$显像图像上，甲状腺显影较清晰，周围本底组织隐约显影，唾液腺较清晰，但常低于甲状腺影像。

2. 异常影像　异常影像主要表现为甲状腺增大，位置异常、形态不规则，轮廓不完整，显像剂分布弥漫性稀疏或浓聚增强，有功能异常的结节时，甲状腺内显像剂分布不均，可见局限性显像剂分布稀疏区和浓聚灶，在手术切除或先天性发育异常的情况下，甲状腺可表现出部分或全部缺如。

【临床意义及评价】

1. 观察甲状腺大小、形态和功能状态　单纯性甲状腺肿时，甲状腺肿大，吸锝功能正常；毒性弥漫性甲状腺肿时，甲状腺弥漫性肿大，吸锝功能明显增强。

2. 异位甲状腺的诊断　临床上，异位甲状腺多位于胸骨后和舌根部，少数见于卵巢区。

3. 甲状腺结节的功能评价　显像上，甲状腺结节可表现为高功能结节（hyperfunctioning nodule）、功能正常结节或低功能结节（hypofunctioning nodule）。高功能结节和功能正常结节统称为功能结节（functioning nodule）。通常称高功能结节为"热结节"，功能正常结节为"温结节"，低功能结节为"冷（凉）结节"。90%的甲状腺结节核素显像时表现为低功能结节。

（1）"热结节"（hot nodule）：结节处显像剂分布高于周围正常甲状腺组织，多见于良性甲状腺结节病变，如甲状腺腺瘤、结节性甲状腺肿，极少数甲状腺癌也可表现为"热结节"。

（2）"温结节"（warm nodule）：结节处显像剂分布与周围正常甲状腺组织相同，多见于功能正常的甲状腺腺瘤、结节性甲状腺肿，也可见于慢性淋巴细胞性甲状腺炎、亚急性甲状腺炎恢复期及甲状腺癌。

（3）"冷（凉）结节"（cold nodule）：结节处无显像剂分布或低于周围正常甲状腺组织，多见于甲状腺囊肿、甲状腺腺瘤囊性变或内出血、结节性甲状腺肿、局灶性甲状腺炎、甲状腺癌等。

4. 寻找甲状腺癌转移灶或复发灶　约75%～80%的分化型甲状腺癌的转移或复发病灶可浓聚^{131}I，其中至少50%^{131}I治疗有效。在去除病灶（4～6周）及正常甲状腺组织后，^{131}I局部和全身显像可为分化型甲状腺癌转移或复发病灶的诊断、治疗方案的制定提供主要依据，是目前临床不可缺少的手段。通过提高自身TSH水平或注射外源性TSH以增强病灶摄取^{131}I的量有益于检出较小的病灶。治疗剂量的^{131}I局部和全身显像可较常规显像更多地发现病灶。诊断时应注意排除一些能摄取^{131}I的正常组织，如唾液腺、胃黏膜和肠道、乳腺、脉络丛、膀胱等。在寻找甲状腺癌转移灶或复发灶中，临床常用显像剂还有^{201}Tl、^{99m}Tc（V）–DMSA、^{99m}Tc – MIBI、^{131}I – MIBG等。

5. 估算甲状腺或腺瘤重量。

6. 颈部肿块的鉴别诊断　临床中往往需鉴别颈部肿物与甲状腺的关系。在甲状腺显像时，如甲状腺形态完整，则为甲状腺外肿块。当甲状腺形态轮廓不完整、肿物位于腺体轮廓内，则多为甲状腺内肿物。必要时增加斜位和侧位显像。

7. 甲状腺炎的辅助诊断 亚急性甲状腺炎的炎症期，甲状腺显像多表现为显像剂分布弥漫性或局限性稀疏缺损；恢复期，由于 TSH 增高，显像剂分布较正常浓聚。慢性淋巴细胞性甲状腺炎（桥本甲状腺炎），甲状腺显像可呈多样性变化，显像剂分布可正常、低下或不均匀，由于存在碘的有机化障碍，可出现$^{99m}TcO_4^-$和^{131}I显像结果不一致，即$^{99m}TcO_4^-$显像为"热结节"，而^{131}I显像为"冷结节"。

【注意事项】

长期服用甲状腺激素、碘制剂或用过含碘 X 线造影剂等可影响甲状腺对^{131}I的摄取，可影响对甲状腺功能的评价。

（胡正君）

第二节 甲状腺血流显像和阳性显像

【原理】

甲状腺血流显像是将放射性核素经静脉快速注射后，流经甲状腺时进行动态显像，以反映甲状腺血流情况，作为甲状腺功能及其肿块鉴别诊断的参考依据。甲状腺阳性显像是利用某些放射性核素或其标记化合物非特异性地被甲状腺肿瘤或病变组织浓聚，正常组织浓聚少或不浓聚，从而获得这些病变组织特异性影像的显像技术。

【适应证】

1. 甲状腺血流显像

（1）观察甲状腺功能亢进症和甲状腺功能减低时的甲状腺血流灌注；

（2）了解甲状腺结节血运情况，帮助判断甲状腺结节性质等。

2. 甲状腺阳性显像

（1）甲状腺肿瘤性质的鉴别；

（2）寻找甲状腺癌转移灶，诊断复发灶；

（3）鉴别诊断自主功能亢进性甲状腺结节。

【禁忌证】

无明确禁忌证。

【显像剂】

1. 甲状腺血流显像 $^{99m}TcO_4^-$或$^{99m}Tc-MIBI$，显像剂体积为 0.5～1.0ml 为宜。

2. 甲状腺阳性显像 $^{201}TlCl$，$^{99m}Tc-MIBI$，$^{99m}Tc(V)-DMSA$，$^{131}I-MIBG$。

【检查方法】

1. 病人准备 做甲状腺血流显像时，一般无需特殊准备；做甲状腺阳性显像时，宜服用过氯酸钾 200～400mg 封闭甲状腺等组织。

2. 显像方法 甲状腺血流显像时，病人取仰卧位，患者肩部放置枕头或棉垫，使颈部充分伸展暴露甲状腺。自肘静脉快速注射$^{99m}TcO_4^-$或$^{99m}Tc-MIBI$ 370～740MBq（10～

20mCi），同时启动计算机进行动态采集，矩阵 64×64，放大 1.5～2.0，2s/帧，连续采集 16 帧；或 1s/帧，连续采集 32 帧。如甲状腺有结节，则从对侧肘静脉注射显像剂。动态采集结束后，根据显像目的和所用显像剂不同，可进行常规甲状腺静态显像或亲肿瘤阳性显像。甲状腺阳性显像多采用双时相法，即在静脉注射显像剂后 5～15min 内进行早期显像，2h 后行延迟显像。数据采集中，准直器多采用低能通用或低能高灵敏两种，并使探头尽可能贴近甲状腺区的颈部皮肤。

3. 图像处理　数据采集结束后，对于甲状腺血流显像的图像，可采用 ROI 技术绘制出甲状腺血流和颈部血流的时间 - 放射性曲线，由曲线计算出甲状腺动脉和颈动脉血流的峰时和峰值，以及甲状腺结节部位与对侧相应部位的比较；对于甲状腺阳性显像的图像，可根据影像的特征，采用 ROI 技术进行病灶区的半定量分析。

【影像分析】

1. 正常影像

（1）甲状腺血流显像：静脉注射显像剂后 8～12s，双侧颈动脉对称显影，12～14s 颈静脉显影，此时甲状腺区无明显显像剂聚集。10～18s 后，甲状腺开始显影，且随时间延长甲状腺摄取显像剂逐渐增多，影像逐渐清晰。正常颈动脉 - 甲状腺通过时间平均为 2.5 ～7.5s；

（2）甲状腺阳性显像：正常情况下，在早期影像上可见甲状腺显像剂分布较均匀，且随时间延迟影像逐渐变淡，各时相影像上均无明显显像剂异常浓聚灶。

2. 异常影像

（1）甲状腺血流显像：因甲状腺整体或局部血流灌注改变，在图像上可出现甲状腺提前清晰显影，颈动脉 - 甲状腺通过时间延长，病灶区显像剂分布增高或灌注不良；

（2）甲状腺阳性显像：如常规甲状腺静态显像上"冷（凉）结节"有显像剂浓聚，可视为异常。

【临床意义及评价】

1. 甲状腺血流显像可用于甲状腺疾病的辅助诊断。弥漫性毒性甲状腺肿、亚急性甲状腺炎病程初期和慢性淋巴细胞性甲状腺炎（桥本甲状腺炎），可表现出甲状腺提前清晰显影，颈动脉 - 甲状腺通过时间缩短，即血流灌注量增加的影像特征，但结合静态影像有助于鉴别诊断。静态显像时，弥漫性毒性甲状腺肿可表现出甲状腺肿大，功能增强；亚急性甲状腺炎的病程初期则表现为局限性的显像剂分布稀疏缺损区，桥本甲状腺炎表现为显像剂分布可正常、低下或不均匀。另外，Plummer 病患者血流灌注影像上表现为病变腺瘤或结节提前显影，显像剂分布较正常增多，强度与颈动脉相近，提示结节血流灌注增高。当血流灌注影像上甲状腺结节部位显影明显减淡或不显影，静态影像呈"冷（凉）结节"，提示甲状腺结节部位血流灌注减少，功能受损，见于甲状腺囊肿、局限性炎性病灶或其他良性结节。如甲状腺结节血流灌注增加，静态显像为"冷（凉）结节"，则甲状腺癌的可能性较大。

2. 甲状腺肿瘤性质的鉴别、寻找甲状腺癌转移灶和鉴别诊断自主功能亢进性甲状腺腺瘤或单发结节。对于常规甲状腺静态显像上"冷（凉）结节"，如疑为甲状腺癌，可进行甲状腺阳性显像。甲状腺髓样癌采用^{201}Tl、^{131}I－MIBG、^{99m}Tc－MIBI、^{99m}Tc[Ⅴ]－DMSA 阳性率较高；未分化癌可采用^{201}Tl 显像。在寻找甲状腺癌转移灶，诊断复发灶时，虽然^{131}I 显像可用于有摄碘功能的乳头状或滤泡状等分化型甲状腺癌，但^{201}Tl 和^{99m}Tc－MIBI 显像即可用于有摄碘功能的甲状腺癌转移灶、复发灶，也可用于诊断无摄碘功能的甲状腺癌转移灶、复发灶，显像的灵敏度明显好于^{131}I 显像，且显像不受患者近期服用碘制剂、甲状腺激素等因素的影响，是目前临床上较理想的阳性显像剂。对于自主功能亢进性甲状腺腺瘤或单发结节，由于血中甲状腺激素水平升高，通过负反馈作用抑制垂体分泌 TSH，使自主功能亢进性甲状腺腺瘤或单发结节周围正常甲状腺组织摄^{131}I 或^{99m}TcO$_4^-$功能受到抑制或降低，自主功能亢进性甲状腺腺瘤或单发结节在甲状腺常规核素显像上常表现为孤立的热结节，此时须与甲状腺先天一叶缺如、气管前不分叶甲状腺相鉴别。行^{99m}Tc－MIBI 或^{201}Tl 显像可使腺瘤或结节周边功能受抑制的正常甲状腺组织显影，有助于上述情况的鉴别。虽然^{99m}Tc－MIBI 或^{201}Tl 显像与 TSH 刺激试验显像的原理不同，但^{99m}Tc－MIBI 或^{201}Tl 显像具有方法简便、无过敏反应，完全达到了 TSH 刺激试验的诊断效果，可作为 TSH 刺激试验的替代方法而常规应用。

【注意事项】

甲状腺血流显像时，显像剂的引入宜采用快速注射法，注射时宜选择较大的静脉血管，显像剂的体积应小于 1ml，以保证注射的质量；对于血管脆性大，血管较细的患者，应尽量避免渗漏或注射的不成功。

（胡正君）

第三节　甲状腺吸^{131}I 功能试验

【原理】

甲状腺吸^{131}I 功能试验是了解甲状腺碘代谢的常用方法。甲状腺具有摄取和浓聚碘的能力，碘参与甲状腺激素合成、分泌的全过程。在空腹条件下，口服放射性^{131}I 后，经胃肠吸收，随血流进入甲状腺，并迅速被甲状腺滤泡上皮细胞摄取，其摄取的量、速度与甲状腺的功能密切相关。因此，利用甲状腺功能测定仪获得不同时间的甲状腺摄碘率，以此来评价甲状腺的功能状态。

【适应证】

1. 甲状腺功能亢进症^{131}I 治疗前治疗剂量的计算。

2. 甲状腺功能亢进症和甲状腺功能减低症的辅助诊断。

3. 亚急性甲状腺炎或慢性淋巴细胞性甲状腺炎的辅助诊断。

4. 了解甲状腺的碘代谢或碘负荷情况，鉴别诊断高碘和缺碘性甲状腺肿。

5. 用于甲状腺激素抑制试验和甲状腺兴奋试验。

【禁忌证】

妊娠期妇女、哺乳期妇女。

【放射性药物】

$^{131}I - NaI$ 溶液或胶囊。

【检查方法】

1. 准备

向患者说明检查的目的、方法和注意事项，以充分取得患者的合作。很多含碘的药物、食物以及影响甲状腺功能的药物均能改变甲状腺摄^{131}I功能，如果患者服用或食用了上述药物或食物，在接受本检查前应停服一段时间，以免对测量结果产生影响。

（1）含碘丰富的食物，如海带、紫菜、海蜇、海鱼虾等，可抑制摄^{131}I率，根据食用量的多少，需停食2~4周；

（2）含碘药物，如碘化物、复方碘溶液、含碘片等，可抑制摄^{131}I率，根据服用量的多少和时间的长短，需停服2~8周；

（3）影响甲状腺功能的药物，如甲状腺片、抗甲状腺药，可影响摄^{131}I率，需停服2~4周；

（4）某些中草药，如海藻、昆布、贝母、牛蒡、木通等也能抑制甲状腺摄^{131}I率，根据服用量的多少时间的长短，需停服2~6周。另外，患者检查当日应空腹。

2. 显像方法　患者空腹口服^{131}I溶液或胶囊74~370kBq（2~10μCi），服药后继续禁食1h以上。开机预热，测量本底和标准源计数。待患者于口服^{131}I溶液或胶囊后2、4、24h（或3、6、24h）时分别测量甲状腺部位放射性计数，用以下方法计算出甲状腺摄^{131}I率，并绘制摄^{131}I率曲线。

甲状腺摄^{131}I率(%) = (甲状腺部位计数 - 本底)/(标准源计数 - 本底)×100%

【结果判断】

正常生理状态下，甲状腺摄^{131}I率随时间的延长而逐渐升高，一般24h达高峰。正常值因地区、年龄、性别等的不同，以及测定仪器和方法的不同而有差异。所以，各地区乃至各单位应建立自己的正常值及其诊断标准。一般情况下，儿童及青少年甲状腺摄^{131}I率高于成人，女性高于男性，但无显著性差异。食用加碘盐后，测定值一般较服用碘盐之前降低11%~28%。

【临床意义及评价】

1. 甲状腺功能亢进症（简称甲亢）　引起甲状腺摄^{131}I功能增强的甲亢有甲状腺性甲亢、垂体性甲亢等；可引起甲状腺摄^{131}I功能降低的甲亢有卵巢甲状腺肿伴甲亢、医源性甲亢、暂时性甲亢。通过甲状腺摄^{131}I功能试验判断甲亢致甲状腺摄^{131}I功能增强的诊断标准为：

（1）各次摄^{131}I率高于正常值上限；

（2）摄^{131}I率高峰前移（即最高摄^{131}I率出现在24h前）；

（3）2h 与 24h 摄^{131}I 率之比大于 0.8 或 4h 与 24h 之比大于 0.85。

凡符合(1)+(2)或(1)+(3)两项指标者提示为甲亢，其诊断甲状腺功能亢进症的符合率为 90% 以上。甲状腺摄^{131}I 率高低并不代表甲亢的病情轻重程度，故不能以其结果作为判断病情的指标。

随着甲状腺激素浓度体外分析技术的广泛应用，甲状腺摄^{131}I 功能试验一般不作为甲亢的诊断方法，而更重要的价值在于研究甲状腺的碘代谢状态，包括碘的负荷情况或碘缺乏等，为^{131}I 治疗甲亢的剂量确定提供参考。

2. 甲状腺毒症的鉴别诊断 甲状腺毒症为血中甲状腺激素水平增高而引起的甲亢临床表现。常见的原因有甲状腺性甲亢、甲状腺滤泡破坏（如亚急性肉芽肿性甲状腺炎、亚急性淋巴细胞性甲状腺炎、亚急性损伤性甲状腺炎、亚急性放射性甲状腺炎）等。前者血中激素水平增高的原因是甲状腺合成甲状腺激素的量增高，释放速率加快，其甲状腺摄^{131}I 率测定值明显增高，高峰前移。后者血中激素水平增高的原因是甲状腺滤泡大量破坏，使储存的甲状腺激素大量释放入血。由于大量释放入血的甲状腺激素可通过反馈机制抑制甲状腺功能，因此，其甲状腺摄^{131}I 率测定值明显低于正常值。

3. 甲状腺功能减退症（简称甲减）甲减时，其各次摄^{131}I 率均低于正常值下限，且高峰延迟。早期时相的摄^{131}I 率因受血本底较高等因素的影响，与正常范围交叉较大，故诊断准确率不如甲亢。因此，用甲状腺摄^{131}I 率诊断甲低时应测定 48h 或更晚的摄^{131}I 率，并参考血清 TSH 和 FT_4 值等进行综合分析。

4. 甲状腺肿 单纯性甲状腺肿（如青春期甲状腺肿、地方性甲状腺肿等），各次摄^{131}I 率均高于正常值，但无高峰前移，呈典型的"碘饥饿"曲线。结节性甲状腺肿，如甲状腺癌、甲状腺瘤、甲状腺囊肿等患者其摄^{131}I 率一般正常，若病变侵及范围较广时可降低。自主性功能亢进性甲状腺瘤摄^{131}I 率可正常或升高。

5. 甲亢^{131}I 治疗剂量的计算及疗效预测 应用^{131}I 治疗甲亢时，^{131}I 应在甲状腺内有足够的摄入量，且有足够的停留时间，才能达到预期的临床效果。因此，在甲亢^{131}I 治疗适应证的选择、剂量的计算中，测定甲状腺最高摄^{131}I 率及^{131}I 的有效半衰期具有重要意义。正常情况下，^{131}I 在甲状腺内的生物半衰期平均为 20d，有效半衰期为 5.4~6.4d。如果^{131}I 在甲状腺内的有效半衰期太短，预示^{131}I 治疗效果不理想。

【注意事项】

1. 严格控制含碘的药物、食物以及影响甲状腺功能的药物。

2. 各单位应根据各自所用的设备条件和检测技术，建立自己的正常人参考值。

3. 摄^{131}I 率测定也可采用 2 个时间点，但应包括 24h 摄^{131}I 率。

4. 受检者服用量必须与标准源放射性活度相同。

5. 若短期内同一患者重复测量摄^{131}I 率，宜在口服^{131}I 率前，先测定甲状腺部位^{131}I 残留本底，计算时予以扣除。

（胡正君）

第四节　甲状腺激素抑制试验

甲状腺激素抑制试验（thyroid hormone suppression test）是利用正常甲状腺细胞的摄碘能力受 TSH 反馈调节，当血液中甲状腺激素浓度增高时，垂体分泌的 TSH 减少，继而降低甲状腺的摄碘率。所以当给予外源性 T_3（T_4）时，正常人的甲状腺摄碘率会下降；但甲亢时，由于体内存在非垂体性甲状腺刺激物质，这些物质刺激甲状腺引起摄碘率增高，且不受 TSH 控制，因此给予外源性 T_3（T_4）时，患者甲状腺的摄碘能力无抑制现象或抑制不明显。据此可判断甲状腺轴反馈调节是否正常。

【原理】

甲状腺激素抑制试验（thyroid hormone suppression test）是利用正常甲状腺细胞的摄碘能力受 TSH 反馈调节，当血液中甲状腺激素浓度增高时，垂体分泌的 TSH 减少，继而降低甲状腺的摄碘率。所以当给予外源性 T_3（T_4）时，正常人的甲状腺摄碘率会下降；但甲亢时，由于体内存在非垂体性甲状腺刺激物质，这些物质刺激甲状腺引起摄碘率增高，且不受 TSH 控制，因此给予外源性 T_3（T_4）时，患者甲状腺的摄碘能力无抑制现象或抑制不明显。据此可判断甲状腺轴反馈调节是否正常。

【适应证】

1. 甲亢的辅助诊断。

2. 甲亢与缺碘性甲状腺肿的鉴别诊断。

3. 内分泌性突眼与眼眶肿瘤所致突眼的鉴别诊断。

4. 甲状腺轴反馈调节功能的研究。

【禁忌证】

妊娠期妇女、哺乳期妇女。

【放射性药物】

口服 ^{131}I – NaI 溶液或胶囊。甲状腺素片或甲状腺片。

【检查方法】

1. 病人准备　检查前必须停服能影响碘摄取的食物和药物，根据食物和药物种类不同，停服的试剂长短不等，一般要求在 2 ~ 4 周或以上。检查当天需空腹，服用 ^{131}I 后仍需禁食 1h。

2. 检查方法

（1）空腹口服 ^{131}I 222kBq（6μCi）。

（2）测量 24h 的摄碘率。

（3）口服干燥甲状腺制剂片，每次 40mg，每日 3 次，连服 10 ~ 14d；或口服左旋甲状腺素片（L – T_4），每日 100μg，连服 1 周。

（4）空腹口服 ^{131}I 222kBq（6μCi）。

（5）测量24h的摄^{131}I率。

（6）计算抑制率。

抑制率(%) = (第1次24h摄^{131}I率 - 第2次24h摄^{131}I率/第1次24h摄^{131}I率×100%

【结果判定】

1. 甲状腺功能正常者，抑制率 > 50%。

2. 甲状腺存在自主功能时，抑制率 < 50%，或未被抑制。

【临床意义及评价】

1. 甲亢的诊断和鉴别诊断　甲亢时抑制率小于50%，或不被抑制，其诊断符合率为95%左右。非甲亢者抑制率大于50%。

2. 功能自主性甲状腺瘤的诊断　因该腺瘤本身摄碘功能不受TSH调节，通过感兴趣区技术计算或图像分析时，其增高或正常的摄^{131}I率不被抑制。

3. 突眼的鉴别诊断　内分泌性突眼摄碘率多不受抑制，眼眶肿瘤所致突眼可被抑制。

4. 预测甲亢复发　抗甲亢药物治疗中，如摄^{131}I功能被抑制达到正常范围，表明临床治愈，停药后复发可能性小；如仍不能被抑制，尽管其TSH测定值已正常，临床复发的可能性仍然较大。

【注意事项】

1. 本试验对合并有心脏病患者，特别是心绞痛、心房纤颤及心力衰竭者禁用。

2. 第2次吸^{131}I率测定，口服^{131}I率前宜先测甲状腺残留本底，计算时扣除。

（胡正君）

第五节　甲状旁腺显像

【原理】

正常人甲状旁腺（parathyroid）一般有4个，长5~6mm，宽3~4mm，厚1~2mm，重量30~45mg。用于甲状旁腺显像（parathyroid imaging）的显像剂主要为^{201}Tl和^{99m}Tc - MIBI。经静脉注射后，二者可浓聚于功能亢进的甲状旁腺病变组织，其机制尚不清楚，可能与病变组织局部血流增加、功能活跃有关。正常情况下，^{201}Tl和^{99m}Tc - MIBI也同时被正常甲状腺组织摄取。利用^{99m}TcO$_4$$^-$只被甲状腺组织摄取的特点，通过应用计算机图像减影技术，将^{201}Tl或^{99m}Tc - MIBI的甲状腺影像减除^{99m}TcO$_4$$^-$影像，即可获得功能亢进的甲状旁腺病变影像。此外，由于功能亢进的甲状旁腺病变组织对^{99m}Tc - MIBI清除多慢于正常甲状腺组织，通过进行早期和延迟显像，也可显示功能亢进的甲状旁腺病变。

【适应证】

1. 甲状旁腺功能亢进的诊断与术前定位。

2. 异位甲状旁腺的诊断。

【禁忌证】

无明确禁忌证。

【显像剂】

1. ^{99m}Tc – MIBI 370～740MBq（10～20mCi）。

2. ^{201}Tl 74MBq（2mCi）。

3. $^{99m}TcO_4^-$ 185MBq（5mCi）。

【检查方法】

1. 病人准备 应用^{99m}Tc – MIBI 行双时相甲状旁腺显像时，检查前30min常规口服过氯酸盐400mg，封闭甲状腺。

2. 显像方法 目前常用的方法有3种：

（1）$^{201}Tl/^{99m}TcO_4^-$显像减影法：病人取仰卧位，固定头部，于肘静脉注射^{201}Tl 74MBq（2mCi），10min后应用配备有低能高分辨或低能通用平行孔准直器的SPECT进行前位甲状腺部位显像，采集300s（或预置计数100K），能峰80keV，窗宽20%，矩阵64×64或128×128，放大2～4倍，病人体位及头颈部保持不动，然后再静脉注射$^{99m}TcO_4^-$ 74～185MBq（2～5mCi），15min后将SPECT的能峰调至140keV，重复甲状腺部位显像，除采集的能峰不同外，两次采集的条件应保持一致。最后，应用计算机图像处理软件将^{201}Tl甲状腺影像减去$^{99m}TcO_4^-$甲状腺影像，即得到甲状旁腺影像。也可将两种显像剂同时注射，15min后应用双核素显像法同时进行采集，再作相减处理。

（2）^{99m}Tc – MIBI$/^{99m}TcO_4^-$显像减影法：其方法与$^{201}Tl/^{99m}TcO_4^-$法基本上相同，只是不用改变采集能峰和窗宽位置，病人体位及准直器同前。静脉注射^{99m}Tc – MIBI 185MBq（5mCi），10～15min行甲状腺显像，然后再注射$^{99m}TcO_4^-$ 185MBq（5mCi），10～15min后重复甲状腺显像，将前者甲状腺影像减去后者，即为甲状旁腺影像。

（3）^{99m}Tc – MIBI 双时相法：显像条件及显像剂用量与前相同。静脉注射^{99m}Tc – MIBI后，于15min和2～3h分别在甲状腺部位采集早期和延迟影像，采集时间300s。其早期影像主要反映甲状腺组织，2～3h的延迟影像可反映功能亢进的甲状旁腺组织，此法比较简便，临床较常用。

【影像分析】

1. 正常影像 正常情况下，甲状旁腺不显示。因此，减影后或延迟影像甲状腺区无异常显像剂浓聚灶，或仅有较淡的甲状腺影像。

2. 异常影像 甲状旁腺可见异常的显像剂浓聚，明显高于周围正常的甲状腺组织。

【临床意义及评价】

1. 甲状旁腺增生、腺瘤和甲状旁腺腺癌的诊断和定位 甲状旁腺增生表现为一个以上的显像剂浓聚灶，腺瘤则多为单个显像剂浓聚灶。显像上病变可呈圆形、椭圆形、管形或不规则形，位置多在甲状腺内。假阳性的因素有甲状腺结节、显像剂分布不均、甲状腺癌及转移的淋巴结等。

2. 异位甲状旁腺的定位　异位甲状旁腺多位于纵隔、气管和食道间、颌下等部位。多为单个显像剂浓聚灶。诊断异位甲状旁腺时，纵隔区等部位出现的局限性显像剂浓聚灶应与肺部恶性肿瘤及其转移灶鉴别。

【注意事项】

1. 约有 10% 的人群有甲状旁腺异位，大多位于纵隔，对疑有甲状旁腺异位的患者，应加做胸部前位和后位显像。

2. 由于 ^{201}Tl 或 ^{99m}Tc – MIBI 可以被多种恶性肿瘤组织选择性摄取，分析结果时，应注意排除胸部疾患，尤其是肺部恶性肿瘤及其转移病灶所引起的局部放射性聚集。

3. 甲状旁腺显像诊断的阳性率取决于瘤体大小，大于 1.5g 者阳性率较高，但对于较小的腺瘤容易漏诊。对于增生的阳性率也较低。

4. 应用 ^{201}Tl 显像法时，最好先作 ^{201}Tl 显像，然后再作 ^{99m}Tc – 过锝酸盐显像，因为 ^{99m}Tc 的康普顿散射可以进入到 ^{201}Tl 的窗范围内，影响 ^{201}Tl 显像的图像质量。

附：甲状旁腺显像存在的问题及进展

甲状旁腺放射性核素显像是术前定位诊断功能亢进的甲状旁腺病灶的最有效的方法，但双示踪剂（^{99}Tcm – MIBI/^{99}TcmO4 – 或 201lTl/^{99}TcmO4 – ）减影技术、单核素（^{99}Tcm – MIBI）双时相技术、SPECT 断层显像等方法都存在一些有争论的问题；一些生物因素可能影响甲状旁腺显像从而产生假阳性或假阴性；^{11}C – 蛋氨酸（MET）PET 显像是非常有前途的新的定位诊断方法。为加深认识，在诊断中更加合理地选用显像方法和准确地分析检查结果，现将上述问题及进展做一综述。

一、甲状旁腺核素显像常见技术方法及存在的问题

甲状旁腺显像方法的研究始于上世纪 60 年代，有多种放射性药物用于定位甲状旁腺病灶一开始使用 ^{75}Se – 蛋氨酸取得了一定的成功，但第一个获得广泛认可的方法是 80 年代早期出现的 ^{201}Tl/^{99}TcmO4 – 双示踪剂减影显像。^{201}Tl 是一种类似于钾的无机阳离子，一开始被用于心肌灌注显像，摄取机制主要通过细胞膜的钠钾泵主动转运进入细胞内甲状旁腺和甲状腺组织都能摄取 ^{201}Tl，因此只有在图像上减除甲状腺的活性才能证实甲旁腺病灶而这通常借助于 ^{99}TcmO4 – 甲状腺显像，因为 ^{99}TcmO4 – 不被甲状旁腺所摄取，这种方法有明显的缺点，^{201}Tl 为加速器生产，不易获得，主要光子的能谱为 69 – 80KeV，这是 SPECT 成像的最低要求，而人体有相对高的辐射吸收剂量，图像质量不佳，这种方法的敏感性从，44% ~ 95% 不等，在对 49 例甲旁亢患者术前进行的 ^{201}Tl/^{99}TcmO4 – 显像进行回顾性研究中 Hauty 等报道敏感性为 78% 总体定位准确率为 73%，Basso 等报道对小于 300mg 的腺瘤敏感性仅为 20%，对重量超过 1250mg 的腺瘤敏感性为 76%，忽略这种方法整体敏感性的差异 ^{201}Tl/^{99}TcmO4 – 减影法对甲状旁腺增生的敏感性明显低于腺瘤。

1989 年 Coalley 等报道了将 ^{99}Tcm – MIBI 用于甲状旁腺显像，由于具有更好的图像质量

和更高的准确率，^{99}Tcm-MIBI 迅速取代了 ^{201}Tl 成为最常用的甲状旁腺显像剂 MIBI 是亲脂性一价阳离子络合物，通过被动弥散方式进入细胞内由于有更大的跨膜负电位而主要结合在细胞线粒体内，这些年有多种基于 ^{99}Tcm-MIBI 的甲状旁腺显像方法见诸于报道，首先是单核素 ^{99}Tcm-MIBI 双时相技术，主要是基于甲状腺对 MIBI 的清除明显快于功能亢进的甲状旁腺，MIBI 在病变的旁腺内滞留时间相对较长，这主要是由于病变甲状旁腺富含具有丰富线粒体的嗜酸性细胞，而线粒体是 MIBI 在细胞内主要结合的部位。双时相法简单易行，然而一些旁腺病灶并不滞留 MIBI，相反一些甲状腺病灶、颈部淋巴结却摄取并滞留 MIBI 因而造成一些假阴性和假阳性，这时 ^{99}Tcm-MIBI/^{99}TcmO4-（^{123}I）减影显像将助于排除上述因素，尤其在合并有甲状腺病变的患者中因为许多甲状腺病灶摄取 MIBI 同时也摄取 ^{99}TcmO4- 和 ^{123}I 尤其是 ^{99}TcmO4- 比 ^{123}I 更加经济，因而得到广泛的应用。双核素 ^{99}Tcm-MIBI/^{99}TcmO4-减影技术，单核素 ^{99}Tcm-MIBI 双时相技术都已经证明了定位甲状旁腺病灶高度的敏感性，但一些争论认为减影技术是优于双时相技术因为后者难以鉴别某些甲状腺病灶，这些不管是良性或恶性的病灶都可能摄取并滞留 MIBI 而产生假阳性，对这两种方法进行直接对比的研究目前并不多，Kim 等研究了 40 个经组织学证实的病灶，双时相法证实了其中的 31 个而减影法仅证实 21 个。在一组经组织病理学证实的病人中，包括 94 个旁腺瘤 10 个增生、3 个腺癌，Palestro 等发现双时相法诊断的敏感性为 87%，减影法为 90%，对这两种法总体的特异性是 97%，另外 ^{99}TcmO4-显像在何时进行也没有一个统一的尺度，常见的是先进行 ^{99}TcmO4-甲状腺显像后，静脉注射 ^{99}Tcm-MIBI 30min 后再次显像，但是甲状腺组织中的 ^{99}Tcm 的放射性有可能掩盖位于甲状腺后方的旁腺病灶摄取的 ^{99}Tcm-MIBI。很多学者认为减影法和双时相法应该结合在一起，^{99}TcmO4-显像应该在 ^{99}Tcm-MIBI 延迟显像完成之后进行，这样既能完成双时相采集也能完成，SPECT 断层而对 ^{99}TcmO4-显像没有任何影响，尽管双时相结合减影技术是非常有效的，但也有局限性，最常见的问题在于甲状腺病灶不摄取或摄取很少的 ^{99}TcmO4-，这将导致减影法无效，有时旁腺病灶强烈摄取 MIBI，也可以在 ^{99}TcmO4-显像上表现出来，而被错误的解释为甲状腺的结节，如果旁腺病灶恰好定位于甲状腺病灶的正后方减影法也将产生假阴性。

SPECT 断层显像是对于甲状旁腺定位平面显像的有利的补充，尽管 Billotey 等报道 SPECT 与平面显像相比在敏感性上提高的并不明显，仅仅从 86% 提高到 90.5%，在曾进行过手术的患者中为 79.5% 到 87%，但对于下纵隔的病灶明显优于平面显像，且提供的信息是更加丰富的，这些信息不仅能够定位诊断甲状旁腺病灶，还能很好地与甲状腺病灶进行区分旁腺病灶通常位于甲状腺的后方，甚至一些病灶就定位于甲状腺病灶的后方，平面显像是很难区别的。SPECT 对于检测异位旁腺病灶是非常有用的，异位的甲状旁腺功能亢进症发生率约为 25%，尽管异位的病灶多数情况下能在平面显像上所揭示，但 SPECT 提供了更加精细的解剖信息，例如与胸骨、心脏、椎体等的关系。Gayed 等报道 SPECT 单独证实了 89% 的病灶，运用 SPECT/CT 多证实了一个病灶并且在 4 例患者中更加精确地进行了定位，然而在对一组 42 例甲旁亢患者，其中 23 例有结节性甲状腺肿的研究中，

Tomas 等发现两种技术在敏感性上并没有区别，而且他们认为平面显像的敏感性明显高于断层。因此。尽管毫无疑问 SPECT 与平面显像相比对于定位异位旁腺病灶和提供解剖信息更有优势，但并没有定论认为 SPECT 是必须进行的。另外目前没有关于 MIBI 注射后何时进行断层的统一标准，Palestro 等建议在完成早期相后很快进行，大约在注射 MIBI 后 30min，因为这时还有足够的放射性滞留在病灶周围的结构中，如甲状腺此时还有活性，能够提供必需的对于病灶的解剖信息。而且一些旁腺病灶能较快清除 MIBI，如果之后进行断层将失去价值。除了常用的 ^{99}Tcm－MIBI 外，1997 年 Ishibashi 和 Coworkers 首次报道 ^{99}Tcm－tetrofosmin（替曲膦）用于甲状旁腺显像。这是一种带正电荷的脂溶性二膦络合物，主要依靠线粒体的膜电位滞留于细胞内而不同于 MIBI 的细胞内滞留。尽管对 ^{99}Tcm－MIBI 的使用经验更加丰富，但对两种显像剂的比较研究表明，两者诊断能力几乎相当。但应注意 tetrofosmin 从甲状腺清除比 MIBI 更慢，因此更加适合减影技术而，非双时相技术。此外 Neumann 等于 1993/1996 年先后报道了应用 ^{18}F－FDG PET 定位诊断甲状旁腺病灶并与 ^{99}Tcm－MIBI 显像作了对比。发现 FDG 诊断甲状旁腺瘤的灵敏度是 86%。特异性为 78%。但 Melon 等报道了 7 名患者术前进行的 ^{18}F－FDG 显像，结果仅仅发现了了 9 个腺瘤中的 2 个，认为 ^{18}F－FDG PET 对甲状旁腺病灶的定位诊断敏感性是很低的。

二、影响甲状旁腺显像的生物因素

（一）假阳性及原因

除上述不同显像方法本身固有的技术因素外，多种生物因素可以影响甲状旁腺显像，从而导致假阳性或假阴性的发生。假阳性最常见的原因是甲状腺的良性结节（孤立或多发结节）摄取 MIBI；其他原因包括甲状腺癌、淋巴瘤、淋巴结病（转移癌、淋巴结炎症、结节病）、骨棕色瘤、口服甲状腺激素等等。

（二）甲状旁腺病灶大小、细胞类型及功能

假阴性可能有很多原因。病灶的体积大小历来被认为是最主要的原因。对于腺瘤当其重量 >1g 时 ^{201}Tl 和 ^{99}Tcm－MIBI 显像的阳性率可达 100%；重量为 0.5g 时两者的阳性率下降到 50% 和 70%。Piga 等报道甲状旁腺瘤显像阳性者瘤体平均为（3.04～1.81）cm^3，而显像阴性者瘤体平均为（1.4～0.5）cm^3。Rauth 等报道 14 例甲旁腺瘤患者都进行了 ^{201}Tl/^{99}TcmO4－和 ^{99}Tcm－MIBI 显像，4 例假阴性中有 3 例瘤体 <0.45cm^3。然而已有报道在很大的病灶中也出现了假阴性。表明体积并非是唯一的原因。甲状旁腺中不同类型细胞的相对分布可能影响显像剂的摄取。甲旁腺主要有两种实质细胞：主细胞和嗜酸性细胞，前者线粒体含量很少，后者线粒体含量丰富。功能亢进的甲状旁腺往往含有更多的嗜酸性细胞和线粒体，也就是为什么能够摄取更多的 MIBI 和清除率慢于正常的旁腺组织，反之，如果嗜酸性细胞含量偏少，则可能导致假阴性出现。然而这个结果仍有争论，尽管证明了双时相显像中 MIBI 的滞留与嗜酸性细胞含量密切相关，但一些研究没有发现 MIBI 摄取与嗜酸性细胞含量的相关性或主细胞与嗜酸性细胞百分比与显像结果的相关性。Staudenhert

等也观察了37例甲状旁腺瘤的细胞组成后认为，嗜酸性细胞含量在10～100%之间，嗜酸性细胞的多少与^{99}Tcm－MIBI显像阳性与否无关。上述显像方法对旁腺增生的定位敏感性都低于腺瘤，最可能的解释在于增生病灶体积通常小于腺瘤，通常病灶>0.5cm^3，且为结节性增生显像才可识别，研究表明MIBI摄取与病灶的体积而不是重量呈正相关。另外，最近的研究表明至少在继发性的甲旁亢患者中MIBI摄取与甲状旁腺细胞分裂周期比体积更加相关；MIBI高摄取总是与活跃的生长期相关，MIBI显像准确反映了旁腺病灶的功能状态。大约10%～15%的甲旁亢患者病变腺体数目不止一个。数据表明^{99}Tcm－MIBI在多腺性疾病（MGD）的检测中敏感性较低。Pattou等报道MIBI检测单发腺瘤敏感性为87%，然而对MGD敏感性仅为55%。Katz等报道15个MGD患者，其中13名双侧受累，然而MIBI显像都没能完全证实双侧的病灶的存在。对MGD的敏感性低于单发病灶的原因，目前还不是十分明确。

（三）P－糖蛋白（P－gp）和多药耐药相关蛋白（MRP）

肿瘤化疗失败常由于肿瘤细胞的内在性耐药和在化疗过程中产生的获得性耐药。一种叫做多药耐药（MDR）的现象是由多因子所介导，主要包括药泵Pgp和MRPO P－gp。是一种由人MDR基因编码的细胞膜脂蛋白。它能利用ATP水解产生的能量将多种化疗药物（蒽环类、长春花碱、紫杉烷类等）作为底物泵出肿瘤细胞从而导致耐药。MIBI和tetrofosmin都能被诸如乳腺癌、肺癌、骨肿瘤、脑肿瘤等摄取而用于肿瘤显像。它们也像许多化疗药物一样是P－gp的转运底物。能被过分表达的P－gp或MRP泵出细胞外。

这两种显像剂的摄取与P－gp表达的相关性研究已经在多种肿瘤如肺癌、乳腺癌等，也包括功能亢进的甲状旁腺中进行了。最近的一个报道98个表达P－gp或MRP的腺瘤，MIBI显像没能检测到其中任何一个，但却证实了另外39个两种蛋白表达均阴性的腺瘤。在对一组由8个原发性甲旁亢和6个继发性甲旁亢患者组成的40个旁腺病灶的研究中发现，P－gp高度表达导致^{99}Tcm－MIBI显像的假阴性，而P－gp低表达或不表达则显像为阳性。tetrofosmin显像也发现了相似的结果，表明P－gp的表达降低了甲状旁腺显像的敏感性。Shiau等报道，在5个假阴性的旁腺瘤中，都发现了P－gp或MRP表达928个真阳性的旁腺瘤中均没有P－gp和MRP表达。Huang等报道，对20个有较大腺瘤的患者进行双时相显像，17例延迟相上有显著tetrofosmin摄取的腺瘤P－gp表达为阴性。3例延迟相上未见摄取的腺瘤P－gp表达为阳性。

（四）生化因素

一些学者发现在MIBI显像阳性患者中血清完整PTH（iPTH）浓度平均值明显高于显像阴性的患者。此外。在显像阳性患者中病灶大小与iPTH显著相关。而在显像阴性患者中两者没有相关性、Fuster等发现了MIBI摄取与iPTH水平的显著相关性。而与其他一些甲旁亢指标如血钙、磷、25－OH维生素D、1，25－(OH)$_2$维生素D没有相关性，这证实甲状旁腺显像准确地反映了腺体的活性。一些学者发现了血钙、PTH水平、嗜酸性细胞含量与早期相摄取的相关性，表明了血钙水平能通过影响细胞膜电位而改变MIBI的动力学。

三、11 C – MET PET 显像的临床价值

Sundin 等在 1996 年首先报道了[11]C – MET PET 显像在 32 例原发性甲旁亢患者中的应用，发现了腺瘤定位的真阳性为 85%，无假阳性。在最近的 Beggs 等报道中，51 例高度疑诊为原发性甲旁亢，患者在之前进行的其他所有的影像学检查都未能明确证实病灶，[11]C – MET PET 真阳性 30 例，手术证实全为旁腺瘤，真阴性的 5 例为特发性或家族性高钙血症，阴性的 15 例中，例在随访中证实为增生，5 例病灶位于下纵隔而显像恰好未包括此范围。1 例病灶异位于胸腺，表明了对腺瘤诊断的敏感性为 83%，特异性 100%，总体准确性 88%。Otto 等在 30 例患者中比较了[11]C – MET PET 与双时相[99]Tcm – MIBI 的敏感性，发现对原发性甲旁亢的诊断敏感性 94%，继发性甲旁亢敏感性 70%，而 MIBI 总体敏感性为 50%。尽管该研究中的病例有高度选择性。还不能表明[11]C – MET 一定优于 MIBI 显像。但表明在后者阴性或不明确时[11]C – MET 将发挥重要价值。同其他所有影像检查一样，[11]C – MET PET 似乎对旁腺增生灶敏感性也是相对较低的。Sundin 等提出旁腺病灶必须 > 200mg 才可能被探测。但还需要进行更多[11]C – MET PET 在旁腺增生中的研究才可能证实。

[99]Tcm – MIBI 双时相显像仍然是当前最简便、最常用的术前定位甲状旁腺病灶的方法，尽管平面显像已能获得很好的结果，但应注意结合减影技术、合理使用准直器及 SPECT 断层显像，将进一步增加准确度。由于异位的甲状旁腺可以上至下颌角，下达下纵隔，因此显像区域应包括以上部位。多种生物因素可以影响显像从而导致假阳性和假阴性，在图像的解释时应充分注意上述问题。[11]C – MET PET 显像在腺瘤的定位上显示了极高的临床价值，是非常有前途的一种新方法，可作为对[99]Tcm – MIBI 显像的有力补充。总体而言，核素显像在对甲状旁腺瘤的检测上显示了比甲状旁腺增生、多腺性疾病更高的敏感性。

（胡正君）

第六节　肾上腺髓质显像

【原理】

间位碘代苄胍类化合物是一类肾上腺神经原阻滞剂，可选择性作用于肾上腺素能神经原受体，而肾上腺髓质富含肾上腺素能受体。因此，用[131]I 或[123]I 标记的间位碘代苄胍引入体内后可被肾上腺髓质摄取而显影，用以诊断嗜铬细胞瘤等肾上腺疾病。

【适应证】

1. 嗜铬细胞瘤的定位诊断。

2. 确定恶性嗜铬细胞瘤转移灶的部位及范围。

3. 嗜铬细胞瘤术后残留病灶或复发病灶的探测。

4. 肾上腺髓质增生的辅助诊断。

5. CT 或超声显像有可疑的肾上腺病变，需进一步提供病变性质和功能状态者。

6. 恶性嗜铬细胞瘤^{131}I-MIBG治疗后随访观察。

7. 神经母细胞瘤、副神经节细胞瘤及其转移病灶的辅助诊断。

8. 不明原因高血压的鉴别诊断。

【禁忌证】

妊娠期、哺乳期妇女。

【显像剂】

1. ^{131}I-MIBG成人剂量37~74MBq（1~2mCi），儿童酌减。

2. ^{123}I-MIBG成人剂量185~370MBq（5~10mCi）或370MBq（10mCi）/1.7m^{2}体表面积。

【检查方法】

1. 病人准备

（1）检查前3天开始口服复方碘溶液每天3次，每次5~10滴，直至检查结束，以封闭甲状腺。

（2）检查前1周停用苯苄胺、利血平、安非他明、可卡因、去甲麻黄碱、生物碱、6-羟基多巴胺、胰岛素及三环抗抑郁剂等药物。

（3）显像前1天晚上，服用缓泻剂清洁肠道。

2. 显像方法

（1）缓慢静脉注射^{131}I-MIBG，注射时间应大于30s，由于MIBG为去甲肾上腺素类似物，注入体内后有可能加速颗粒内贮藏的去甲肾上腺素排出，从而引起高血压升高，因此，在注射显像剂时必须密切观察病人情况，其速度不能过快，如有不适反应，应暂缓或停止注射。

（2）注射显像剂后24h和48h（必要时72h）应用γ照相机或SPECT行后位和前位显像，显像的范围应包括头部、胸部、腹部和骨盆区域，以利于显示异位的肾上腺髓质肿瘤，显像前嘱病人排空膀胱。必要时加斜位、侧位和全身显像。

（3）显像条件：^{131}I-MIBG应用高能平行孔准直器，能峰364keV，窗宽20%，矩阵64×64或128×128，每帧图像采集50~100K计数或300s。疑为异位嗜铬细胞瘤的患者可行前位和后位全身显像。

（4）最后一次显像结束时，如果对病灶定位有困难时，可应用小剂量肾脏显像剂（如^{99m}Tc-DMSA或DTPA）作肾显像，也可同时用多窗作双核素采集。

（5）^{123}I-MIBG显像静脉注射显像剂后分别于24h和48h行前位和后位肾上腺平面显像，应用低能通用平行孔准直器，能峰159keV，窗宽20%，每个投影采集时间24h为10min，48h采集15min，对于疑为异位嗜铬细胞瘤、恶性嗜铬细胞瘤转移灶或神经母细胞瘤的患者，应根据情况行从头颅至膝部的前位和后位全身显像。断层显像：于注射显像剂后24h和/或48h进行，采用单探头或双探头SPECT，低能高分辨准直器，矩阵64×64，探头旋转360°，采集64帧图像，每帧20s，并可通过计算肾上腺（或嗜铬细胞瘤）/本底比值进行半定量分析。

3. 图像处理 断层显像按普通断层重建处理，根据所采集的数据信息选用适当的滤波函数，获得横断位、冠状位和矢状位的图像。

【影像分析】

1. 正常影像 $^{131}I-MIBG$ 显像，正常肾上腺髓质一般不显影，少数在 48～72h 显像时，可出现稀疏淡影，两侧大致对称。MIBG 为碘代苄胍类化合物，静脉注射后部分由肾脏和肝胆排泄，或经唾液腺分泌进入肠道。因此，正常情况下，MIBG 显像时交感神经分布丰富的组织如唾液腺、心肌等，或 MIBG 代谢和排泄的途径，如肝脏、肠道、膀胱可显影或有显像剂分布。另外，鼻咽部、脾脏也可显影。

2. 异常影像

双侧肾上腺显影：注射 $^{131}I-MIBG$ 后 48～72h 双侧肾上腺显影明显，或影像提前在 24h 清晰显示，提示双侧肾上腺髓质增生。

单侧肾上腺显影：注射 $^{131}I-MIBG$ 后 24h 单侧肾上腺清晰显影，或 48～72h 显影明显增强，提示为嗜铬细胞瘤；另外，当病变组织摄取 MIBG 较强时，心肌可不显影，这一征象可作为诊断嗜铬细胞瘤等疾病的间接依据。

肾上腺以外异常浓聚影像：患者有相应临床表现，在肾上腺以外的其他部位出现异常浓聚灶，在排除其他干扰因素后，应考虑为异位嗜铬细胞瘤、恶性嗜铬细胞瘤的转移灶或神经母细胞瘤。

【临床意义及评价】

1. 嗜铬细胞瘤的诊断和定位 位于肾上腺的嗜铬细胞瘤 90% 为单侧，10% 为双侧，或一侧在肾上腺，一侧在肾上腺外。MIBG 显像时，病变肿瘤多可出现明显的显像剂浓聚，且在 24h 即可清晰显影，其灵敏度为 85.5%～88.9%，特异性为 97.1%～100%，准确性为 89.5%。成人嗜铬细胞瘤约 10%～20% 位于肾上腺外，儿童约 30% 位于肾上腺外。肾上腺外嗜铬细胞瘤主要位于腹膜外，腹主动脉旁。嗜铬细胞瘤的准确定性和定位对于有效的治疗至关重要，MIBG 局部和全身显像具有独特的优点和价值。

2. 恶性嗜铬细胞瘤转移灶的诊断 约 10% 的嗜铬细胞瘤为恶性，早期即可出现肝、骨、肺、淋巴结等全身转移。MIBG 显像表现为转移灶显像剂异常浓聚。利用局部和全身显像的优点，MIBG 显像明显提高了影像学定位诊断转移灶的敏感性。

3. 神经母细胞瘤、副神经节细胞瘤、甲状腺髓样癌、Sipple 综合征等的诊断 对于富含肾上腺素能受体的肿瘤，MIBG 显像不仅用于原发灶的诊断，而且有助于寻找转移病灶。

4. 通过显像可判断其摄取 $^{131}I-MIBG$ 的能力，并观察治疗疗效 由于恶性嗜铬细胞瘤及其转移灶和其他富含肾上腺素能受体的神经瘤具有选择摄取 $^{131}I-MIBG$ 的作用，利用 ^{131}I 发射的 β 放射线可以达到有效的内照射治疗的目的。

【注意事项】

1. 少数嗜铬细胞瘤因摄取显像剂较少，可以不显影，导致假阴性结果。

2. 病人服用某些影响肾上腺髓质摄取的药物或瘤体较小也影响显像的阳性率。

3. 肾上腺以外出现异常浓集灶时，应注意排除心脏、肝、脾以及肠道放射性聚集导致的假阳性结果。

4. 显像前 1 天晚上应服用缓泻剂，显像前应排空膀胱。

附：核素 131I 标记 MIBG 体内示踪诊断嗜铬细胞瘤

嗜铬细胞瘤、神经母细胞瘤、交感神经母细胞瘤和神经节瘤等，是属于肾上腺素能并起源于交感神经胚的一类肿瘤。其特点是：持续或间断地释放大量儿茶酚胺，持续性或阵发性高血压和多个器官功能以及代谢紊乱症状是临床上特点。通过放射性核素131I标记间位碘苄胍（MIBG）体内示踪，利用核医学影像诊断技术可为临床提供嗜铬细胞瘤等肾上腺素能病变的定性诊断和功能判断。

一、嗜铬细胞瘤

嗜铬细胞瘤约占高血压病因的0.5%～1%。后肾上腺外的嗜铬细胞瘤可发生于自颈动脉体至盆腔的任何部位，但主要见于脊柱旁交感神经节（以纵隔后为主）和腹主分叉处的主动脉旁。约有10%的病人为双侧肾上腺肿瘤；10%为肾上腺外肿瘤；10%为恶性嗜铬细胞瘤，10%的病人有正染色体显性遗传综合征。本病引起的高血压是可治愈的。因此早期诊断，早期发现尤为重要，经过治疗后，大多数患者肿瘤及转移病灶消除后可恢复正常。如见双侧嗜铬细胞瘤，应高度怀疑为家族性，并应进一步检查甲状腺有无髓样癌。以阵发性和持续性为临床特征的高血压病患者，尤其是年轻高血压病患者，应首先排除本病。

二、嗜铬细胞瘤的临床表现

（一）阵发性高血压和持续性高血压或持续性高血压阵发性发作

是本病的主要临床表现严重者可因心力衰竭、肺水肿、脑出血而死亡。持续性高血压阵发性发作时，由于血管高度收缩，血压极度升高，甚至用一般血压计不能测得。平时不表现出高血压的儿茶酚胺症，在外伤、妊娠、分娩、麻醉、手术等时血压突然升高，若处理不当，严重的可引起死亡。

（二）低血压或高血压、低血压相交替

也是本病的临床特点之一患者可发生低血压，甚至休克。儿茶酚胺在体内大量释放可引起儿茶酚胺性心肌病，严重的患者发生心律失常或心力衰竭，非心源性肺水肿。

（三）儿茶酚胺大量分泌引起的多种代谢紊乱

由于基础代谢增高，肝糖原分解加速和胰岛素分泌受抑制，出现高血糖、糖尿和糖耐量异常；由于脂肪代谢加速，血中游离脂肪酸和胆固醇浓度增高；少数病人还可能有低血钾表现。

（四）儿童嗜铬细胞瘤

以持续性高血压多见，肿瘤多为双侧多发性，容易并发高血压脑病和心血管系统损害。

（五）膀胱嗜铬细胞瘤

常在排尿时和排尿后出现阵发性高血压，有心悸、头晕、头痛等症状。

三、嗜铬细胞瘤的诊断

（一）实验室检查

一般实验室检查无特异性。通常将血、尿儿茶酚胺及代谢产物的测定作为特异性检查。

1. VMA 检测

肾上腺素和去甲肾上腺素在代谢过程中先降解为变肾上腺素类，最终降解为 3 - 甲氨基 4 - 羟扁桃酸（VMA）。测定尿中变肾上腺素类及 VMA 目前在临床上做为功能性嗜铬细胞瘤的诊断指标。由于肾上腺腺类及 VMA 可受到某些药物，如单胺氧化酶抑制剂、氯丙嗪、锂制剂等，以及食物，如咖啡、香蕉等的干扰，使测定结果受到影响。尿液检测是否在发作期，都可影响测定结果。

2. 尿儿茶酚胺测定

是反映短期内的儿茶酚胺分泌最敏感的指标。对分泌肾上腺素占优势者诊断价值更高。

3. 临床上开展的测定血液中去甲肾上腺素、肾上腺素、多巴胺，以及结合状态的儿茶酚胺，是目前实验室检测诊断嗜铬细胞瘤较为敏感的方法，虽然实验条件要求高、价格较昂贵，但尤其是借助此检查可以发现血压正常的嗜铬细胞瘤。

（二）药理试验

药理试验特异性不强，有一定的假阴性、假阳性及副作用。但对临床可疑而儿茶酚胺测定未发现异常者应用药物试验具有一定的诊断意义。

（三）影像学定位诊断

1. 超声

有助于对肾上腺以内的嗜铬细胞瘤检出，对于肾上腺以外的嗜铬细胞瘤 B 超发现病灶的能力较低。B 超操作简便、费用低，可反复检查，可用于普查筛检。

2. CT、MRI

对嗜铬细胞瘤检出率可达 90% 以上，对肾上腺内嗜铬细胞瘤检出率近 100%，而对肾上腺外嗜铬细胞瘤的检出率近 70%。CT 能同时了解肿瘤与周围血管、脏器关系。髓质增生者 CT 可显示肾上腺体积增大但无肿瘤影像。MRI 肿瘤检出率与 CT 相似。优点是不需注射造影剂，无射线危害。

（四）^{131}I - MIBG 体内示踪显像诊断嗜铬细胞瘤

1. ^{131}I - 间位碘苄胍（^{131}I - MIBG）

间位碘苄胍（MIBG）是去甲肾上腺素（NE）的类似物，化学结构类似 NE。用放射性核素 ^{131}I 标记 MIBG（^{131}I - MIBG）注入人体后，可被肾上腺髓质及富含肾上腺素能神经的组织摄取，成为肾上腺髓质显像剂。应用核医学影像仪器进行肾上腺髓质以及富含交感神经的组织或病变显影。能鉴别肾上腺或肾上腺以外其他部位的肿瘤是否为嗜铬细胞瘤，对嗜铬细胞瘤诊断的特异性在95%以上，对神经母细胞瘤诊断的特异性可达100%。

2. 方法

①由于^{131}I进入人体后容易被甲状腺吸收，造成甲状腺腺体内聚集放射性，形成甲状腺影增高的核医学影像，影像质量受到影响。为了不使甲状腺显影，患者在注射^{131}I－MIBG示踪剂的前3天，开始服用复方碘溶液，每次5~10滴，每天3次，至检查结束，以达到封闭甲状腺的目的。1~3周前停用可抑制。肾上腺髓质及肾上腺素能神经细胞对MIBG的摄取的药物。如可卡因，吩噻嗪和三环抗抑郁药物。停用可加速细胞浆中储存MIBG的囊泡排空药物，如伪麻黄碱，盐酸去甲麻黄碱和新福林；

②显像：静脉注射^{131}I－MIBG 37~111MGq后分别与24、48、72小时显像，每次检查前需排空膀胱，采用高能平行孔准直器。为了更好地确定病变的准确位置及其与附近脏器的关系，常需要脏器联合图相融合显像技术，有利于全身多发及转移嗜铬细胞瘤病灶的定位。

3. 适应症

①阵发性高血压患者排除嗜铬细胞瘤；

②肾上腺或异位嗜铬细胞瘤患者经行肿瘤的定位和定性诊断；

③恶性嗜铬细胞瘤转移灶的寻找；

④神经母细胞瘤进行定位和定性诊断；

⑤其他神经内分泌肿瘤，确定其功能水平。

4. 临床价值

①^{131}I－MIBG显像可特异的定位诊断体内任何部位的良性或恶性嗜铬细胞瘤。任何异常的浓聚区都视为不正常。嗜铬细胞瘤的活性愈高，浓集的^{131}I－MIBG愈多，尤其是腹腔内的淋巴结转移在CT检查时很难发现转移灶，而^{131}I－MIBG能清晰显示；

②神经母细胞瘤及其他内分泌肿瘤：神经母细胞瘤为高度恶性的神经嵴肿瘤，为儿童第二常见的肿瘤，死亡率很高，90%的患者在10岁以前：它们也分泌儿茶酚胺（主要是多巴胺），但在肿瘤内代谢，尿内的VMA及HVA不成比例增高，很少见高血压，原发灶及转移灶能摄取^{131}I－MIBG，如骨胳摄取^{131}I－M1BG是证明骨转移的最敏感指标。许多非嗜铬细胞瘤或神经母细胞瘤的神经内分泌肿瘤能摄取^{131}I－MIBG，有摄取功能者，多为具有分泌儿茶酚胺的功能。但是一些分泌儿茶酚胺的活性不高的肿瘤，如无功能性副神经节瘤、甲状腺髓样癌、类癌和Merket细胞肿瘤等，它们来自神经嵴，仍保留着摄取胺前身物的机制。

现代分子核医学诊断技术，通过体内示踪可为嗜铬细胞瘤、肾上腺髓质增生等病变的定性诊断和功能判断，特别是肾上腺髓质以外的嗜铬细胞瘤的定位诊断，恶性嗜铬细胞瘤转移范围的确定和疗效观察提供无创，简便，有效的手段，尤其是全身转移病灶的诊断更是核医学检查的独特优点。

（胡正君）

第七节　肾上腺皮质显像

【原理】

胆固醇是合成肾上腺皮质激素的前身物，将放射性核素标记的胆固醇类似物引入体内后，同样能被肾上腺皮质所摄取并参与激素的合成，而且其摄取量的多少与皮质的功能有关，因此，通过肾上腺皮质显像可以显示肾上腺皮质的位置、形态、大小及其功能状态，有助于诊断某些肾上腺疾病。

【适应证】

1. 肾上腺皮质腺瘤的诊断。

2. 异位肾上腺的定位。

3. 原发性醛固酮增多症的诊断。

4. 肾上腺皮质增生的诊断与鉴别。

5. 肾上腺皮质腺癌的辅助诊断。

【禁忌证】

妊娠及哺乳期妇女不宜做此检查。

【显像剂】

1. $^{131}I - 6 -$ 碘甲基 $- 19 -$ 去甲基胆固醇（NP－59）。

2. $^{131}I - 19 -$ 碘代胆固醇（NM－145）。

3. $^{131}I - 6\beta -$ 碘代胆固醇。

成人使用剂量为 37MBq（1mCi）/1.7m² 体表面积，儿童酌减。

【检查方法】

1. 病人准备

（1）封闭甲状腺：注射显像剂前 3 天开始服用复方碘溶液，每天 3 次，每次 5～10 滴，直至检查结束，以减少甲状腺摄取游离放射性碘。

（2）在检查前停用利尿剂、ΛCTH、地塞米松、降胆固醇药以及避孕药等影响显像剂摄取的药物。

（3）在显像的前 1 天晚上，服用缓泻剂，以清洁肠道减少肠道的放射性干扰。

2. 显像方法

（1）缓慢静脉注射显像剂，并注意观察病人有无不良反应，少数人可出现短暂的面部潮红、腰背酸胀、胸闷、心悸等反应，短期内可逐渐消失，一般无需特殊处理。

（2）注射显像剂后第 3、5、7 及 9 天，应用高能平行孔准直器的 γ 照相机或 SPECT 分别进行后位和前位肾上腺及其邻近部位的显像。矩阵 64×64，能峰 364keV，窗宽 20%，每帧采集计数 50~100K 左右或采集 300s。

（3）地塞米松抑制试验。在常规肾上腺皮质显像后，为了进一步鉴别肾上腺皮质腺瘤与增生，可作抑制试验。本试验至少在常规显像后 1 个月进行。在注射显像剂前 2 天，开始口服地塞米松，每次 2mg，每 6h 一次，直至检查结束。其显像时间和方法与常规肾上腺皮质显像相同。

【影像分析】

1. 正常影像　正常情况下，双侧肾上腺皮质于注药后 5~9 天显影。右侧位置高于左侧者占 69%，左、右侧在同一水平者占 30%。右侧影像浓于左侧者占 62.5%，两侧相同者占 32.5%。右侧肾上腺形状多呈三角形（64%）或椭圆形（25%），左侧多呈椭圆形（64%）或三角形（25%）。

2. 异常影像

（1）双侧影像增大，显像剂浓聚增强或提前显影；

（2）双侧不对称显影，一侧明显浓于另一侧；

（3）双侧不显影；

（4）单侧显影；

（5）异位显影。

【临床意义及评价】

1. 肾上腺皮质增生和腺瘤的诊断与**鉴别诊断**　临床上，库欣综合征（Cushing syndrome，由各种病因导致肾上腺分泌过多糖皮质激素，其中，肾上腺皮质增生占 80%，肾上腺皮质腺瘤占 15%~20%）、原发性醛固酮增多症等疾病多由肾上腺皮质增生和肾上腺皮质腺瘤所致。对二者进行鉴别和定位诊断对临床治疗方案的制定具有重要价值。肾上腺皮质显像，皮质增生和皮质腺瘤可表现为肾上腺影像增大，显像剂浓聚增加或提前显影；单侧显影多为腺瘤，双侧显影多为增生。另外，应用地塞米松抑制试验可以对二者加以鉴别。皮质腺瘤不受抑制，再次显像的影像上仍显示清晰，而肾上腺增生常可被地塞米松抑制，服用地塞米松后，肾上腺不显影。

2. 肾上腺皮质腺癌的辅助诊断　肾上腺皮质腺癌表现为患侧肾上腺皮质不显影或显影不良。由于其本身可分泌大量皮质激素入血，通过反馈抑制了垂体 ACTH 的分泌，继而抑制了健侧皮质摄取胆固醇的功能，而使健侧显影不清或不显影。

3. 异位肾上腺的定位诊断　应用肾上腺皮质显像剂行全身显像有助于异位肾上腺的定位诊断。

【注意事项】

胆囊有时显影，在后位显像时易误认为右侧肾上腺，需注意区别，并要注意排除肠道的放射性干扰。

（胡正君）

第八节 过氯酸钾释放试验

过氯酸钾释放试验是利用过氯酸盐能阻止甲状腺自血中摄取无机碘离子和促使进入甲状腺但还未有机化的无机碘离子从甲状腺中释放的作用，正常时，甲状腺在过氧化物酶和碘化酶的作用下将无机碘离子转化为有机碘而不能自甲状腺释出，而过氧化酶缺乏或甲状腺酪氨酸碘代谢障碍时，摄取的碘离子不能有机化而迅速从甲状腺释出。通过测量并比较口服过氯酸盐前后两次甲状腺摄^{131}I率，计算出释放率，评价甲状腺碘有机化障碍及碘代谢状态的重要方法。

【原理】

过氯酸钾释放试验是利用过氯酸盐能阻止甲状腺自血中摄取无机碘离子和促使进入甲状腺但还未有机化的无机碘离子从甲状腺中释放的作用，正常时，甲状腺在过氧化物酶和碘化酶的作用下将无机碘离子转化为有机碘而不能自甲状腺释出，而过氧化酶缺乏或甲状腺酪氨酸碘代谢障碍时，摄取的碘离子不能有机化而迅速从甲状腺释出。通过测量并比较口服过氯酸盐前后两次甲状腺摄^{131}I率，计算出释放率，可有效评价甲状腺碘有机化障碍及碘代谢状态。

【适应证】

1. 家族性甲状腺过氧化酶系统缺陷或酪氨酸碘化障碍的诊断。
2. 慢性淋巴细胞性甲状腺炎的辅助诊断。
3. 甲状腺功能减低症的鉴别诊断。
4. 疑有甲状腺碘代谢障碍的各种甲状腺疾病患者。

【禁忌证】

妊娠及哺乳期妇女。

【放射性药物】

^{131}I – NaI 溶液或胶囊，过氯酸钾。

【检查方法】

1. 病人准备 检查前 1~2 周停用含碘食物、甲状腺激素及抗甲状腺药物，检查当日空腹。

2. 检查方法 空腹口服^{131}I 74~222kBq（2~6μCi）后 2h 应用甲状腺功能测定仪测定甲状腺摄^{131}I率，然后口服过氯酸盐（或过氯酸钾）400~800mg（儿童按 10mg/kg 体重计算），1h 后再测甲状腺摄^{131}I率，并按下式计算释放率：

释放率(%) =（服过氯酸盐前摄^{131}I率 – 服过氯酸盐后摄^{131}I率/服过氯酸盐前摄^{131}I率 ×100%

【结果分析】

正常者释放率 <10%，若 >10% 为阳性。

【临床意义及评价】

1. 先天性甲状腺过氧化物酶缺乏和结构缺陷及耳聋－甲状腺肿综合征等致碘有机化障碍的患者本试验为阳性。

2. 在慢性淋巴细胞性甲状腺炎患者中，阳性率约67%，但对轻度慢性淋巴细胞性甲状腺炎患者，因试验的灵敏度不足，可有假阴性。

【注意事项】

本试验的检查方法及注意事项与甲状腺吸^{131}I试验相同。

（胡正君）

第九节 TSH兴奋试验

促甲状腺激素兴奋试验（TSH stimulating test）是评价甲状腺轴功能的检查方法。正常情况下，TSH对甲状腺具有兴奋效应，能促使甲状腺摄碘能力增强。因此，当给予外源性TSH后，重复测定甲状腺摄^{131}I率的变化（兴奋值），从而判断甲状腺轴的功能。

【原理】

甲状腺兴奋试验（thyroid stimulating test）是评价甲状腺轴功能的检查方法。正常情况下，TSH对甲状腺具有兴奋效应，能促使甲状腺摄碘能力增强。因此，当给予外源性TSH后，重复测定甲状腺摄^{131}I率的变化（兴奋值），从而判断甲状腺轴的功能。

【适应证】

1. 原发性甲状腺功能减退症与继发性甲状腺功能减退症的鉴别诊断。

2. 功能自主性甲状腺腺瘤与先天性甲状腺一叶缺如的鉴别诊断。

3. 脑垂体－甲状腺轴功能的评价。

【禁忌证】

1. 妊娠期妇女、哺乳期妇女。

2. 有过敏性疾病病史者。

【放射性药物】

口服^{131}I－NaI溶液或胶囊，TSH。

【检查方法】

1. 病人准备　检查前必须停服能影响碘摄取的食物和药物，根据食物和药物种类不同，停服的试剂长短不等，一般要求在2~4周或以上。检查当天需空腹，服用^{131}I后仍需禁食1h。

2. 检查方法

（1）空腹口服^{131}I 222kBq（6μCi）。

（2）测量24h的摄^{131}I率。

（3）肌注促甲状腺激素（TSH）10 IU；如为重症患者，可改为每天5 IU，连续3d。

（4）24h（次日）后空腹口服^{131}I 222kBq（6μCi）。

（5）测量24h的摄^{131}I率。

（6）计算兴奋值。

兴奋值 = 第2次24h甲状腺摄^{131}I率（%）－第1次24h摄^{131}I率（%）

【结果判断】

兴奋值 > 10%为明显兴奋；5% ~ 10%为兴奋，小于5%为未兴奋。正常人兴奋值平均为21.19% ±3.95%，原发性甲状腺功能低下者为1.42% ±2.86%；继发性甲状腺功能低下者为25.22% ±6.92%。

【临床意义及评价】

1. 原发性与继发性甲状腺功能减退症的鉴别诊断：原发性甲减病因在甲状腺本身，因此，外源性TSH不能使其兴奋，其兴奋值小于5%；而继发性甲减病因在丘脑或垂体，因此表现为明显兴奋。

2. 了解甲低病人的甲状腺贮备功能，协助临床发现早期甲减患者，并指导甲状腺激素替代治疗。

【注意事项】

1. 重度垂体前叶功能衰竭及心脏病患者慎用。

2. 第2次摄^{131}I率测定时，在口服^{131}I前宜先测定甲状腺残留本底计数。

3. 肌肉注射TSH后病人宜在科室观察2h，个别病人注射TSH后可出现恶心、呕吐、心慌、皮疹等过敏反应，故有过敏史者慎用。

（胡正君）

第十节　TRH兴奋试验

TRH兴奋试验（TRHstimulatingtest）是利用促甲状腺激素释放激素释放激素（TRH）具有兴奋腺垂体（垂体前叶）合成分泌TSH的作用。当给受试者外源性TRH后，连续取血观察血清中TSH浓度的变化，可以反映垂体对TRH的反应能力，用于评价下丘脑－垂体－甲状腺轴的调节功能。

【原理】

TRH兴奋试验（TRH stimulating test）是利用促甲状腺激素释放激素（TRH）具有兴奋垂体前叶合成分泌TSH的作用。当给予受试者外源性TRH后，连续取血观察血清中TSH浓度的变化，可以反映脑垂体对TRH的反应能力，用于评价下丘脑－垂体－甲状腺轴的调节功能。

【适应证】

1. 甲状腺功能减低的诊断和鉴别诊断。

2. 甲亢的辅助诊断。

3. 内分泌突眼与眼眶肿瘤性突眼的鉴别诊断。

4. 评价下丘脑 – 垂体 – 甲状腺轴的调节功能。

【禁忌证】

无明确禁忌证。

【检查方法】

1. 经典静脉给药法　受试者空腹，休息半小时，取 TRH 制剂 300μg，用 2ml 生理盐水稀释后缓慢静脉注射，并于注射前及注射后 15、30、60 及 120min 分别取静脉血 1ml，测定血清 TSH 浓度，以时间为横坐标，TSH 浓度为纵坐标，绘制 TSH 的反应曲线。

2. 静脉给药两次采血法　其方法与经典法相同，只是减少采血次数，于注射 TRH 前和注射后 15 或 30min 两次采血，测定其 TSH 浓度。

3. 喷鼻给药两次采血法　受试者取端坐位，头后仰，用 1ml 生理盐水将 TRH 1.2mg 稀释后，用喷雾器轮流喷入双侧鼻腔内，2min 内喷完，并避免流入食道内或鼻腔外。于喷鼻前和喷鼻后 30min 分别采血测 TSH 浓度。

【结果分析】

1. 正常范围　注射 TRH 后，TSH 高峰出现在 20～30min，1～4h 内逐渐下降。30min 时，男、女 TSH 值范围分别为 3.5～15.5μIU 和 6.5～20.5μIU，60min 时分别为 2.0～11.5μIU 和 4.0～5.5μIU。

2. 甲亢患者血中甲状腺激素增高，抑制了垂体对 TRH 的反应，因此注射 TRH 后无升高反应，当受试者对 TRH 呈强反应时，则可排除甲亢的可能。

3. 原发性甲减者，TSH 的基础值即很高，注射 TRH 后，TSH 升高更为明显。

4. 垂体性甲减者，TSH 的基础值即很低，注射 TRH 后，TSH 不会增加。

5. 下丘脑性甲减者，注射 TRH 后，TSH 分泌增多，但高峰延迟，多在 60～90min 时出现。

【临床意义及评价】

主要用于甲减病变部位的分析，鉴别诊断原发性甲减、垂体性甲减和下丘脑性甲减，其具体评价见上述结果分析。

【注意事项】

在甲状腺功能减低的患者，如果怀疑为继发性，则应采用多次取血法，因两次取血法不能反映峰值的延迟表现。

（胡正君）

第五章　消化系统

第一节　肝血流与肝血池显像

【原理】

肝脏的血液供应约75%来自门静脉，约25%来自肝动脉。当弹丸式静脉注入^{99m}Tc - 红细胞后，即刻应用SPECT进行早期快速动态显像及注射后30min的静态显像，可分别获得肝动脉血流灌注和血池影像。

【适应证】

1. 肝血管瘤的诊断。

2. 评估肝内占位性病变的血流灌注状态。

3. 肝脏的血流灌注评价（如肝血流量测定，肝动脉、门脉血流比的测定等）。

【禁忌证】

无明确禁忌证。

【显像剂】

^{99m}Tc 标记红细胞（体内法）：先静脉注射无放射性的亚锡焦磷酸盐冻干品1支（内含氯化亚锡 1mg，2ml 生理盐水溶解）。30min 后再静脉注射^{99m}TcO4 - 淋洗液 370MBq（20mCi）。

【方法】

1. 病人准备：病人无需特殊准备。

2. 采集方法：受检者取仰卧位，探头视野包括部分心室、腹主动脉、肝脏、脾脏和肾脏。低能平行孔通用型准直器。能峰140keV，窗宽20%，矩阵64×64（动态）或128×128（静态及断层）。弹丸式静脉注射^{99m}Tc - 红细胞后，立即用 SPECT 进行前位动态采集，帧/2s，共30帧，为肝血流（动脉）灌注影像；30min 后采集前位、右侧位和后位平面影像（血池相），延迟相于注药后1.5～2h进行，必要时延至4～6h。病灶较小时可加作断层显像，探头旋转360°，每6°采集1帧，每帧采集时间30s。

3. 图像处理：对动态影像电影显示或应用 ROI 技术进行分析。对于断层原始影像采用图像重建获得横断面、冠状断面和矢状断面。

4. 肝血流灌注显像

（1）患者准备：受检者无需特殊准备。静脉注射显像剂前1h口服过氯酸钾 400mg。

（2）显像剂：常用^{99m}TcO4 - ，555～740MBq（15～20mCi），肘静脉弹丸式注射。

（3）显像方法：受检者取仰卧位，置探头于前后位或后前位投影位置，视野包括部分心室、腹主动脉、肝脏、脾脏和肾脏。显像仪配置低能平行孔通用型或高分辨准直器。能峰140keV，窗宽15%～20%，矩阵64×64或128×128。肘静脉弹丸式注射显像剂的同时启动显像仪进行连续动态显像。2s/帧，共计30帧。

（4）图像处理：对动态影像电影显示或应用ROI技术进行分析。

5. 肝血池显像

（1）患者准备：受检者无需特殊准备。静脉注射显像剂前1h口服过氯酸钾400mg。

（2）显像剂：常用^{99}mTc标记的红细胞，555～740MBq（15～20mCi）。

（3）显像方法：

①显像时间：常规平衡后血池相于注药后5、15和30min各进行一次静态影像。延迟相于注药后1.5～2h进行静态影像，必要时延至4～6h。其采集和处理方法同肝胶体显像；

②平面显像：受检者取仰卧位，置探头于前后位或后前位投影位置，或依据病灶在肝内的部位，置探头于最能清晰显示病灶的投影位置。显像仪配置低能平行孔通用型或高分辨准直器。能峰140keV，窗宽20%，矩阵128×128或256×256；

③断层显像：受检者取仰卧位，准直器、能峰及窗宽同平面显像，矩阵64×64或128×128。探头旋转360°，每3°～6°采集1帧，每帧采集时间20～30s。重建原始图像获得横断面、冠状断面和矢状断面图像；

④图像处理：用3D显示技术，可更直观地显示肝血管瘤的"热区"病变，肝胶体和肝血流与血池显像的对比分析，可对肝内占位性病变作出更准确的判断。

【影像分析】

1. 正常影像

（1）肝血流灌注相：腹主动脉显影2～4s，双肾及脾显影，肝区无明显放射性分布（动脉期）；肾脏显影后12～18s，肝区放射性持续增加，并逐步超过肾脏（静脉期）。

（2）肝血池相：心脏、大血管及肝脾血池显影，肝区放射性分布均匀，强度一般低于心血池和脾脏。

2. 异常影像

（1）灌注相：动脉期肝脏出现局限性浓聚或全肝普遍性增高。

（2）血池相：肝胶体显像出现局限性缺损区时，行肝血池显像常见的异常表现有3种，即不充填（病灶区放射性分布稀疏或缺损）、充填（相当于周围正常的肝组织）、过度充填（高于正常肝组织）。

【临床意义及评价】

1. 肝海绵状血管瘤：胶体显像上的典型表现为：单发或多发局限性放射性缺损区，肝血流灌注相中血流灌注正常或略降低，而肝血池显像"过度填充"，是肝血管瘤的典型表现。肝血流和血池显像是目前对肝血管瘤术前病因诊断的首选方法。

2. 原发性肝癌：肝癌病灶的供血是来自肝动脉，在动脉期，即可见到病灶区呈提前灌注，而血池期病变部位呈放射性充填，其分布与正常肝组织相似。

【注意事项】

1. 根据标记红细胞的标记率要高，在体内稳定性好。

2. 需同时进行肝胶体和肝血流灌注与血池显像时，二者检查时间间隔不宜少于24h。

（胡正君）

第二节　肝脏肿瘤阳性显像

【原理】

静脉注射与肝癌组织具有特殊亲和力的核素、标记化合物或特异性抗体，在体内被肝癌组织选择性摄取或浓聚，可以使肿瘤病灶显影，达到定性与定位诊断的目的。

【适应证】

1. 肝细胞癌的定性和定位诊断。包括小肝癌、AFP 阴性肝癌的诊断。

2. 搜寻肝细胞癌肝外转移灶。

3. 肝细胞癌手术后随访，尤其在 AFP 复又升高时。

4. 肝细胞癌、肝腺瘤、肝再生结节的鉴别诊断。

【禁忌证】

无明确禁忌证。

【显像剂】

1. 非特异性显像剂: ^{67}Ga - 枸橼酸、^{201}TI、及^{99m}Tc - PMT、^{99m}Tc - GH、^{99m}Tc(V) - DMSA、^{99m}Tc - MIBI 等。

2. 特异性的显像剂: 核素标记的抗 AFP 或 CEA 的单克隆或多克隆抗体、核素可采用^{99m}Tc、^{131}I、^{123}I、^{111}In 等。

【方法】

1. ^{99m}Tc - PMT 显像: 静脉注射^{99m}Tc - PMT 185 ~ 370MBq（5 ~ 10mCi）后，5、10、20、30、60min 及 2h 进行前位显像，如仍未出现阳性，可延迟至 5h

2. ^{67}Ga - 枸橼酸显像: 静脉注射^{67}Ga - 枸橼酸 148 ~ 222MBq（4 ~ 6mCi）后 24h 进行显像，必要时在 48 和 72h 作重复采集，应用中能平行孔准直器、常规应包括前位、右侧位和后位。

【影像分析】

1. ^{99m}Tc - PMT 显像: 5min 时的放射性稀疏、缺损区（或肝胶体显像、超声、MRI、CT 诊断为占位性病变）在延迟显像中表现为放射性浓集，等于或超过周围肝组织，为显像阳性。

2. ^{67}Ga - 枸橼酸显像如肝胶体显像的缺损区出现放射性充填，为显像阳性。

【临床意义及评价】

^{99m}Tc – PMT 阳性显像有较高的特异性，诊断肝癌的阳性率约为 40% ~ 60%。肝癌组织摄取放射性的量取决于肝癌细胞的病理类型、分化程度、肝癌细胞中胞浆和胆汁多少等因素;^{67}Ga – 枸橼酸显像为非特异性阳性显像，大约有 90% 的原发性肝癌和 50% 的肝转移瘤可出现局限性放射性浓聚，但需排除肝脓疡。

【注意事项】

目前常用的肝癌阳性显像剂，均属于非特异性的，因此，分析结果时必需密切结合临床，排除有关影响或干扰因素。

（胡正君）

第三节　唾液腺显像

唾液腺显像是了解唾液腺摄取、分泌、排泄功能及有无占位性病变的常用的方法。唾液腺小叶内导管上皮细胞具有从血液中摄取和分泌^{99m}TcO4 – 离子的功能，静脉注射的^{99m}TcO4 – 随血流到达唾液腺，被小叶细胞从周围毛细血管中摄取并积聚于腺体内，并在一定的刺激下分泌出来，随后逐渐分泌到口腔。因而在体外对唾液腺进行显像，可了解唾液腺位置、大小、形态和功能情况。

【原理】

唾液腺小叶内导管上皮细胞具有从血液中摄取和积聚^{99m}TcO$_4^-$离子的功能，并在一定的刺激下可分泌至口腔。唾液腺显像是了解唾液腺摄取、分泌、排泄功能及有无占位性病变的常用的方法。

【适应证】

1. 唾液腺功能的判断　如干燥综合征的诊断、唾液腺手术后残留腺体或移植唾液腺功能的判断。

2. 占位性病变的诊断　如淋巴乳头状囊腺瘤的诊断等。

3. 异位唾液腺的诊断等。

【禁忌证】

无明确禁忌证。

【显像剂】

^{99m}TcO4 – 洗脱液 185 ~ 370MBq（5 ~ 10mCi）。

【方法】

1. 病人准备　检查前病人无须特殊准备，勿服用过氯酸钾。

2. 静态平面显像　于 5、10、20、40min 分别行前位和左右侧位显像，视野中应包括整个唾液腺和部分甲状腺，矩阵 128 × 128 或 256 × 256。40min 后舌下含服维生素 C 300 ~ 500mg 促使唾液腺分泌后，嘱患者漱口清洗口腔，并于清洗口腔前后分别显像。

3. 动态显像　必要时，可采用弹丸式静脉注射显像剂，2s/帧，共30帧，矩阵64×64，以了解唾液腺的血流灌注情况。

【影像分析】

1. 正常影像　唾液腺显影约20～30min时达到高峰，两侧显影对称，放射性分布均匀，以腮腺最清晰，颌下腺和舌下腺相对较淡；随后影像缓慢减淡，酸刺激可引起唾液分泌量明显增加，腮腺影明显减淡，口腔明显显影增加，借此可判断腮腺的分泌功能和导管有无阻塞。唾液腺和甲状腺摄取$^{99m}TcO_4^-$的速率相同，5～10min时腮腺聚集的显像剂与甲状腺相似，可参照甲状腺判断其摄取功能。

2. 异常影像　可表现为局部"冷结节"、"热结节"或"温结节"；唾液腺摄取弥漫性减低或不显影；唾液腺摄取增加等。

【临床意义及评价】

1. 唾液腺炎症　少数急性唾液腺炎症可呈弥漫性摄取增加。Sjogren综合征等慢性唾液腺炎症表现为唾液腺摄取减低或不显影，口腔不显影或延迟。少数可表现为摄取正常或病变以一侧为主。

2. 唾液腺占位性病变　热结节多见于淋巴乳头状囊腺瘤。冷结节多见于良性唾液腺混合瘤、囊肿、脓肿和原发性唾液腺癌。温结节多为腮腺混合瘤。

3. 对唾液腺导管阻塞、异位唾液腺、移植唾液腺等有助于诊断和疗效观察。

【注意事项】

腮腺造影可影响唾液腺摄取高锝酸盐的能力，故应在造影之前或在造影后数日再行本项检查。

（胡正君）

第四节　肠道出血显像

【原理】

人体红细胞被^{99m}Tc标记后或静脉注射^{99m}Tc标记胶体后，如果肠壁有出血灶，显像剂从肠壁黏膜处逸出进入肠腔，从而对胃肠道出血做出诊断并大致定位。

【适应证】

1. 寻找消化道出血（尤其是下消化道出血）的出血灶。

2. 肠黏膜炎症或溃疡性出血。

3. 胃肠道血管破裂性出血、异物刺伤、血管畸形、手术等。

4. 胃肠肿瘤出血。

5. 应激性黏膜溃疡出血。

6. 外伤性脏器破裂出血。

7. 胆道出血。

【禁忌证】

无明确禁忌证。

【显像剂】

1. ^{99m}Tc – 红细胞　采用体内标记法，先静脉注射亚锡焦磷酸盐冻干品 1 支（内含氯化亚锡 1mg，2ml 生理盐水溶解）。30min 后再静脉注射 ^{99m}TcO$_4^-$ 淋洗液 370MBq（10mCi）。

2. 胶体　^{99m}Tc – 硫胶体或 ^{99m}Tc – 植酸钠，185 ~ 370MBq（5 ~ 10mCi）。

【方法】

1. 病人准备：注射显像剂前 30min 口服 KClO$_4$ 200mg 封闭胃黏膜。

2. 体内标记红细胞显像法：病人取仰卧位，视野包括剑突至耻骨联合之间的腹部，矩阵 128 × 128 或 256 × 256。注射显像剂后以 5min 为一帧动态采集，或间隔 5 ~ 10min 进行静态采集，采集 60min。如仍为阴性，怀疑慢性间歇性出血，可于 24h 内多次延迟显像，以提高检出阳性率。

3. 胶体显像法：静脉注射后立即开始动态采集，先以 2s 一帧连续采集 60s，随后以 2min/帧，共采集 16 帧。显像观察延迟至 60min 即可，必要时重复注射。

【影像分析】

1. 正常影像：^{99m}Tc – 红细胞显像，腹部大血管、肝、脾、肾等血池均显影，膀胱在尿液未排尽时也会清晰显影，而胃肠壁基本不显影；^{99m}Tc – 胶体显像，肝、脾、骨盆和脊柱等网状内皮系统显影，而腹部及大血管均不显影。

2. 异常影像：当肠壁有出血灶时，在局部形成异常的显像剂浓聚灶，出血量较大时，可出现肠影。

【临床意义及评价】

急性活动性出血常用 ^{99m}Tc – 胶体显像，慢性间歇性出血者，则常用 ^{99m}Tc – 红细胞显像。两种方法能探测出大于 0.1ml/min 的消化道出血。与内窥镜和选择性血管造影相比，本法有灵敏、无创、简便、准确等优点，但特异性较差，不能作出病因诊断。

【注意事项】

1. 检查前病人停止用止血药，特别是少量出血的病人。

2. 标记红细胞作显像剂时，要求有较高的标记率，否则游离锝被胃黏膜吸收并排至肠腔可产生假阳性。在注射过锝酸盐淋洗液时，注射器内可适当抽回血 3 ~ 5ml 以提高红细胞标记率。

3. 选用胶体显像时，必须是急性持续性的出血，否则为阴性结果。

4. 怀疑出血点与大血管或脏器重叠时，为避免假阴性出现，可加作侧位显像。

（胡正君）

第五节　异位胃黏膜显像

正常胃黏膜具有快速摄取过锝酸盐（$^{99m}TcO4-$）的特性，异位的胃黏膜同样具有这种特性，故在静脉注射$^{99m}TcO4-$后异位胃黏膜可很快聚集$^{99m}TcO4-$形成放射性浓聚灶而被探测。异位胃黏膜主要好发于胃以外消化道节段，包括 Barret 食管、部分 Mickel 憩室和小肠重复畸形。前者好发于食管下端，多由于长期胃 - 食管反流，刺激食管上皮化生所致；后两种为好发于空肠、回肠段的先天畸形。异位胃黏膜亦具有分泌胃酸和胃蛋白酶的功能，可引起炎症溃疡和出血，本项检查的阳性结果同时具有定位和提示病因的意义。

【原理】

正常胃黏膜具有快速摄取$^{99m}TcO_4^-$的特性，异位胃黏膜同样具有这种特性，从而形成放射性浓聚灶而被探测。

【适应证】

1. 下消化道出血疑有 Mickel 憩室和小肠重复畸形。

2. 小儿下消化道出血病因过筛检查。

3. 小儿慢性腹疼。

4. 肠梗阻或肠套叠疑与 Mickel 憩室或小肠重复畸形有关。

5. 不明原因的腹部包块。

6. 成人食道疾患的鉴别诊断

【禁忌证】

无明确禁忌证。

【显像剂】

静脉注射新鲜$^{99m}TcO_4^-$淋洗液 370MBq（10mCi），小儿酌减。

【方法】

1. 病人准备：受检者检查当日晨禁水、禁食 4h 以上，检查前需排空大小便。

2. 体位：常规取前后位采集，在病灶显示最清晰时，可根据需要加作左或右侧位。检查肠道病变时，视野范围从剑突到耻骨联合，包括整个腹部。食道显像时，视野以剑突为中心，包括食道和胃，于食道病灶显示后，饮水 200～300ml 重复显像。

3. 采集条件：矩阵 128×128 或 256×256。分别于注射后 0、5、10、30、160 和 120min 显像，每帧 500～1000K；或以 64×64 矩阵、5min/帧，动态采集 30min 以及 60min 的静态影像。

4. 图像处理：可采用肉眼定性分析和使用 ROI 技术进行半定量分析。

【影像分析】

1. 正常影像：正常仅见胃显影，食管不显影，肠道可因胃黏膜细胞分泌的显像剂的排泄而一过性显影，尤其是十二指肠球部较为明显。结肠脾区及肾脏有时显影。腹部无异常浓聚灶，晚期图像上，膀胱影像渐浓。在胃与膀胱影之间，腹部无其他异常浓聚灶。

2. 异常影像：除正常显影部位以外出现较固定不变的异常放射性浓聚，尤其是于食道下段或小肠区出现放射性积聚提示为异常。

【临床意义及评价】

1. Meckel 憩室：在腹部脐周，通常在右下腹出现固定的灶状浓聚影，与胃同步显影，随着时间延长影像渐浓。侧位显像时浓聚灶靠近腹侧是诊断要点。45～60min 后，个别病灶因分泌物排出或出血，浓聚范围可有扩大、变形现象。

2. Baret 食管：在胃影上方可见食管下端有异常显像剂浓聚影，与胃同步显影，且随时间延长，局部浓聚影渐浓。饮水后局部影像无明显变化。

3. 肠重复畸形：腹部出现条状浓聚影，形态、部位多变。典型表现为浓聚灶呈肠襻状。

【注意事项】

1. 严格禁食，停用过氯酸钾、水合氯醛、阿托品等干扰、阻断胃黏膜摄取及促蠕动、分泌药物。

2. 腹内病灶性质难定时，注意侧位显像。

3. 部分憩室在急性炎症期出血量大或血栓形成时可为假阴性结果，本法不适应于无异位胃黏膜的憩室检查。

3. 对于高度怀疑 Meckel 憩室而显像阴性者，可在检查前20min 皮下注射五肽胃泌素 $6\mu g/kg$ 以增强胃黏膜摄取$^{99m}TcO_4^-$，从而提高阳性率。

（胡正君）

第六节　十二指肠 – 胃反流显像

【原理】

静脉注射肝胆显像剂后，经由肝脏多角细胞快速摄取并分泌入胆道，继而排至十二指肠，正常时，由于幽门括约肌的控制，已排入肠腔的显像剂不进入胃内。而十二指肠 – 胃反流的患者，可见显像剂从小肠反流入胃的影像。

【适应证】

1. 慢性胃炎、胃切除术后残胃胃炎、胃溃疡、胃癌、反流性食管炎及某些消化不良疾患检测肠 – 胃反流。

2. 观察十二指肠 – 胃反流治疗的效果。

【禁忌证】

无明确禁忌证。

【显像剂】

采用^{99m}Tc – EHIDA、^{99m}Tc – PMT、^{99m}Tc – DISIDA、^{99m}Tc – Mebrofenin 等，成人剂量

185MBq（5.0mCi）；儿童剂量 7.4MBq/kg（0.2mCi/kg），不超过 37MBq。

【方法】

1. 病人准备：检查前至少应禁食禁烟 4～12h，检查前 30min 用过氯酸钾 400mg 封闭胃黏膜。

2. 采集条件：病人取仰卧位，探头视野包括肝脏、胆道、肠道和胃。每隔 5～10min 采集 1 帧，每帧采集 100s（计数应达到 300～500K 以上），至 30min 时或胆囊放射性计数达最大时，嘱受检者口服牛奶 300ml 或油煎鸡蛋两个，以加速胆汁的排泄，采集至口服脂肪餐后 60min 止。必要时进行 2～4h，甚至 24h 延迟显像。

3. 图像处理：使用计算机划定"感兴趣区"，可作出肠胃反流的时间 – 放射性曲线，并可定量反流程度，并可计算胆汁反流指数（EGRI）。

4. 显像剂：主要有 99mTc – EHIDA、99mTc – DISIDA、99mTc – mebrofenin、99mTc – PMT 等。

5. 给药方法：静脉注射。成人剂量 185MBq（5.0mCi）；儿童剂量 7.4MBq（0.2mCi）/kg，不超过 37MBq（1mCi）。

6. 仪器：大视野 γ 照相机或 SPECT 仪，低能通用平行孔准直器，窗宽 20%，能峰 140keV。

（1）动态采集：注射后即刻，每秒 1 帧，采集 60s，然后每分钟 1 帧，采集 60min。

（2）静态影像：前位 500k～1000k 计数，然后定同样时间每 5min 采集 1 帧，至 60min。

7. 患者体位：仰卧，上腹部位于探头下。

8. 显像程序

（1）弹丸注射肝胆放射性药物，开启 γ 照相机。

（2）常规显像结束前（动态采集 60min 后或注射吗啡后 30min）采集右侧位和左前斜位影像。放射性药物进入十二指肠后，继续进行动态显像，连续 30～60min，探头视野包括肝脏、胆道、肠道和胃。

（3）使用计算机划定"感兴趣区"，可作出肠胃反流的时间放射性曲线，并可定量反流程度。

（4）必要时进行 2～4h，甚至 24h 延迟显像。

9. 判断标准：正常情况下胆汁不进入胃，表现为十二指肠空肠曲以上的胃区无放射性浓聚，促胆汁分泌后，胃部仍无放射性出现。当存在肠胃反流时，经由肝、胆道排泄至肠的示踪剂逆流入胃，胃区出现放射性异常浓聚，造成胃显影，即可判断为十二指肠胃反流。

【影像分析】

正常情况下胆汁不进入胃，表现为十二指肠空肠曲以上的胃区无放射性浓聚，口服牛奶促胆汁分泌后，胃部（肝左叶尖端附近）仍无放射性出现；当存在肠 – 胃反流时，经由肝、胆道排泄至肠的示踪剂逆流入胃，胃区出现放射性异常浓聚，造成胃显影，即可判断为十二指肠－胃反流。

按 EGRI 分度：当 EGRI < 5%、5% ~ 10%、> 10% 时分别为 Ⅰ、Ⅱ、Ⅲ 度反流。

【临床意义及评价】

本法为符合生理状况的无创性、无刺激性的一种简便检查方法，并可进行定量测定，优于胃液检查和胃镜检查。肠胃反流显像对许多胃肠道疾病的发病机理研究、早期诊断、病情观察、疗效随访和临床药理研究均有重要价值。

【注意事项】

如果胃部投影区难以确定或难以判断有无反流，可在检查结束以前口服 0.1 ~ 0.2mCi 的 ^{99m}Tc－EHIDA，然后再次显像以确定胃的位置和外形轮廓。

（胡正君）

第七节　胃食管反流测定和显像

胃食管反流测定和显像主要用于胃食管反流诊断，灵敏度为 90% 左右。当有胃食管反流时，胃食管反流显像可见贲门上方出现放射性，GERI > 4%。

【原理】

口服含有不为食管和胃黏膜所吸收的酸性试餐，在胃和食管部位连续动态显像，若显像剂入胃后贲门上方有放射性出现，则可诊断为胃食管反流。

【适应证】

1. 引起胃灼热和反酸的原因。
2. 反流性食管炎。
3. 小儿反复吸入性肺炎的病因。
4. 婴幼儿不明原因的呕吐。
5. 胃大部切除术后并发症。
6. 慢性肺部感染原因。

【禁忌证】

食管与气管瘘患者。

【显像剂】

将 14.8 ~ 37MBq（0.4 ~ 1mCi）^{99m}Tc－DTPA、150ml 桔子汁和 150ml 0.1NHCl 制成酸性混合液。婴幼儿检查时将上述显像剂加入牛奶中，牛奶量按 300ml/1.7m² 体表面积计算，活度 7.4 ~ 11.1MBq（200 ~ 300μCi）。

【方法】

1. 病人准备：受检者禁食 4 ~ 12h。
2. 采集条件：配置低能通用准直器，能峰 140keV，窗宽 20%，矩阵 128×128。

3. 显像方法

（1）嘱受试者 3min 内饮完 300ml 酸性试餐，再服 15~30ml 清水，以去除食管内残余放射性。

（2）10~15min 后仰卧于探头下，取前位显像，视野包括食管和胃。并在上腹部胃部缚于带压力装置的腹带，逐级加压（0、2、4、6、8、10、12、13.3kPa），每级加压后采集一次，30s/帧。

（3）婴幼儿检查不用腹带，服后 5~10min 每 2min/帧采集，连续 1h，2~4h 内在胸部显像几次，若在肺部或上呼吸道出现显像剂，则提示有肺吸入。

4. 影像处理：选择胃和食管为感兴趣区，计算食管反流指数（GERI）

$$GERI(\%) = (E_n - E_B)/Go \times 100\%$$

Go：压力 0 时全胃内计数；E_n：某时或某压力时食管内计数；E_B：食管本底计数。

【影像分析】

1. 正常人食管内不见放射性存在，但在腹带压力为 13.3kPa 时，可以测量出有微量放射性存在，GERI 为（2.7±0.3）%。食管时间－放射性曲线尖峰出现少于 3 个。

2. 贲门上方出现放射性，如仅稍高于本底为弱阳性；明显高于本底但显著低于胃影者为阳性；稍低于或等于胃影为强阳性。

3. 当 GERI >4% 或尖峰出现大于 4 个，提示有 GER 存在。

4. 在腹部未加压时，GER 即为阳性者称为自发性反流；加压后的反流称为诱发性反流。

【临床意义及评价】

本法诊断胃食管反流的灵敏度为 90% 以上，比测定食管下端括约肌压力、酚红反流试验、X 线检查、酸灌注试验、内窥镜检查以及组织学检查等方法的准确率高，且无创、灵敏、更符合生理状况。

【注意事项】

1. 显像前应在视屏上观察食管部位有无残留放射性，若有，可再饮几口水之后再观察，如已无放射性才可进行系列显像。

2. 腹部加压时的压力要准确，否则会影响结果准确性。

（胡正君）

第八节　胃排空功能测定

在目前常用的九种检测胃排空功能的方法中（如插管法、放射学法、吸收实验、实时超声、放射性核素胃排空显像等），放射性核素胃排空显像被认为是较为理想的检查方法。

【原理】

将不被胃黏膜吸附和吸收，不被胃液或胃运动破坏或解离的放射性显像剂引入胃后，以连续动态的显像方法，观察胃区放射性分布情况，并经计算机处理，计算胃排空时间及某特定时间显像剂的残留率或排空率，以评价胃运动功能。由于固体食物、液体和固体－液体混合食物在胃内的排空速度均不同，根据胃的生理基础，应选用固体－液体混合食物或固体食物制备试验餐。由于胃排空受物质颗粒大小、物理性状以及蛋白质、脂肪、热量等多种因素的影响，各实验室应该以 Tc－Sc 37～74MBq 建立标准试验餐。受检者空腹12h，5min 内全部吃完固体或液体试验餐，并以 1 帧/min 的速度采集 1～2h，用 ROI 技术算胃内放射性排出 50% 所需的时间。

【适应证】

1. 胃正常生理功能的评价。

2. 胃排空障碍原因的探讨。

3. 药物及手术治疗的疗效观察和随访。

【禁忌证】

无明确禁忌证。

【显像剂】

1. 固体食物的制备：取 37～74MBq（1～2mCi）^{99m}Tc－DTPA，加入到 120g 鸡蛋中搅匀，在油中煎炒或微波炉加热至固体状，夹入两片面包中备用。也可采用^{99m}Tc－植酸钠标记鸡肝。

2. 液体食物的制备：取 37～74MBq（1～2mCi）^{99m}Tc－DTPA，加入到 5% 葡萄糖（糖尿病患者用生理盐水）300ml 中混匀备用。作固体－液体混合食物胃排空测定时，则应选用^{131}I－OIH 18.5MBq（0.5mCi）。

3. 半固体食物的制备：取 TETA 树脂 250mg 与^{99m}TcO$_4^-$混合，加生理盐水至 5ml，振荡 10min，获得^{99m}Tc－TETA 树脂，与 50g 麦片、2g 食盐配制成的麦片粥混匀备用，总体积 300ml。

【方法】

1. 病人准备：隔夜禁食至少 8h 以上。

2. 采集条件：矩阵 128×128 或 256×256，视野包括胃和大部分小肠。^{99m}Tc 用低能通用型准直器，^{131}I 用高能通用型。

3. 患者在预先统一的时间空腹服用试餐，要求在 5min 内吃完。如做固体－液体混合食物胃排空检查时，先服固体食物，后服液体食物。从进食开始计时，在 5、10、15、20min 各采集 1 帧，随后每 15min 采集 1 帧，每帧采集 60s，连续观察 2h。若 2h 放射性计数尚未下降 50%，可继续延长观察时间。

4. 患者仰卧于探头下，或直立位面向探头。在两次采集之间的间歇期，允许患者适当走动，但每次显像的体位必须一致。每个时间点的采集，均同时作前位显像和后位显像，然后取平均值。

5. 图像处理：采用 ROI 技术勾画出胃的轮廓，并按下述公式计算出各时间点的胃排空率或由计算机软件自动处理。

GEt（%） = Cmax － Ct/Cmax × 100%

GEt：时间 t 时的胃排空率；Cmax：胃区内最大计数率；

Ct：时间 t 时胃内的计数率（经衰变校正和衰减校正后）。

【影像分析】

1. 应根据各自的方法建立自己的正常值，具体数据可参考相关资料。

2. 以时间函数图解方式处理胃排空曲线，在固体－液体混合食物中，液体成分排空比固体快，排空曲线近似单指数函数曲线，而固体食物趋近于"0"的形式排空。

3. 以半对数时间函数方式处理胃排空曲线，液体食物最初表现出迅速下降，继之呈缓慢单指数形式下降，无延迟时间；而固体食物最初下降缓慢，随后表现出一种类似液体排出的单指数下降，存在延迟时间。

【临床意义及评价】

1. 胃排空率延迟：胃排空测定对鉴别胃排空延迟类型有重要意义。机械性梗阻其固体排空明显延迟，而液体排空正常；功能性梗阻的固体和液体排空均延迟，尤以固体更为明显。

2. 胃排空率加快：发生胃排空加快的机率很少且多为医源性的。

3. 与其他的胃排空检查方法比较，具有方法简便、安全、重复性好、能定量以及符合生理状况等特点。

【注意事项】

1. 不同单位应针对各自方法建立起自己的正常值；测量结果尚须经过衰变和衰减校正。

2. 试餐应合病人的口味，试餐的量应较平时饮食量相对减少。

3. 检测前 1 ~ 2 周应停服影响胃动力的药物。

4. 显像剂的标记率应 > 95%。

5. 几个患者同时做检查时，要合理安排间隔时间，避免检查时间点互相冲突，以保证结果的准确性。

（胡正君）

第九节　小肠通过时间测定

【原理】

将不被胃肠黏膜吸收的放射性核素标记的食物摄入胃内，经过胃的蠕动排入肠腔，在体外连续显像采集食物由胃进入小肠、排入结肠的整个过程，通过一定的方法计算出小肠通过时间和小肠残留率等参数，以了解小肠的运动功能。

【适应证】

1. 小肠运动功能障碍性疾病。如假性小肠梗阻、肠易激惹综合征、迷走神经切断术后腹泻等。

2. 平滑肌源性疾病。如淀粉样变性、系统性硬化症、皮肌炎等。

3. 周围神经系统疾病。

4. 胃肠运动功能障碍药物治疗前后疗效的观察。

【禁忌证】

无明确禁忌证。

【显像剂】

$37 \sim 74MBq$（$1 \sim 2mCi$）$^{99m}Tc - DTPA$，加入到120g鸡蛋中搅匀，在油中煎炒或微波炉加热至固体状，夹入两片面包中备用。

【方法】

1. 病人准备：隔夜禁食至少8h以上。

2. 采集条件：采用低能通用型准直器，能峰140keV，窗宽20%，矩阵128×128或256×256，使胃、小肠和结肠均在探头视野中。

3. 患者在预先统一的时间空腹服用试餐，要求在5min内吃完。显像时，患者仰卧于探头下，从进食开始计时，在第1h内每15min采集1帧，每帧采集60s；在第$2 \sim 4h$每30min采集1帧，直到80%的试餐进入结肠。

4. 图像处理：采用ROI方法分别画出胃区和结肠区ROI，画出胃排空和结肠填充的时间 - 放射性计数曲线，用平均小肠通过时间法（结肠半填充时间 - 胃半排空时间）或用反卷积分法按公式：

$h(t) = r(t) * e(t)$ 计算出小肠通过时间。

$h(t)$：小肠通过时间；$r(t)$：结肠填充时间；$e(t)$：胃排空时间；

$*$：代表反卷积。

【影像分析】

正常影像见进食标记试餐后，胃立即显影，随后可见标记食物从十二指肠逐渐到达回盲部及结肠各段。小肠通过时间正常参考值为（4.2 ± 0.5）h；小肠通过时间异常加速和延长可见于多种疾病。

【临床意义及评价】

1. 小肠通过时间异常：加快可见于肠易激惹综合征、短肠综合征、倾倒综合征、甲状腺功能亢进、运动功能障碍性疾病；延长可见于小肠假性梗阻、小肠机械性肠梗阻、Crohn病、小肠性便秘、糖尿病、硬皮病等。

2. 疗效监测：研究小肠运动功能障碍以及胃肠运动药物治疗前后的疗效监测。

【注意事项】

由于在小肠与结肠之间、胃与结肠之间存在着重叠现象，测量结果尚需进行重叠校正。其他注意事项同胃排空显像。

（胡正君）

第四篇 常见肿瘤病理特征及诊断

第一章 胃 癌

【临床表现】

胃癌缺少特异性临床症状，早期胃癌常无症状。常见的临床症状有上腹部不适或疼痛、食欲减退、消瘦、乏力、恶心、呕吐、呕血或黑便、腹泻、便秘、发热等。

【体征】

早期或部分局部进展期胃癌常无明显体征。晚期胃癌患者可扪及上腹部包块，发生远处转移时，根据转移部位，可出现相应的体征。出现上消化道穿孔、出血或消化道梗阻等情况时，可出现相应体征。

【辅助检查】

1. 内镜检查

（1）胃镜检查：确诊胃癌的必须检查手段，可确定肿瘤位置，获得组织标本以行病理检查。必要时可酌情选用色素内镜或放大内镜。

（2）超声胃镜检查：有助于评价胃癌浸润深度、判断胃周淋巴结转移状况，推荐用于胃癌的术前分期。对拟施行内镜下粘膜切除（EMR）、内镜下粘膜下层切除（ESD）等微创手术者必须进行此项检查。

（3）腹腔镜：对怀疑腹膜转移或腹腔内播散者，可考虑腹腔镜检查。

2. 组织病理学诊断

组织病理学诊断是胃癌的确诊和治疗依据。活检确诊为浸润性癌的患者进行规范化治疗。如因活检取材的限制，活检病理不能确定浸润深度，报告为癌前病变或可疑性浸润的患者，建议重复活检或结合影像学检查结果，进一步确诊后选择治疗方案。

（1）胃镜活检标本处理

①标本前期处置：活检标本离体后，立即将标本展平，使粘膜的基底层面贴附在滤纸上；

②标本固定：置于10%－13%福尔马林缓冲液中。包埋前固定时间须大于6小时，小于48小时；

③石蜡包埋：去除滤纸，将组织垂直定向包埋；

④HE 制片标准：修整蜡块，要求连续切 6~8 个组织面，捞取在同一张载玻片上。常规 HE 染色，封片。

（2）病理诊断标准

①低级别上皮内肿瘤：粘膜内腺体结构及细胞学形态呈轻度异型性，与周围正常腺体比较，腺体排列密集，腺管细胞出现假复层，无或有极少粘液，细胞核染色浓重，出现核分裂相。

②高级别上皮内肿瘤：粘膜内腺体结构及细胞学形态呈重度异型性（腺上皮原位癌），与周围正常腺体比较，腺管密集，腺管细胞排列和极向显著紊乱，在低级别上皮内肿瘤的基础上进一步出现共壁甚至筛状结构，缺乏粘液分泌，核分裂相活跃，可见灶状坏死，但无间质浸润；

③粘膜内癌：即粘膜内浸润癌，不规则的腺上皮细胞团巢或孤立的腺上皮细胞浸润粘膜固有层间质，局限于粘膜肌层以内；

④粘膜下癌：即粘膜内浸润癌继续向深层浸润，侵透粘膜肌层达到粘膜下层，未侵及胃固有肌层；

⑤早期胃癌（T1N0/1M0）：包括粘膜内浸润癌和粘膜下浸润癌，无论有无区域淋巴结转移证据。

（3）病理评估

①组织标本固定标准。

固定液：推荐使用 10% – 13% 中性福尔马林固定液，避免使用含有重金属的固定液；

固定液量：必须大于所固定标本体积的 10 倍；

固定温度：正常室温；

固定时间：内镜活检标本或粘膜切除标本：大于 6 小时，小于 48 小时。胃切除手术标本：沿胃大弯剖开展平固定，固定时限为大于 12 小时，小于 48 小时；

②取材要求；

A. 活检标本

核对临床送检标本数量，送检活检标本必须全部取材。每个蜡块内包括不超过 5 粒活检标本。将标本包于纱布或柔软的透水纸中以免丢失；

B. 内镜下粘膜切除标

送检标本由手术医师展平固定，标记方位。记录肿瘤的大小，各方位距切缘的距离。垂直于胃壁，每间隔 0.3cm 平行切开标本，分成适宜大小的组织块，推荐按同一包埋方向全部取材。记录组织块对应的方位；

C. 胃切除术标本

a. 肿瘤及切缘：肿瘤组织充分取材，视肿瘤大小、浸润深度、不同质地、颜色等区域分别常规取材，肿瘤≥4 块，含肿瘤浸润最深处 1 – 2 块全层厚度肿瘤，以判断肿瘤侵犯的最深层次。肿瘤与瘤旁交界部组织 1 – 2 块，观察肿瘤与邻近肉眼观正常粘膜的关系。

切取远端、近端手术切缘，常规至少各 1 块。早期癌取材原则：切取全部手术切除标本制片，应当附图示标记采取组织块的位置，以便复诊或会诊时参照；

b. 淋巴结：建议外科医师根据局部解剖和术中所见，分组送检淋巴结，有利于淋巴结引流区域的定位；在未接到手术医师分组送检医嘱或标记的情况下，病理医师按照以下原则检出标本中的淋巴结：全部淋巴结均需取材，建议术前未接受治疗病例的淋巴结总数应≥15 枚。所有肉眼阴性的淋巴结应当完整送检，肉眼阳性的淋巴结可部分切取送检；

c. 推荐取材组织体积：不大于 $2 \times 1.5 \times 0.3$cm；

D. 取材后标本处理原则和保留时限

a. 剩余标本的保存：取材剩余组织保存在标准固定液中，并始终保持充分的固定液量和甲醛浓度，避免标本干枯或因固定液量不足或浓度降低而致组织腐变，以备根据镜下观察诊断需求而随时补充取材，或是在病理诊断报告签发后接到临床反馈信息时复查大体标本或补充取材；

b. 剩余标本处理的时限：建议在病理诊断报告签发 1 个月后，未接到临床反馈信息，未发生因外院会诊意见分歧而要求复审等情形后，可由医院自行处理。

（4）病理类型：

①早期胃癌大体类型；

Ⅰ：隆起型；

Ⅱa：表面隆起型；

Ⅱb：平坦型；

Ⅱc：表面凹陷型；

Ⅲ：凹陷型；

②进展期胃癌的大体类型；

隆起型：肿瘤的主体向肠腔内突出；

溃疡型：肿瘤深达或贯穿肌层合并溃疡；

浸润型：肿瘤向肠壁各层弥漫浸润，使局部肠壁增厚，但表面常无明显溃疡或隆起；

③组织学类型。

A. WHO 分类：

目前最为常用的胃癌组织学分型方法，WHO 于 1979 年提出以组织来源及其异型性为基础的国际分型。该系统将胃癌分为腺癌、腺鳞癌、鳞状细胞癌、类癌、未分化癌和不能分类的癌。当两种类型组织并存时，根据占优势的组织分型，同时注明次要组织类型。同时又将腺癌按组织学特点分为：乳头状腺癌、管状腺癌、黏液腺癌、印戒细胞癌；按分化程度（分化程度最低的部分）分为：高分化型、中分化型和低分化型腺癌。

1990 年 WHO 对胃癌组织分型进行修改，新的标准将胃癌分为上皮性肿瘤和类癌两类，上皮性肿瘤包括腺癌（乳头状腺癌、管状腺癌、低分化腺癌、黏液腺癌、印戒细胞癌）、鳞腺癌、未分化癌和不能分类的癌。胃肠类癌是生长缓慢、表现复杂的神经内分泌肿瘤。2000年新的WHO诊断标准根据其分化程度、肿瘤大小、浸润深度、血管侵犯和转移来区分类癌的良恶性。恶性类癌细胞有中度以上异型性、核分裂指数增高（>2/10 HPF）或肿瘤直径>1 cm或肿瘤侵入肠壁（固有肌层或肌层外）或有淋巴结、肝脏转移。良性类癌细胞有中度以下异型性、核分裂指数≤2/10 HPF、肿瘤直径≤1 cm、肿瘤无局部浸润和转移等特点。Rindi等将胃类癌分为Ⅰ～Ⅲ型：Ⅰ型，伴有慢性萎缩性胃炎；Ⅱ型，可伴有卓–艾综合征和多发性内分泌肿瘤（MEN2I）；Ⅲ型，散发性胃类癌。

B. Lauren分类：

1965年Lauren根据胃癌的组织结构和生物学行为，将胃癌分为肠型和弥漫型。肠型胃癌起源于肠化生黏膜，一般具有明显的腺管结构，瘤细胞呈柱状或立方形，可见刷状缘，瘤细胞分泌酸性黏液物质，类似于肠癌的结构；常伴有萎缩性胃炎和肠化生，多见于老年男性，病程较长，发病率较高，预后较好。弥漫型胃癌起源于胃固有黏膜，癌细胞分化较差，呈弥漫性生长，缺乏细胞连接，一般不形成腺管，许多低分化腺癌和印戒细胞癌属于此型；多见于年轻女性，易出现淋巴结转移和远处转移，预后较差。Henson等在美国的调查显示，肠型胃癌的发病率在美国男性、女性、非裔和白人中均呈现下降趋势，而弥漫型胃癌在同等人群中却呈上升趋势，发病率从1978年的0.3/100 000人增加至2000年的1.8/100 000人，其中以印戒细胞癌的增加最为明显。还有研究表明，部分弥漫型胃癌有家族聚集和遗传性，家系连锁研究发现CDH1基因胚系突变是其发病原因。Lauren分型不仅反映肿瘤的生物学行为，而且体现其病因、发病机理和流行特征。该分型的另一优点是可以利用胃镜下活检组织进行胃癌分型，指导手术治疗。Lauren分型简明有效，常被西方国家采用。但有10%～20%的病例兼有肠型和弥漫型的特征，难以归入其中任何一种，从而称为混合型。

（5）病理报告内容

A. 活检标本的病理报告必须包括以下内容：

a. 患者基本信息及送检信息；

b. 上皮内肿瘤（异型增生），报告分级；

c. 可疑浸润：应当重复活检，必要时应当行免疫组化染色鉴别；

d. 早期浸润性癌：提示浸润深度。

临床医师应当了解受活检取材深度限制，活检组织病理检查可能难以确认实际浸润深度。

B. 内镜下粘膜切除标本的病理报告必须包括以下内容：

a. 患者基本信息及送检信息；

b. 肿瘤大小；

c. 上皮内肿瘤（异型增生）的分级；

d. 对浸润性癌，应当报告组织学分型、分级、浸润深度、切缘情况和脉管侵犯情况等。

pT1 低分化癌、脉管侵犯、切缘阳性，应当再行外科手术扩大切除范围。其他情况，内镜下切除充分即可，但术后需定期随访。

预后不良的组织学特征包括：低分化，血管、淋巴管浸润，切缘阳性。

阳性切缘定义为：肿瘤距切缘小于1mm或电刀切缘可见癌细胞。

C. 手术切除标本的病理报告必须包括以下内容：

a. 患者基本信息及送检信息；

b. 大体情况：肿瘤所在部位、大小、大体类型、肉眼所见浸润深度、上下切缘与肿瘤的距离；

c. 肿瘤分化程度（肿瘤分型、分级）；

d. 肿瘤浸润深度（T分期，T分期或pT根据有形态学依据的肿瘤细胞来决定。经新辅助治疗的标本内无细胞的黏液湖，不认为是肿瘤残留）（TNM分期标准见附件3）；

e. 检出淋巴结数目以及阳性淋巴结数目（N分期）；

f. 近端切缘、远端切缘的状况。如果肿瘤距切缘很近，应当在显微镜下测量并报告肿瘤与切缘的距离，肿瘤距切缘1mm以内报切缘阳性；

g. 脉管和神经侵犯情况；

h. 有助于鉴别诊断和指导临床治疗的特殊检查，包括免疫组化和分子病理学检测，如 HER－2 检测等。

临床医师必须详细填写病理诊断申请单，如实描述手术所见及相关临床辅助检查结果并清楚标记淋巴结。

3. 实验室检查

（1）血液检查：血常规、血液生化学、血清肿瘤标志物等检查。

（2）尿液、粪便常规、粪隐血试验。

4. 影像学检查

（1）计算机断层扫描（CT）：CT平扫及增强扫描在评价胃癌病变范围、局部淋巴结转移和远处转移状况等方面具有重要价值，应当作为胃癌术前分期的常规方法。在无造影剂使用禁忌证的情况下，建议在胃腔呈良好充盈状态下进行增强CT扫描。

（2）扫描部位应当包括原发部位及可能的转移部位。检查是重要的影像学检查手段之一。推荐对CT造影剂过敏者或其他影像学检查怀疑转移者使用。MRI有助于判断腹膜转移状态，可酌情使用。

（3）上消化道造影：有助于判断胃原发病灶的范围及功能状态，特别是气钡双重对比造影检查是诊断胃癌的常用影像学方法之一。对疑有幽门梗阻的患者建议使用水溶性造影剂。

（4）胸部X线检查：应当包括正侧位相，可用于评价是否存在肺转移和其他明显的肺部病变，侧位相有助于发现心影后病变。

（5）超声检查：对评价胃癌局部淋巴结转移情况及表浅部位的转移有一定价值，可作为术前分期的初步检查方法。经腹超声检查可了解患者腹腔、盆腔有无转移，特别是超声造影有助于鉴别病变性质。

（6）PET-CT：不推荐常规使用。对常规影像学检查无法明确的转移性病灶，可酌情使用。

（7）骨扫描：不推荐常规使用。对怀疑有骨转移的胃癌患者，可考虑骨扫描检查。

（张丽蕊）

第二章　乳　腺　癌

【流行病学资料】

各国因地理环境、生活习惯的不同，乳腺癌的发病率有很大差异。北美和北欧大多数国家是女性乳腺癌的高发区，南美和南欧一些国家为中等，而亚洲、拉丁美洲和非洲的大部分地区为低发区。在北美、两欧等发达国家，女性乳腺癌的发病率居女性恶性肿瘤发病率的首位。据美国癌症协会估计，美国每年有 12 万乳腺癌新发病例，发病率为 72.2/10万，1976 年死于乳腺癌的人数为 33 000。

在世界上我国虽属女性乳腺癌的低发国，但近年来乳腺癌的发病率明显增高，尤其沪、京、津及沿海地区是我国乳腺癌的高发地区。以上海最高，1972 年上海的乳腺癌发病率为 20.1/10 万，1988 年则为 28/10 万，居女性恶性肿瘤中的第二位。中国是乳腺癌发病率增长速度最快的国家之一，2000 ~ 2009 年乳腺癌发病率从 29.99/10 万上升至 68.37/10 万，增长 127.98%。近年来乳腺癌发病率正以每年 3% 的速度递增，已成为城市女性的第一杀手。

【病理改变】

乳腺癌的病理形态复杂，为了较全面及确切的反映乳腺癌的病理形态特征与生物学行为，各家有不少的分类法。1978 年全国乳腺癌早期诊断座谈会将乳腺癌分为非浸润性癌、非特殊型浸润性癌及特殊型浸润性癌三大类。1983 年全国乳腺癌病理协作组会议再修订为现行的分类法，为非浸润性癌、早期浸润性癌、浸润性特殊型癌、浸润性非特殊癌四大类，此分类法较符合病理分类要求。

1. 非浸润性癌　是乳腺癌的早期阶段，当癌瘤局限在乳腺导管或腺泡内，未见突破其基底膜时称非浸润性癌。

（1）导管内癌：癌细胞局限于导管内，未突破管壁基底膜。多发生于中小导管，较大导管少见，一般为多中心散在性分布。

（2）小叶原位癌：发生于小叶导管及末梢导管上皮细胞的癌，多见于绝经前妇女，发病年龄较一般乳腺癌早 5 – 10 年。小叶增大，管、泡增多，明显变粗，充满无极性的癌细胞。小叶原位癌发展缓慢，预后良好。

2. 早期浸润性癌

（1）小叶癌早期浸润：癌组织突破管壁基底膜，开始向小叶间质浸润，但仍局限于小叶范围内。

（2）导管癌早期浸润：导管内癌的癌细胞突破管壁基底膜，开始生芽、向间质浸润。

3. 浸润性特殊型癌

（1）乳头状癌：发生于大乳管的上皮细胞，癌实质以有纤维脉管束或无纤维脉管束的乳头状结构为主者，可为非浸润性与浸润性乳头状癌。其浸润往往出现于乳头增生的基底部。

（2）髓样癌伴有大量淋巴细胞浸润：切面常有坏死和出血，镜下可见大片癌细胞间质中有大量淋巴细胞及浆细胞浸润。以癌周边部更明显，一般认为是机体对肿瘤产生的抵抗。

（3）小管癌：发生于导管或小导管上皮细胞，是恶性度较低的一类型，预后良好。

（4）腺样囊性癌：由基底细胞样细胞形成大小、形态不一的片块或小染，内有数目不等，大小较一致的圆形腔隙。腔面及细胞片块周边可见肌上皮细胞。

（5）大汗腺样癌：癌细胞胞浆丰富，嗜酸，有时可见顶浆突起，胞核轻度到中度异型，形成腺管、腺泡或小乳头结构。

（6）粘液腺癌：发生于乳腺导管上皮粘液腺化生的基础上，多见于近绝经期或绝经后的妇女，尤以60岁以上妇女多见。癌实质中，上皮粘液成分占半量以上。粘液绝大部分在细胞外，形成粘液湖；偶见在细胞内，呈印戒样细胞。

（7）鳞状细胞癌：来源于鳞状上皮化生的乳腺导管上皮。癌实质全部为典型的鳞状细胞癌，即可见细胞间桥和角化。若其他型癌发生部分鳞状上皮化生，则不在此列。

（8）乳头派杰氏病：又称乳头湿疹样癌，Paget（1874）首先描述此病。经过多年的研究，目前认为其镜下瘤细胞形态具有体积大，胞浆丰富淡染，常呈空泡状，核较大，明显不规则，偶见核分裂象。

4．浸润性非特殊型癌

（1）浸润性小叶癌：小叶癌明显向小叶外浸润，包括小细胞型浸润癌。

（2）浸润性导管癌：导管癌明显浸润间质，但浸润部分不超过癌实质一半。若超过一半，则以浸润性癌的主要形态命名。

（3）硬癌：癌细胞排列成细条束或零散分布，很少形成腺样结构，纤维间质成分占三分之二以上，且致密。

（4）髓样癌：癌巢呈片状或团块状密集，可有腺样结构，癌实质占三分之二以上，间质可有少量淋巴细胞及浆细胞。

（5）单纯癌：介于硬癌与髓样癌之间，即癌实质与纤维间质成分比例近似。癌细胞主要形成不规则的实性条束或小染，也可有腺样结构。

（6）腺癌：癌细胞大小尚一致，胞浆丰富，可有分泌，核深染，核分裂象多见，癌细胞呈腺管样排列，层次多，极性紊乱，缺少基底膜，在间质中呈浸润性生长，癌细胞亦可呈条索片块排列，腺管样排列需占二分之一以上。

【乳腺癌的诊断】

（一）病史

肿块常是乳腺癌病人首发症状，须问明出现的时间、部位、大小、生长速度快、慢及近期有否改变，是否疼痛，疼痛的性质。乳头糜烂、溢液的时间，溢液的性质。腋窝有无肿块，是否合并妊娠及哺乳。月经史及家族史。

（二）查体

首先由全面检查开始，注意胸、腹、盆腔、骼路的转移。而后检查乳房，乳腺的检查应先查健侧，后查患侧。检查应顺序、仔细。应先视诊，注意双侧乳房是否对称，外形有否异常，皮肤有无炎症样改变及桔皮样水肿等。触诊用手指平摸，乳房检查时，上臂伸过头部查乳腺内半，上臂垂下查乳腺外半，查到肿块时按三带区，四个象限记录部位，同时对肿块的性质及活动度详加描述。并压迫乳晕，有否溢液排出，有液体排出时，应记录液体的性质。检查锁骨上淋巴结时，应注意胸锁乳头肌起点深处之前哨站淋巴结。腋窝淋巴结检查时应用手将患者上臂举起，用另一手按在腋窝处，再将上臂放下，用手托着患者肘部，检查腋窝淋巴结，锁骨下淋巴结检查，因有胸肌覆盖，难查出，多个淋巴结转移时，触之饱满。

乳头溢液：溢液可以是无色、乳白色、淡黄色、棕色、血性等；可以呈水样、血样、浆液性或脓性；溢液量可多可少，间隔时间也不一致。查体时两侧乳房外形、大小及位置不对称。皮肤水肿，橘皮样改变，静脉曲张，卫星结节及破溃、红肿等。两侧乳头高度不一致，乳头回缩及皮肤湿疹或糜烂。乳腺内可触及肿块，腋窝和（或）锁骨上可触及肿大淋巴结。

（三）病理诊断

乳腺癌的早期检出影像检查占重要地位：

①乳腺超声检查、乳腺钼靶 X 线摄片或 MRI 检查可帮助较早发现癌变；

②细胞学检查：细针穿刺细胞学检查、乳头溢液细胞学检查、乳头刮片细胞学检查；

③病理检查：乳腺肿块切除后进行病理检查，另可在 B 超引导下行穿刺活检术；

④实验室检查：肿瘤标记物检查（CEA、CA125、CA153 等）。雌激素受体（ER）、孕激素受体（PR）及人类表皮生长因子受体 2（Her-2）检测。

1. 组织病理学诊断方法

（1）针吸活检：针吸细胞学检查由 Gutthrie 于 1921 年建立，现已发展为细针针吸细胞学检查，其方法简便、快速、安全，可代替部分组织冰冻切片，阳性率较高在 80%～90% 之间，且可用于防癌普查。若临床诊断恶性而细胞学报告良性或可疑癌时，需选择手术活检以明确诊断。

（2）切取活检：由于本方法易促使癌瘤扩散，一般不主张用此法。只在晚期癌为确定病理类型时可考虑应用。

（3）切除活检：疑为恶性肿块时切除肿块及周围一定范围的组织即为切除活检，一般要求从肿瘤边缘至少 1 厘米左右尽可能完整切除。从下列切除标本的切面检查可初步判断恶性：

①髓样癌的质地较软，切面呈灰白色，可有出血点、坏死和囊腔形成；

②硬癌的切面呈灰白色，收缩状，有如疤痕感，向四周放射状伸出，无包膜；

③管内癌的特点累及多处导管，甚至可向乳头方向浸润，切面呈灰白色，有时可挤出粉刺样物；

④小叶癌的质地较软，外形多不规则，切面呈灰白、粉红色，有时瘤块不明显，仅见乳腺增厚。

2. 病理诊断报告书的内容和规范

（1）一般项目

①病理号（检索号）；

②患者姓名、出生年月（年龄）、性别、床位号、住院号；

③手术日期、病理取材日期。

（2）手术标本情况

①左右侧；

②标本类型（例如：保乳手术标本、改良根治术标本、乳腺局部扩切加腋窝淋巴结清扫术标本、新辅助化疗后改良根治术标本等），对新辅助化疗后的患者，为确保病理取材准确，建议在新辅助化疗前，先对患者病灶部位的皮肤做纹身标记，病理评估参考我国《乳腺癌新辅助化疗后的病理诊断专家共识》；

③巨检（包括肿瘤大小或范围、质地、边界、颜色等）。

3. 组织病理学诊断内容

（1）原发灶

A. 组织学类型　包括肿瘤的组织学类型以及瘤周乳腺组织存在的其他病变。

B. 组织学分级　根据是否有腺管形成、细胞核的形态及核分裂像 3 项指标进行分级，建议采用改良的 Scarff－Bloom－Richardson 分级系统。

C. 肿瘤大小　乳腺癌分期中涉及到的肿瘤大小是指浸润癌的大小。测量时需注意以下几点：

①如果肿瘤组织中有浸润性癌和原位癌两种成分，肿瘤的大小应该以浸润性成分的测量值为准；

②原位癌伴微浸润：出现微浸润时，应在报告中注明，并测量微浸润灶最大径；如为多灶微浸润，浸润灶大小不能累加，但需在报告中注明多灶微浸润，并测量最大浸润灶的最大径；

③对于肉眼能确定的发生于同一象限的两个以上多个肿瘤病灶，应在病理报告中注明为多灶性肿瘤，并分别测量大小；

④对于肉眼能确定的发生于不同象限的两个以上多个肿瘤病灶，应在病理报告中注明为多中心性肿瘤，并分别测量大小；

⑤如果肿瘤组织完全由导管原位癌组成，也应尽量准确地测量其范围。

D. 肿瘤累及范围及手术切缘　肿瘤累及范围包括乳头、乳晕、皮肤、脂肪、脉管（淋巴管、静脉、动脉）、神经和胸肌等。切缘包括周围切缘、皮肤侧切缘和基底侧切缘。

（2）淋巴结状态

①区域淋巴结 报告送检各组淋巴结的总数和转移数；

②前哨淋巴结活检 如淋巴结内有转移癌，应尽可能报告转移癌灶的大小，确定孤立肿瘤细胞（ITC）、微转移、宏转移，需注意仅含有 ITC 的淋巴结不计入阳性淋巴结数目中，而应计为 pN0（i+）。

4. 免疫组织化学检测内容

（1）应对所有浸润性乳腺癌及非浸润性癌进行 ER、PR、HER－2、Ki－67 免疫组化染色，HER－2 为＋＋的病例应进一步行原位杂交检测。ER、PR 检测参考我国《乳腺癌雌、孕激素受体免疫组织化学检测指南》（2015 版）。HER－2 检测参考我国《乳腺癌 HER－2 检测指南》（2014 版）。

（2）应对所有乳腺浸润性癌进行 Ki－67 检测，并对癌细胞中阳性染色细胞所占的百分比进行报告。

（3）开展乳腺癌免疫组化和分子病理检测的实验室应建立完整有效的内部质量控制和认证体系，不具备检测条件的单位应妥善地准备好标本，提供给具有相关资质的病理实验室进行 检测。

5. 病理科医师签名、报告日期

【辅助诊断】

（一）超声显像检查

超声显象检查无损伤性，可以反复应用。对乳腺组织较致密者应用超声显象检查较有价值，但主要用途是鉴别肿块系囊性还是实性。超声检查对乳腺癌诊断的正确率为 80%～85%。癌肿向周围组织浸润而形成的强回声带，正常乳房结构破坏以及肿块上方局部皮肤增厚或凹陷等图像，均为诊断乳腺癌的重要参考指标。

（二）CT 检查

可用于不能扪及的乳腺病变活检前定位，确诊乳腺癌的术前分期，检查乳腺后区、腋部及内乳淋巴结有无肿大，有助于制订治疗计划。

（三）肿瘤标志物检查

在癌变过程中，由肿瘤细胞产生、分泌，直接释放细胞组织成分，并以抗原、酶、激素或代谢产物的形式存在于肿瘤细胞内或宿主体液中，这类物质称肿瘤标志物。

（1）癌胚抗原（cEA）：为非特异性抗原，在许多肿瘤及非肿瘤疾病中都有升高，无鉴别诊断价值，可手术的乳腺癌术前检查约 20%～30% 血中 cEA 含量升高，而晚期及转移性癌中则有 50%～70% 出现 CEA 高值。

（2）铁蛋白：血清铁蛋白反映体内铁的储存状态，在很多恶性肿瘤如白血病、胰腺癌、胃肠道肿瘤、乳腺癌中有铁蛋白的升高。

（3）单克隆抗体：用于乳腺癌诊断的单克隆抗体 cA，15－3 对乳腺癌诊断符合率为 33.3%～57%。

（张丽蕊）

第三章　恶化纤维组织细胞瘤

恶化纤维组织细胞瘤（malignant fibrohistiocytoma）又称恶性组织细胞瘤（malignant histiocytoma），为最常见的中老年人的软组织肿瘤。其肿瘤细胞一般是由组织细胞和纤维母细胞组成（纤维组织细胞瘤），很少全部由组织细胞组成（组织细胞瘤）。临床类似隆突性纤维肉瘤，呈隆起性圆形肿瘤，此瘤为具有多形性的高度细胞性肿瘤，其中有些细胞，由于储有脂质，空泡化很明显，核丝分裂象常见，有些呈非典型性。细胞 Vimentin 染色阳性。手术切除后复发率为 25%，35% 发生转移，存活率为 50%。辅以化疗可提高生存率。

【临床表现】

恶化纤维组织细胞瘤常位于长骨，依次为股骨、胫骨和肱骨，像骨肉瘤一样，较常发生于股骨远端和胫骨近端，与骨肉瘤不同的是此病更容易从干骺嘀蚬骨干 – 干骺端向骨干侵犯，由于患者一般是成人，因此可侵及骨骺。有时可仅发生于骨干，或仅在短骨和扁平骨见到。

一般在患者就诊时，症状（疼痛和肿胀）出现的时间很短，但有时可在 1~2 年以上。临床上类似隆突性纤维肉瘤，呈隆起性圆形肿瘤，直径 1cm 到数厘米，常呈淡红色或暗黑色并进行性增大。肿瘤深在，多位于皮下组织。1/3 患者发生于大腿和臀部。有时发生于放射性皮炎或慢性溃疡的基础上。高峰发病期为 20 岁。

恶化纤维组织细胞瘤预后与发生部位有关，较深在肿瘤和位于肢体近侧端者预后较差。发生于放射线皮炎基础上的肿瘤预后特别差。手术切除后复发率为 25%，35% 发生转移，存活率为 50%。

【病理改变】

1. 肉眼所见

皮质骨常中断，肿瘤组织为髓样的，或是坚硬、苍白的（胶原化区域），常见因脂肪堆积或坏死所致的黄色区域，或因含铁血黄素所致的黄 – 棕色区域。

2. 镜下所见

肿瘤组织分组织细胞性结构为主区域和以纤维细胞性结构为主区域，完全由前者的（组织细胞瘤）组成的很少见，一般是这两种成分联合存在（纤维组织瘤）。组织细胞性表现为大细胞组成，这些细胞球形、卵圆形或轻微梭形，细胞质丰富，染色深，嗜酸性，无清楚的边界，而且有大的细胞核，轮廓不规则，核膜厚，染色质团块轮廓清楚，核仁体积大，一些细胞有丰富的胞浆，其内有着色良好的细微颗粒，有一偏心性核，象横纹肌母细胞成分。常见巨细胞内含数个不典型核（肉瘤性巨细胞），并常见无不典型核的巨细胞

（反应性巨细胞）。常见具有吞噬行为（含铁血黄素，红细胞）的肿瘤细胞以及呈泡沫状胞质的肿瘤细胞。组织细胞性表现占优势的地方，组织富含细胞，这些细胞多形性明显，体积巨大，核畸形，常有不典型的分裂像。在主要或全部是梭形细胞的其它区域，有时胶原化明显，细胞稀少，核较尖，染色质浓厚，多见旋涡或板层状结构，常有坏死区，尤其是在肿瘤周缘，坏死区内常可见淋巴细胞浸润（粒细胞比较少）。

【诊断】

（一）组织病理检查

恶化纤维组织细胞瘤为具有多形性的高度细胞性肿瘤，有些细胞有伸长成梭形的胞核，排列成交织漩涡样方式，胞质极少。因此，这些细胞呈成纤维细胞样，其间可见少量胶原。另一些细胞呈多角形，有不规则形核和多量嗜酸性或空泡化胞浆。此种细胞呈组织细胞样。其中有些细胞，由于储有脂质，空泡化很明显，呈泡沫细胞样。此外，尚见呈奇异、大而染色深的多核巨细胞。核丝分裂象常见，有些呈非典型性。细胞 Vimentin 染色阳性。

恶化纤维组织细胞瘤有多种亚型：黏液样、炎症性，血管瘤样和巨细胞性。

1. 黏液样亚型 细胞相对少的大片区域见宽的间隙，梭形和星状细胞位于富有酸性黏多糖的基质内。

2. 炎症性亚型 可见弥漫性致密的中性粒细胞浸润，无组织坏死伴发。在有些炎症性恶化纤维组织细胞瘤中，可见如像在纤维黄色肉瘤中所见到的许多泡沫细胞和含脂质的奇异巨细胞。

3. 血管瘤样亚型 囊肿样间隙内有大片出血区，附近血管性间隙显著。

4. 巨细胞亚型 除多形性恶性型巨细胞外，尚见有胞浆丰富和胞核大小一致的破骨细胞样巨细胞。

（二）X 线检查

放射影像表现与纤维肉瘤和骨肉瘤相比较，更类似于纤维肉瘤。恶化纤维组织细胞瘤为纯溶骨性病变，可融合成片，可相当巨大，边界模糊。由于缺乏肿瘤性成骨和骨膜反应性成骨或由于放射影像的假像，其皮质骨显得变薄了，但未被肿瘤穿透，但动脉造影、CT、MRI 及手术所见可证实其皮质骨被肿瘤所穿透。恶化纤维组织细胞瘤的骨膜反应很少见，可在骨干部位和年轻患者中见到。

【治疗】

恶化纤维组织细胞瘤可在骨上多发，即使在很广泛的切除后仍倾向于局部复发。术前化疗方案与骨肉瘤所用化疗方案相同，几乎半数病例可产生良好的效果。术后化疗方案与骨肉瘤所用化疗方案相同，可明显提高生存率。因此，恶化纤维组织细胞瘤的处理类似骨肉瘤。特别强调恶化纤维组织细胞瘤的切除范围必须是广泛性或根治性的，甚至超过骨肉瘤的切除范围。Mohs 显微外科切除，较少复发。

（张丽蕊）

第四章 胆管细胞癌

【流行病学】

1. 发病率

以往曾认为，胆管细胞癌是一种少见的恶性肿瘤，但从近年来各国胆管细胞癌的病例报告看，尽管缺乏具体的数字，其发病率仍显示有增高的趋势，这种情况也可能与对此病的认识提高以及影像学诊断技术的进步有关。在美国，每年大约有 15 000 例肝脏和胆道癌症患者，约 15% ~ 25% 为胆道肿瘤。早在 20 世纪 50 年代国外收集胆管细胞癌的尸检报道发生率为 0.01% ~ 0.46%，平均为 0.12%，胆道手术的发现率为 0.5%。胆管细胞癌在全部恶性肿瘤死亡者中占 2.88% ~ 4.65%。

原发性胆管细胞癌较少见，占普通尸检的 0.01% ~ 0.46%，肿瘤病人尸检的 2%，胆道手术的 0.3% ~ 1.8%。在欧美胆囊癌为胆管细胞癌的 1.5 ~ 5 倍，日本的资料则胆管细胞癌多于胆囊癌。

我国的尸检资料表明肝外胆管细胞癌占 0.07% ~ 0.3%。目前西欧国家胆管细胞癌的发病率约为 2/10 万。我国上海市统计 1988 ~ 1992 年胆囊癌和胆管细胞癌的发病率为男性 3.2/10 万，女性 5.6/10 万；1993 年和 1994 年男性分别为 3.5/10 万和 3.9/10 万，女性分别为 6.1/10 万和 7.1/10 万，呈明显上升趋势。

2. 发病年龄和性别

我国胆管细胞癌的发病年龄分布在 20 ~ 89 岁，平均 59 岁，发病的高峰年龄为 50 ~ 60 岁。胆管细胞癌男性多于女性，男性与女性发病率之比为 1.5 ~ 3.0 : 1。

3. 种族和地理位置分布

胆管细胞癌具有一定的种族及地理分布差异，如美国发病率为 1.0/10 万，西欧为 2/10 万，以色列为 7.3/10 万，日本为 5.5/10 万，而同在美国，印第安人为 6.5/10 万。在泰国，肝吸虫病高发区的胆管细胞癌发病率高达 54/10 万。在我国以华南和东南沿海地区发病率为高。

【临床表现】

进行性黄疸是胆管细胞癌的主要症状（80% ~ 90%），其他如体重减轻、身体瘦弱、肝脏肿大，有时并能触及肿大的胆囊，均为本病常见的症状。

1. 症状

①黄疸：为最常见的症状，约占 36.5%。黄疸是胆道阻塞的结果，多呈进行性加深，其程度与梗阻部位和程度有关。肝外胆管梗阻时黄疸较深，肝内胆管分支受阻时黄疸较浅。完全性胆管阻塞时黄疸较深，不完全性胆管阻塞时黄疸较浅。偶尔胆管的炎症、痉挛

以及肿瘤脱落和乳头型的肿瘤偏位，可使黄疸有所波动。中下段胆管细胞癌常表现为无痛性胆汁淤积性黄疸。患者尿色深黄或呈茶色，大便变浅或为陶土色；

②腹痛：可呈进食后上腹部轻度不适，或剑突下隐痛不适，或背部疼痛，或右上腹绞痛，系神经侵犯的表现。可出现于黄疸之前或黄疸之后；

③发热：多为梗阻胆管内炎症所致，发生率较低；

④其他：可有食欲不振、厌油、乏力、体重减轻、全身皮肤瘙痒、恶心呕吐等伴随症状，或癌肿的非特异性症状。少数可有门脉高压症状，系癌肿浸润门静脉所致；

2. 体征

①肝脏肿大：80%以上的患者有肝大，多为肝内胆汁淤积所致；

②胆囊肿大：如癌肿发生于三管汇合处以下部位，可触及肿大的胆囊；

③腹水：晚期因腹膜侵犯，或侵犯门静脉，导致门脉高压，可出现腹水。

3. 癌肿的位置与临床表现

具体的临床表现，将视癌肿的位置及病程之早晚而有所不同。

（1）位于胆总管末段壶腹部的癌肿

以胆总管及胰管的阻塞为突出症状，且由于癌肿崩溃可有肠道出血及继发贫血现象。患者常有进行性黄疸及持续性背部隐痛，但如胆管内并有结石，疼痛也可呈绞痛状。由于胰管有时受到阻塞，可能影响胰腺的内分泌而有血糖过高或过低现象，更可能因外分泌的缺失导致脂性腹泻。因胆管受到阻塞，也将影响到脂性食物的消化。由于胆、胰管同时受阻塞，磁共振胰胆管造影（MRCP）检查可有典型的"双管征"，并时常有胆囊胀大和肝脏肿大。壶腹部癌肿病灶很小时即可出现黄疸，且极易发生溃疡出血，粪便可呈柏油样而贫血严重。故凡患者有进行性黄疸、经常有肠道出血，且有顽固的脂性腹泻者，极有可能是壶腹部癌。

（2）位于壶腹部与胆囊管之间的胆总管癌

症状与胰头癌相似，但因胰管并未受累，临床上应无胰腺内分泌和外分泌紊乱现象。如患者以往未有慢性胆囊炎，则胆囊将显著扩大，符合 Courvoisier 定律。

（3）位于肝总管内的癌肿

黄疸极为显著，肝脏肿大亦极明显；胆囊则不肿大，有时仅含黏液及白胆汁。

【病理特征】

1. 肉眼形态学分类

根据肿瘤的大体形态可将胆管细胞癌分为乳头状型、硬化型、结节型和弥漫浸润型4种类型。其中以浸润型较多见，其次为结节型，而乳头型较少见。胆管细胞癌一般较少形成肿块，而多为管壁浸润、增厚、管腔闭塞；癌组织易向周围组织浸润，常侵犯神经和肝脏；病人常并发肝内和胆道感染而致死。

①乳头状癌：大体形态呈乳头状的灰白色或粉红色易碎组织，常为管内多发病灶，向表面生长，形成大小不等的乳头状结构，排列整齐，癌细胞间可有正常组织。好发于下段

胆管，易引起胆管的不完全阻塞。此型肿瘤主要沿胆管黏膜向上浸润，一般不向胆管周围组织、血管、神经淋巴间隙及肝组织浸润。手术切除成功率高，预后良好；

②硬化型癌：硬化型癌表现为灰白色的环状硬结，常沿胆管黏膜下层浸润，使胆管壁增厚、大量纤维组织增生，并向管外浸润形成纤维性硬块；伴部分胆管完全闭塞，病变胆管伴溃疡，慢性炎症，以及不典型增生存在。好发于肝门部胆管，是肝门部胆管细胞癌中最常见的类型。硬化型癌细胞分化良好，常散在分布于大量的纤维结缔组织中，容易与硬化性胆管炎、胆管壁慢性炎症所致的瘢痕化、纤维组织增生相混淆，有时甚至在手术中冷冻组织病理切片检查亦难以作出正确诊断。硬化型癌有明显的沿胆管壁向上浸润、向胆管周围组织和肝实质侵犯的倾向，故根治性手术切除时常需切除肝叶。尽管如此，手术切缘还经常残留癌组织，达不到真正的根治性切除，预后较差；

③结节型癌：肿块形成一个突向胆管远方的结节，结节基底部和胆管壁相连续，其胆管内表面常不规则。瘤体一般较小，基底宽、表面不规则。此型肿瘤常沿胆管黏膜浸润，向胆管周围组织和血管浸润程度较硬化型轻，手术切除率较高，预后较好；

④弥漫浸润型癌：弥漫浸润型癌较少见，约占胆管细胞癌的7%。癌组织沿胆管壁广泛浸润肝内、外胆管，管壁增厚、管腔狭窄，管周结缔组织明显炎症反应，难以确定癌原始发生的胆管部位，一般无法手术切除，预后差。

2. 组织学分类

95%以上的胆管细胞癌为腺癌，少数为鳞状上皮癌、黏液癌，囊腺癌等，在原发性肝外胆管细胞癌中，以胆总管癌最多见，33% ~ 40%；其次为肝总管癌，30% ~ 32%；肝总管分叉处，为20%；胆囊管4%。

肝外胆管细胞癌组织学缺乏统一的分类，常用的是按癌细胞类型分化程度和生长方式分为6型：

①乳头状腺癌：除个别为管壁浸润型外，几乎均为腔内乳头状型；

②高分化腺癌：在胆管细胞癌中最多，可占2/3以上，可见于任何部位。癌组织均在管壁内浸润生长，环绕整个管壁。浸润的癌组织呈大小不等，形状不规则的腺体结构，有的可扩大呈囊腔；

③低分化腺癌：即分化差的腺癌，癌组织部分呈腺体结构，部分为不规则的实性片块，亦在管壁内弥漫浸润生长；

④未分化癌：较少见。有的小细胞未分化癌，与胆囊的未分化癌相同，癌细胞在胆管壁内弥漫浸润，间质较少。癌组织侵袭较大，常可侵及胆管周围脂肪组织或邻近的器官；

⑤印戒细胞癌：较少见。它与胆囊或胃肠道的印戒细胞癌一样，由分化程度不等的含有粘液的癌细胞构成。癌细胞无一定结构，弥漫浸润；

⑥鳞状细胞癌：罕见。其组织形态与其他器官所见者相同。分型研究报告各家不尽一致，但最常见的组织学类型仍为乳头状腺癌、高分化腺癌，占90%以上，少数为低分化腺癌与黏液腺癌，也有罕见的胆总管平滑肌肉瘤的报告等。

【病理分期】

目前临床上多使用国际抗癌联盟（UICC）的 TNM 分期标准，对衡量病情、确定治疗策略和评估预后是一个重要参考。

Bismuth – Corlette 根据病变发生的部位，将肝门部胆管细胞癌分为如下 5 型，现为国内外临床广泛使用：

Ⅰ型：肿瘤位于肝总管，未侵犯汇合部；

Ⅱ型：肿瘤位于左右肝管汇合部，未侵犯左、右肝管；

Ⅲ型：肿瘤位于汇合部胆管并已侵犯右肝管（Ⅲa）或侵犯左肝管（Ⅲb）；

Ⅳ型：肿瘤已侵犯左右双侧肝管。

在此基础上，国内学者又将Ⅳ型分为Ⅳa 及Ⅳb 型。

【诊断方法】

凡 40 岁以上的黄疸患者，或有原因不明的上腹部不适、胀痛、纳差等消化系症状，肝脏肿大伴或不伴胆囊肿大，均应怀疑胆管癌而进行进一步 B 超、CT、MRI、ERCP、超声内镜、胆道镜、PTC、低张十二指肠造影术，或选择性血管造影检查可以确诊。

总的说来，黄疸虽然是本病的明显症状，但其正确诊断常有困难，易与胆总管结石混淆，特别是黄疸出现前的明确诊断实为不易，常需对有上腹部隐痛不适或有梗阻性黄疸者作全面仔细的检查分析方能作出较为正确的诊断，有时尚待剖腹探查后方能明确真相。以往的文献统计术前诊断正确者仅占病例的 1/3，但近年来随着影像学诊断技术的发展和改进，其术前正确诊断率则大为提高，重要的是应对有可疑的患者及时选取相应的检查，这样可对该病做出较为早期的诊断和治疗。胆管癌结合临床表现、实验室及影像学检查可作出初步诊断。肝外胆管癌术前诊断目的包括：

①明确病变性质；

②明确病变的部位和范围；

③确定肝内外有无转移灶；

④了解肝叶有无萎缩和肥大；

⑤了解手术切除的难度。

（张丽蕊）

第五章　胆道肿瘤病理学取材要点

（一）取材的重要性

胆道肿瘤解剖位置深在，术前患者多合并黄疸及肝功能损害，手术复杂、范围较大，常需联合行肝切除术、胆管切除术或胰十二指肠切除术等，术中及术后病理学取材复杂，需对多处切缘及淋巴结转移状态进行病理学评估，更需建立以外科医师和病理科医师为核心的 MDT 诊断与治疗模式。另一方面，病理学诊断模式也在不断更新，如肿瘤病理学的诊断内涵就已从简单的定性诊断拓展到对转移能力、复发风险、分子靶点和治疗预后等肿瘤生物学特性 的评估上。这些都需要胆道外科医师与病理科医师密切配合，学科协作，共同提高胆道肿瘤的诊断与治疗水平。因此，建议在大的胆道肿瘤诊断与治疗中心建立固定的胆道肿瘤 MDT，外科医师应参与术中、术后病理学取材，病理科医师应熟悉胆道肿瘤手术过程及外科医师的关注点。

（二）取材要点

1. 术中快速冷冻切片病理学检查取材

胆道肿瘤由于部位不同，手术方式也不尽相同，包括肝切除术、胆囊癌根治术、胆管切除术、胰十二指肠切除术等，同时均需联合行区域淋巴结清扫，目的是做到 R0 根治性切除。术中病理学检查取材的目的主要是确定胆道肿瘤 TNM 分期及手术切缘有无肿瘤细胞残余，对确定手术方式和范围有重要意义，目前送检率不高，应引起足够重视。建议术中常规送检手术切缘及区域淋巴结。既往认为，肿瘤 TNM 分期是术后病理学诊断，对手术方式的决策帮助不大。这一观念应转变为以术中肿瘤 TNM 分 期来指导胆道肿瘤手术方式和范围。外科医师术中病理学检查取材的关注点主要包括：

（1）定性诊断，避免漏诊早期肿瘤：如 T1 期和 T2 期胆囊癌术前影像学检查分期较困难，主要依靠术中快速冷冻切片及术后病理学检查。

（2）肿瘤浸润深度（T 分期）：如胆囊癌局部浸润深度是确定手术方式的基础。

（3）切缘是否有残余肿瘤细胞（是否为 R0 切除）：根据手术部位和方式不同，相关切缘包括肝切除面、胆囊管、胆管远近端及联合切除的血管和脏器切缘，如肝动脉、门静脉、结肠、胃、胰腺等。不同部位的胆道肿瘤多需联合行胆管切除术，胆管切缘有无残余肿瘤细胞是影响患者预后最重要的因素。有研究结果显示，肿瘤距切缘的距离与肝门部胆管癌患者预后相关。因此，必要时术中应多次送检近端胆管切缘，力争做到 R0 切除。

（4）淋巴结转移状态（N 分期）：淋巴结转移是胆道肿瘤的主要转移方式，亦是影响患者预后的重要因素，同时也决定手术方式和范围。外 科医师应首先熟悉与胆道肿瘤相关的区域淋巴结分组，按照不同部位胆道肿瘤治疗指南清扫各组淋巴结，并分组标记。

病理科医师行术中快速冷冻切片病理学检查诊断，在遵循病理学规范的同时，必须关注和满足外科医师的需求。为了更好地满足临床需求，外科医师和病理科医师共同取材值得推荐。术中快速冷冻切片病理学检查取材应遵循的要点：

（1）外科医师切取标本离体后必须做好解剖学标记，认真填写检查申请单。

（2）病理科医师验收标本后认真核对，登记编号，全面检查送检标本并采用染料涂染外科切缘。

（3）详细检查并剖开标本，记录肉眼观察形态。

（4）选取具有代表性的肿瘤组织，取材1~2块。取材时要贯穿胆道壁全层，如是T1a期或T1b期肿瘤加取2~4块，必要时肿瘤全部取材，以能相对准确判断肿瘤浸润深度为原则。

（5）准确选取外科切缘。肿瘤距切缘较远时，与切缘平行取材；较近时与切缘垂直取材，以能充分评估切缘是否受累为原则。

（6）术中送检淋巴结全部取材。术中病理学取材及快速冷冻切片病理学检查由于受到时间限制及取材局限性，一般关注上述几方面即可。术中报告主要为肿瘤组织学类型，如能分辨，尽量报告肿瘤浸润深度。详细、完整的标本取材留待术后进行。

2. 术后标本取材要点

胆道肿瘤标本部位、大小不同，所切取的组织块数目各异。目前临床病理学取材不规范导致术后分期等报告欠准确。因此，亟待建立胆道肿瘤标本取材的规范化流程。首先外科医师须提供详细病理学检查申请单，内容包括：

（1）做好详细标记。

（2）指示清楚左、右肝管，上、下切缘及位置。

（3）提供必要的术中描述，如合并有结石，发现脱落的乳头、息肉等。还应确保标本离体30min内送达病理科切开固定，防止细胞自溶。此外，外科医师检查切除标本时尽量不要破坏原有解剖关系，且须标记标本方位，有助于病理科医师取材。耿智敏等建议外科医师和病理科医师共同取材，相互沟通，必要时将标本拍照存档。总体原则上所切取的标本应包括肿瘤组织、正常组织、癌旁组织、所有切缘及清扫淋巴结。取材时应做好部位编号。

胆囊切除标本取材原则：定向胆囊，区别浆膜面与外膜面（胆囊床侧），查找胆囊管淋巴结，在浆膜覆盖面纵轴剪开胆囊，从底部直到胆囊管。注意检查胆囊内容物：胆汁颜色、性状，有无血性、黏液性、泥沙样物质；若有结石，应记录结石数目、大小、形状和颜色，注意结石位置，区别胆囊结石和嵌顿在胆囊管的结石。选取包埋组织：胆囊底、体和颈部全层囊壁、胆囊管各取1块，胆囊管淋巴结全部取材，以免漏诊胆囊癌。若初次随机取材检查发现有上皮内瘤变，病灶区须全部取材，甚至扩大到整个胆囊全部取材。

胆囊癌标本取材原则：若见明显包块，取材应≥4块，须包括肿瘤浸润最深处、肿瘤与肿瘤周围交界部位的组织；若病变不明显，则对可疑区域全部取材。有学者推荐取材组织大小≤2cm×1×1.5cm×0.3cm。切缘：胆囊管切缘、胆囊肝床常规至少各取1块，若肿瘤距切缘较远（≥2cm），可切缘离断取材；若肿瘤距切缘较近及无法判断肿瘤与切缘的关系时，应取材垂直切缘。同时应取材周围正常胆囊 黏膜及所有检出的淋巴结，较大淋巴结应予剖开。

（张丽蕊）

第六章 肿瘤的病理学检查方法

第一节 常规的病理形态学检查

1. 食管细胞采取器

我国医务工作者研制成食管细胞采取器（食管拉网法）检查食管癌及贲门癌（阳性确诊率为87.3% ~94.2%）。还用鼻咽乳胶球细胞涂片、负压吸引细胞法及泡沫塑料海绵涂片法等采取鼻咽分泌物检查鼻咽癌，提高了阳性诊断率（阳性率为88% ~92%）。用胃加压冲洗法采取胃内容物检查胃癌，也使阳性诊断率有了显着的提高。

2. 活体组织检查

从患者身体的病变部位取出小块组织（根据不同情况可采用钳取、切除或穿刺吸取等方法）或手术切除标本制成病理切片，观察细胞和组织的形态结构变化，以确定病变性质，作出病理诊断，称为活体组织检查（biopsy），简称活体。这是诊断肿瘤常用的而且较为准确的方法。近年来由于各种内窥镜（如纤维胃镜、纤维结肠镜、纤维支气管镜等）和影像诊断技术的不断改进，不但可以直接观察某些内肿瘤的外观形态，还可在其指引下准确地取材，进一步提高了早期诊断的阳性率。

（张丽蕊）

第二节 其他检查方法

1. 免疫组织化学检查

免疫组化是最近10多年来迅速发展起来的一门新兴技术。它已被广泛运用肿瘤研究和诊断，其原理是利用抗原与抗体的特异性结合反应来检测组织中的未知抗原或者抗体，主要是肿瘤相关抗原（肿瘤分化抗原和肿瘤胚胎抗原），借以判断肿瘤的来源和分化程度，协助肿瘤的病理诊断和鉴别诊断。目前常用的染色方法有过氧化物酶－抗过氧化物酶法，即 PAP 法（peroxidaseantiperoxidase technique）和卵白素－生物素－过氧化物酶复合物法，即 ABC 法（avidin－biotin－peroxidase complex technique）。利用免疫组织化学方法已经可以对许多常规方法难以判断其来源的肿瘤加以鉴别。例如检测细胞骨架的中间丝（intermediate filament），其直径平均为10nm，介于微管和微丝之间。中间丝有五类：即神经原纤维、胶质原纤维酸性蛋白、结蛋白（desmin）、波形蛋白（vimentin）和角蛋白（keratin）。它们各有生物化学和免疫学特性，并分别存在于不同类型的细胞中，故具有相对的特异性，可用来协助诊断相应的神经细胞、神经胶质细胞、横纹肌和平滑肌、间叶组织和上皮细胞来源的肿瘤。利用激素和激素受体的特异性结合，还可以对乳腺癌等激素依赖性肿瘤的雌激素受体、孕激素受体的水平进行免疫组化测定。雌激素受体阳性者对于内分泌治疗的效果较好，预后也优于受体阴性的病人。

目前能用于肿瘤辅助诊断和鉴别诊断的抗体已不胜枚举。由于经验的积累，过去认为在诊断某些肿瘤上具有特异性的抗体也不是那样特异了。因此在判断结果时必须紧密地结合形态学和临床改变。

2. 电子显微镜

检查迄今尚未发现可据以诊断肿瘤和恶性肿瘤的特异性的超微结构改变。因此要鉴别是否为肿瘤和肿瘤的良恶性仍主要靠光镜观察。但电镜在确定肿瘤细胞的分化程度，鉴别肿瘤的类型和组织发生上可起重要作用。例如鉴别分化差的癌及肉瘤；区分各种恶性小圆细胞肿瘤，如神经母细胞瘤、Ewing 肉瘤、胚胎性横纹肌肉瘤、恶性淋巴瘤及未分化小细胞癌。

在电镜下，癌细胞之间常见较多的桥粒连接或桥粒样连接，因而可与肉瘤相区别。在恶性小圆细胞肿瘤中，各类肿瘤也有其超微结构特点，如神经母细胞瘤常见大量树状细胞突，在瘤细胞体及胞突中均可查见微管和神经分泌颗粒；Ewing 肉瘤的瘤细胞常分化差，胞浆内细胞器很少，但以大量糖原沉积为其特点；胚胎性横纹肌肉瘤可见由肌原纤维和 Z 带构成的发育不良的肌节；小细胞癌常可见细胞间连接和胞浆内神经分泌颗粒；恶性淋巴瘤除可见发育不同阶段淋巴细胞的超微结构特点外，不见细胞连接、神经分泌颗粒、树状胞突和糖原沉积，从而可与其他小圆细胞肿瘤区别。

3. 流式细胞术（flow cytometry）

流式细胞术是近年来发展起来的一种快速定量分析细胞的新技术，目前已广泛用于肿瘤研究，特别是应用于瘤细胞 DNA 含量的检测。许多资料表明，实体恶性肿瘤的 DNA 倍体大多为非整倍体或多倍体，所有良性病变都是二倍体。检测异常 DNA 含量不但可作为恶性肿瘤的标志之一，且可反映肿瘤的恶性程度及生物学行为。

4. 图像分析技术

病理形态学的观察基本上是定性的，缺乏精确而更为客观的定量标准。图像分析技术（image analysis）的出现弥补了这个缺点。随着电子计算机技术的发展，形态定量技术已从二维空间向三维空间发展。在肿瘤病理方面图像分析主要应用于核形态参数的测定（区别癌前病变和癌；区别肿瘤的良恶性；肿瘤的组织病理分级及判断预后等），DNA 倍体的测定，显色反应（如免疫组织化学）的定量等方面。

5. 分子生物学技术

十余年来分子生物学肿瘤研究领域引起了一场革命。重组 DNA 技术、核酸分子杂交技术、聚合酶链反应（polymerase chain reaction，PCR）和 DNA 测序等新技术在肿瘤的基因分析和基因诊断上已经开始应用。例如对恶性淋巴瘤，利用 Southern 印迹杂交技术和

PCR 方法，可以对样本淋巴组织中是否存在单克隆性的增生做出判断，从而协助形态学诊断。这些技术还被用于肿瘤的病因和发病学研究。

（张丽蕊）